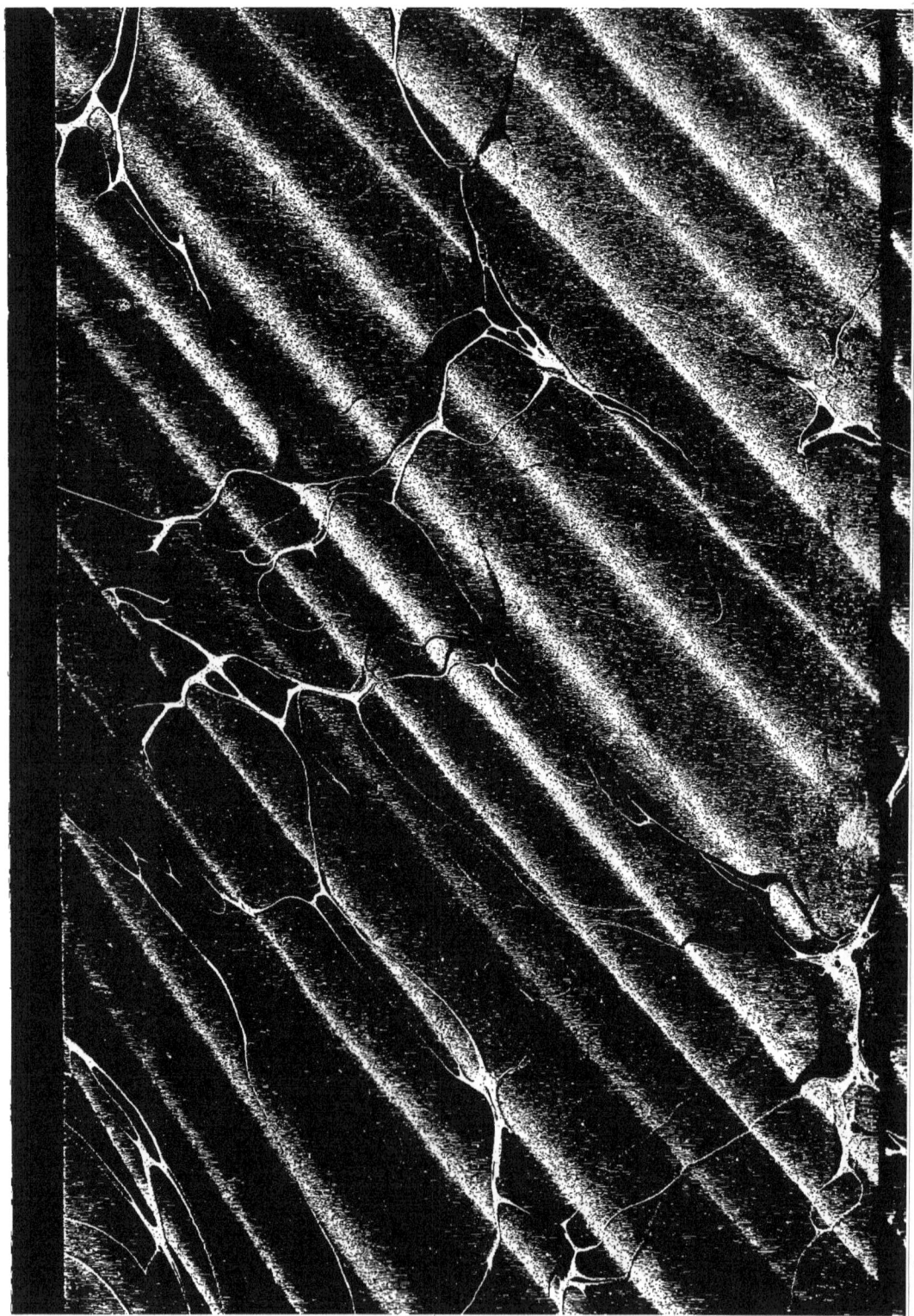

TRAITÉ

D'ANATOMIE GÉNÉRALE

APPLIQUÉE A LA MÉDECINE

II

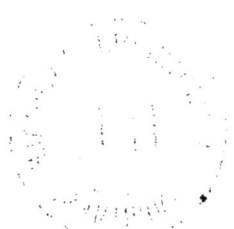

※

PARIS. — IMPRIMERIE ÉMILE MARTINET, RUE MIGNON, 2
Imprimeur de l'Académie de Médecine.

※

TRAITÉ
D'ANATOMIE GÉNÉRALE
APPLIQUÉE A LA MÉDECINE

EMBRYOLOGIE. — TISSUS ET SYSTÈMES

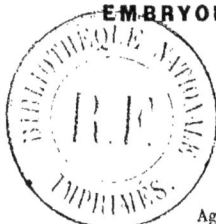

PAR

L.-O. CADIAT

Agrégé de la Faculté de médecine de Paris
Directeur adjoint du laboratoire d'histologie, lauréat de l'Institut et de la Faculté de médecine
Membre des Sociétés anatomique et clinique de Paris
Ex-interne des hôpitaux

TOME SECOND

Avec 279 figures dessinées par l'auteur

PARIS
ADRIEN DELAHAYE et ÉMILE LECROSNIER, ÉDITEURS
PLACE DE L'ÉCOLE-DE-MÉDECINE

1881

TRAITÉ

D'ANATOMIE GÉNÉRALE

APPLIQUÉE A LA MÉDECINE

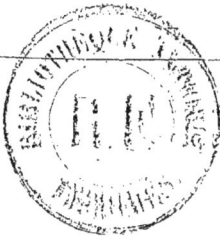

CHAPITRE XX

SYSTÈME NERVEUX

§ 104. — Le système nerveux, partout continu avec lui-même, peut néanmoins se diviser, en raison des particularités de texture propres à chacune des parties qui le composent, en : système nerveux central, et système nerveux périphérique.

Le système nerveux central renferme la moelle et l'encéphale. Le système nerveux périphérique : les différents nerfs de sensibilité et de mouvement, les ganglions rachidiens et ceux du sympathique; enfin, les terminaisons nerveuses comme les organes élémentaires du tact, la rétine, les membranes nerveuses spéciales, constituant le sens de l'olfaction et de l'ouïe.

Aucun système n'est mieux défini dans son ensemble, car l'élément fondamental est représenté par cette substance nerveuse composant les cellules et les tubes nerveux, dont nous avons donné les propriétés page 188. Cette substance ne se trouve dans aucune partie de l'organisme qui n'appartienne pas au système nerveux. Ses propriétés physiologiques sont tellement remarquables, qu'elle donne un caractère spécial à tous les tissus qu'elle contribue à former. Néanmoins il est important de faire remarquer, à ce propos, que chaque partie du système nerveux n'est pas simple. Il n'y a de simple, nous l'avons vu, que le système épithélial. Sans les vaisseaux sanguins cette substance essentielle des nerfs n'a pas d'existence possible, et les forces qu'elle doit engendrer ne pourraient se manifester. Le système nerveux, en un mot, réagit dans les phénomènes physiologiques comme une résultante, pour laquelle vient se combiner l'action de la substance nerveuse à celle des organes du premier système, qui lui apporte la nutrition et la vie. En présence d'un certain nombre de phénomènes, le système nerveux se comporte comme un système indissoluble, mais dans beaucoup d'autres et surtout dans les altérations morbides, on constate que chacune de ses parties composantes a conservé son individualité.

TEXTURE DES CENTRES NERVEUX

§ 105. — Dans les centres nerveux, on trouve deux substances parfaitement distinctes au point de vue de leurs propriétés physiques, chimiques et physiologiques. Elles diffèrent aussi par leur texture. Ce sont les substances grise et blanche.

La **substance grise** est une matière gris rosée ou jaunâtre, sou-

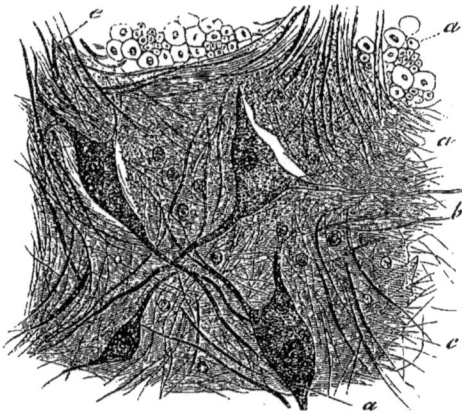

FIG. 1. — Substance grise de la corne antérieure d'une moelle de bœuf. — *a*, cellule nerveuse; *b*, cylindres d'axe traversant la matière amorphe; *c*, matière amorphe; *d*, substance blanche des cordons; *e*, prolongements de cellules pénétrant dans les filets radiculaires.

vent colorée en rouge brun ou en noir; elle est molle, pulpeuse, s'écrase sous le doigt. Un léger courant d'eau la dissocie et l'entraîne. L'acide acétique la ramollit. L'acide nitrique, faible ou concentré, la durcit et la colore en jaune clair. L'acide chromique très faible à 1 pour

2000 ou 3500, comme on l'emploie pour préparer les cellules nerveuses, gonfle légèrement cette substance et diminue sa faible cohésion.

Examinée au microscope, la substance grise paraît constituée par des éléments à forme cellulaire et par les prolongements de ces éléments. Ces prolongements se rapprochent, les uns par leur volume et leur aspect des cylindres axés des nerfs ; les autres sont d'une finesse excessive. Ces filaments sont entrecroisés dans tous les sens, formant ainsi un réseau irrégulier, dans les mailles duquel se trouve une matière amorphe très finement granuleuse. Chez les poissons, il n'y a point de substance amorphe. Aussi la substance grise se présente comme un réticulum d'une excessive délicatesse. L'aspect de la substance grise, en dehors même des points où se trouvent des cellules et de véritables cylindres d'axe, est tel, qu'il est possible de la reconnaître par le seul examen microscopique. Mais là où les cellules nerveuses et les myélocytes (voy. p. 178) existent en plus ou moins grand nombre, la substance grise est suffisamment caractérisée par la présence de ces éléments. Ceux-ci se rencontrent, surtout dans les régions qui manifestement représentent des centres moteurs ou sensitifs ; et leur nombre est en général proportionnel à l'état de développement de ces centres ; mais, comme nous le verrons, il est bien difficile de conclure de la forme et des dimensions de ces cellules, aux propriétés physiologiques des parties, qu'elles contribuent à former. Par contre, certaines régions du système nerveux, comme la couche la plus superficielle des circonvolutions, le filum terminal, etc., sont dépourvues d'éléments figurés.

En résumé, certaines portions de substance grise sont uniquement constituées par de la matière amorphe ; d'autres par cette même matière avec un réseau inextricable de fins prolongements nerveux ; d'autres enfin par l'ensemble de toutes ces parties auxquelles sont ajoutées des cellules nerveuses et des myélocytes. Les cellules nerveuses véritables, multipolaires ou bipolaires, sont surtout nombreuses dans les noyaux d'origine des nerfs ; dans les renflements, comme le corps strié et la couche optique ; dans les cornes antérieures de la moelle. Par contre, certaines parties ne sont formées que de myélocytes. Telles sont certaines couches des circonvolutions cérébelleuses, de la rétine, etc.

La substance grise est très vasculaire, beaucoup plus que la substance blanche ; elle renferme des réseaux de capillaires des trois variétés. Nous verrons plus loin, à propos des lymphatiques des centres nerveux, les dispositions des gaînes péri-vasculaires qui entourent les artérioles et les capillaires.

Les mailles formées par les capillaires ont de $0^{mm},012$ à $0^{mm},015$ de diamètre dans la substance grise de la moelle.

La **substance blanche** des centres nerveux, à part sa couleur, possède à peu près les mêmes propriétés physiques que la substance grise. Elle est ramollie et durcie par les mêmes réactifs que cette dernière, au point qu'il est difficile de les distinguer l'une de l'autre, sur les pièces qui ont été, soit ramollies, soit durcies par certaines solutions.

La couleur blanche de cette substance est due à des matières grasses, dont la composition chimique n'est pas bien déterminée. A propos des nerfs (p. 182), nous avons décrit cette matière sous le nom de myéline, et nous avons déjà indiqué les substances qui la composent.

Analysée en masse, la substance cérébrale renferme trois espèces de matières albuminoïdes.

A. Les matières de la névroglie ;

B. Les matières composant les cellules nerveuses et les cylindres d'axes ;

C. La myéline.

Les analyses d'ensemble soit du cerveau, soit de la moelle, donnent un certain nombre de substances qui sont :

1° *Les lécithines cérébrales.* — La lécithine, trouvée dans la substance blanche par Vauquelin, se rencontre aussi dans le jaune d'œuf et les hématies. D'après Diakonow, la lécithine cérébrale serait de la lécithine distéarique. Cette substance est amorphe, blanche, insoluble ou très peu soluble dans l'eau, peu dans l'éther, soluble dans l'alcool à chaud.

Les lécithines jouent le rôle de corps gras ; elles se saponifient par les acides et par les bases. Elles se décomposent dans l'eau chaude en présence d'un alcali et donnent, sous forme de gouttes huileuses, des acides gras libres ou à l'état de sels (Gautier).

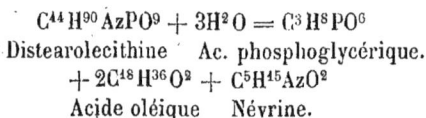

$$C^{44}H^{90}AzPO^9 + 3H^2O = C^3H^8PO^6$$
Distearolécithine   Ac. phosphoglycérique.
$$+ 2C^{48}H^{36}O^2 + C^5H^{15}AzO^2$$
Acide oléique   Névrine.

Il est probable que le cerveau renferme plusieurs espèces de lécithines.

2° *Le protagon.* — Extrait par Vauquelin et Couerbe, en épuisant la matière cérébrale par l'éther. Ces chimistes lui ont donné le nom de matière grasse blanche ou cérébrote. C'est Liebreicht qui lui a donné le nom de protagon.

Le protagon est sous forme de flocons blancs, qui, séchés, donnent un corps cireux, puis pulvérulent. Dans l'eau, il forme un empois. D'après

Gautier, le protagon serait un glucoside et la lécithine un produit de saponification de ce corps.

On trouve encore dans le cerveau des corps qui semblent être des produits de décomposition. Tels sont la *névrine*, la *cérébrine* et l'*acide cérébrique*.

La *cholestérine* se trouve en assez grande quantité dans la substance cérébrale.

Vauquelin, qui l'en sépara le premier, lui donna le nom de stéarine cérébrale. Elle représente le tiers des matières que l'on peut dissoudre par l'éther. La substance blanche en contient plus que la grise. Enfin, il faut signaler de la créatine, de la leucine, de la xanthine, de l'urée et d'autres produits de désassimilation.

La **substance blanche** peut être considérée comme représentée par des faisceaux de tubes nerveux sans gaîne de Schwann.

MM. Legoff et Tourneux ont cependant fait voir que le nitrate d'argent produisait, sur les tubes nerveux de la substance blanche, des figures comparables à celles que l'on obtient avec les nerfs périphériques. C'est-à-dire, que, de distance en distance, se trouvent des étranglements, où le cylinder axis est presque à découvert, et qui se dessinent sous forme de croix noires, avec le précipité argentique. En se reportant au développement des centres nerveux et des nerfs périphériques, on verra qu'il est facile d'interpréter ces dispositions. Le système nerveux central, en effet, provient de cellules appartenant au feuillet externe, et les nerfs périphériques sont formés de cellules placées bout à bout et se soudant en tube continu.

Quoi qu'il en soit, lorsque l'on dissocie un fragment de substance blanche, il est impossible de découvrir aucune trace de membrane d'enveloppe autour des tubes nerveux. On ne voit que des débris de cylinder axis et des gouttes de myéline.

Sur les coupes perpendiculaires à la direction des faisceaux, la substance blanche ressemble à un nerf périphérique. On y aperçoit des tubes nerveux : les uns très larges, les autres minces réunis sans ordre. Ils se présentent comme des espaces clairs circulaires, avec des zones concentriques, et

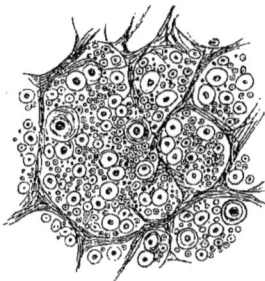

Fig. 2. — Coupe transversale de la substance blanche de la moelle.

une partie centrale, opaque et elliptique qui est le cylinder axis.

Les amas de tubes nerveux sont séparés les uns des autres par de fins prolongements de la pie-mère, formant des cloisons qui ne pénètrent pas à une grande profondeur ; seuls les capillaires abandonnent le tissu conjonctif de ces cloisons et se ramifient dans toute l'épaisseur de la substance blanche. Les tubes nerveux ne sont pourtant point appliqués exactement les uns sur les autres : entre eux, se trouve une substance amorphe comblant les vides, et qui, sur une coupe, prend l'aspect d'un réticulum. C'est là ce que Virchow a appelé la *névroglie*. Cette névroglie n'est point du tissu conjonctif ; elle se forme en même temps que les cellules, dérivant de l'involution du feuillet externe, composant la gouttière médullaire à son origine. C'est un produit de ces cellules ; elle a, par conséquent, une origine embryonnaire toute différente de celle du tissu conjonctif. Elle se retrouve dans la substance grise, surtout dans les régions où l'on ne rencontre pas d'éléments figurés. Au début de la formation du système nerveux central, elle est très abondante ; c'est la matière amorphe des centres nerveux dans laquelle sont disséminées les cellules nerveuses.

Lorsque les cordons blancs se développent, ils traversent cette substance dans tous les sens, et finissent par la réduire à l'état de minces cloisons séparant les tubes nerveux (*voy.* Développement).

Dans cette substance, qui n'est autre que de la substance grise sans cellules, se trouvent néanmoins çà et là quelques éléments figurés : des myélocytes, ou même des cellules nerveuses, qui ont pris des formes plus ou moins bizarres par suite d'un développement incomplet. Chez les Plagiostomes on voit de grosses cellules nerveuses au milieu de la substance blanche de la moelle, dans les espaces vides que laissent entre eux les faisceaux juxtaposés. Ces cellules ont souvent été décrites sous le nom impropre et sans aucune signification de *cellules en araignée*.

Depuis longtemps, les auteurs d'histologie, surtout en Allemagne, ont discuté sur la nature de certains éléments des centres nerveux, qui n'ont pas les caractères très nets de cellules nerveuses. Tandis que Stilling affirmait que toutes les cellules de la moelle, y compris l'épithélium du canal central, étaient nerveuses ; Kölliker décrivait, dans la substance grise, des corps étoilés comme ceux du tissu conjonctif, et considérait même les cloisons de la substance blanche comme des cellules identiques mais modifiées. Ces divergences d'opinion résultent surtout de définitions mal posées. Si nous appelons conjonctif tout ce qui dérive du système lamineux et rien de plus, il est certain, qu'en dehors des cloisons de la pie-mère, il n'y a pas de tissu de cette sorte dans les centres nerveux. Ces cloisons, dites de névroglie, qui prennent des formes variables, suivant les préparations, ont une origine blastodermique toute différente. D'un autre côté, si l'on considère comme nerveux tout ce qui dérive de l'involution du névraxe, l'épithélium même du canal central appartient à la même famille d'éléments. Or, il y a là une exagération évidente. L'élément nerveux, n'étant en réalité que la cellule telle que nous l'avons décrite, t. I, page 175 : l'épithélium de l'épendyme n'a pas plus de rapport avec lui que n'en a une cellule de l'épiderme possédant aussi la même origine embryonnaire. Deux éléments procédant de la même formation embryonnaire ont des liens de parenté, mais ne sont pas forcément identiques.

Les substances grise et blanche des centres nerveux offrent à peu près les mêmes caractères dans toute la série animale. Leurs proportions seules varient d'un groupe à l'autre. Chez l'Amphioxus, la substance blanche n'existe pas. La moelle n'est formée que de substance grise, offrant les mêmes caractères histologiques que chez les vertébrés supérieurs. Il en est de même des nerfs périphériques, formés de cylindres d'axe sans myéline. Or, nous avons déjà vu que les invertébrés possédaient des nerfs sans myéline, réduits par conséquent au cylinder axis et à la gaîne de Schwann. Le système nerveux central de l'Amphioxus offre donc les mêmes dispositions morphologiques que chez tous les vertébrés; les cellules qui le composent ont la forme et les dimensions des éléments correspondant chez ces animaux; mais cette absence

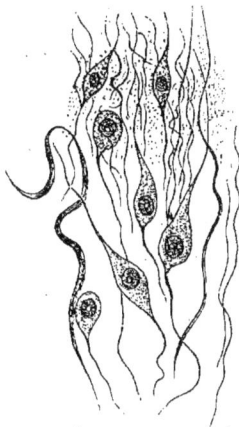

Fig. 3. — Cellules nerveuses et cylindres d'axe de l'Amphioxus.

de myéline établit, au point de vue histologique, un lien entre le système nerveux des vertébrés et celui des invertébrés, dont les tubes nerveux sont, comme on le sait, dépourvus de myéline.

Les cellules nerveuses de l'Amphioxus sont petites, elles ont de $0^{mm},01$ à $0^{mm},015$. Les prolongements qui en partent ont un volume proportionnel. Elles renferment un noyau et un nucléole, et leurs formes, leurs caractères extérieurs sont identiquement ceux des autres vertébrés.

VAISSEAUX SANGUINS ET LYMPHATIQUES DE LA SUBSTANCE NERVEUSE DES CENTRES

Les artères des centres nerveux ne suivent pas un trajet parallèle à celui des veines. Toujours ces deux ordres de vaisseaux sont séparés. Les uns et les autres sont enveloppés par la pie-mère, qui peut, par

conséquent, être considérée comme une membrane vasculaire enveloppant les centres nerveux et envoyant des prolongements dans l'intérieur
de la substance nerveuse.

Lorsqu'on examine un lambeau de pie-mère arraché à la surface
d'une circonvolution, après injection préalable des vaisseaux sanguins,
on voit que les artères présentent des anastomoses très multipliées. Ces
anastomoses forment des mailles de 1 centimètre de diamètre, d'autres
de 1 millim. : la tendance aux anastomoses est même tellement prononcée, que souvent on voit une artère se diviser en un point, et un peu plus
loin se reformer, en laissant un espace libre plus étroit que le diamètre
des conduits. Les anastomoses existent entre des vaisseaux ayant de 1/4 à
1/2 millimètre de diamètre, quelquefois plus, chez l'adulte, et elles se
retrouvent sur les artérioles plus petites, jusqu'à celles qui touchent aux
capillaires. On peut constater les mêmes dispositions sur l'enfant et sur
l'adulte, seulement sur ce dernier les anastomoses sont plus larges.

En quelque point de l'encéphale qu'on examine la pie mère, on trouve
des artères réunies en réseaux. Sur la pie mère rachidienne, nous ne les
avons pas encore constatées. Cette membrane est d'ailleurs beaucoup
moins vasculaire que la pie-mère cérébrale, et les injections complètes
en sont beaucoup plus difficiles à obtenir.

La pie-mère ne renferme qu'un nombre infiniment petit de capillaires
proprement dits. Tous les vaisseaux qu'elle possède sont des artères ou
des veines. De ces artères sortent perpendiculairement les branches, qui
pénètrent dans la couche grise des circonvolutions. Ces branches sont
encore à l'état d'artérioles ou de capillaires de troisième variété. Elles
traversent les circonvolutions en conservant leur direction primitive
et elles s'anastomosent largement, au moyen de branches transversales. Enfin, ces branches elles-mêmes aboutissent au réseau capillaire.
On voit par conséquent combien sont multipliées, tant à la surface des
circonvolutions, que dans leur profondeur les voies anastomotiques entre
deux départements artériels. Mais, ce n'est pas seulement sur un territoire déterminé et circonscrit, entre deux branches de la sylvienne, par
exemple, qu'on trouve ces riches anastomoses. Aucune ligne de démarcation n'existe entre les différentes régions du cerveau, au point de vue de la
circulation. Les injections les moins pénétrantes envoyées par une branche
quelconque de l'hexagone de Willis, remplissent un hémisphère tout entier ; elles peuvent même passer de gauche à droite et réciproquement. La
plupart des anatomistes, après les recherches de MM. Duret, Heubner, Cohn-
heim, avaient accepté une opinion tout opposée. Pour eux, les artères ne
s'anastomosaient pas et chaque territoire était nettement circonscrit. Sur

les faits avancés par M. Duret, on construisit des théories ingénieuses de physiologie pathologique. Malheureusement les résultats de mes injections ne peuvent être contestés et plusieurs observateurs, depuis moi, ont retrouvé des anastomoses en réseau. Étant admis maintenant que la circulation de l'écorce cérébrale se fait sur toute la surface des circonvolutions comme nous venons de l'exposer, peut-on admettre que pour les noyaux des centres, le corps strié, la couche optique, etc., il existe des dispositions différentes; que les noyaux protubérantiels et bulbaires aient chacun leur artère propre : c'est là une partie du travail de M. Duret, que nous n'avons pas eu l'occasion de vérifier. Le corps strié, nous le verrons, est une dépendance de l'écorce cérébrale; il est donc probable déjà qu'il a le même mode de circulation. Et quant aux autres régions il est bien difficile d'admettre l'indé-

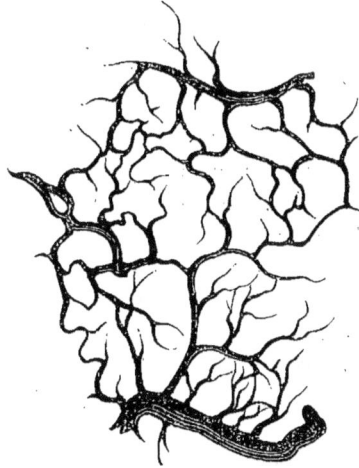

FIG. 4. — Artères de la pie-mère cérébrale de l'homme. Gros. 1/4.

pendance des grands territoires, étant donné que les anastomoses sont aussi multipliées dans l'écorce; ce qui ferait deux modes de circulation absolument différents, pour les parties centrales et la surface.

Les veines cérébrales forment des réseaux encore plus serrés que les artères. Ces deux ordres de vaisseaux sont séparés. On ne voit pas, comme dans la plupart des autres tissus, une artère accompagnée de deux veines satellites. Du reste, en dehors même de la substance nerveuse elle-même et de la pie-mère, on sait qu'il n'existe aucun parallélisme dans la disposition des canaux artériels et veineux qui se rendent aux centres nerveux.

§ 106. **Lymphatiques des centres nerveux.** — Les lymphatiques des centres nerveux sont encore imparfaitement connus, en ce sens qu'on n'a pas découvert jusqu'ici leur abouchement dans les ganglions ou dans le système veineux; mais les vaisseaux décrits pour la première fois par Ch. Robin, comme des lymphatiques, appartiennent évidemment à ce système anatomique.

Les lymphatiques de la moelle et de l'encéphale sont représentés par une gaîne enveloppante, disposée autour des vaisseaux sanguins. Cette gaîne se trouve sur les vaisseaux du cerveau, de la moelle, de l'épendyme, de la pie-mère. Elle est formée d'une seule tunique de $0^{mm},001$ à $0^{mm},002$ d'épaisseur, homogène ou légèrement striée dans le sens de la longueur. On la rencontre depuis les capillaires ayant $0^{mm},01$ à $0^{mm},02$ de diamètre jusqu'aux artérioles de 1/2 millimètre. Le vaisseau sanguin en est complètement enveloppé.

On peut voir cette gaîne sur les capillaires de la portion intra-crânienne du glosso-pharyngien, autour d'artérioles et de veinules larges de un quart de millimètre, mais Ch. Robin ne l'a pas trouvée sur les vaisseaux des racines correspondant aux dernières vertèbres dorsales et aux premières lombaires.

Ces dispositions sont communes à l'homme, au chien, au bœuf, au mouton, etc.

La gaîne périvasculaire se trouve autour des vaisseaux de la substance grise et de la substance blanche, mais tous n'en sont pas enveloppés; elle est moins commune sur les vaisseaux de la moelle que sur ceux du cerveau et du cervelet.

Cette gaîne est distante du conduit central de $0^{mm},01$ à $0^{mm},03$; l'intervalle qui les sépare est rempli par un liquide clair, tenant en suspension des leucocytes et des granulations moléculaires. Les leucocytes sont pour la plupart à l'état de noyaux de $0^{mm},005$ à $0^{mm},006$ de diamètre; ils sont libres dans la cavité du conduit, se meuvent quand on le comprime et ne peuvent nullement être confondus, comme l'a voulu Lépine, avec les noyaux de la paroi. Dans certains cas de leucocythémie, nous avons vu les gaînes périvasculaires entièrement remplies par ces éléments. Ces noyaux ressemblent beaucoup aux noyaux libres ou globulins de la lymphe; mais ils sont beaucoup plus nombreux, dans la gaîne des capillaires encéphaliques, que dans les gaînes périvasculaires des batraciens.

On trouve encore dans ces gaînes: des granulations graisseuses et quelquefois de véritables gouttes d'huile; des grains d'hématosine ou des granulations très fines de la même substance.

Cinq années après la découverte de Ch. Robin, His a injecté ces gaînes et a constaté leurs anastomoses en réseaux dans l'épaisseur de la substance nerveuse. Il les a considérées, comme venant s'aboucher à la surface des circonvolutions, entre elles et la pie-mère, dans des espaces qu'il appelle épicérébraux ou épispinaux. Mais l'existence de ces espaces est très problématique; car ces simples espaces, qui évidemment ne diffèrent pas de ceux qu'on détermine artificiellement par insufflation ou injection de liquide dans le tissu cellulaire, ne peuvent être en communication avec des conduits parfaitement déterminés, comme ceux que représentent les gaînes lymphatiques.

His a démontré en outre, l'existence d'une couche épithéliale continue, à la face interne des parois de ces gaînes; mais, de leur côté, MM. Pouchet et Tourneux n'ont jamais pu la retrouver en employant le nitrate d'argent.

Cette disposition des gaînes périvasculaires, exceptionnelle chez les mammifères, se retrouve communément chez les batraciens et les poissons. La plupart des vaisseaux intestinaux de ces animaux sont engaînés par des lymphatiques qui les enveloppent complètement ou en partie. L'anatomie comparée nous porte donc à admettre que ces canaux enveloppants du cerveau sont des lymphatiques. Quant à leur terminaison, elle est, nous le répétons, encore un sujet de doute. Néanmoins, Mascagni dit avoir trouvé des vaisseaux lymphatiques d'une finesse excessive dans la piemère. Les uns se dirigeaient vers le sinus longitudinal supérieur; les autres sortaient du crâne par le trou occipital avec les artères vertébrales, et par les trous déchirés postérieurs.

Il est possible qu'on retrouve la continuité, entre ces vaisseaux décrits par Mascagni, et les gaînes périvasculaires. Quant à leur abouchement dans le système veineux, il se ferait pas forcément par l'intermédiaire des troncs collecteurs, qui vont aux sous-clavières. Chez d'autres vertébrés, en effet, nous voyons des anastomoses fréquentes entre le système veineux et lymphatique. De même il n'est certainement pas irrationnel de supposer que les lymphatiques cérébraux puissent se jeter directement dans les veines cérébrales ou dans les sinus.

§ 107. **Attributs physiologiques des deux substances.** — a. *Substance grise.* — La substance grise représente des centres de perception pour les impressions sensitives et d'élaboration pour les déterminations motrices.

Elle est le siège des actions réflexes. Dans les ganglions eux-mêmes, les réflexes peuvent se produire. Ainsi, Bernard a montré que les ganglions du sympathique, le ganglion sous-maxillaire en particulier, était le siège de réflexes.

Mais, en outre, la substance grise peut servir à la transmission des impressions sensitives. Ainsi, celle de la moelle peut par elle-même transmettre les impressions douloureuses, d'après Schiff et Vulpian. D'après ces derniers auteurs, ces impressions n'auraient pas de trajet déterminé, mais se diffuseraient, et pourraient suivre, selon les circonstances, une foule de voies différentes.

La transmission doit s'opérer non seulement par le moyen des cylindres d'axe, mais encore par l'intermédiaire des cellules. Nous savons, en effet, que sur le trajet de chaque filet des racines sensitives se trouve une cellule ganglionnaire. Or les cellules des ganglions sont les mêmes que celles des centres nerveux encéphaliques et médullaires.

La substance grise a été considérée par tous les physiologistes, et particulièrement par Longet, comme n'étant pas sensible aux excitations mécaniques, chimiques et électriques. On peut écraser la substance grise de la moelle, appliquer sur elle le fer rouge ou les caustiques les plus violents, et même l'électricité, sans déterminer de réaction motrice ou de sensation douloureuse. Il en est de même de la couche superficielle des circonvolutions, sur laquelle nous aurons encore à revenir.

b. *Substance blanche.* — La substance blanche des centres nerveux possède les mêmes propriétés que les nerfs périphériques. Comme eux, elle n'a d'autre usage que de transmettre les impressions sensitives et les déterminations motrices. Excités en un point quelconque, les faisceaux qui la composent transmettent l'excitation dans toute l'étendue de leur parcours. La substance blanche est donc excitable comme les nerfs contrairement à la substance grise. Enfin, séparée des centres dont elle émane, elle subit la dégénérescence Wallérienne (voyez propriétés générales des nerfs, t. I, page 188).

Les deux substances, qui composent les centres nerveux encéphaliques et médullaires, perdent en quelques minutes leurs propriétés, soit après la mort, soit lorsqu'une cause quelconque empêche le sang de leur arriver. Chez les reptiles, les batraciens, les poissons, et en particulier certains squales, il n'en est pas de même et les propriétés de la substance nerveuse se conservent plusieurs heures après tout mouvement spontané de l'animal.

DISPOSITIONS GÉNÉRALES DES MASSES GRISES ET DES FAISCEAUX BLANCS

§ 108. — Nous venons de voir quelle était en général la structure de la substance blanche et de la substance grise composant les centres nerveux. Nous allons étudier maintenant la façon dont ces substances sont réparties pour composer le névraxe et voir quels sont les divers noyaux moteurs et sensitifs et leurs connexions anatomiques.

La texture des centres nerveux constitue un des plus difficiles problèmes de l'anatomie; aussi l'on peut dire qu'il est encore loin d'avoir reçu une solution définitive.

Lorsqu'on connaîtra la disposition de toutes les masses de substance grise de l'encéphale et de la moelle, et le trajet de toutes les fibres blanches qui vont des régions inférieures du névraxe jusqu'aux parties les plus élevées, on ne l'aura pas encore résolu. Or, si l'on rencontre déjà là des difficultés presque insurmontables, comment ne pas douter du succès en voyant la physiologie nous prouver encore que ces voies conductrices ne sont pas les seules, et que les impressions sensitives, tout au moins, cheminent aussi au travers de la substance grise. En regardant ces filets nerveux, en nombre infini, qui s'entrecroisent en tous sens dans cette substance, on est obligé de renoncer à les suivre avec les seules ressources qu'offre l'anatomie. Seules, la physiologie expérimentale et la pathologie pourront peut-être nous donner quelque notion sur les voies anastomotiques établies entre les différents groupes de cellules nerveuses.

Mais ici, il est nécessaire de se mettre en garde contre une tendance toute naturelle, qu'on éprouve en étudiant ces questions, et qui consiste à déduire trop facilement des résultats de la physiologie, les connexions anatomiques probables. M. Vulpian, avec raison, a critiqué cette méthode peu scientifique, en montrant comme quoi l'anatomie avait bien souvent suivi avec trop de servilité les progrès et même les erreurs de la physiologie. Il faut donc ici distinguer ce qui est certain et positif de ce qui est seulement probable, et nous ne manquerons jamais de le faire. L'anatomie nous permet de voir des dispositions sur lesquelles il n'y a point lieu d'hésiter, qu'on retrouve d'une façon constante, que tous les observateurs ont vues. Ce sont là les données positives, acquises indépendamment de toute idée préconçue, mais elles sont encore en bien petit nombre. D'un autre côté, la physiologie et la pathologie même nous montrent que certaines connexions doivent exister, qu'il est impossible de comprendre le fonctionnement des parties sans elles. Ce sont là des probabilités pour l'anatomie, qu'il ne faut pas présenter comme des résultats de l'examen anatomique, mais qu'on aurait grand tort de négliger, surtout si l'on se place au point de vue que nous envisageons, c'est-à-dire des propriétés de tissu .

§ 109. **Moelle**. — Nous commencerons la description des centres nerveux par la moelle, dont la texture est plus simple que celle de toutes les autres régions.

On peut se rendre compte de la texture de la moelle au moyen d'une série de coupes perpendiculaires à sa direction. Sur une coupe, faite à un niveau quelconque, la moelle apparaît comme formée de deux parties nettement séparées, et disposées l'une et l'autre symétriquement, par rapport à un plan médian antéro-postérieur. La substance grise occupe le centre et la substance blanche la périphérie. D'une façon générale, on peut dire que la substance grise présente la forme de la lettre H. Aussi divise-t-on ses différentes régions en cornes antérieures, cornes postérieures et commissure grise. La *commissure grise* correspond à la barre transversale de la lettre H. Elle renferme le canal central de la moelle.

La substance blanche est divisée en *cordons,* dont on donne la description dans les traités d'anatomie descriptive. On peut les diviser en cordons antérieurs, cordons latéraux et cordons postérieurs. De chaque côté du sillon médian postérieur, on aperçoit la coupe de minces faisceaux évidents surtout au niveau des régions cervicale et dorsale supérieure. Ils appartiennent aux faisceaux postérieurs, mais comme ils en diffèrent un peu par leur structure, on pense qu'il y a lieu de leur donner une désignation spéciale, et on les a appelés cordons de Goll ou plutôt de Gratiolet. Enfin, au niveau des cornes grises, on voit de chaque côté sortir les racines motrices et sensitives.

TEXTURE DE LA SUBSTANCE GRISE DE LA MOELLE

La substance grise de la moelle possède d'une façon générale la constitution que nous avons indiquée plus haut. Mais, lorsqu'on l'examine

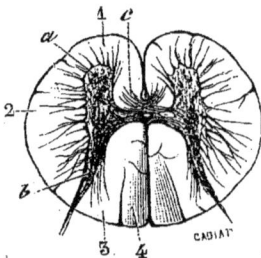

Fig. 5. — Coupe de moelle humaine au niveau de la région cervicale. — *a*, corne antérieure; *b*, corne postérieure; *c*, commissure blanche; 1, faisceau antérieur; 2, faisceau latéral; 3, faisceau postérieur; 4, cordon de Goll.

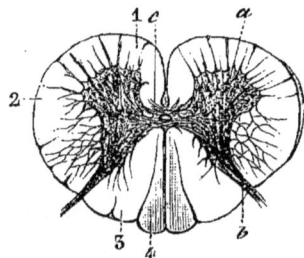

Fig. 6. — Coupe de moelle humaine au niveau de la partie supérieure de la région dorsale.

1, 2, 3..., *a*, *b*, *c*, mêmes significations.

en différentes régions; elle offre des caractères spéciaux qu'il est important de connaître. D'abord elle n'a pas les mêmes dimensions dans tous les points de sa hauteur. Au niveau des renflements cervical et lombaire, on voit sur les coupes que la substance grise occupe une plus grande surface. Les cornes antérieures et postérieures sont plus larges que dans les parties situées au-dessous et au-dessus de, ces renflements, et, d'une façon générale, les formes que présentent les coupes de la substance grise, quand on la considère soit à la région cervicale, soit à la région dorsale ou lombaire, sont assez différentes pour qu'on puisse les reconnaître à première vue. Au niveau du renflement cervical, les cornes antérieures sont larges et arrondies ; les cornes postérieures étroites et allongées. Au niveau de la région lombaire, les cornes postérieures sont étroites et minces.

D'après M. Sappey, la surface de la substance grise, sur une section transversale, au niveau du renflement lombaire, est à celle de la substance blanche dans le rapport de 3 : 2. Dans la région dorsale ce rapport tombe à 1 : 5, et dans la région cervicale il s'élève de nouveau à 1 : 3.

FIG. 7. — Coupe de moelle humaine au niveau de la région lombaire. *a, b, c...*, mêmes significations.

On voit par ces chiffres que la substance grise de la moelle, au lieu de former un cylindre régulier, présente un renflement supérieur et un renflement inférieur. Ces données sont importantes au point de vue de la physiologie du système nerveux ; elles tendent à faire admettre dans la moelle l'existence de centres séparés les uns des autres.

La substance grise de la moelle offre d'une façon générale la texture que nous avons décrite plus haut à propos de la substance grise des centres nerveux. Elle est composée par conséquent de cellules nerveuses, de myélocytes, de cylindres-axes et de matière amorphe.

Les cellules nerveuses sont surtout développées dans les cornes antérieures. Là, on rencontre chez l'homme, et surtout chez les grands mammifères, comme le bœuf, de grosses cellules multipolaires, munies d'un nombre considérable de prolongements. Ces cellules dans le renflement cervical et dans le renflement lombaire forment trois groupes bien distincts : un groupe *interne*, un groupe *antérieur* et un groupe *externe*, mais chez le bœuf on peut en compter quatre.

Les cellules de la *corne postérieure* sont beaucoup plus petites et leur forme n'est plus la même ; elles n'ont guère que $0^{mm},01$ à $0^{mm},015$ de diamètre au maximum. Les unes sont ovales ; les autres fusiformes, avec un ou deux prolongements. Certains auteurs se sont demandé si ces éléments étaient de nature nerveuse. C'est en effet une question qu'il est permis de se poser, en ne considérant que la moelle humaine ; mais si l'on

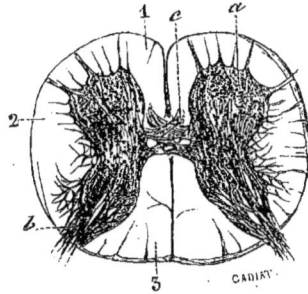

jette un coup d'œil sur la corne postérieure d'une moelle de bœuf ou de poisson, où ces cellules sont plus volumineuses, on leur reconnaît bien vite tous les caractères d'éléments nerveux.

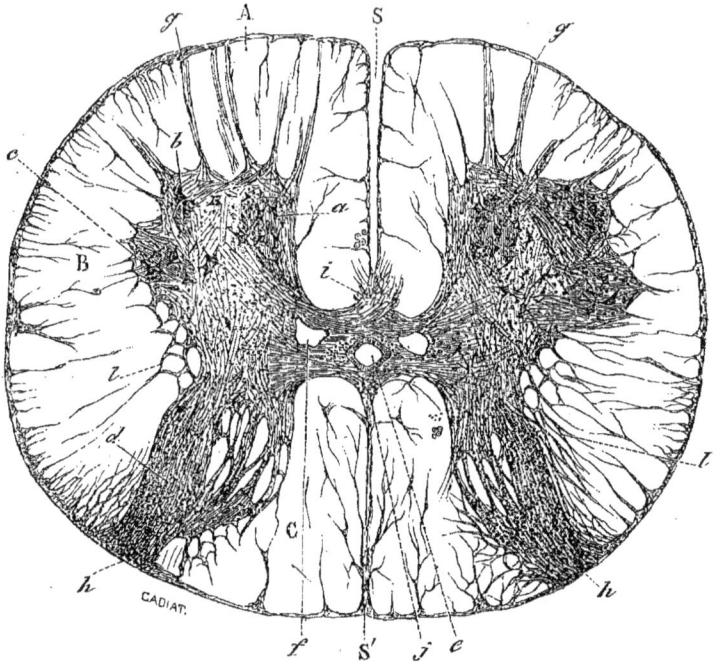

FIG. 8. — Coupe d'une moelle humaine au niveau de la région dorsale inférieure. — A, B, C, cordons antérieurs latéraux et postérieurs; S, sillon médian antérieur; S', sillon postérieur; a, b, c, groupes interne, antérieur et externe des cellules de la corne antérieure; d, corne postérieure et substance gélatineuse de Rolando; e, canal central; f, veines; g, filets radiculaires de la corne antérieure; h, racines postérieures; i, commissure blanche avec ses fibres entrecroisées; j, commissure grise; l, filets sortant de la substance grise et se rendant aux cordons latéraux.

Ces cellules de la corne postérieure ne se trouvent qu'à une petite distance en arrière de la commissure grise postérieure; jusque-là les cellules ont la même forme que celles de la corne antérieure.

L'extrémité de la corne postérieure présente un aspect particulier, qui lui a fait donner le nom de *substance gélatineuse de Rolando*. Cet aspect est dû à la présence de nombreuses cellules très petites, ressemblant beaucoup à des myélocytes, et aussi à ce que la substance amorphe intermédiaire est plus transparente que dans les régions antérieures.

A l'union de la corne postérieure et de la commissure grise postérieure se trouve un groupe de cellules, depuis le milieu de la région cervicale jusqu'au renflement lombaire. Elles diffèrent par leurs petites dimensions et leur aspect des cellules voisines. Ce groupe, appelé quelquefois noyau de Stilling, visible sur les coupes transversales, représente donc la section d'une longue colonne à laquelle on a donné le nom de *colonne vésiculaire de Clarke.*

Cette colonne de substance grise a été considérée, tantôt comme l'origine du sympathique, mais sans qu'on puisse invoquer aucun fait à l'appui de cette manière de voir ; tantôt avec Pierret, comme l'origine des filets sensitifs de la partie inférieure du corps. Ce dernier auteur s'appuie seulement sur les altérations qu'il a rencontrées dans le *tabes dorsalis ;* or on peut lui objecter avec M. Duval que beaucoup d'animaux n'ont pas de colonne vésiculaire de Clarke. En outre, dans l'ataxie locomotrice, les lésions de la substance grise n'ont pas un siège absolument précis, puisque souvent les éléments de la corne antérieure elle-même sont manifestement altérés. Jusqu'à plus ample informé, il y a donc lieu d'être très réservé relativement aux attributs physiologiques de cette portion de la substance grise médullaire.

La substance grise de la moelle est traversée dans tous les sens par des cylindres d'axe : les uns réunis en faisceaux, les autres isolés. Ces prolon-

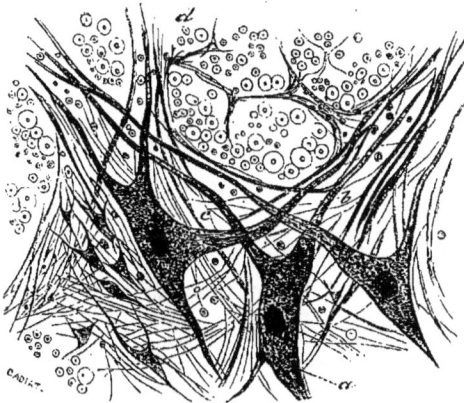

Fig. 9. — Substance grise de la corne antérieure d'une moelle de squale. — On voit des cellules (*a*) avec trois prolongements (*b, c,* etc.) allant dans des faisceaux radiculaires séparés ; *d,* coupe de la substance blanche.

gements font suite, soit aux nerfs des racines motrices et sensitives, soit aux différents éléments renfermés dans les cornes. Ils représentent alors des anastomoses plus ou moins directes entre les cellules. Parmi les filets radiculaires sensitifs, il faut remarquer certains faisceaux dont la disposition se voit très bien sur les coupes longitudinales. La plupart d'entre eux pénètrent sans se diviser jusqu'au milieu de la substance grise, entre les grosses cellules situées au niveau de la commissure grise. Là, ils se subdivisent en plusieurs branches ; les unes ascendantes, les autres descendantes. Toutes se perdent dans la substance grise. Il est important de tenir compte de ces dispositions, que les auteurs d'histologie ont laissé passer inaperçues ; car les sections des cordons postérieurs, dans les expériences de physiologie, passent généralement en arrière de la ligne suivant laquelle se font les ramifications de ces faisceaux radiculaires.

On peut quelquefois rencontrer des cylindres d'axe venant des racines antérieures et se jetant dans une cellule motrice ; j'ai constaté ce fait quelquefois et je ne pense pas qu'un prolongement de cette nature corresponde forcément à ce que les auteurs allemands ont désigné du nom de prolongement de Deiters (voy. page 177). Sur une coupe de la moelle du bœuf, j'ai vu, en effet, un *prolongement ramifié* donner un filet, qu'on pouvait suivre jusque dans un faisceau radiculaire, et un autre qui montait dans la direction de la substance blanche. Ces dispositions nous ont fait douter du prolongement de Deiters. Mais ce qui est bien plus démonstratif encore, contre l'hypothèse de ce prolongement, c'est l'observation des poissons et en particulier des squales. Sur le Griset j'ai vu d'une façon manifeste les dispositions figurées planche 9, et qui se retrouvent dans toute l'étendue de la moelle de cet animal.

Les grosses cellules multipolaires de la corne antérieure présentent chez lui jusqu'à deux et trois prolongements volumineux, que l'on peut suivre à une très grande distance dans des faisceaux radiculaires séparés. Il s'ensuit que ces cellules sont des centres complexes de détermination motrice.

Ce n'est pas seulement par les racines que les cylindres d'axes pénètrent dans la substance grise, mais sur toute sa surface de jonction avec la substance blanche. Un grand nombre de fibres des cordons latéraux et postérieurs y pénètrent, de distance en distance, et vont se perdre entre les cellules, sans qu'on puisse suivre leur trajet.

Au niveau de la commissure blanche antérieure, et en particulier chez le chat, on peut suivre les faisceaux blancs qui la constituent, et qui vont se perdre en s'entre-croisant sur la ligne médiane, dans les cornes antérieures. Cette commissure, facile à apercevoir au fond du sillon antérieur, est donc formée par les faisceaux entre-croisés qui passent des cordons antérieurs aux cornes grises du côté opposé.

La commissure grise est en grande partie formée par des prolongements anastomotiques, allant de droite à gauche, et réciproquement.

À ne considérer que les cornes antérieures, on doit être frappé, tout d'abord, par la disproportion qui existe entre le nombre relativement petit des cellules motrices et celui bien plus considérable des prolongements axiles qui traversent ces cornes dans tous les sens. Si l'on pouvait admettre que les prolongements ramifiés des cellules multipolaires allassent tous former les cylindres d'axe des racines et de la substance blanche, rien ne serait plus facile à comprendre; mais nous avons vu qu'il n'en est pas ainsi, et que la plupart des prolongements de cellules se ramifient pour ainsi dire à l'infini. Nous arrivons donc ainsi à admettre : ou bien, que, de la cellule nerveuse, en outre de ces prolongements ramifiés très nombreux, qui vont se perdre, on ne sait comment, dans la substance grise, émanent encore un nombre assez grand de cylindres d'axe, allant rejoindre les faisceaux blancs et les racines; ou bien que la plupart des cylindres d'axe qui pénètrent dans la substance grise s'y résolvent directement en fins ramuscules, comme les prolongements ramifiés des cellules. Mais cette seconde hypothèse n'est pas admissible, car jamais on ne voit un filet radiculaire ou vasculaire se ramifier directement dans la substance grise.

Le raisonnement nous conduit donc encore à admettre que chaque cellule est un centre commun auquel aboutit un nombre de cylindres d'axe assez grand. De même, en étudiant les éléments nerveux, nous avions vu que les cellules des invertébrés étaient évidemment des centres complexes, puisque chacune donnait naissance à un énorme cylinder axis suffisant pour innerver tout un groupe de muscles et qu'elle recevait peut-être aussi des filets sensitifs. Ce que nous avons observé sur les squales (voy. page 17), confirme encore cette opinion sur la nature des cellules nerveuses.

Trajet des racines. — Les *filets radiculaires* qui pénètrent dans la corne antérieure se divisent en trois groupes : un *interne*, qui va se perdre dans la commissure grise antérieure ; un *médian*, qui se jette directement entre les cellules; un *externe*, qui se dirige, en longeant la substance blanche, vers les cellules du groupe externe.

Les filets radiculaires de la corne postérieure décrivent sur une coupe transversale des courbes concentriques, pour aller se jeter au milieu de la substance grise. Ils pénètrent très loin, comme nous l'avons vu précédemment, et en affectant les dispositions signalées page 16. D'autres filets, ainsi que Gerlach l'a figuré, sortent directement des faisceaux postérieurs pour entrer dans la partie interne de la corne correspondante.

Telles sont les seules données anatomiques positives que l'on puisse recueillir sur les relations entre les différents éléments de la substance grise. Il est certain qu'entre les cellules se trouvent des anastomoses établies directement, ou par l'intermédiaire d'un réseau ; mais jusqu'ici ces anastomoses n'ont pas été démontrées d'une façon évidente.

La physiologie montrant qu'une action réflexe, suivant son intensité, peut se transmettre : 1° du nerf sensitif au nerf moteur correspondant ; 2° du nerf sensitif d'un côté au nerf moteur de l'autre ; 3° que les réflexes peuvent se généraliser, c'est-à-dire que l'impression sensitive peut cheminer dans tous les sens au travers de la substance grise ; 4° que les impressions douloureuses peuvent se transmettre dans toutes les directions ; il devient évident qu'il doit y avoir des anastomoses multiples d'une corne antérieure à une corne postérieure, et que d'autres filets unissent, par le moyen de la commissure grise, les deux cornes antérieures d'une part, et les deux cornes postérieures de l'autre ; mais il ne suffit pas que la physiologie nous démontre l'existence de ces communications, il faut aussi les voir par l'étude anatomique. Or jusqu'ici on n'a pu encore que les suivre d'une façon approximative.

Commissure grise; canal de l'épendyme. — La commissure grise est creusée d'un canal régnant dans toute l'étendue de la moelle et dont nous verrons la signification en étudiant le développement du système nerveux. Ce canal est tapissé par un épithélium cylindrique, à cils vibratiles, dont les cellules possèdent des prolongements très longs, qui s'enfoncent dans la substance amorphe sous-jacente. Il n'y a pas lieu de chercher, avec certains auteurs, si ces prolongements ont quelque rapport avec les éléments nerveux ; d'autant que ces dispositions des cellules se retrouvent dans tous les épithéliums.

Le canal de l'épendyme est entouré de substance grise, appelée par Kölliker noyau gris central, ou substance gélatineuse de Stilling. De part et d'autre de ce canal, se trouvent deux veines longitudinales, qui s'étendent dans toute la hauteur de l'axe gris.

En avant et en arrière du canal central, on aperçoit des fibres transversales. Les antérieures font suite, pour la plupart, à la commissure blanche ; les postérieures unissent deux portions symétriques de substance grise. Chez le bœuf la commissure blanche antérieure ne se continue pas directement avec la commissure grise. Entre les deux se trouvent des faisceaux longitudinaux dépendant des cordons médullaires antérieurs.

TRAJET DES FIBRES BLANCHES DE L'AXE CÉRÉBRO-SPINAL

Le trajet des fibres blanches de l'encéphale et de la moelle est un des plus difficiles problèmes de l'anatomie. Aussi, malgré les travaux d'un grand nombre d'anatomistes, est-il encore loin d'être résolu, et jusqu'à présent l'on ne possède que des notions très incomplètes sur les dispositions du cerveau, du cervelet et même du bulbe. La seule partie des centres nerveux qui paraisse assez bien connue est la moelle. C'est donc par elle que nous allons commencer cette étude. Nous prendrons chacun des groupes de fibres formant les faisceaux blancs, et nous les suivrons aussi loin que possible à travers le bulbe et la protubérance. Dans toute la hauteur de la moelle on peut indiquer leur trajet; mais à partir de la protubérance et des pédoncules cérébraux il est bien difficile, jusqu'à présent, de distinguer les parties sensitives des parties motrices, et les nombreuses anastomoses unissant les noyaux de substance grise disséminées à la base de l'encéphale.

Pour donner une idée générale, approximative de la structure de la moelle des vertébrés supérieurs, nous dirons qu'elle offre dans sa constitution quelque analogie avec la chaîne ganglionnaire des articulés : c'est-à-dire qu'elle semble composée de centres de substance grise séparés les uns des autres et reliés par des cordons qui jouent le rôle de connectifs. De ces centres partent les nerfs sensitifs et moteurs. Cette comparaison résulte bien plus du mode de fonctionnement de la moelle que de dispositions anatomiques réellement observées.

Fibres radiculaires. — Les racines sensitives et motrices traversent perpendiculairement les faisceaux blancs et vont se perdre aussitôt dans les cornes qui leur correspondent. Chez certains animaux, les Plagiostomes (Voy. Viault), les racines peuvent remonter obliquement vers l'axe gris et s'y jeter après un trajet plus ou moins long. Mais chez les mammifères il n'en est pas généralement ainsi : les racines aboutissent directement aux centres correspondants. L'anatomie permet de constater ces dispositions, que démontrent aussi les expériences physiologiques, contrairement à l'opinion de Van Deen. Cet auteur attribuait en particulier la sensibilité des cordons postérieurs aux fibres des racines sensitives.

Néanmoins, chez l'homme, au moyen de coupes longitudinales et antéro-postérieures, j'ai vu manifestement des filets, qui paraissaient appartenir aux racines sensitives à cause de leur direction horizontale, se recourber

et monter directement dans la partie la plus postérieure des cordons latéraux et aussi dans les cordons postérieurs. Les cylindres d'axe des racines
postérieures traversent presque toutes la substance grise dans toute son

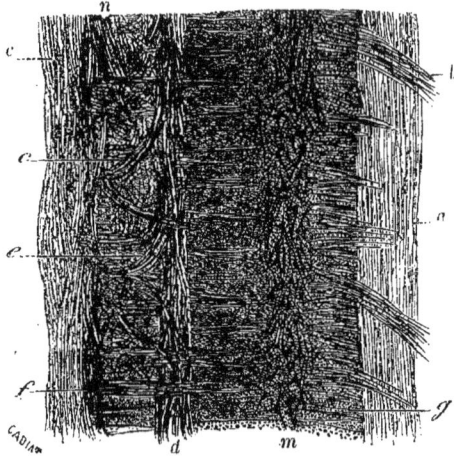

FIG. 10. — Coupe longitudinale et antéro-postérieure d'une moelle humaine passant sur
la substance grise des cornes. — *a*, faisceaux antérieurs; *b*, racines antérieures;
c, faisceaux postérieurs formés de fibres obliques et entrecroisées; *d*, coupe longitudinale d'une portion des cordons latéraux; *e*, fibres ascendantes se perdant dans les
cordons latéraux et prenant leur origine dans la substance grise de la corne postérieure,
ou faisant suite aux filets radiculaires; *f*, fibres radiculaires marchant horizontalement
dans la substance grise jusqu'aux cellules des cornes antérieures; *m*, cellules de la
corne antérieure; *n*, fibres obliques des faisceaux postérieurs paraissant sortir de la
substance grise.

épaisseur, et se terminent au voisinage des grandes cellules des cornes
antérieures (voy. fig. 10); ceux des racines antérieures sortent directement
de ces cornes en traversant les faisceaux blancs.

Faisceaux postérieurs. — Des cornes postérieures, partent un
grand nombre de fibres, faciles à reconnaître sur les coupes transversales
de moelle, au niveau de la ligne de séparation de la substance grise et de
la substance blanche. Ce sont ces fibres qui forment, par leur association,
les cordons postérieurs. Il paraît bien probable aujourd'hui qu'au moins
la plupart de ces fibres ne montent pas directement jusqu'à l'encéphale.
Elles représentent des moyens d'union entre deux centres superposés et
situés à une grande distance l'un de l'autre.

Ces fibres unissantes décrivent, d'après Huguenin, une double courbure
autour de leur axe longitudinal et s'étalent à la surface des faisceaux
postérieurs (1); en formant, là où elles sont le plus nombreuses, ces fais-

(1) Voy. Huguenin, *Anatomie des centres nerveux*, traduit par Keller. 1879.

ceaux obliques dits cordons de Goll, qu'on voit chez les carnassiers dans toute l'étendue de la moelle. Foville avait considéré déjà ces cordons comme des commissures longitudinales, unissant deux étages de substance grise très éloignés l'un de l'autre. Leuret et Gratiolet avaient aussi vu ces cordons, chez les carnassiers et les singes cynocéphales. Les cordons de Goll sont situés de chaque côté du sillon médian postérieur; très faciles à voir chez l'enfant, ils se confondent chez l'adulte avec les postérieurs. Leur extrémité supérieure est difficile à déterminer, et l'inférieure se termine en pointe du côté de la région lombaire.

La tendance des anatomistes et des physiologistes est généralement de considérer les faisceaux postérieurs de la moelle comme formés en majeure partie de fibres commissurales. En 1873, M. Pierret, dans un travail des *Archives de physiologie*, a repris l'étude de ces cordons. En se plaçant d'abord au point de vue du développement, il a retrouvé exactement les dispositions déjà figurées par Kolliker, Bidder, Clarke, etc., desquelles il résulte que les cordons grêles de Goll se développent indépendamment du reste des faisceaux postérieurs et à une époque plus tardive. En examinant ces cordons chez l'adulte, M. Pierret a vu encore qu'ils étaient très étroits à la région lombaire, plus larges à la région dorsale, et enfin qu'ils se terminaient en s'amincissant aux *amas ganglionnaires connus sous la dénomination de noyaux des pyramides postérieures*. Etudiant ensuite les lésions du *tabes dorsalis*, le même auteur a remarqué que les altérations de ces faisceaux étaient des lésions secondaires et accessoires et qu'elles peuvent exister à la région cervicale, sans aucun trouble du mouvement ou de la sensibilité dans les membres supérieurs, comme *conséquence de lésions plus avancées de la région lombaire ou dorsale*.

Les sclérosés descendantes des cordons latéraux vont en s'effilant à mesure qu'on se rapproche de la région lombaire. On en trouve la raison dans la disparition progressive des filets moteurs, qui vont de l'encéphale à la substance grise médullaire. De même les lésions ascendantes des cordons de Goll vont en s'amincissant comme s'il y avait, de bas en haut, épuisement progressif des conducteurs de la sensibilité. Tels sont les faits qui ont autorisé M. Pierret à considérer ces cordons comme des commissures longitudinales. Mais j'avoue ne pas voir là une démonstration anatomique positive. Les faits qu'avance cet auteur, relativement au développement de ces cordons et aux lésions de l'ataxie, semblent établir quelques probabilités en faveur de sa théorie, mais non des preuves véritables tirées de l'anatomie et de l'expérimentation physiologique.

C'est qu'en effet, les expérimentations physiologiques, les sections des cordons postérieurs, en particulier celles qui ont été faites par Vulpian, ont donné bien souvent des résultats négatifs ; ce qui ne devrait pas arriver, étant admis que les fibres médullaires lésées suivent exactement la loi de la dégénérescence wallérienne. Ainsi, après des lésions faites au niveau de la région lombaire, on devrait trouver des fibres dégénérés dans la région dorsale. Or ceci n'est pas la règle.

En outre, comment se fait-il que les cordons de Goll se terminent en s'amincissant en pointe du côté de la région lombaire, et que les lésions ascendantes de l'ataxie se terminent aussi en pointe, mais en sens contraire ?

On est tenté d'admettre l'existence de commissures longitudinales dans les faisceaux postérieurs, par analogie avec ce que l'on voit chez les articulés. Les différents centres de substance grise de la moelle seraient, d'après cela, assimilés aux ganglions, et une partie des faisceaux postérieurs joueraient le rôle de connectifs. Mais, relativement à ces connectifs eux-mêmes, est-il bien démontré qu'ils s'interrompent à chaque ganglion, et ne peut-on pas admettre que les ganglions les plus inférieurs de la chaîne sont reliés aux centres supérieurs par des filets directs qui traverseraient les intermédiaires sans s'arrêter ; d'ailleurs on ne peut rien conclure de l'étude d'animaux aussi différents des vertébrés supérieurs (1).

L'anatomie comparée ne nous fournit donc pas encore de raisons certaines pour admettre ces commissures postérieures.

Gratiolet avait donné la description suivante de ces cordons sous le nom de funicules marginaux.

« Les faisceaux postérieurs de la région caudale *s'atténuent vers la* « *région lombaire*, et au sommet de cette région ils ont complètement « disparu. A mesure qu'ils s'épuisent, de nouvelles fibres nerveuses se « groupent sur leurs côtés et constituent au niveau de la région lombaire « des cordons postérieurs nouveaux. Ces cordons, séparés d'abord l'un « de l'autre par l'extrémité des cordons postérieurs de la région caudale, « se rapprochent de plus en plus et bordent le sillon médian postérieur « au niveau de la région dorsale. »

Enfin Gratiolet était arrivé à cette conclusion : « Les cordons médians postérieurs sont évidemment, dans chaque région, *l'extrémité atténuée* *des cordons postérieurs*, qui viennent des régions situées en arrière. »

Il est regrettable que cet auteur n'ait pas donné un dessin des dispositions qu'il décrit, car il s'en faut de beaucoup qu'elles soient faciles à

---

(1) La thèse de M. Young dans laquelle l'auteur rapporte les faits que j'avais déjà signalés sur les nerfs des invertébrés, n'a pas éclairé cette question d'une façon suffisante. Voyez thèse de doctorat ès-sciences, Paris, 1879.

vérifier. Pierret cependant les a admises sans restriction, et selon lui les fibres de ces cordons iraient pour la plupart se perdre dans la commissure au fond du sillon médian.

J'avoue avoir recherché sur plusieurs moelles de chien les dispositions indiquées par Gratiolet et n'avoir pas précisément observé la même chose. Tout le long de la région cervicale et lombaire on trouve les funicules marginaux, qui, à peu près égaux dans tout ce parcours, *se terminent en pointe un peu au-dessus de la queue de cheval.* Par contre, dans la région lombaire, les faisceaux postérieurs sont formés d'une série de petits faisceaux parallèles, analogues aux précédents et qui vont se perdre dans une masse commune à la région dorsale. Nulle part je n'ai vu les cordons postérieurs se terminer en pointe supérieurement. Mais ce qui explique l'erreur de Gratiolet, c'est que les deux faisceaux qui bordent le sillon postérieur deviennent très minces à la région dorsale; pour s'élargir ensuite un peu plus haut. Or au niveau de cette région ils sont si difficiles à suivre que chez les chiens on ne peut les voir qu'à la loupe.

Pierret, acceptant encore la description de Gratiolet, admet que la plupart des fibres composant les funicules marginaux vont se perdre dans la commissure, au fond du sillon médian; mais si l'on examine toute la portion plane de la commissure grise, celle qui est en rapport avec les faisceaux postérieurs, chez l'homme, le bœuf, le chat, etc., on n'y voit aucun filet nerveux s'y engager, tandis que sur toute la périphérie des cornes postérieures, on voit des nerfs abandonner les faisceaux blancs, pour entrer dans la substance grise. Sur toutes les coupes de moelle faites à la région dorsale ou lombaire, il est facile de constater que les filets nerveux des faisceaux postérieurs n'entrent dans la substance ou n'en sortent qu'en dehors de la portion transversale, c'est-à-dire sur les cornes, soit en dedans, soit en dehors. En aucun point, on n'aperçoit une disposition indiquant une pénétration des faisceaux postérieurs au fond du sillon médian, et comparable à celle qui est si évidente pour les antérieurs. Ces funicules marginaux, si l'on admet la théorie de Gratiolet, n'auraient donc pas achevé leur trajet quand ils se sont perdus pour ainsi dire dans le sillon postérieur; il faudrait encore qu'ils contournassent en avant les faisceaux postérieurs, pour arriver, en s'insinuant entre eux et les cornes postérieures, aux groupes cellulaires auxquels ils sont destinés. Or, une fois qu'ils ont disparu en s'effilant peu à peu, on ne peut savoir à quel niveau ils s'arrêtent.

Cependant il faut bien dire que les faisceaux postérieurs n'offrent pas les mêmes dispositions que les antérieurs et les latéraux. Alors que ceux-ci sont formés de tubes rectilignes et parallèles, les postérieurs renferment des nappes de fibres entre-croisées dans tous les sens ; et un grand nombre de ces fibres, surtout les ascendantes, vont prendre racine inférieurement dans la substance grise. Ces dispositions semblent donc bien prouver l'existence de commissures.

Examinons maintenant les arguments fournis par la physiologie. Elle nous montre que les faisceaux postérieurs ne représentent certainement pas des fibres montant directement des cornes postérieures de la moelle aux parties sensitives de l'encéphale.

Si nous résumons, en effet, l'ensemble des connaissances acquises sur ce point par les expériences de Bellingeri, Fodera, Schops, Brown-Séquard, Schiff, Vulpian, nous voyons que :

1° La section des faisceaux postérieurs n'abolit pas la transmission des impressions sensitives. (Il est vrai de dire aussi que cette expérience seule ne serait pas concluante, car une partie des cordons latéraux doit être aussi sensitive.)

2° La section complète de la moelle, sauf les cordons postérieurs, n'abolit la sensibilité qu'à partir de 4 ou 5 centimètres au-dessous de la section (Vulpian). (Ce fait s'explique par la disposition des fibres des racines, dont une portion monte à une petite distance dans les faisceaux postérieurs.)

3° Les hémisections des cordons postérieurs, faites à des niveaux différents et sur des côtés opposés, n'empêchent pas la transmission des impressions sensitives.

4° La section d'un cordon postérieur n'abolit pas la sensibilité dans le côté correspondant, mais dans le côté opposé. Brown-Séquard avait observé même de l'hyperesthésie du côté opposé ; mais ce résultat n'a pas été obtenu par tous les observateurs.

Enfin, deux hémisections complètes de la moelle, faites de façon à laisser une sorte de pont de substance grise, comme seule voie de communication, n'empêchent pas les impressions douloureuses d'être perçues.

En outre, il faut ajouter que Laborde ayant sectionné les cordons postérieurs sur des animaux, à la naissance, n'a constaté plus tard aucun trouble du mouvement chez ces animaux.

Ces expériences paraissent donc prouver, d'une façon manifeste, que la sensibilité n'est pas transmise directement au cerveau par les cordons postérieurs, mais par la substance grise de la moelle ; que cette transmission est croisée ; et, enfin, que les cordons postérieurs, ne servant pas à transmettre directement les impressions sensitives, ne représentent plus que des commissures longitudinales.

Malheureusement ces résultats ne concordent pas tous les uns avec les autres. Comment peut-on concilier, par exemple, ces deux propositions ?

L'hémisection des cordons postérieurs détermine de l'anesthésie du côté opposé à la section (Brown-Séquard) ; avec celle-ci, de Schiff et de Vulpian : Lorsqu'on fait deux hémisections des faisceaux postérieurs et de la substance grise, écartées l'une de l'autre de l'intervalle de plusieurs racines, la sensibilité peut persister dans les membres postérieurs.

Évidemment ces deux propositions sont contradictoires. M. Vulpian explique le résultat de la seconde expérience, en disant que la transmission se fait par la substance grise et sans trajet déterminé ; mais si cette explication rend bien compte des phénomènes qui se passent, lors des deux hémisections des cordons postérieurs, elle ne peut se concilier avec la proposition de Brown-Séquard, à savoir : qu'une section unilatérale abolit la sensibilité du côté opposé. Si la conduction des impressions sensitives se fait indifféremment dans la substance grise, les lésions des faisceaux, quelles qu'elles soient, ne doivent influer en rien sur la sensibilité. On ne comprend pas, dans cette hypothèse, qu'une seule incision produise plus d'effet que les deux.

Quant aux lésions de l'ataxie locomotrice, elles n'éclairent pas complètement la question ; les scléroses des cordons postérieurs, en effet, amènent plutôt la perte du sens musculaire que la perte complète de la sensibilité, et dans les troubles sensitifs, il faut encore faire entrer en ligne de compte, et pour une certaine part, les dégénérescences des filets radiculaires dans l'épaisseur de la moelle ; les études de M. Charcot sur ce sujet établissent en effet que les douleurs fulgurantes correspondent aux lésions de ce qu'il appelle *les zones radiculaires*, c'est-à-dire des faisceaux blancs ascendants situés immédiatement en rapport avec les racines postérieure s.

En résumé, puisqu'il est bien démontré que les cordons postérieurs sont sensibles, et en second lieu qu'ils ne peuvent transmettre jusqu'à l'encéphale les impressions sensitives, que leur sclérose ascendante dans l'ataxie ne dépasse jamais le bulbe, qu'ils n'ont d'ailleurs aucun rapport avec la motricité : il faut bien admettre qu'ils doivent représenter en grande partie des commissures longitudinales. Or cette opinion, à laquelle il faut se rallier, ne repose que sur des présomptions tirées de la physiologie et de l'anatomie pathologique ; mais que l'examen anatomique direct ne confirme pas d'une façon évidente. Nous avons vu, en effet, ce qu'il fallait penser de ces funicules marginaux ou cordons de Goll. Reste donc, comme preuve anatomique directe, pour démontrer que ces cordons doivent former des commissures, leurs dispositions en nappes de fibres très obliques et entre-croisées aboutissant à la substance grise centrale.

Terminaison bulbaire des cordons postérieurs. — Les cordons postérieurs au niveau de la partie la plus élevée de la moelle s'entre-croisent au collet du bulbe avec les cordons antérieurs et latéraux. Ils vont former, ainsi que l'ont montré MM. Luys, Vulpian, Mathias Duval et Sappey, la partie sensitive des pyramides. Ces faisceaux postérieurs ont leur entre-croisement situé au-dessus de celui des cordons latéraux.

Si l'on suit en remontant les cordons médullaires, on voit que les cordons postérieurs de la moelle, parvenus au-dessus de l'entre-croisement des cordons latéraux, se comportent comme ceux-ci ; mais ils ne commencent à s'entre-croiser que lorsque l'entre-croisement des précédents est tout à fait terminé. On les voit alors s'infléchir en avant et se décomposer en un certain nombre de faisceaux qui décapitent la corne postérieure, en traversant son extrémité profonde. Ils contournent ensuite la substance grise située au-devant du canal central, pour se porter, ceux de droite vers le côté gauche et ceux de gauche vers le côté droit. Ainsi entre-croisés, les deux cordons postérieurs forment d'abord un large raphé triangulaire à base postérieure (c) ; mais

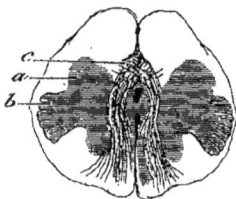

FIG. 11. — Coupe de moelle au niveau de l'entrecroisement des faisceaux postérieurs. On voit les fibres blanches de ces faisceaux contourner le canal central et s'entrecroiser en c au fond du sillon antérieur. — a, corne antérieure ; b, corne postérieure.

bientôt ce raphé épais s'allonge d'arrière en avant, en passant entre les cordons antéro-internes qu'il sépare, et ne tarde pas à prendre la figure d'un cordon à coupe rectangulaire appliqué derrière la portion motrice des pyramides, et divisé en une moitié droite et une moitié gauche, d'autant plus distinctes que l'entre-croisement est plus complet. Lorsque celui-ci est achevé, les deux cordons postérieurs de la moelle se trouvent en définitive appliqués à la portion motrice des pyramides, dont ils constituent la couche profonde ou sensitive (voy. fig. 14). « Cette partie sensitive des pyramides s'engage aussi dans la protubérance, la tra- » verse et vient prendre part à la constitution des pédoncules cérébraux ; » mais elle fait partie de l'étage supérieur des pédoncules et va se perdre, » d'après nos propres recherches, dans les couches optiques, au lieu » d'aller, comme la portion motrice, jusqu'au niveau du corps strié. » (M. Duval.)

On voit que cette opinion sur la terminaison des fibres sensitives est conforme à celle de Luys, qui faisait des couches optiques un centre sensitif, recevant toutes les fibres médullaires ascendantes.

Cet entre-croisement des faisceaux postérieurs, très exactement décrit par MM. Sappey et Duval, aurait été vu aussi par Luys. Cet auteur le figure dans son *Atlas* (1). Sa description ne diffère pas de celle que nous venons de reproduire, jusqu'au moment où les faisceaux postérieurs ont achevé leur entre-croisement. Mais à partir de là, il les perd de vue, et il reconnaît lui-même qu'il n'a pu déterminer d'une manière satisfaisante leur point d'immersion dans les centres. MM. Sappey et Duval paraissent avoir vu par contre exactement la situation occupée par les faisceaux sensitifs au niveau du bulbe.

Faisceaux antérieurs et faisceaux latéraux. — Les faisceaux antérieurs et les faisceaux latéraux représentent des conducteurs en rapport avec les centres moteurs. Il est facile de suivre leur trajet sur des coupes successives. Les vivisections, les altérations pathologiques, prouvent aussi manifestement leurs relations avec les parties motrices du névraxe. On peut discuter encore la question de savoir si quelques fibres des cordons latéraux n'émanent pas des cornes postérieures de la moelle, et ne représentent pas par conséquent des conducteurs de sensation. Mais il n'en reste pas moins démontré que les cordons antérieurs sont exclusivement moteurs et que les cordons latéraux le sont aussi, pour leur presque totalité.

Au point de vue de la texture, ces cordons diffèrent un peu, comme nous l'avons dit, des cordons sensitifs. Les tubes nerveux qui les composent sont en général plus volumineux, et ils affectent des directions rectilignes et parallèles, tandis que les cordons postérieurs renferment des faisceaux de nerfs entre-croisés dans tous les sens.

Le *cordons latéraux* de la moelle arrivés au collet du bulbe traversent obliquement les cornes antérieures, qu'elles séparent du reste de la substance grise et viennent se placer, en s'entrecroisant sur la ligne médiane, dans la partie la plus antérieure des pyramides. Cet entrecroisement se fait à un niveau plus inférieur que celui des cordons postérieurs.

Les *faisceaux antérieurs* descendent longitudinalement, parallèlement au sillon antérieur de la moelle, et dans tout leur parcours, ils envoient aux cornes antérieures de la moelle des fibres qui s'entre-croisent sur la

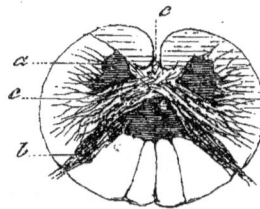

FIG. 12. — Entre-croisement des faisceaux latéraux. — *a*, corne antérieure, séparée par le passage des faisceaux latéraux, qui vont se placer en *e* au fond du sillon antérieur; *c*, formation réticulaire de Deiters.

ligne médiane en formant la commissure blanche antérieure. Après avoir

(1) Pl. XII, fig. 2 en 13, 13', et à la planche VII, fig. 1 et fig. 2.

suivi cette commissure, ces fibres vont se perdre dans les amas de substance grise. Supérieurement, c'est-à-dire au niveau du bulbe, les tubes nerveux qui composent ces faisceaux ne subissent pas d'entre-croisement comme celui des faisceaux latéraux. Leur entre-croisement se fait dans toute l'étendue de la moelle, et seulement au voisinage des points d'arrivée de leurs fibres, dans la substance grise de la moelle.

La commissure blanche est facile à reconnaître sur les pièces fraîches au fond du sillon antérieur, et sur les pièces durcies, tant par les coupes longitudinales que par les coupes transversales. Elle n'offre pas le même aspect chez tous les animaux. Chez l'homme elle est adhérente à la commissure grise; chez le bœuf, elle en est séparée par quelques faisceaux longitudinaux; chez les squales, le sillon antérieur n'existe pas. A sa place se trouve un raphé de substance grise, qui reçoit les cylindres d'axes des faisceaux antérieurs. Ceux-ci, après l'avoir suivie d'avant en arrière, vont se perdre, en s'entre-croisant, dans les cornes situées du côté opposé. Il y a donc chez ces animaux, ainsi que Viault l'avait déjà dit, un entre-croisement qui se fait tout le long de la moelle.

Si nous suivons en remontant les cordons antérieurs, nous voyons que sur le plancher du quatrième ventricule, au niveau des noyaux d'origine de l'hypoglosse, ils viennent se placer entre les deux racines de ce nerf, et dans la partie la plus postérieure du quadrilatère limité : sur les côtés, par ces racines; en arrière, par la substance grise du quatrième ventricule et en avant par les pyramides (voy. fig. 17). Ils sont accolés et séparés l'un de l'autre par le raphé médian. La direction de ces faisceaux, depuis la protubérance jusqu'aux régions les plus inférieures de la moelle, est donc parfaitement rectiligne. Ce sont les autres, c'est-à-dire les faisceaux latéraux et postérieurs, qui sont obligés de se contourner, en traversant le bulbe.

Si l'on examine une coupe du bulbe au niveau des origines de l'hypoglosse, on voit entre les deux racines de ce nerf, ainsi que MM. Sappey et Duval l'ont fait observer, un quadrilatère de substance blanche, qui, pour eux, représente presque tous les faisceaux médullaires. Ces auteurs auraient pu invoquer, en faveur de leur manière de voir, cette raison : que l'aire du quadrilatère délimité par les racines de l'hypoglosse est à peu près égale en superficie, à l'ensemble de la section des faisceaux blancs de la moelle, au niveau de la région cervicale.

La partie antérieure du quadrilatère serait occupée par des fibres motrices (portion motrice des pyramides), lesquelles feraient suite aux cordons latéraux. En arrière d'elles, seraient des fibres sensitives faisant suite aux cordons postérieurs, et, tout à fait en arrière, les cordons médullaires antérieurs prolongés, en rapport avec la substance grise du plancher du quatrième ventricule.

En résumé, au niveau du bulbe se ferait un double entre-croisement. Le premier, en commençant par la partie supérieure, et en descendant

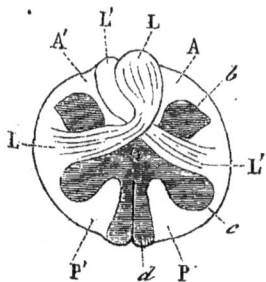

FIG. 13. — Entrecroisement des faisceaux latéraux.— LL, LL', faisceaux latéraux s'entre-croi-sant sur la ligne médiane et rejetant les faisceaux anté-rieurs sur les côtés ; AA', fais-ceaux antérieurs; PP', fais-ceaux postérieurs ; b, corne antérieure décapitée ; c, corne postérieure ; d, noyau des pyra-mides postérieures.

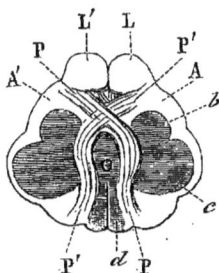

FIG. 14. — Entrecroisement des faisceaux posté-rieurs; coupe plus élevée que la précédente. — AA', faisceaux antérieurs de la moelle rejetés sur les côtés ; LL', faisceaux latéraux occupant la position des pyramides antérieures ; PP, P'P', faisceau postérieur contournant le canal central s'entre-croisant et s'insinuant entre les pyramides et les cordons médullaires antérieurs AA' ; b, corne antérieure ; c, corne postérieure; d, noyau des pyramides postérieures.

vers la moelle, serait celui des fibres sensitives, qui, placées en haut à la face postérieure des pyramides, s'entre-croiseraient sur la ligne médiane, contourneraient le canal central sur les côtés et viendraient se placer tout à fait en arrière, pour prendre la place des faisceaux postérieurs.

Le second, en haut du bulbe serait celui des cordons moteurs latéraux de la moelle. Formant toujours la partie la plus antérieure des pyramides, ils s'entre-croisent en avant : et, passant au niveau de leur entre-croise-ment, entre les faisceaux médullaires antérieurs, qui forment une sorte de boutonnière verticale pour les recevoir, ils vont se placer sur les parties latérales de la moelle.

Dans ce mouvement ils traversent la corne antérieure et la séparent du reste de la substance grise centrale.

Quant aux autres faisceaux moteurs, ceux qui sont destinés aux régions antérieures de la moelle, ils forment au-dessous de la protubérance la partie postérieure des pyramides. Un peu plus bas, ils s'écartent pour laisser passer les cordons latéraux entre-croisés, puis se rejoignent et suivent parallèlement le sillon médullaire. Leur entre-croisement se fait, comme nous l'avons vu, à leur point d'arrivée, tout le long de la com-missure blanche antérieure.

TEXTURE DU BULBE

§ 110. — Le bulbe se compose : 1° de masses de substance grise, qui sont, les unes indépendantes, les autres en relation avec l'axe gris médullaire ; 2° de fibres blanches faisant suite aux cordons de la moelle et dont nous venons de voir la disposition générale ; 3° de nombreux faisceaux longitudinaux situés sur les parties latérales et dont une grande partie se continuent manifestement avec ceux du cervelet ; 4° de fibres transversales unissant les noyaux bulbaires entre eux ou allant rejoindre le cervelet par l'intermédiaire des pédoncules cérébelleux inférieurs ; 5° des fibres blanches, nombreuses, représentant les racines des nerfs. Nous commencerons cette étude par la substance grise.

La plus grande partie de la *substance grise du bulbe* représente la continuation directe de l'axe gris de la moelle, et elle est disposée de la même façon. Les connexions des parties sont les mêmes ; seulement la texture en certains points se trouve modifiée par le mélange des faisceaux blancs au moment où ils exécutent leur entrecroisement. Les faisceaux latéraux, en effet, coupent en un certain point la corne antérieure ; de leur côté, les faisceaux postérieurs, pour venir former la portion sensitive des pyramides, passent d'arrière en avant, le long du canal central.

a. Lorsque le canal de l'épendyme s'ouvre au niveau du quatrième ventricule, les cornes postérieures sont écartées peu à peu et rejetées très loin sur les parties latérales ; de façon qu'elles arrivent à occuper le même plan que les cornes antérieures. Celles-ci, par contre, n'ont pas changé de place. Il en résulte que nous les retrouverons tout près du raphé médian et à une plus petite distance l'une de l'autre que dans la moelle, puisqu'ici les cordons antérieurs ne leur sont pas interposés. La conséquence de cette disposition est que les nerfs moteurs bulbaires ont tous leur origine au voisinage de la ligne médiane, et les nerfs sensitifs sur les parties latérales. Telle est la première modification que présente la substance grise.

b. La seconde consiste en ce que les faisceaux blancs latéraux et postérieurs sont passés en avant, entre les cornes antérieures prolongées. On voit, en effet, sur une coupe portant au niveau de l'hypoglosse, les deux noyaux d'origine de ce nerf représentant les cornes antérieures, situées tout près du raphé médian. Dans l'angle formé par l'écartement des fibres nerveuses, qui partent de ces noyaux, se trouvent réunis tous les faisceaux médullaires, dont nous avons suivi le trajet précédemment.

Les figures de Stilling et de Clarke montrent bien comment au niveau de l'entre-croisement des pyramides se produisent ces différentes modifications. Kölliker, qui fait en partie sa description d'après ces figures, en reconnaît l'exactitude. Pour cet auteur, les noyaux d'origine des nerfs moteurs et sensitifs affectent des positions respectives, qui correspondent à celles des racines dans toute l'étendue de la moelle. Ainsi la substance grise, qui occupe la partie centrale du faisceau intermédiaire du bulbe, représente la corne postérieure (1).

Ces parties dont nous avons parlé plus haut, la substance grise du quatrième ventricule et les faisceaux médullaires prolongés, forment une sorte de colonne qui renferme les éléments essentiels du bulbe et autour de laquelle se groupent des parties accessoires, dont le rôle physiologique n'est nullement déterminé.

Pour voir ces parties accessoires, il est nécessaire d'étudier les dispositions que l'on remarque sur les coupes du bulbe à différentes hauteurs. Le procédé généralement en usage pour l'étude des centres nerveux, et en particulier de la moelle, consistant à faire des coupes successives sur des pièces durcies, c'est sur les aspects que prennent ces préparations que nous décrirons les masses grises et les fibres blanches surajoutées à la moelle. En même temps, nous verrons les détails de texture relatifs à chaque niveau. Quant aux noyaux d'origine des nerfs, ils seront décrits séparément, à cause des relations qu'ils affectent entre eux.

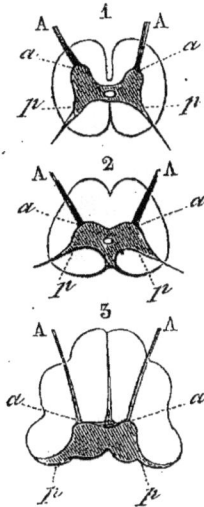

FIG. 15. — Figures schématiques montrant comment se fait l'écartement de la substance grise en passant de la moelle au bulbe. — 1, 2, 3, représentent des coupes à des niveaux de plus en plus élevés ; A, racines antérieures ; a, cornes antérieures ; p, p, cornes postérieures rejetées en dehors. Sur la figure 3, A, A, représentant les racines de l'hypoglosse, tous les cordons latéraux antérieurs et postérieurs des figures précédentes sont passés dans le quadrilatère AA, aa.

(1) Chez les plagiostomes la disposition des noyaux moteurs et sensitifs au niveau des bulbes se présente avec un caractère d'évidence et de simplicité telles qu'il n'y a pas le moindre doute à avoir. A l'œil nu déjà on peut apercevoir sur le plancher du 4e ventricule, une série de noyaux correspondant aux racines sensitives, et, sur les coupes perpendiculaires, on retrouve ces mêmes amas de substance grise. En outre, de chaque côté du raphé se trouvent les origines des racines motrices. Les premiers noyaux sont formés de grandes cellules, les seconds, de petites analogues à celles que nous trouverons dans le bulbe des mammifères.

Parties ajoutées à la moelle. — Les parties surajoutées dans le bulbe sont des masses de substance grise et des fibres blanches unissantes.

Les masses grises sont représentées de chaque côté par trois colonnes grises : une postérieure, celle des pyramides postérieures ; elle occupe le centre de ce cordon : on lui a donné le nom de noyau des cordons grêles ou *post-pyramidal* ; 2° une colonne intermédiaire à l'olive et aux pyramides antérieures (voy. fig. 14), et qui, d'après M. Sappey, comprend deux lames : une antérieure et transversale, qui s'effile en dehors ; l'autre interne et antéro-postérieure. Ces deux lames reçoivent l'olive dans l'angle qu'elles forment, et le sommet de cet angle correspond à la partie sensitive des pyramides. Cette colonne représente le gros noyau pyramidal de Stilling. M. Sappey lui donne le nom de noyau *juxta-olivaire antéro-interne* (voy. *b*, fig. 17).

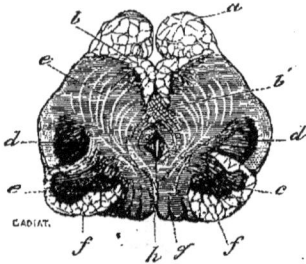

FIG. 16. — Coupe du bulbe au-dessus de l'entre-croisement des faisceaux postérieurs. — *a*, pyramides ; *b*, portion sensitive des pyramides ; *c*, fibres des faisceaux postérieurs achevant leur entre-croisement ; *d*, cornes antérieures rejetées en dehors ; *e*, cornes postérieures ; *e, f*, corps restiformes ; *g*, noyaux post-pyramidaux ; *h*, canal de l'épendyme.

3° Une colonne intermédiaire à l'olive et aux cornes antérieures. Elle est allongée transversalement, présente une courbure à concavité antérieure et s'effile à ses deux extrémités. M. Sappey l'appelle encore noyau *juxta-olivaire postéro-externe*. Stilling la désigne sous le nom de noyau accessoire de l'olive (voy. *d*, fig. 17).

Corps frangé des olives. — Les olives, qui se présentent extérieurement comme deux masses ovoïdes de substance blanche, renferment une lame de substance grise très importante. Cette lame en occupe presque toute la hauteur. Elle est contournée sur elle-même, de telle façon que, sur une coupe, elle se présente comme une sorte de feuille dont le bord est irrégulièrement découpé. La membrane sinueuse, qui offre cet aspect sur les coupes, forme ainsi une sorte de bourse ouverte en dedans et en arrière. Son épaisseur est de $0^{mm},3$; sa coloration est jaunâtre comme la lame de même nature qui compose le corps rhomboïdal du cervelet. Elle est formée de cellules multipolaires ayant de $0^{mm},012$ à $0^{mm},013$ de diamètre.

Noyau pyramidal antérieur. — C'est un noyau allongé qui occupe la partie la plus antérieure de la pyramide ; il se continue en dehors avec des fibres transversales passant sur les parties latérales du bulbe, et en dedans avec la substance grise du raphé (*a*, fig. 17). Le *raphé médian*

peut. encore être considéré comme une lame de substance grise,
partageant le bulbe en deux parties. Dans cette lame se trouvent

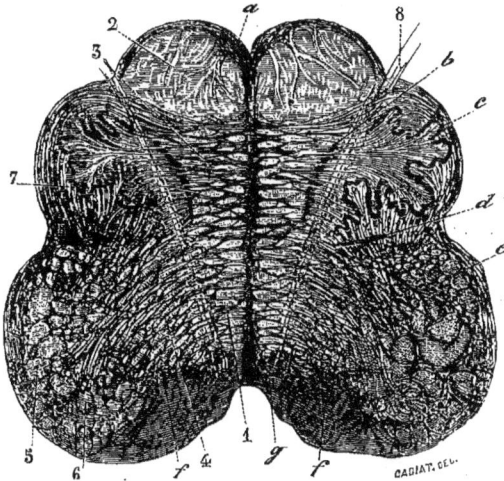

Fig. 17. — Coupe du bulbe au niveau des noyaux d'origine de l'hypoglosse. — *a*, masses
grises des pyramides antérieures ou noyau pyramidal antérieur; *b*, noyau juxta-olivaire
antéro-interne; *c*, corps frangé de l'olive; *d*, noyau juxta-olivaire; *e*, noyaux disséminés de substance grise au niveau des faisceaux de la racine descendante de la
5ᵉ paire; *ff*, noyaux de substance grise correspondant aux cornes postérieures; *g*, noyaux
moteurs, origines de l'hypoglosse; 1, faisceaux blancs représentant la continuation des
faisceaux antérieurs de la moelle; 2, coupe des pyramides se continuant avec les faisceaux latéraux de la moelle; 3, portion sensitive des pyramides; 4, fibres transversales;
5, racine descendante de la 5ᵉ paire; 6, faisceaux des corps restiformes; 7, fibres arciformes de l'olive passant, les unes en contournant le corps frangé. les autres directement d'arrière en avant.

de nombreuses cellules nerveuses au milieu des fibres qui passent transversalement d'un côté à l'autre du bulbe.

Nous ne parlerons pas de la substance grise du faisceau latéral, puisque
nous avons vu plus haut qu'il fallait la considérer, avec la plupart des
auteurs allemands, comme la continuation de la corne postérieure.

Olive supérieure. — L'olive supérieure est un feuillet plissé de substance grise qui offre des analogies très grandes avec l'olive bulbaire.
Elle est située au niveau de l'immergence du facial dans la protubérance,
et elle dépasse un peu le niveau de son bord inférieur. Luys aurait donné
aussi le nom d'olives supérieures aux noyaux rouges développés sur le
trajet des pédoncules cérébelleux supérieurs. Les véritables olives supérieures, d'après M. Duval, auraient été depuis longtemps reconnues et
désignées de ce nom par Schröder van der Kolk. Leur structure, la nature
de leurs éléments cellulaires, justifient leur nom, c'est-à-dire qu'elles les

montrent analogues aux olives inférieures ou bulbaires. « Ajoutons encore
» que dans la série des mammifères nous avons cru voir une sorte de
» balancement entre le développement relatif des olives supérieures et
» des olives inférieures. » (M. Duval, traduction de Huguenin, page 205.)

Ces amas de substance grise que nous venons de signaler sont les plus
importants. A côté d'eux il faudrait encore décrire les noyaux accessoires
des nerfs, comme ceux de l'hypoglosse, du facial, du glosso-pharyngien, etc., nous reportons leur étude aux origines des nerfs crâniens. Il
nous reste maintenant à décrire les parties blanches, toujours d'après les
coupes transversales.

FIBRES BLANCHES DU BULBE

Les fibres blanches du bulbe, qui ne font pas suite à la moelle, et les
seules que nous ayons à décrire maintenant, appartiennent : les unes, aux
racines des nerfs ; et parmi ces dernières il faut citer la racine descendante du trijumeau, qui occupe une place considérable ; les autres sont
des fibres transversales, unissant entre eux les noyaux accessoires que
nous avons décrits plus haut, ou des fibres unissantes, des commissures
entre les différentes parties du bulbe et le cervelet ; ces dernières sont
comprises dans les pédoncules cérébelleux inférieurs.

Sur la ligne médiane, on voit, entre les faisceaux longitudinaux qui
continuent les cordons postérieurs et antérieurs de la moelle, passer un
grand nombre de fibres transversales s'entre-croisant sur le raphé.
Ces fibres se continuent latéralement en décrivant des arcs de cercle, qui
occupent tout l'espace compris entre l'olive et le plancher du quatrième
ventricule (voy. 3, fig. 17). Elles se perdent sur les parties latérales, dans
les noyaux des corps restiformes, entre les faisceaux longitudinaux appartenant à la racine ascendante du trijumeau. Un grand nombre de ces fibres
émanent manifestement du cervelet et peuvent se poursuivre dans les
pédoncules cérébelleux inférieurs.

Fibres transversales de l'olive. — Sur les coupes du bulbe, on aperçoit un grand nombre de fibres transversales, qui pénètrent dans l'olive
dans tous les sens.

Les unes vont directement d'une olive à l'autre, en s'entre-croisant sur
le raphé et en traversant le noyau juxta-olivaire antéro-interne ; d'autres
contournent la face externe de l'olive et vont se perdre dans la lame de
substance grise, en décrivant des courbes à concavité externe, au niveau
du bord interne de cette lame. Toutes ces fibres olivaires pénètrent par
la face interne et s'étalent en formant une sorte d'éventail.

En arrière de l'olive, se trouvent encore de nombreuses fibres, qui aboutissent aux cellules du corps frangé et y pénètrent directement d'arrière en avant. Elles paraissent faire suite à des faisceaux du corps restiforme.

Le trajet et les connexions des fibres transversales si nombreuses qui s'entrecroisent sur le raphé ne sont pas encore déterminés.

Les *fibres longitudinales* du bulbe sont représentées en partie par les faisceaux médullaires prolongés. Nous les avons étudiées précédemment à propos de la moelle (voy. t. II, page 21). Ces faisceaux occupent, nous l'avons vu, l'espace quadrilatère limité, en arrière, par la substance grise du plancher du quatrième ventricule, et latéralement, par les filets radiculaires de l'hypoglosse (AA, *aa*, fig. 12, t. II). Mais on trouve, en outre, sur les parties latérales, en dehors des racines de ce nerf, un nombre considérable de fibres longitudinales qui passent entre les fibres transversales des olives et des corps restiformes. L'origine de ces fibres n'est pas déterminée exactement. Un certain nombre d'entre elles proviennent manifestement d'une partie des cordons latéraux de la moelle, qui n'a pas subi d'entre-croisement. D'autres sont certainement des fibres descendantes émanant du cervelet et se poursuivant dans les corps restiformes.

La description que nous avons donnée du trajet des faisceaux médullaires au niveau du bulbe, fait qu'il nous reste peu de chose à dire, relativement aux autres parties blanches qui composent cette région du système nerveux. Il est nécessaire de considérer encore l'aspect que présentent les coupes faites au niveau de l'entre-croisement un peu au-dessus et au niveau des olives.

Sur une coupe de l'entre-croisement des pyramides on aperçoit, à la base de la corne antérieure, des fibres entre-croisées formant une sorte de réticulum. C'est là ce que les auteurs allemands ont désigné du nom de *formation réticulée* de Deiters (1).

L'aspect particulier des coupes faites à ce niveau tient à ce que les cordons latéraux commencent à s'incliner en avant et à pénétrer peu à peu à travers la substance grise, pour se rapprocher de la face antérieure du bulbe.

On aperçoit dans la formation réticulée de la substance grise les parties latérales

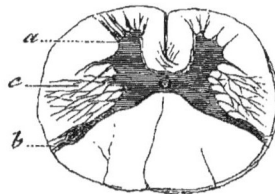

FIG. 18. — Coupe sur la partie inférieure de l'entre-croisement des pyramides. — *a*, corne antérieure ; *b*, corne postérieure ; *c*, formation réticulée.

des cornes traversées par des faisceaux blancs obliques, puis des

(1) Ces expressions sont mauvaises en ce sens qu'elles donnent à entendre qu'un aspect particulier d'une préparation se rapporte à un objet ayant une existence réelle. Ce

faisceaux ayant la même direction et croisant des fibres longitudinales.

Entre les fibres blanches se trouve en outre une certaine quantité de substance grise dépendant de la corne antérieure dissociée.

Sur un plan un peu plus élevé, les cornes antérieures sont complètement séparées du reste de la substance grise par des faisceaux blancs assez serrés, qui partent des cordons latéraux et vont se placer de chaque côté de la ligne médiane, en écartant les cordons médullaires antérieurs, ainsi que nous l'avons déjà dit, page 31 (voy. fig. 13).

Un peu plus haut on aperçoit tout à fait en avant deux fascicules étroits représentant une portion des cordons latéraux médullaires, dans la position qu'ils occupent après leur entre-croisement; en arrière d'eux, des fibres entre-croisées appartenant aux mêmes faisceaux et leur faisant suite, et enfin, au niveau de la substance grise, les tractus blancs allant aux cordons latéraux de la moelle (voy. fig. 16, page 34).

Les cornes postérieures de la moelle, par suite de l'entre-croisement des pyramides, sont déjetées en dehors et repoussées vers la surface du bulbe. Aussi, sur les enfants, voit-on à ce niveau, en examinant le faisceau latéral du bulbe, un peu au-dessous des olives, une légère saillie grisâtre à laquelle on a donné le nom de tubercule cendré de Rolando. C'est la corne postérieure vue par transparence au travers des faisceaux blancs qui la recouvrent.

Sur cette coupe, les cornes postérieures commencent à être fortement repoussées en arrière. Elles se rapprochent par conséquent de la position qu'elles auront quand le canal de l'épendyme sera ouvert.

Signalons encore, le long du sillon longitudinal postérieur, ces deux bandes de substance grise, qui, par leur extrémité la plus reculée, touchent presque la face postérieure du bulbe. Elles représentent la coupe de deux noyaux très allongés de substance grise appartenant aux pyramides postérieures; nous les retrouverons plus haut. Ils sont connus simplement sous le nom de noyaux des pyramides postérieures (g, fig. 16).

La figure 17 donne enfin la coupe du bulbe telle qu'elle se présente au niveau de la partie moyenne des olives. Tous les faisceaux de la moelle seraient, d'après les auteurs, compris entre les racines de l'hypoglosse et la substance grise de la moelle complètement étalée sur le plancher du 4ᵉ ventricule.

que les auteurs allemands appellent une *formation réticulaire* n'a un aspect réticulaire que sur une coupe. Or, les objets ont toujours trois dimensions et la coupe ne nous en donne que deux. Ces dénominations tendent aussi à faire supposer qu'il y a là un organe spécial doué d'attributs physiologiques, alors que ce sont de simples aspects de choses déjà décrites sous d'autres noms.

STRUCTURE DE LA PROTUBÉRANCE ET DES PÉDONCULES CÉRÉBRAUX

§ 111. — La protubérance est formée : 1° par des fibres blanches longitudinales, qui font suite à celles que nous avons décrites dans le bulbe ; 2° par des fibres transversales lui appartenant en propre ou en relation avec le cervelet ; 3° par des noyaux de substance grise.

A part les fibres transversales si multipliées, qui donnent à cette partie du mésocéphale son aspect caractéristique, on retrouve ici et dans le même ordre tous les éléments bulbaires. La couche de substance grise, formant le plancher du quatrième ventricule, se poursuit dans toute la hauteur de la protubérance et le long de l'aqueduc de Sylvius. Sur le plancher, nous retrouvons, distribués dans le même ordre, les noyaux d'origine des nerfs de la 5e paire, de la 6e, de la 7e, etc.

Les faisceaux blancs médullaires s'y prolongent aussi et superposés de la même façon. En un mot, si l'anatomie descriptive établit une distinction entre la protubérance et le bulbe, d'après la texture de ces parties, il est permis de les confondre dans une même description.

Faisceaux longitudinaux. — On peut, par la simple dissection, retrouver dans l'épaisseur de la protubérance les faisceaux qui font suite aux pyramides. Ils se présentent, de chaque côté de la ligne médiane, sous la forme de deux gros tractus blancs, entre-coupés çà et là par les fibres transversales. A mesure qu'ils s'élèvent, ils augmentent un peu d'épaisseur et de largeur, s'écartent l'un de l'autre et finissent par se continuer, sans ligne de démarcation, avec le plan antéro-inférieur des pédoncules cérébraux.

Si l'on examine maintenant la protubérance au moyen de coupes transversales, on aperçoit d'abord, sur la ligne médiane, un raphé qui en occupe toute l'épaisseur, raphé formé en partie de substance grise et traversé dans toute son étendue par les fibres arciformes. Il fait suite à celui que nous avons vu dans l'épaisseur du bulbe.

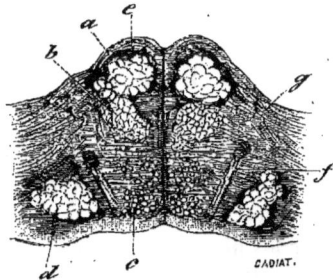

FIG. 19. — Coupe de la protubérance au niveau de son bord inférieur. — *a*, partie motrice des pyramides faisant suite aux cordons latéraux de la moelle ; *b*, partie sensitive des pyramides ; *c*, cordons médullaires antérieurs prolongés ; *d*, racine descendante du trijumeau ; *e*, faisceaux blancs continuant les faisceaux antérieurs de la moelle ; *f*, facial avec son noyau inférieur.

2° Sur la partie antérieure, et de chaque côté du raphé, la coupe des faisceaux blancs longitudinaux dont nous avons parlé plus haut. Ces faisceaux blancs représentent les cordons médullaires (*a*, *b*, fig. 17). Ils sont, d'après les recherches de MM. Sappey et Duval, formés chacun de deux groupes

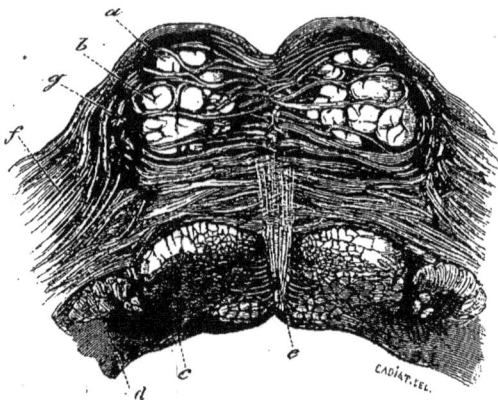

Fig. 20. — Coupe de la protubérance dans son tiers moyen. — *a*, *b*, portion motrice des pyramides; *c*, portion sensitive des pyramides séparée de la portion motrice *a*, *b*, et répartie sur les cordons antérieurs contre la substance grise du plancher; *d*, racine descendante du trijumeau; *e*, fibres blanches antéro-postérieures; *f*, faisceaux blancs des pédoncules cérébelleux moyens se séparant en plusieurs directions, les unes passent en avant des pyramides, les autres traversent les faisceaux moteurs. Ces derniers passent directement et s'entre-croisent sur la ligne médiane; *g*, noyaux de substance grise disséminée autour des faisceaux moteurs.

de fibres. Le groupe antérieur *a*, formant une masse cylindrique, est composé de tubes nerveux larges. Il représente toute la portion motrice des pyramides. Il fait suite par conséquent aux cordons latéraux. Le groupe postérieur (*b*, fig. 19), situé immédiatement en arrière du premier, plus petit et composé de tubes minces, représente la portion sensitive des pyramides; il continue par conséquent les faisceaux postérieurs de la moelle. Plus haut (voy. fig. 20) il est séparé de la portion motrice des pyramides par les fibres transverses et s'accole aux faisceaux antérieurs prolongés immédiatement en avant du plancher du 4° ventricule (*c*, fig. 20).

Sur un plan plus postérieur, entre la portion sensitive des pyramides prolongées et la substance grise du quatrième ventricule, se trouvent les faisceaux longitudinaux qui occupaient sur le bulbe la situation correspondante (*e*, fig. 19). Ils continuent encore les cordons antérieurs de la moelle. Les fibres qui les composent sont séparées et écartées les unes des autres par un grand nombre de fibres transversales arciformes, qui vont se perdre dans les pédoncules cérébelleux moyens.

Les fibres de la protubérance sont donc représentées surtout par ces faisceaux blancs, sensitifs et moteurs, et par les fibres arciformes dont nous venons de parler. Celles-ci se retrouvent dans toute l'épaisseur de la protubérance : les unes passent directement de gauche à droite, et réciproquement, en s'entre-croisant sur le raphé. Les autres suivent la face antérieure, et décrivent des courbes en avant des pyramides prolongées, pour aller se perdre encore dans le raphé.

Sur les parties latérales, à la limite des pédoncules cérébelleux, on trouve encore des faisceaux importants dont on voit la section droite sur les coupes horizontales ; ce sont les racines ascendantes du trijumeau que nous avons déjà rencontrées au bulbe, et que nous décrirons à propos de l'origine réelle de ce nerf.

Substance grise de la protubérance. — En dehors de la substance grise du plancher du quatrième ventricule, on voit encore, dans la protubérance, entre les fibres transversales, des amas volumineux de cellules et de myélocytes. Ces cellules sont généralement sphériques ou ovoïdes. Le diamètre de la plupart d'entre elles est de $0^{mm},02$.

Les amas de substance grise qu'elles contribuent à former sont disséminées irrégulièrement ; ils occupent les espaces que laissent entre eux les faisceaux entre-croisés.

Les coupes transversales faites à un niveau plus élevé, c'est-à-dire à la limite de la protubérance et des pédoncules cérébraux, nous montrent encore les cordons médullaires prolongés et débarrassés presque entièrement des fibres transversales.

On voit alors d'avant en arrière, et de chaque côté du raphé, deux gros faisceaux représentant encore la portion motrice des pyramides (*a*, fig, 21) traversée par quelques fibres transverses. Puis deux triangles curvilignes allongés à sommet tourné en avant et en dedans : ce sont les fibres sensitives de la moelle (*e*, fig. 21) ; enfin, tout à fait en arrière et immédiatement au dessous des tubercules quadrijumeaux, les faisceaux qui font suite aux cordons antérieurs de la moelle (*d*, fig. 21) : ces cordons sont traversés obliquement par des fibres transversales, qui émanent des pédoncules cérébelleux supérieurs.

Ainsi, la portion sensitive des cordons médullaires se porte en dehors et devient superficielle ; plus loin elle deviendra tout à fait externe, par rapport aux pédoncules cérébraux.

PÉDONCULES CÉRÉBRAUX

Les coupes portant sur les pédoncules cérébraux montrent les faisceaux médullaires prolongés dans les rapports respectifs où nous les avons vus au niveau de la protubérance. Ils occupent tout l'espace qui est en avant de l'aqueduc de Sylvius. Au-dessus ou en arrière de ce canal, se trouvent seulement les masses grises des tubercules quadrijumaux.

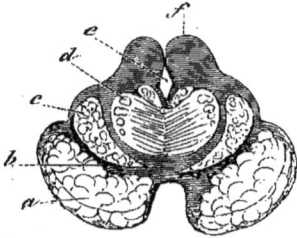

FIG. 21. — Coupe des pédoncules cérébraux. — *a*, portion motrice des pyramides ; *b*, locus niger ; *c*, portion sensitive des pyramides ; *d*, cordons antérieurs avec les fibres transverses des pédoncules cérébelleux supérieurs ; *e*, aqueduc de Sylvius ; *f*, tubercules quadrijumeaux.

Entre la portion motrice des pyramides et la portion sensitive, qui occupe une partie de la face supérieure des pédoncules, est interposée une masse de substance grise fortement pigmentée, c'est le *locus niger*. Les cordons antérieurs médullaires sont situés dans le voisinage du raphé et de l'aqueduc ; ils sont mélangés de fibres provenant des pédoncules cérébelleux supérieurs, qui viennent se confondre avec eux, et ils sont traversés au niveau du *locus niger* par les racines du moteur oculaire commun (voy. fig. 22).

PÉDONCULES CÉRÉBELLEUX MOYENS

Les pédoncules cérébelleux moyens sont simplement représentés par des fibres transversales qui font suite à la substance blanche du cervelet et vont aboutir à la protubérance. M. Sappey les regarde comme formant une commissure régnant entre les deux lobes du cervelet et comparable au corps calleux. Luys pensait, au contraire, qu'aucune fibre ne passait d'un côté à l'autre, et que toutes celles qui constituent ces pédoncules se perdaient dans les noyaux gris de la protubérance.

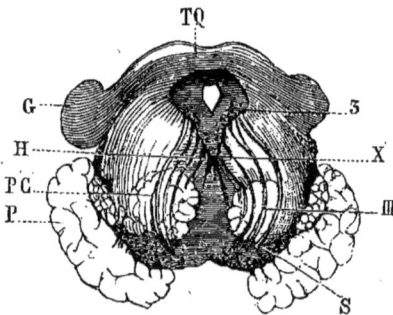

FIG. 22. — Coupe des pédoncules cérébraux au niveau de l'origine de la 3ᵉ paire, d'après M. Duval. — G, corps genouillé interne ; 3, noyau d'origine de la 3ᵉ paire ; III, 3ᵉ paire ; P, pédoncule cérébral ; TQ, tubercules quadrijumeaux antérieurs ; PC, pédoncule cérébelleux supérieur ; H, bandelette longitudinale postérieure ; X, les faisceaux les plus internes ; S, locus niger.

Ruban de Reil. — Ce faisceau est formé de fibres blanches prenant leur origine dans un point de la protubérance qui n'est point déterminé. Ces fibres se dirigent sous les *tubercules testes* et se confondent avec le pédoncule cérébelleux supérieur dont elles partagent la terminaison. Les rubans de Reil s'entre-croisent réciproquement comme ces pédoncules sur la ligne médiane.

DES ORIGINES RÉELLES DES NERFS CRANIENS

§ 112. — Les nerfs crâniens, qui prennent leur origine dans le bulbe, la protubérance et les pédoncules, sont disposés, par rapport aux noyaux de substance grise, dans le même ordre que les nerfs rachidiens relativement aux cornes de la moelle.

Nous avons vu que ces derniers sortaient de la colonne grise centrale de telle façon que les racines motrices correspondaient aux cornes antérieures et les racines sensitives aux cornes postérieures. Or, on retrouve la même loi pour le bulbe ; c'est-à-dire que les noyaux gris, représentant les cornes antérieures prolongées, donnent naissance, comme dans la moelle, aux nerfs moteurs, et ceux qui représentent les cornes postérieures répondent aux nerfs sensitifs.

Non seulement on peut retrouver dans la disposition de ces noyaux la même loi que pour la moelle ; mais encore les cellules qui les composent offrent des caractères qui permettent de distinguer les parties motrices des parties sensitives. Les premières sont formées de grosses cellules multipolaires, et les secondes de petites cellules comme celles des cornes postérieures.

Chez les Squales, le bulbe ne présente même pas de différences avec la moelle, sauf le ventricule qui est très-largement ouvert. Sur la ligne médiane, on aperçoit une série de noyaux moteurs superposés, et un peu en dehors une autre série très-régulière correspondant aux origines du pneumogastrique et du glosso-pharyngien. L'absence d'entre-croisement et aussi l'absence des olives rendent ces dispositions très évidentes et d'une régularité parfaite.

Chez l'homme et les mammifères voisins de lui, l'entre-croisement des pyramides dissocie la substance grise des cornes antérieures et postérieures ; de telle façon qu'au lieu d'un noyau d'origine unique, on trouve pour plusieurs nerfs un noyau accessoire. Tel est l'hypoglosse, le facial, la partie motrice du trijumeau, qui possèdent des noyaux accessoires détachés et situés tous sur la même ligne verticale, en avant du plancher du quatrième ventricule.

De même, les masses grises sensitives offrent deux parties : l'une immédiatement sur le plancher du ventricule, représentant dans son ensemble les noyaux sensitifs des nerfs mixtes, et une autre accompagnant la racine sensitive du trijumeau et qui, en se rapprochant de la surface externe de la moelle, constitue le tubercule cendré de Rolando.

Origine de la douzième paire : Grand hypoglosse. — Nous commençons la description des origines réelles des nerfs crâniens, par les plus inférieurs, pour être conforme à l'ordre que nous avons suivi jusqu'ici; car nous avons étudié la moelle avant le bulbe et le cerveau.

Le grand hypoglosse naît d'un noyau allongé, situé sous le plancher du quatrième ventricule, de chaque côté de la ligne médiane; ce noyau s'étend jusqu'au niveau de l'entre-croisement des faisceaux sensitifs des pyramides, c'est-à-dire un peu au-dessous du bec du calamus scriptorius. Cette colonne grise, connue par les recherches de Stilling sous le nom de noyau de l'hypoglosse, représente la base de la corne antérieure de la substance grise médullaire; mais, ainsi que nous l'avons démontré, ce n'est pas là le seul noyau d'origine de ce nerf, « il faut encore considérer » comme lui donnant naissance, par des fibres à trajet récurrent, une » partie des masses grises bulbaires, qui représentent la tête de la corne » antérieure de la moelle; tête qui, après avoir été séparée de la partie » basilaire correspondante, se divise plus haut en une partie externe for- » mant le noyau moteur des nerfs mixtes et une partie interne formant » ce que nous avons appelé le noyau accessoire de l'hypoglosse. » (M. Duval) ».

Nés de cette double origine, les filets radiculaires de l'hypoglosse se dirigent, à partir du noyau situé sous le plancher du quatrième ventricule, en avant et en dehors, passent entre l'olive et le noyau juxta-olivaire interne et vont sortir entre l'olive et la pyramide antérieure.

Chez le veau et le porc, et quelquefois chez l'homme, on constate, d'après Meyer de Bonn et Vulpian, des fibres qui naissent des corps resti-formes et vont se joindre au tronc principal. Avant la fusion on trouve sur le trajet de ces fibres, qui représentent alors dans leur ensemble une racine sensitive, un petit ganglion étudié par Vulpian.

Onzième paire : Spinal. — Les racines bulbaires du spinal ont leurs origines réelles dans les masses grises sensitives et motrices con-nues sous le nom de colonne des nerfs mixtes. Cette colonne donne aussi naissance au pneumogastrique. Or c'est là une exception à la règle géné-rale, que le nerf moteur et le nerf sensitif aient leur origine sur le même noyau. Les racines du spinal se dirigent directement en dehors, en arrière du faisceau intermédiaire du bulbe, et sortent entre lui et le corps restiforme.

En résumé, le spinal a comme origine réelle, d'après Huguenin :

1° La partie la plus inférieure de l'amas de cellules connu sous le nom de noyau du nerf vague ;

2° Un noyau situé à côté, qui donne quelques fibres ;

3° Le noyau moteur latéral, qui forme une colonne allongée, descendant vers la moelle jusqu'au niveau de la cinquième paire cervicale et reconnaissable au côté externe de la corne antérieure.

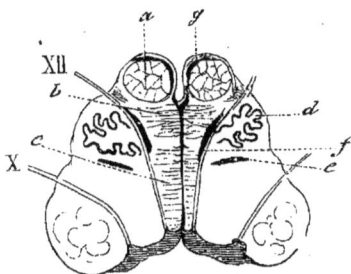

FIG. 23. — Coupe du bulbe au niveau de l'origine du pneumogastrique. — XII, hypoglosse ; X, pneumogastrique ; a, pyramides ; b, partie sensitive des pyramides ; c, cordons antérieurs de la moelle ; d, olive ; e, noyau juxta-olivaire postéro-externe ; f, noyau juxta-olivaire antéro-interne ; g, substance grise des pyramides.

Dixième paire : Pneumogastrique. — Le noyau d'origine du pneumogastrique se prolonge sous les pédoncules cérébelleux inférieurs, et en bas il se confond avec celui du spinal. En outre de ce noyau principal représentant la corne postérieure, se trouve encore en avant un noyau accessoire, que nous retrouverons à propos du glosso-pharyngien, et qui est situé sur la même ligne verticale que le noyau accessoire de l'hypoglosse. C'est le noyau moteur des nerfs mixtes. Les filets radiculaires sortis du noyau principal se dirigent parallèlement à ceux du spinal pour venir dans le même sillon médullaire.

Neuvième paire : Glosso-pharyngien. — Les origines du glosso-pharyngien se font, comme celles des deux nerfs précédents, sur le noyau principal ou noyau sensitif des nerfs mixtes, et sur le noyau accessoire, situé plus en avant, ou noyau moteur des nerfs mixtes. D'après Duval, il

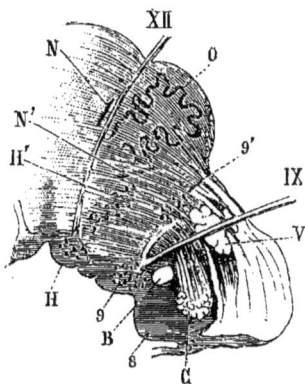

FIG. 24. — Origine du glosso-pharyngien et de l'hypoglosse, d'après un dessin de M. Duval. — IX, glosso-pharyngien ; 9, noyau sensitif des nerfs mixtes ; 9′, noyau accessoire ou moteur des mêmes nerfs ; B, bandelette solitaire ; XII, hypoglosse ; H′, son noyau accessoire ; V, cinquième paire ; O, olive ; N′, noyau juxta olivaire postéro-externe ; N, noyau juxta-olivaire antéro-interne ; 8, masse grise appartenant à l'acoustique ; C, corps restiforme.

recevrait encore des fibres du raphé et d'une bandelette spéciale qui offre des connexions avec le noyau du pneumogastrique (la bandelette solitaire).

Huitième paire : **Auditif**. — L'auditif sort immédiatement au-dessous de la protubérance. Son noyau d'origine, situé au-dessus de celui du glosso-pharyngien, et sur le prolongement de la corne posté-rieure, donne naissance à deux ordres de fibres. Les unes, antérieures et directes, passent en avant du pédoncule cérébelleux inférieur et sortent dans la fossette sus-olivaire. Les autres passent transversalement sur le plancher du quatrième ventricule en formant les *barbes du calamus*, contournent en arrière les pédoncules cérébelleux et vont se joindre aux premières. Sur leur trajet se trouve un grand nombre de petites cellules nerveuses (voy. 8, fig. 25).

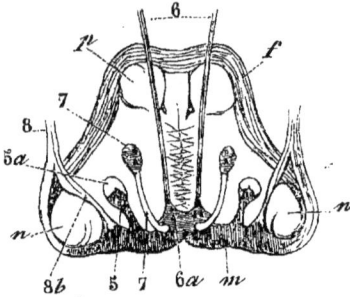

FIG. 25. — Coupe du bulbe au niveau de la 6ᵉ paire. — 6, moteur oculaire externe; 6 a, son noyau d'origine commun avec le facial; 7, facial; 5 a, noyau d'origine de la 5ᵉ paire; 8, auditif; m, substance grise du plancher du quatrième ventricule; n, corps restiformes; p, pyramides; f, fibres transverses de la protubérance.

D'après Meynert, il existerait encore un entre-croisement des fibres de l'acoustique, tel que le noyau du côté gauche enverrait des fibres au nerf du côté droit, et inversement. Huguenin admet encore que les pédoncules cérébelleux envoient des fibres à la racine directe, fibres se mêlant à celles qui émanent du noyau.

Septième paire : **Facial**. — Si l'on suit le trajet du facial en remontant à partir de son origine apparente, on le voit marcher d'avant en arrière sur le plancher du quatrième ventricule. Arrivé en ce point, il rencontre un noyau voisin du raphé médian, auquel il emprunte un certain nombre de fibres, et qui donne naissance au moteur oculaire externe. C'est le premier noyau décrit d'abord par John Dean en 1864. A partir de ce noyau, le facial se recourbe brus-quement pour prendre une direction parallèle au plancher du qua-trième ventricule, forme un faisceau blanc auquel on a donné le nom de *fasciculus teres*, ainsi que Lockhart-Clarke l'a indiqué le premier. Après avoir cheminé quelque temps en avant du plancher du quatrième ventricule, le facial se recourbe brusquement à angle aigu, formant ce qu'on a appelé le *genou du facial*, puis remonte en avant et en haut et vient se terminer, à un noyau situé dans la protubérance, et décou-vert par Deiters. Ce noyau inférieur du facial, qui touche supérieure-ment à l'olive supérieure, est en réalité le seul noyau d'origine inférieur, d'après les recherches de M. Duval. Cette opinion n'a pas toujours été acceptée, au dire de cet auteur, surtout par les pathologistes, qui se guidaient sur l'étude de la paralysie labio-glosso-laryngée. Comme dans cette maladie la partie supérieure du facial conserve ses fonctions, en même temps que les muscles du globe oculaire, Duchenne de Boulogne, Clarke, admettaient l'existence d'un autre noyau d'origine situé plus bas, au voisinage de l'hypoglosse; d'après cela, le facial aurait deux origines distinctes, correspondant aux branches paralysées dans la maladie décrite par Duchenne. Ce noyau

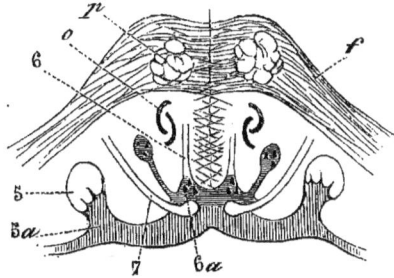

FIG. 26. — Coupole de la protubérance au niveau de son bord inférieur. — 5, racine ascendante du trijumeau; 5 a, tête de la corne postérieure; 7, facial se recourbant sur le plancher du quatrième ventricule pour former le *fasciculus teres*; 6 a, noyau de la 6ᵉ paire, un peu en avant et en dehors se trouve le noyau inférieur du facial; o, olives supérieures; p, pyramides; f, fibres transverses.

inférieur cherché par plusieurs observateurs, entre autres Clarke, Meynert, Huguenin, Stieda, était confondu avec un noyau de l'acoustique ou d'autres amas de substance grise. La théorie de ces auteurs était exacte, mais la détermination du noyau ne l'était pas. Ils le plaçaient beaucoup trop bas. Or, des recherches récentes, faites par M. Duval dans un cas de paralysie observé par Raymond, ont montré, que le noyau commun au facial et au moteur oculaire externe était intact, alors que le véritable noyau inférieur, celui que nous avons décrit plus haut, offrait un degré d'atrophie égal à celle de l'hypoglosse.

Cette double origine du facial n'explique pas encore comment le facial est pour ainsi dire dissocié en ses deux branches, supérieures et inférieures, dans les paralysies de cause cérébrale. C'est ainsi que les hémorrhagies du corps strié ou de la couronne rayonnante paralysent le facial inférieur et laissent intact le

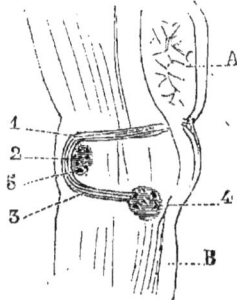

FIG. 27. — Coupe longitudinale du bulbe de chat pour montrer le trajet du facial d'après Duval. — A, protubérance; B, faisceaux antérieurs de la moelle; 1, première couche du facial; 2, fasciculus teres; 3, deuxième couche du facial; 4, noyau inférieur du facial; 5, noyau commun avec le moteur oculaire externe.

facial supérieur. Ces faits trouveraient une explication facile, si l'on pouvait admettre, avec Huguenin, que, parmi les fibres unissant les origines du facial aux centres supérieurs encéphaliques, les unes suivent le trajet de l'anse du noyau lenticulaire du corps strié, les autres descendent dans la couronne rayonnante. Or, jusqu'ici l'auteur que nous citons, n'a pas encore apporté de preuves positives en faveur de son assertion, mais seulement des inductions basées sur les faits pathologiques. Si l'on savait comment se termine chacun des nerfs dans le cerveau, on ne serait pas embarrassé pour savoir au moins ce que représentent au point de vue physiologique la couche optique et le corps strié.

Sixième paire : Moteur oculaire externe. — Le moteur oculaire externe (voy. 6, fig. 28), à partir de son origine apparente, qui est, comme on le sait, dans le sillon de séparation de la protubérance et des pyramides, marche horizontalement d'avant en arrière et vient aboutir à un noyau dont nous avons déjà parlé, noyau commun à ce nerf et au facial. Ce noyau est situé de chaque côté de la ligne médiane et sous le plancher du quatrième ventricule.

D'après Huguenin, il existe très probablement des fibres entre-croisées sur le raphé, unissant le moteur oculaire externe d'un côté avec le moteur oculaire commun du côté opposé.

Il est évident qu'il faut invoquer l'existence de pareilles fibres, pour expliquer les mouvements associés des globes oculaires, par exemple les contractions synergiques du droit interne avec le droit externe de l'œil opposé. Les recherches de MM. Duval et Laborde (Soc. de biologie, 28 novembre 1867) ont confirmé cette manière de voir, et pour eux l'existence de ces fibres anastomotiques ne serait pas douteuse.

Ils ont montré, au moyen de recherches anatomiques directes et aussi par l'expérimentation physiologique, qu'entre le noyau du pathétique et celui du moteur oculaire externe du même côté, il y avait une bandelette unissante, qu'ils désignent du nom de bandelette longitudinale. Cette bandelette, déjà décrite par Meynert et Huguenin dans la protubérance et dans la moelle, passe au-dessous de la substance grise de l'aqueduc de Sylvius. Elle fournit des fibres qui vont par un trajet croisé former une partie des racines du nerf pathétique du côté opposé. De même, par un trajet croisé, elles forment une partie des racines du moteur oculaire commun du côté opposé. Ainsi il existe dans le bulbe, au niveau du noyau d'origine de la 6e paire, un centre fonctionnel d'association des mouvements des yeux pour la vision binoculaire (Duval et Laborde, *Journal d'anatomie*, 1880).

Cinquième paire : Trijumeau. — Le trijumeau naît par deux racines : l'une motrice, l'autre sensitive. La racine motrice traverse horizontalement la protubérance et aboutit à un petit noyau dont la situation a été nettement précisée par MM. Sappey et Duval. Il est formé de grosses

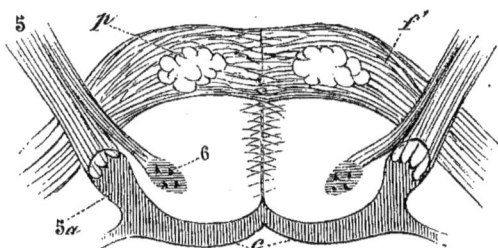

Fig. 28. — Protubérance au niveau du trijumeau. — 5, trijumeau ; 5 *a*, colonne grise accompagnant la racine descendante ; 6, noyau de la branche motrice ; *c*, substance grise du plancher ; *p*, pyramides ; *f'*, fibres transverses (schéma de M. Duval).

cellules multipolaires donnant naissance à des filets radiculaires qui longent le côté interne de la grosse racine. Il est situé en dedans de l'extrémité supérieure de la racine ascendante ou sensitive, au niveau du sommet de l'angle qu'elle fait, en se recourbant pour sortir de la protubérance. La racine sensitive naît d'une longue colonne de substance grise, qui traverse une grande partie du bulbe et se prolonge à travers la protubérance. Elle représente la corne postérieure de la moelle prolongée ; la coupe de cette colonne grise a une forme semi-lunaire ; son point de départ est au tubercule de Rolando. Les fibres, qui naissent de cette colonne, forment un faisceau épais dont on retrouve la coupe en avant des corps restiformes, sur presque toutes les préparations du bulbe et de la protubérance. A ce faisceau principal viennent se joindre des fibres, qui émanent de la substance grise du plancher du quatrième ventricule, du point désigné du nom de *locus cœruleus* (d'après Meynert), et des fibres descendantes venues d'un noyau placé sur les côtés de l'aqueduc de Sylvius.

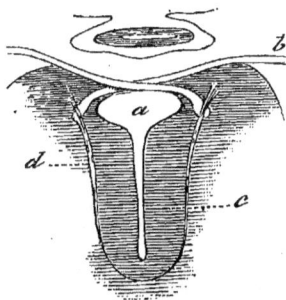

Fig. 29. — Origine du pathétique sur le lapin, d'après M. Duval. — *a*, aqueduc de Sylvius ; *b*, pathétique dont les racines sont entre-croisées ; *d*, racine supérieure du trijumeau traversant la racine du pathétique.

Quatrième paire : Pathétique. — Le pathétique a son origine, d'après Hugueninn, sur le noyau du moteur oculaire commun. Mais, d'après Math. Duval, ces deux nerfs naîtraient de noyaux distincts, réunis seulement par une commissure ; et cet auteur fait observer avec raison que s'il existe une commissure entre ces deux noyaux, il faut rechercher, au point de vue des mouvements associés des yeux, si les fibres anastomotiques établissent des rapports directs ou croisés.

Les deux noyaux d'origine du pathétique sont situés au-dessous des tubercules quadrijumeaux, tout près de la ligne médiane, et dans la substance grise de la paroi inférieure de l'aqueduc de Sylvius.

Les fibres du nerf se dirigent, à partir de leur origine, vers la ligne médiane. Elles s'entre-croisent sur la valvule de Vieussens, pour sortir du côté opposé. Cette disposition, comme le fait remarquer Huguenin, est spéciale à ce nerf, car c'est le seul nerf moteur qui subisse un entre-croisement entre son noyau et le point d'émergence.

Troisième paire : Moteur oculaire commun.

— Le moteur oculaire commun sort du point que nous avons signalé au voisinage de l'aqueduc de Sylvius (en décrivant l'origine du nerf pathétique). Ses fibres se dirigent en sens contraire de ce dernier nerf, traversent le locus niger et viennent sortir à la face interne des pédoncules cérébraux (voy. III, fig. 19). D'après Meynert, le noyau commun du pathétique et du moteur oculaire commun, ou les deux noyaux séparés de ces deux nerfs, suivant celle des deux opinions que l'on doit admettre, sont réunis au tubercule quadrijumeau supérieur correspondant, par des fibres déliées, et ainsi un des centres importants du nerf optique se trouverait en relation avec un groupe de cellules, que l'on pourrait alors considérer comme un centre réflexe pour la plupart des mouvements des yeux. Nous avons, à propos du moteur oculaire externe, montré les connexions avec le moteur oculaire commun; la figure schématique 30 résume les rapports existant entre les trois moteurs oculaires.

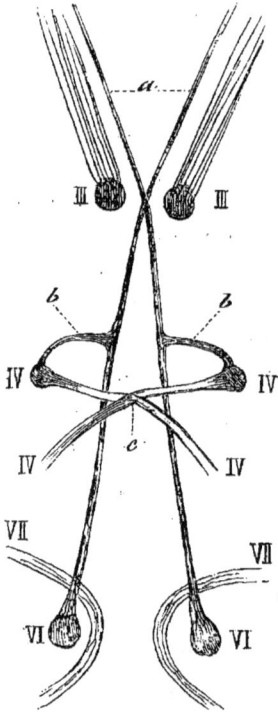

Fig. 30. — Schéma résumant les dispositions des nerfs moteurs oculaires. — III, moteur oculaire commun ; IV, pathétique; VI, moteur oculaire externe; *a*, fibres de la 6ᵉ paire, allant rejoindre la 3ᵉ après entre-croisement; *b*, fibres de la 6ᵉ paire se rendant au noyau du pathétique sans entre-croisement; *c*, entre-croisement des pathétiques.

Deuxième paire : Nerf optique. — Les bandelettes optiques, ou racines blanches des nerfs optiques, aboutissent aux corps genouillés, et là se divisent en deux racines, l'une interne, l'autre externe ; la racine externe se rend à la partie postérieure de la couche optique, au corps genouillé externe et au tubercule quadrijumeau antérieur. La racine interne s'étale à la surface du corps genouillé interne, se reforme à l'extrémité opposée et va aboutir très probablement au tubercule quadrijumeau antérieur. Les tubercules quadrijumeaux postérieurs ne paraissent donc pas avoir de rapports avec le sens de la vision. D'après Gudden, toute la bandelette optique ne serait pas affectée à ce sens : car si on enlève à un animal les deux globes oculaires, les deux nerfs optiques s'atrophient complètement jusqu'au chiasma. Mais il n'en est pas de même de la bandelette optique. Les tubercules quadrijumeaux antérieurs sont atrophiés aussi après cette opération, mais non les couches optiques ni les corps genouillés internes. En résumé, d'après Huguenin, la racine la plus importante de la bandelette optique doit être celle qui passe sur le corps genouillé externe et gagne le tubercule quadrijumeau antérieur.

Première paire : Nerfs olfactifs. — Les véritables nerfs olfactifs se terminent, ainsi que M. Broca le fait remarquer avec raison, au-dessus de la lame criblée de l'ethmoïde, dans un renflement de substance grise, qui représente une dépendance du cerveau. Les bandelettes olfactives sont des commissures partant du lobe olfactif et se rendant à différentes régions encéphaliques. En effet, chez l'embryon humain, les bandelettes olfactives n'ont jamais la constitution de nerfs véritables ; elles sont creuses et ne deviennent pleines que par les progrès du développement. En outre, chez tous les mammifères autres que les primates, on trouve à la place des bandelettes olfactives, des lobes ayant la structure des circonvolutions cérébrales, et qui paraissent faire suite aux lobes frontaux. Ce sont les lobes olfactifs.

M. Broca a établi, au moyen de l'anatomie comparée, les connexions de ces lobes olfactifs avec les autres parties de l'encéphale, et il déduit même de ces connexions des considérations physiologiques que nous aurons à examiner. D'après cet éminent anatomiste, sur le cerveau d'un mammifère, qu'il appelle *osmatique* (la loutre), le lobe olfactif se continue avec ce qu'il appelle le grand lobe limbique, composé : 1° du lobe du corps calleux, qui s'étend jusqu'à la rencontre du lobe de l'hippocampe ; 2° du lobe de l'hippocampe ; 3° du lobe olfactif avec son pédoncule et ses deux racines principales. Celles-ci vont : l'interne, sur l'origine du lobe du corps calleux ; l'externe, sur le bord externe du lobule de l'hippocampe.

En outre, le lobe olfactif a deux autres racines : une très importante, qui n'existe que chez les osmatiques ; elle se compose de fibres, qui, les unes, vont se perdre dans la commissure blanche ; les autres, passent sous la bandelette optique et vont, par l'intermédiaire des pédoncules cérébraux, rejoindre les cordons antérieurs de la moelle.

La dernière est la racine frontale, qui va se perdre dans la couche corticale du lobe orbitaire.

Bandelette diagonale. — Le lobe de l'hippocampe et l'origine du lobe du corps calleux sont donc des centres olfactifs. Ils sont reliés entre eux par une bandelette, appelée par Broca bandelette diagonale de l'espace quadrilatère. Cette bandelette va de la partie antérieure et la plus externe du lobe de l'hippocampe, dans l'angle externe du quadrilatère, qui est l'analogue de l'espace perforé de l'homme.

Telle est la disposition générale chez les osmatiques. Chez les anosmatiques, et surtout chez les primates, le centre olfactif antérieur occupe sur la deuxième circonvolution orbitaire, l'espace compris entre le bord antérieur de la vallée de Sylvius, depuis le point où se termine le lobule orbitaire et les branches de l'incisure en H, jusqu'au niveau du point où ces branches sont unies par une incisure transversale.

Le deuxième centre olfactif ou postérieur est le lobe de l'hippocampe, où va se rendre la racine olfactive externe. Ce lobe, en effet, ainsi que le prouve l'anatomie comparée, croît et décroît en même temps que cette racine.

3° Le centre olfactif supérieur correspond à la racine olfactive interne, qui, après avoir formé le côté antérieur et interne de l'espace quadrilatère et atteint le bord interne du lobule orbitaire, remonte sur la face interne de l'hémisphère et va se perdre dans la couche de substance grise, qui revêt l'origine du lobe du corps calleux.

On voit, d'après ces dispositions, que le lobe olfactif peut fonctionner chez les animaux osmatiques comme un centre moteur, puisqu'il envoie des fibres aux cordons antérieurs de la moelle ; et M. Broca imagine même, sur ces centres olfactifs, une ingénieuse théorie physiologique. Pour lui, la racine frontale servirait, par exemple, à l'animal en chasse à raisonner, et à apprécier les odeurs pouvant le mettre sur une piste. Une fois lancé, les mouvements rapides qui le dirigent résulteraient de réflexes passant directement du lobe olfactif, fonctionnant comme centre moteur, à la moelle, par le moyen des fibres descendantes de la racine externe. Le lobe olfactif enverrait ainsi par les filets moteurs des ordres réflexes directs, sans aucune perte de temps, le jugement n'étant plus nécessaire. Mais ne pourrait-on pas faire à cette théorie l'objection suivante : tous les sens fonctionnent de la même manière chez tous les animaux, et en particulier chez l'homme. Ainsi, quand l'imagination est en éveil, que le raisonnement nous a fait apprécier une fois pour toutes la valeur d'un danger, les mouvements de défense se font involontairement, sans aucune réflexion, quel que soit le sens qui nous avertisse.

Avons-nous entre les centres optiques et les cordons moteurs de la moelle des communications directes, afin de faire rapidement le mouvement réflexe nécessaire pour éviter un coup dirigé sur notre tête? Au moindre bruit qui frappe son oreille, dans le silence de la nuit, quand tous ses sens sont préparés, l'homme qui craint un danger se met en garde instinctivement et même malgré lui.

Pour expliquer ces rapides mouvements si bien adaptés à leur but, dans la chasse et le combat, est-il nécessaire d'invoquer des rapports anatomiques comme ceux dont parle M. Broca pour le lobe olfactif; et supposer les mêmes dispositions pour tous les sens autres que celui de l'olfaction? M. Broca s'appuie encore sur le volume des cellules qui composent le lobe olfactif, pour affirmer sa nature motrice; cependant les cellules qu'il figure ont à peine $0^{mm},02$ de diamètre; et ce caractère histologique est-il encore suffisant? Si, en effet, pour la moelle et ses prolongements bulbaires, il est bien démontré que les grosses cellules sont en rapport avec les phénomènes de mouvement, il n'en est pas de même pour l'encéphale. Le cervelet renferme de grosses cellules; que sait-on de ses fonctions? De même la couche optique; et cependant peut-on dire qu'elle représente un centre sensitif ou moteur?

TEXTURE DES DIFFÉRENTS AMAS DE SUBSTANCE GRISE ENCÉPHALIQUES

§ 113. *a.* **Circonvolutions cérébrales.** L'écorce grise des circonvolutions cérébrales paraît au simple examen à l'œil nu, ainsi que l'avait fait remarquer Baillarger, composée de plusieurs couches distinctes ; sur une section bien nette du cerveau, on voit en effet des zones claires et grises en nombre variable, et parfois on en peut compter jusqu'à huit.

Par contre, si l'on fait durcir le cerveau, et que par les procédés habituellement en usage, on cherche à pratiquer des coupes minces, il devient très difficile de retrouver les caractères de texture correspondant à ces divisions si nettes que l'on aperçoit à l'œil nu.

Cependant la plupart des auteurs n'hésitent pas, après Ch. Robin en France, et surtout Meynert en Allemagne, à admettre que les circonvolutions cérébrales sont régulièrement divisées en six couches. Huguenin

accepte le dessin schématique de Meynert, et M. Duval en donne un, de
son côté, qui en est à peu près la reproduction.

Mais, quand on examine la structure des circonvolutions sans idée préconçue, on voit bien vite que s'il existe des caractères histologiques cor-

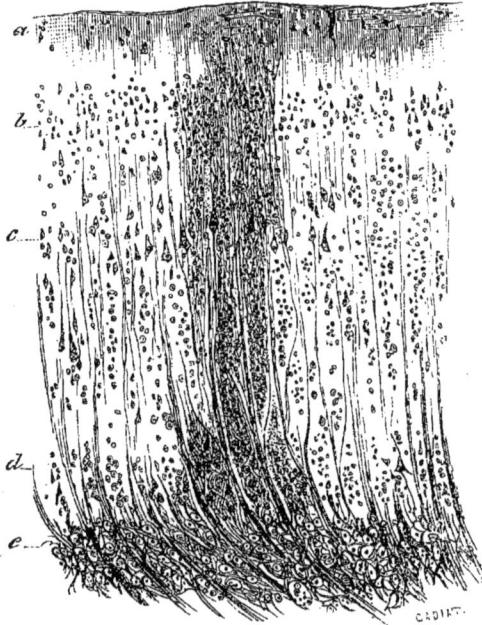

Fɪɢ. 31. — Coupe d'une circonvolution cérébrale, la pariétale ascendante. — *a*, couche
de matière amorphe; *b*, couche de petites cellules triangulaires et de myélocytes;
c, d, couche épaisse de myélocytes et de grosses cellules; *d*, cylindres d'axe perpendiculaires; *e*, substance blanche formée de fibres nerveuses horizontales.

respondant aux six couches généralement admises, ces caractères ne sont
pas ceux qu'on a invoqués : car on s'appuie pour les distinguer surtout sur
la forme des cellules. Or il est bien manifeste, d'abord, que ces cellules
ne sont pas disposées en couches régulières et ensuite qu'elles ne diffèrent
pas tant qu'on veut bien le dire d'une zone à l'autre.

Si, dans certaines régions du cerveau, en multipliant les coupes, on
arrive à trouver des points où les couches sont régulièrement séparées, la
plupart du temps il n'en est pas ainsi. Il faut donc décrire les dispositions
qu'on rencontre généralement et non les exceptions. Or, à ce point de
vue, la description de Luys est une de celles qui se rapprochent le plus
de la réalité.

« La couche de substance nerveuse qui recouvre les circonvolutions est
d'une épaisseur à peu près uniforme, dans toutes les régions du cerveau.

Elle mesure en moyenne 2 à 3 millimètres. Sa consistance à l'état sain est ferme et élastique ; on peut enlever impunément la pie-mère, qui la recouvre, sans entraîner en même temps des fragments de tissu nerveux. Sa coloration est franchement grisâtre, au lieu que chez les aliénés on voit des taches blanches discrètes au sein de la masse, ou une coloration blanchâtre diffuse.

» Les couches sous-jacentes à la pie-mère sont légèrement transparentes ; tandis qu'au contraire, les couches les plus profondes présentent dès teintes généralement plus foncées et un aspect rougeâtre assez nettement accusé (1).

» Les régions les plus superficielles de la substance corticale sont occupées par une agglomération de petites cellules anastomosées en réseaux, tandis que les régions profondes sont constituées par la réunion exclusive de cellules de grande dimension, qui rappellent par leur forme et leurs connexions les *grandes cellules des régions antérieures de l'axe spinal*. On trouve dans les régions intermédiaires une série de cellules de transition, dont les caractères peu tranchés participent à la fois de ceux de la région des petites et de ceux de la région des grosses cellules.

» 1° Les petites cellules ont en général $0^{mm},01$ à $0^{mm},016$; elles sont pourvues d'un noyau volumineux et de prolongements, qui les rattachent soit les unes avec les autres, soit à la continuité des fibres nerveuses afférentes. Leur forme est en général arrondie. C'est seulement lorsque leurs prolongements viennent à être tiraillés, qu'elles apparaissent avec des formes angulaires.

» 2° Les grosses cellules des régions profondes sont la plupart très nettement de forme triangulaire ; elles mesurent en moyenne $0^{mm},015$ à $0^{mm},035$; leur sommet regarde vers les zones superficielles et leur base vers le point d'arrivée des fibres nerveuses afférentes. Elles sont pourvues d'un noyau ovoïde, nucléolé et de prolongements multiples. (Luys, *Recherches sur le système nerveux cérébro-spinal.*) »

Luys, ainsi qu'on peut en juger par cette description, rapprochait les cellules des circonvolutions de celles de la moelle. Les auteurs allemands, acceptant cette idée et lui donnant encore plus d'extension, voulurent trouver dans les parties, dites motrices de l'écorce cérébrale, des éléments identiques à ceux des cornes antérieures de la moelle, et dans les parties dites sensitives, des cellules comme celles des cornes postérieures. A partir des travaux de Meynert, de Betz, et des découvertes des points moteurs dans les circonvolutions, on accepta sans restriction cette idée que la

---

(1) Luys attribue cette coloration aux vaisseaux sanguins ; il est bien évident au contraire qu'elle tient à la couleur propre des éléments.

couche grise de ces dernières était divisible en parties motrices et sensitives. Sur les circonvolutions rolandiques, le lobule para-central, les
points moteurs des lobes frontaux, on décrivit la couche profonde de
l'écorce comme formée de grosses cellules motrices. Par contre, les lobes
occipitaux, sphénoïdaux, etc., les centres olfactifs devaient avoir des cellules de forme différente.

Or c'est en vain que j'ai cherché à trouver entre les éléments de ces
régions diverses des caractères permettant de les reconnaître. J'ai vu des
cellules volumineuses, en très grand nombre, dans toute l'étendue de la
circonvolution du corps calleux, sur la deuxième circonvolution occipitale, et je puis dire certainement que sans les étiquettes placées sur
les nombreuses préparations que j'ai faites de toutes les régions du cerveau, il me serait difficile de les distinguer les unes des autres. Le seul
caractère, qui, pour moi, distinguerait les zones motrices, serait de posséder des cellules plus nombreuses.

La description de Luys que nous avons rapportée plus haut n'est pas
suffisamment détaillée, et voici, d'après nous, quelle serait la structure
des circonvolutions.

Nous prendrons pour type une coupe portant sur la partie supérieure
de la pariétale ascendante.

1° La couche la plus superficielle, épaisse de 2 à 3 dixièmes de millimètre, est formée de matière amorphe parsemée de quelques petites cellules nerveuses ou de myélocytes.

2° La seconde couche est formée de petites cellules triangulaires de
$0^{mm},01$ à $0^{mm},013$ de diamètre ou qui paraissent telles, sous l'influence des
agents durcissants. L'extrémité pointue de ces éléments est tournée vers
la surface extérieure. Au-dessous de ces petites cellules, s'étend, jusqu'à la
limite de la substance blanche, une couche très épaisse, souvent décomposée en deux par une bande de substance amorphe, et qui occupe à elle
seule la moitié de la hauteur de la substance grise : elle est formée
d'îlots allongés, tantôt de cellules volumineuses, tantôt de myélocytes.
Ces îlots sont disposés perpendiculairement à la surface de la circonvolution.

Entre eux, passent des faisceaux de cylinder-axis équidistants, rectilignes, qui s'épuisent peu à peu, en pénétrant dans les régions superficielles.

Cette couche est très inégale, et elle diffère par les éléments qui la
composent d'un point à un autre, sur une même circonvolution ; c'est
elle qui renferme les cellules les plus volumineuses, cellules triangulaires
à sommet externe sur les pièces durcies. Tantôt ces éléments occupent

a partie moyenne, tantôt la région la plus profonde, sans qu'il y ait une règle fixe à cet égard.

Au-dessous de cette couche, se trouvent des fibres transversales appartenant à la substance blanche. Ces fibres sont croisées de distance en distance par les faisceaux montant verticalement dans l'écorce. Entre elles, se trouvent des myélocytes en assez grand nombre, éléments que l'on trouve du reste dans toute l'épaisseur de la substance grise. Les fibres transversales, situées immédiatement au-dessous de la substance grise, représentent évidemment des fibres unissantes, allant d'un point à l'autre d'une même circonvolution ou de deux circonvolutions différentes.

Attributs physiologiques. — La physiologie commence à acquérir quelques données importantes sur les propriétés de la substance grise des circonvolutions cérébrales. Un premier point à élucider était de savoir si cette substance était excitable; or nous avons déjà vu, à propos des propriétés générales de la substance grise, que celle des circonvolutions ne l'était pas plus que les parties analogues de la moelle et de l'encéphale. Les expériences de Fritsch et de Hitzig, qui déterminaient des mouvements des membres, en excitant avec l'électricité l'écorce du cerveau, semblaient renverser une doctrine acceptée par tous les physiologistes, depuis Galien. Or MM. Dupuy, Carville et Duret ont montré que le courant électrique diffusait jusque dans la substance blanche de la base de l'encéphale, et que, par conséquent, les résultats obtenus devaient être attribués à l'excitation des faisceaux blancs sous-jacents. D'autres expérimentateurs ont cherché à résoudre cette question, entre autres Hermann, Braun (1).

Ce dernier sectionne une portion de la substance grise, puis la remet en place, et en l'excitant avec l'électricité il constate qu'elle est devenue inerte; cependant, une fois les parties remises à leur place, la conductibilité électrique n'est pas interrompue. Il ne devrait y avoir d'interrompue que la continuité anatomique.

J'ai fait, de mon côté, la même expérience, sans connaître celle de Braun, mais sur des animaux dont l'excitabilité nerveuse se conserve très longtemps après la mort, et qui, par conséquent, se prêtent bien à cette étude. Si, en effet, l'on voit que les expérimentateurs obtiennent des résultats différents bien souvent, tout en paraissant opérer dans des conditions identiques, c'est que les éléments nerveux perdent très rapidement leur pouvoir excito-moteur, après la mort; surtout, s'ils ont été soumis à un

---

(1) *Uber electrische Reizversuche an der grosshirnrinde*, *Pflüger's Archiv*, t. X, p. 77.

traumatisme quelconque. Or, sur certains squales, entre autres le Griset et la Roussette, j'ai excité successivement toutes les parties de l'encéphale avec l'électricité. Ces excitations n'avaient aucun effet, lorsqu'elles portaient sur le cerveau antérieur très éloigné, comme on le sait, des nerfs moteurs; et les mouvements se manifestaient avec d'autant plus d'énergie que je rapprochais les électrodes des masses blanches cérébrales, c'est-à-dire du cerveau moyen et du bulbe. Si, en outre, j'enlevais avec un scalpel la partie supérieure du cerveau moyen, et qu'ensuite, ayant remis en place les parties enlevées, j'appliquais sur elles l'excitation électrique, j'obtenais les mêmes mouvements que si j'avais fait agir l'électricité avant toute mutilation.

En faisant passer le courant dans les parois du crâne, on obtient des contractions musculaires. Ces faits tendent encore à démontrer que l'excitation de l'écorce sous-jacente par l'électricité n'agit que par le moyen des courants dérivés, et ils prouvent, en outre, que les expériences d'excitation électrique des circonvolutions cérébrales ne sont pas suffisantes pour faire admettre l'excitabilité de la substance grise.

M. Ch. Richet, quoique partisan de l'excitabilité de la substance grise de l'écorce, a entrepris avec M. Bochefontaine des expériences qui sont rapportées dans sa thèse d'agrégation, et néanmoins il ne peut arriver à une autre conclusion que celle-ci : la substance grise réagit très lentement à l'excitation. Celle de l'écorce du cerveau est probablement excitable par l'électricité, quoiqu'il soit presque impossible d'en donner la preuve tout à fait directe.

Sans analyser en détail des expériences que l'auteur reconnaît lui-même n'être pas concluantes, nous pouvons donc nous borner aux résultats obtenus par les autres expérimentateurs, et admettre que la surface des circonvolutions n'est pas excitable par les agents physiques.

Ces conclusions, auxquelles conduisent forcément les expériences, sont bien faites pour nous surprendre, étant donnée la composition histologique des parties blanches et grises. Nous avons vu, en effet, que les conducteurs nerveux des faisceaux blancs et des nerfs étaient essentiellement formés par les prolongements des cellules nerveuses, composant la substance grise. On peut donc se demander si c'est la cellule elle-même qui n'est pas excitable directement, alors que le cylindre axe l'est dans la plus grande partie de son parcours.

Quoi qu'il en soit, la substance grise paraît influencée par les excitants physiologiques; il est bien démontré, en effet, qu'elle est le siège des élaborations motrices et volontaires, tandis que la substance blanche ne sert qu'à conduire les excitations centripètes et centrifuges. Or les phénomènes que forcément nous localisons dans la substance grise se montrent exagérés par un grand nombre d'agents tant physiologiques que thérapeutiques. Il semblerait, à les voir, que la substance grise fût excitable, et cependant elle ne réagit en aucune façon quand on applique directement sur elle les agents dont nous disposons dans les expériences physiologiques. Comment comprendre, en effet, qu'il puisse se produire des phénomènes d'hyperidéation, quand les couches grises des circonvolutions sont congestionnées, ou des mouvements convulsifs, quand c'est la substance grise de la moelle; et, cependant que ces mêmes parties restent inertes, lorsqu'on fait agir sur elles les excitants physiques.

Mais si la surface du cerveau n'est pas influencée par l'électricité, il n'en est pas moins vrai qu'elle représente des centres nerveux commandant les phénomènes moteurs.

Les expériences de Fritsch, Meyer et de Ferrier, ont d'abord montré que l'excitation de certains points des circonvolutions, chez le chien déterminait des mouvements des pattes du côté opposé. Ferrier a répété ces expériences sur le singe et a déterminé les points correspondants aux mouvements des pattes, des yeux, des lèvres, etc.

Ces points se trouvent sur la partie supérieure des circonvolutions rolandiques et sur la partie la plus postérieure des circonvolutions frontales.

Mais les expériences faites avec l'électricité donnant lieu à quelques contestations, MM. Carville et Duret, au lieu d'exciter l'écorce, ont cherché à en enlever de petits fragments dans les parties indiquées par Ferrier. Ils ont obtenu des phénomènes de paralysie sur les mêmes régions du corps où ce dernier auteur avait déterminé des mouvements.

Les observations pathologiques recueillies par M. Charcot et ses élèves, celles qui sont consignées dans la thèse de Landouzy (Paris, 1876), tous les faits rapportés à la Société anatomique depuis plusieurs années, ont montré d'une façon incontestable que chez l'homme il existait, dans les points correspondants à ceux qui ont été signalés sur le chien et le singe par Ferrier, des zones de substance grise, dont la destruction entraînait la paralysie de certains groupes musculaires déterminés.

Il paraît, en résumé, bien démontré aujourd'hui, qu'il existe sur la troisième circonvolution frontale gauche, le centre du langage articulé, découvert par Broca; à l'union de la deuxième frontale et de la frontale ascendante, un centre pour les mouvements des lèvres. Sur la première frontale et au point correspondant, un centre pour les mouvements de la tête et du cou. En haut de la scissure de Rolando, sur les deux circonvolutions qui la bordent, le centre des mouvements du membre supérieur, et à la partie supérieure de la pariétale ascendante, le centre des mouvements du membre inférieur, etc.

Si donc il est impossible de contester ce fait, qu'il existe dans l'écorce cérébrale des points gouvernant des mouvements parfaitement déterminés, néanmoins l'interprétation qu'on peut donner de ces phénomènes n'est pas à l'abri de toute contestation.

D'abord il existe plusieurs observations de malades, qui avaient un hémisphère entièrement détruit, sans paralysie apparente. M. Brown Sequard, dans un Mémoire des *Archives de physiologie* de 1877, rapporte plusieurs faits analogues. Tous les observateurs ont constaté des phénomènes de suppléance. En outre, un grand nombre d'autopsies ont montré que les localisations correspondant à des mouvements déterminés avaient un siége très variable. On voit donc encore combien il règne d'obscurité dans cette question, sur laquelle nous reviendrons quand nous aurons achevé la description de toutes les parties du système nerveux central. Nous n'avons eu d'autre but, pour le moment, que d'étudier les propriétés générales de la substance grise de l'écorce, de voir si elle était excitable et si elle était motrice ou sensitive.

Circonvolutions du cervelet. — Les circonvolutions cérébel-

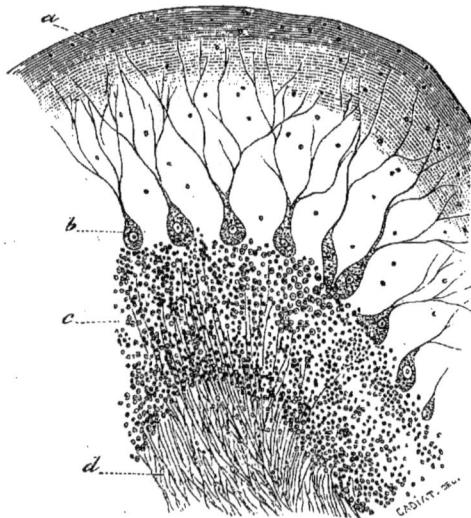

FIG. 32. — Coupe d'une circonvolution cérébelleuse de l'homme. — *a*, couche amorphe parsemée de myélocytes ; *b*, cellules de Purkinje ; *c*, couche de myélocytes ; *d*, substance blanche.

leuses sont formées de trois couches. *Une première,* extérieure, de matière amorphe, parsemée de quelques cellules nerveuses, très petites et de nombreux cylindres d'axe, émanant de la couche sous-jacente. Son épaisseur est de 1 millimètre. Elle est de teinte grise, bleuâtre et se reconnaît facilement à l'œil nu, sur les coupes de cervelet.

Une seconde couche, représentée seulement par une rangée de grosses cellules régulièrement alignées. Ces cellules, dites cellules de Purkinje, sont arrondies, avec un gros noyau. Elles se ramifient par le côté qui est tourné vers la couche amorphe extérieure, en une sorte de bouquet de prolongements allant se perdre en filaments très fins.

Au-dessous de cette rangée de cellules, se trouve une couche de noyaux ou myélocytes, épaisse de $0^{mm},7$ à $0^{mm},7$. Elle offre, dans son ensemble, une teinte légèrement jaunâtre. Des cylindres axes nombreux, sortant de la substance blanche, la traversent perpendiculairement, passent entre les petites cellules arrondies ou myélocytes, et vont se joindre aux cellules de Purkinje, ou se ramifier dans la substance amorphe superficielle.

Corps strié. — Le corps strié se compose, comme on le sait, de deux parties : la partie intra-ventriculaire ou noyau caudé, la portion extra-ventriculaire ou noyau lenticulaire.

Le noyau caudé est situé en avant et en dehors de la couche optique ; épais et arrondi en avant, il se termine en pointe par sa partie postérieure.

La face externe est plane ; elle regarde en bas et en dehors, et elle se trouve en rapport avec les fibres blanches de la couronne rayonnante (capsule interne).

Le noyau *extra-ventriculaire* ou lenticulaire est situé au-dessous et en dehors du précédent. Il offre : une face externe en rapport avec la capsule externe, qui le sépare de l'avant-mur ; et une face interne en rapport avec la capsule interne. Les faisceaux blancs de cette dernière le séparent en avant du noyau intra-ventriculaire. Cette séparation n'est pas complète ; des traînées de substance grise réunissent inférieurement ces deux parties du corps strié.

En arrière le noyau caudé ayant presque disparu, la capsule interne passe entre la couche optique et le noyau extra-ventriculaire.

L'*avant-mur* est une lame mince de substance grise, que Huguenin considère, on ne sait pourquoi, comme ganglionnaire. Elle est placée entre la capsule externe et les circonvolutions de l'Insula, dont elle est séparée par une couche de substance blanche.

Le corps strié est formé de cellules de $0^{mm},015$ de diamètre, sphériques,

ou polyédriques avec plusieurs prolongements. Ces éléments sont par
conséquent plus petits que ceux de la couche optique.

Couche optique. — La couche optique paraît, examinée par le ventricule moyen, plus épaisse en avant qu'en arrière. Mais il n'en est rien,
car inférieurement elle se prolonge jusqu'à la base du cerveau. Elle est
en rapport, dans sa partie antérieure, avec le bord interne du noyau lenticulaire. Elle est séparée de la base du cerveau par des fibres blanches de
la couronne rayonnante. Luys considérait la couche optique comme
formée de quatre centres, qu'il mettait en rapport avec les organes des sens.
Mais d'après Meynert ce fait n'est pas exact, et cet auteur pense que cette
apparence de segments est due au mode de distribution des faisceaux de
fibres, qui pénètrent dans la couche optique ou qui en sortent.

La couche optique est formée de cellules aussi volumineuses, qu'aucune de celles qui existent dans l'encéphale ; ces cellules ont de $0^{mm},020$
à $0^{mm},025$ de diamètre ; elles sont multipolaires, généralement triangulaires avec un gros noyau et un nucléole. Le corps cellulaire renferme
un amas de granulations réfringentes fortement colorées en jaune. C'est
à cette particularité que la couche optique doit sa coloration spéciale.

Luys avait divisé la couche optique en quatre centres, correspondant
chacun à des fonctions sensorielles. Il ne nous a pas été donné de voir ces
centres, et la couche optique nous a toujours paru avoir une structure à
peu près uniforme.

Les auteurs, qui considèrent les grosses cellules multipolaires, comme
nécessairement liées aux phénomènes de mouvement, ne pourront admettre, étant donné que le corps strié est composé de petites cellules, et
la couche optique de cellules volumineuses, que le premier soit un
centre moteur, et la seconde un centre sensitif.

Nous n'avons rien rencontré dans la texture de ces parties de l'encéphale qui pût autoriser à les désigner sous le nom de ganglions. Cette
expression employée par Meynert et par Huguenin, est donc de pure
fantaisie.

M. Duval (*Société de biologie*, juillet 1879) considère le corps strié tout
entier, comme une dépendance de l'écorce cérébrale, en se plaçant au point
de vue embryogénique. Or, le système nerveux encéphalo-médullaire, se
développant tout entier aux dépens des parois de la gouttière primitive,
qui prend consécutivement la forme d'un tube, il est certain que toutes
les masses de substance grise ont la même origine corticale. Reste seulement à savoir à quelle époque remonte la formation. Or le corps strié se
développe de très bonne heure, dès le début des vésicules hémisphériques,

peu de temps, par conséquent, après les épaississements destinés aux couches optiques. S'il en est ainsi, il est difficile d'accepter une différence radicale entre ces deux renflements de substance nerveuse. Par contre, à supposer que la formation du corps strié fût beaucoup plus tardive, qu'elle se fasse une fois la couche grise des circonvolutions nettement délimitée, on pourrait admettre avec Duval, qu'au point de vue anatomique et fonctionnel, le corps strié appartînt réellement à l'écorce cérébrale.

TRAJET DES FIBRES BLANCHES DE L'ENCÉPHALE

Nous avons suivi assez exactement les faisceaux blancs médullaires jusqu'aux pédoncules cérébraux ; mais à partir des couches optiques et des corps striés, leur trajet devient tellement compliqué que jusqu'ici cette difficile question d'anatomie n'a pu encore recevoir une solution satisfaisante ; les résultats obtenus par la physiologie ne sont d'ailleurs pas plus concluants, car on ne sait pas encore si la couche optique et le corps strié représentent des centres sensitifs ou moteurs.

Todd et Carpenter ont considéré tout d'abord la couche optique, comme un *sensorium commune*. Plus tard, Luys guidé peut-être un peu par cette idée théorique, poursuivait toutes les fibres sensitives du bulbe jusque dans les couches optiques, et les fibres motrices dans les corps striés. Kölliker se ralliait aussi à cette manière de voir.

Les ganglions cérébraux, comme les appellent les auteurs allemands, étaient donc considérés comme les aboutissants directs de toutes les fibres sensitives et motrices, et au-dessus d'eux les circonvolutions reliées par toutes les fibres de la masse blanche cérébrale étaient des centres d'élaboration des impressions périphériques et de détermination volontaire, ayant pour rôle de donner des ordres aux centres gris sous-jacents.

Les circonvolutions, d'après cela, représentaient des centres ayant seulement l'idée des mouvements, mais le principe des mouvements eux-mêmes était dans les renflements opto-striés. Cette conception du système nerveux central trouvait son appui et peut-être son origine dans les expériences de Flourens ; expériences qui consistent, comme on le sait, à enlever les hémisphères cérébraux. Or, après cette opération, tous les mouvements persistent ; la volonté seule est supprimée. On est donc porté à conclure que les hémisphères ne renferment que des centres d'idéation, d'élaboration volontaire, et que les centres directs sensitifs et moteurs sont situés à un niveau plus inférieur. D'où cette tendance à voir toutes les fibres motrices et sensitives aboutir aux corps striés et aux couches optiques. Aussi les premiers observateurs n'ont-ils pas hésité à affirmer que ces dispositions anatomiques étaient réelles, et leur opinion avait cours généralement ; lorsque Meynert reprenant un fait avancé déjà par Gratiolet, annonça qu'une partie des fibres pédonculaires passait directement dans les lobes occipitaux, qui furent à leur tour considérés comme des centres sensitifs. Cette théorie fut accueillie avec faveur par M. Charcot et ses élèves ; les faits d'hémianesthésie par lésions de la capsule interne semblèrent lui donner une consécration définitive.

A. Veyssière, entre autres, rapporta un certain nombre de faits comme ceux que Türck (de Vienne) avait signalé le premier, et qui prouvaient que des lésions pathologiques de la partie postérieure de la capsule interne déterminaient une anesthésie croisée. Les expériences de A. Veyssière furent d'accord avec ses observations.

Mais, si au lieu de s'en tenir aux simples inductions que l'on peut tirer de la pathologie ou de l'expérimentation physiologique, on veut ici, comme dans la moelle, suivre avec les seules ressources de l'anatomie normale le trajet des fibres sensitives ou motrices ; il faut avouer qu'on se bute toujours à des difficultés insurmontables, et que jusqu'à présent personne n'a pu apporter de preuves vraiment démonstratives en faveur de l'une ou de l'autre opinion.

Au point de vue physiologique, la règle générale suivant laquelle sont disposées les fibres sensitives et motrices est en opposition avec l'existence de centres sensitifs directs, placés dans les lobes occipitaux, et de centres moteurs aussi, ayant leur siège dans les circonvolutions qui avoisinent la scissure de Rolando (voir plus loin). Néanmoins les faits d'hémianesthésie par lésion de la capsule interne et de paralysie localisée par lésions de l'écorce cérébrale, se sont multipliés et ont montré d'une façon incontestable qu'il existait dans le cerveau certaines régions dont la lésion déterminait toujours les effets observés. Quant à l'explication, si l'on ne veut pas se contenter des preuves fournies par une anatomie de fantaisie et imaginée pour les besoins de la cause, il est certain qu'elle est encore à trouver.

En résumé, il ne nous semble nullement démontré, tant par les preuves anatomiques directes que par l'étude des lésions ascendantes ou descendantes, que le trajet des fibres pédonculaires au delà des corps striés et des couches optiques, soit celui qui est généralement admis actuellement ; mais comme il est aussi difficile de prouver le contraire, nous rapporterons les faits exposés par Meynert, et auxquels se sont rattachés la plupart des auteurs en Allemagne et en France, mais dont nous ne garantissons pas l'exactitude.

Trajet des fibres pédonculaires. — Les pédoncules cérébraux pénètrent dans des amas de substance grise que les auteurs allemands appellent des ganglions, et qui sont représentés par les différentes parties du corps strié et la couche optique.

Les corps striés et les couches optiques représentent donc le point d'arrivée de la plupart des fibres sensitives et motrices. Luys pensait qu'elles y arrivaient toutes. Mais, indépendamment de ces fibres, il existerait, comme nous l'avons dit d'après Meynert, un faisceau volumineux déjà décrit par Gratiolet, faisceau se détachant du bord externe du pédoncule cérébral, derrière l'extrémité postérieure du noyau lenticulaire, se recourbant en arrière et allant s'épanouir vers la pointe du lobe occipital. Ce faisceau, d'après les auteurs que nous venons de citer, peut se voir par dissection sur les cerveaux de singe. Sa situation sur la partie externe du pédoncule en fait un faisceau de fibres sensitives. C'est sur

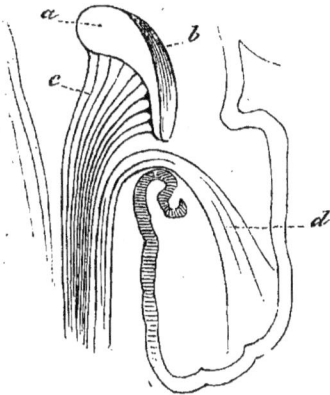

Fig. 33. — Trajet des fibres pédonculaires, d'après Meynert. — a, couche optique; b, corps strié; c, fibres pédonculaires allant au corps strié et à la couche optique; d, faisceau de fibres sensitives de Gratiolet.

lui que les différents observateurs qui se sont succédé depuis Türck de Vienne ont localisé les lésions de l'hémianesthésie croisée. Il représente pour eux ces fibres sensitives directes allant de la moelle allongée aux circonvolutions cérébrales.

Huguenin est encore porté à admettre l'existence de fibres directes allant des parties motrices des circonvolutions aux pédoncules, par l'intermédiaire de la capsule interne. Les raisons qu'il invoque sont les suivantes : « Sur les coupes transversales se trouvent des faisceaux coupés en travers, qu'on ne voit ni se terminer dans un ganglion, ni en émaner. Ces faisceaux sont situés sur le bord externe du corps strié et se dirigent en haut du côté du lobe frontal. » Il s'appuie, d'autre part, sur l'existence des points moteurs découverts dans les circonvolutions par Fritsch et Hitzig, et dont toutes les observations ont démontré en effet la réalité.

Néanmoins, l'auteur que nous citons reconnaît bien que ces faits ne démontrent pas rigoureusement l'existence de fibres directes, allant du pédoncule cérébral au lobe frontal, mais la rendent seulement très probable.

Mais on peut répondre à cela que cette structure hypothétique du cerveau est encore subordonnée à la physiologie, et que si cette dernière trouve des faits nouveaux pour expliquer la transmission des impressions sensitives et des déterminations motrices, il faudra imaginer encore une autre disposition pour les fibres pédonculaires et celles de la couronne rayonnante. Or il n'est pas possible de déduire les dispositions anatomiques d'après la physiologie, puisqu'on ne connaît pas encore la loi de la conductibilité sensitive et motrice. L'histoire des cordons postérieurs de la moelle ne nous montre-t-elle pas, en effet, que les fibres blanches ne sont pas les moyens nécessaires de conduction des impressions sensitives?

Lorsqu'on aborde des questions d'anatomie aussi difficiles que celles-ci, on ne saurait apporter trop de preuves; or jusqu'ici nous avons vu dans les dessins des anatomistes allemands plutôt des représentations schématiques que la reproduction exacte de préparations du cerveau sur lesquelles on puisse contrôler les faits avancés.

Nous venons de voir comment les pédoncules cérébraux venaient se mettre en communication avec l'encéphale, et les différentes hypothèses émises sur le trajet de leurs fibres. Au delà, les connexions des masses de substance grise et le trajet des fibres blanches sont encore plus difficiles à déterminer; néanmoins, on peut encore donner sur ce sujet les indications suivantes.

La substance blanche des hémisphères est manifestement formée par trois ordres de fibres :

1° Par des fibres anastomotiques allant d'une circonvolution à l'autre ;

2° Par des fibres se rendant au corps strié et à la couche optique ;

3° Par les fibres transversales du corps calleux, de la commissure blanche antérieure, représentant des moyens d'union entre les deux hémisphères.

1° Les fibres anastomotiques entre deux circonvolutions voisines paraissent former, d'après Luys, une couche de fibres transversales situées sous la substance grise, au fond du pli de séparation. Ces fibres appartiennent à la couche la plus profonde de la substance grise. Elles passent entre les faisceaux blancs, qui pénètrent perpendiculairement dans les circonvolutions.

Parmi les fibres qui peuvent être considérées comme unissant la couche optique à l'écorce cérébrale, il faut compter la voûte à trois piliers. Celle-ci, en effet, naît du corps frangé de la corne d'Ammon, monte sous le corps calleux qu'elle accompagne, forme en avant les tubercules mammillaires, et va se perdre dans la région correspondant à l'espace perforé antérieur. Elle se continue avec ce que Huguenin appelle les racines antérieures de la couche optique. Il résulte de là que l'écorce de la corne d'Ammon, représentant une circonvolution de forme un peu différente des autres, est en relation, par le moyen du trigone, avec la partie antérieure de la couche optique, ainsi que Luys l'avait dit le premier.

Meynert exprime autrement la même idée, en disant que le trigone appartient à la couronne radiée. La corne d'Ammon est, remarquons-le en passant, beaucoup plus grande chez les mammifères, différents de l'homme. Chez eux, elle se prolonge le long de la voûte à trois piliers, à une grande distance au-dessous du corps calleux.

Sous le nom de racines de la couche optique, Huguenin décrit un certain nombre de faisceaux blancs plus ou moins évidents, et unissant ce renflement de substance grise, tantôt à l'écorce cérébrale, tantôt à d'autres parties.

C'est ainsi qu'il décrit : 1° une racine antérieure allant au lobe frontal et passant entre la tête du corps strié et le noyau lenticulaire. Ce faisceau concourt à former la capsule interne.

2° La racine inférieure de la couche optique est représentée par un cordon transversal situé à l'union du pédoncule cérébral et du corps genouillé, et qu'on aperçoit en enlevant la bandelette optique. C'est la substance innominée de Reil ou l'anse pédonculaire de Gratiolet; ce faisceau part de l'écorce de la scissure de Sylvius, contourne le pédoncule cérébral, et, d'après Meynert, pénètre dans la couche optique par sa face interne et à son extrémité antérieure.

Entre la partie inférieure de la couche optique et l'écorce cérébrale, on trouve encore un certain nombre de faisceaux que Meynert divise en trois :

1° L'anse du noyau lenticulaire ;

2° Le faisceau longitudinal postérieur de la calotte ;

3° La racine inférieure de la couche optique.

L'anse du noyau lenticulaire, ou anse pédonculaire, provient de ce noyau, se dirige vers le bord interne du pédoncule cérébral, puis se replie vers le bas et se mêle aux fibres du pédoncule.

Le faisceau longitudinal postérieur naît au-dessous de l'anse du noyau lenticulaire et au-dessous de la capsule interne; de là il se dirige en arrière et s'engage au-dessous des tubercules quadrijumeaux. Meynert l'a considéré d'abord comme en rapport avec le nerf acoustique, ensuite comme un faisceau moteur; mais il faut avouer qu'on ne sait pas quelle est sa signification. On pourrait, à l'exemple des auteurs allemands, décrire autant de faisceaux que l'on voudrait dans la substance blanche cérébrale. Mais ces descriptions n'ont de valeur qu'à la condition de dire quelles sont les connexions de ces faisceaux et ce qu'ils représentent au point de vue physiologique. Or, nous pensons que ceux que nous venons de décrire ne sont encore déterminés que d'une façon incomplète.

Corps calleux.—Le corps calleux représente une large commissure entre les circonvolutions des hémisphères opposés. Telle est l'opinion généralement admise par Reil, Arnold, Owen, Luys, etc., et contrairement à celle de Foville, qui pensait que les fibres du corps calleux se continuaient avec celles des pédoncules de chaque côté. Elle est en opposition aussi avec celle de Gratiolet, qui non-seulement admettait cette continuité, mais pensait encore qu'il y avait entre-croisement.

Le corps calleux, ainsi qu'il est facile de s'en rendre compte, est formé de fibres disposées transversalement sur la ligne médiane et plus nombreuses en avant et en arrière, dans les points où se trouvent les épaississements du genou et du bourrelet.

Les fibres les plus antérieures se recourbent de chaque côté en formant des courbes à concavité antérieure, pour aller se perdre dans les lobes frontaux, en donnant la corne frontale. Les fibres postérieures, par contre, se recourbent en arrière, et vont se perdre dans les lobes occipitaux en formant le forceps major, et dans les lobes sphénoïdaux, en donnant la corne sphénoïdale ou tapetum.

Ces fibres transversales s'entre-croisent sur les parties latérales, avec celles de la couronne rayonnante, en dehors du corps strié et de la couche optique.

Sur la face supérieure du corps calleux, on aperçoit des tractus longitudinaux, dits nerfs de Lancisi, dont on ne connaît pas les connexions. Au niveau du genou du corps calleux, ces tractus se recourbent inférieurement, longent les bords latéraux de la racine grise des nerfs optiques, traversent l'espace perforé antérieur et se perdent en arrière dans des points qui ne sont pas déterminés.

La commissure antérieure représente, comme le corps calleux, des fibres unissantes placées entre les hémisphères. Ces fibres ne sont pas parallèles, mais tordues sur elles-mêmes. Elles se rendent au lobe temporal et occipital, dans la circonvolution de l'hippocampe ; dans les deux circonvolutions occipito-temporales et dans la première, deuxième et troisième circonvolutions temporales.

Parmi les fibres allant d'un hémisphère à l'autre, il faut encore ranger celles du *psalterium*. Ce sont des fibres transversales, situées entre les piliers postérieurs du trigone et qui vont manifestement se perdre avec eux dans les circonvolutions de l'hippocampe. Elles représentent par conséquent des fibres unissantes allant d'un côté à l'autre, comme celles du corps calleux.

DÉVELOPPEMENT DU SYSTÈME NERVEUX CENTRAL

La première trace du système nerveux se présente, ainsi que nous l'avons vu, tome Ier, page 98, sous la forme d'une gouttière occupant toute la longueur de l'embryon et tapissée par l'ectoderme. Cette gouttière, en se fermant, constitue un tube duquel dérive tout le système nerveux central. Il paraît bien démontré que les nerfs périphériques proviennent aussi de ce tube, et qu'ils se forment par des bourgeonnements cellulaires qu'il émet sur ces faces latérales.

Vésicules cérébrales. — Le développement de l'embryon, se faisant d'abord par l'extrémité céphalique, on voit de ce côté, ainsi que nous l'avons fait observer, la gouttière primitive présenter bientôt des dépressions et des saillies, correspondant à ce qu'on appelle *les vésicules cérébrales* (voy. page 69).

Comme nous le savons déjà, on divise ces vésicules en : vésicule cérébrale antérieure, correspondant au troisième ventricule, vésicule moyenne correspondant à l'aqueduc de Sylvius et vésicule postérieure correspondant au bulbe.

D'après Kölliker, la principale différence entre les oiseaux et les mammifères est que la plaque médullaire est divisée par des étranglements bien avant la fermeture du sillon médullaire. Sur des embryons de chien, d'après Bischoff, le sillon médullaire est largement ouvert, alors qu'existent déjà les vésicules primitives. Chez le poulet, les vésicules oculaires sont fermées en-dessus dès leur formation ; le contraire a lieu chez les mammifères.

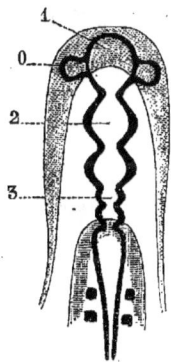

Fig. 34. — Vésicules cérébrales d'un embryon de poulet de deux jours. — 1, 3, 1re, 2e et 3e vésicules, 0, vésicule oculaire.

Les trois vésicules primitives ne restent pas dans le même plan. Le développement plus rapide du système nerveux central, force celui-ci à se courber dans tout son ensemble, aussi bien du côté de l'extrémité céphalique, que de l'extrémité caudale. Or, comme du côté de la tête, le développement est plus rapide, il s'ensuit que les différentes vésicules cérébrales sont obligées, au fur et à mesure de leur développement, de se contourner et de se replier les unes sur les autres. Telle est à peu près la manière de voir de Kölliker, qui combat avec raison la théorie donnée par His. Cet auteur attribue les incurvations de la tête à la résistance des replis amniotiques. Or nous avons vu, tome I⁰ʳ, page 99 et suivantes, que les plis de l'amnios étaient de formation tout à fait secondaire. Il n'est même pas nécessaire d'invoquer la présence de prolongements vasculaires pour expliquer les courbures céphaliques ; car la vésicule cérébrale antérieure commence à se porter en avant, alors que le cœur est à peine formé, et alors par conséquent qu'il n'y a pas d'aortes ni d'artères périphériques.

La *vésicule cérébrale antérieure* donne deux prolongements latéraux sous forme de bourgeons creux, qui naissent à sa partie antérieure.

Elle a donc, dès le début, la forme d'un T, dont les deux prolongements latéraux, largement en communication avec la cavité principale forment les vésicules oculaires primitives. Chez des embryons de poulet de 48 h., on peut déjà voir cette disposition. Le développement de la vésicule cérébrale antérieure, qui se fait surtout en avant, forcera bientôt les pédicules des vésicules oculaires à s'allonger, de sorte que nous ne tarderons pas à voir ces dernières se présentant sur les coupes, non plus sur le plan de la vésicule cérébrale antérieure, mais au niveau de la moyenne. Bientôt cette vésicule cérébrale antérieure donne, en avant, deux autres prolongements ou plutôt deux bourgeons creux, dont la cavité communique avec la cavité de la vésicule, dont ils naissent par une ouverture légèrement rétrécie. Ces bourgeons s'avancent en avant comme deux cornes, et, entre eux, se place un repli vasculaire vertical, qui occupe à peu près la situation qu'aura plus tard la faux du cerveau. Ces prolongements antérieurs constituent les vésicules hémisphériques, alors que la vésicule qui lui a donné naissance reste à l'état de troisième ventricule. Les trous de communication qu'elles offrent dans leur pédicule formeront les trous de Monro. Pendant que ces vésicules hémisphériques se développent, le pédicule de la vésicule oculaire s'allonge peu à peu, et la vésicule intermédiaire se trouve reportée sur un plan beaucoup plus antérieur.

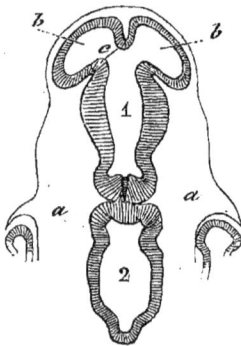

IG. 35. — Embryon de poulet du troisième jour. Coupe transversale de l'extrémité céphalique. — 1. vésicule cérébrale antérieure ; *b*, vésicules hémisphériques; *c*, trou de Monro ; *a*, vésicule oculaire reportée par suite du développement au niveau de la vésicule moyenne ; 2, vésicule moyenne.

La *vésicule intermédiaire* donne naissance aux éminences optiques et à toutes les parties qui limitent inférieurement le troisième ventricule : le chiasma, l'épithélium sous-jacent à la toile chòroïdienne, la glande pinéale et la commissure postérieure

Les *vésicules cérébrales hémisphériques* donnent le cerveau proprement dit, les ventricules latéraux, les corps striés, le corps calleux, le trigone.

La *vésicule cérébrale* moyenne ne donne naissance qu'aux tubercules quadrijuméaux et à l'aqueduc de Sylvius.

La *vésicule cérébrale postérieure* se compose, en avant, d'une partie dilatée, et en arrière, d'une portion à bords onduleux, qui persiste avec une forme à peu près analogue, chez la plupart des Plagiostomes. Elle donne naissance au quatrième ventricule et au cervelet.

Étudions les modifications qui se produisent sur la première ou vésicule cérébrale antérieure.

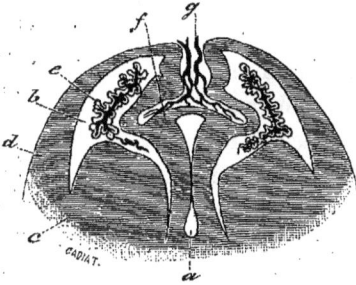

FIG. 36. — Coupe verticale d'un cerveau d'embryon de mouton de 5 centimètres, — *a*, 3e ventricule ; *f*, paroi supérieure de ce ventricule devant former l'épithélium inférieur de la toile choroïdienne; *g*, vaisseaux de la toile choroïdienne ; *b*, ventricule latéral ; *e*, plexus choroïdes recouverts de la paroi amincie de la vésicule hémisphérique ; *c*, corps strié ; *d*, paroi de la vésicule hémisphérique externe ; *g*, lame vasculaire ou faux du cerveau.

Vésicule cérébrale antérieure. — Elle se compose d'abord, d'un segment intermédiaire et des deux vésicules oculaires. Peu à peu, ce segment intermédiaire ou vésicule cérébrale antérieure s'isole des vésicules oculaires, dont le pédicule s'allonge. En même temps, cette vésicule cérébrale antérieure se sépare en deux parties par un sillon transversal (Kolliker).

La partie postérieure se modifie dans la suite pour former le troisième ventricule, alors que la partie antérieure donne les hémisphères cérébraux.

Kölliker pense que les vésicules hémisphériques résultent d'une vésicule unique, se formant comme une sorte de bourgeonnement de la vésicule antérieure primitive, et qu'un prolongement longitudinal vasculaire, correspondant à la faux du cerveau, l'oblige ensuite à se diviser en deux. Pour lui, cette division serait produite par le développement de la faux du cerveau, mais, avec la plupart des auteurs, il est plus logique d'admettre que la vésicule antérieure primitive donne simplement deux prolongements, car nous avons vu que les vaisseaux étaient toujours de formation secondaire et ne pouvaient par conséquent avoir aucune influence.

Chacun de ces prolongements forme une vésicule, qui, ne pouvant se développer en avant, à cause des enveloppes cérébrales, est obligée de se reployer en arrière et remonte peu à peu dans cette direction, jusqu'à couvrir successivement la vésicule antérieure primitive, la moyenne et même la postérieure.

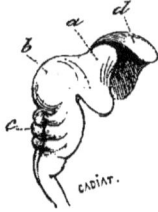

FIG. 37.— Vésicules cérébrales d'un embryon de mouton de trois cent. — *a*, vésicule cérébrale antérieure ou intermédiaire, ou du 3ᵉ ventricule; *d*, vésicule hémisphérique commençant à se développer; *b*, vésicule moyenne ou de l'aqueduc de Sylvius; *c*, vésicule postérieure ou bulbaire.

En considérant certains animaux, on trouve tous ces degrés du développement des vésicules antérieures secondaires ou hémisphériques. Ainsi, chez les poissons et les reptiles, les trois vésicules cérébrales primitives restent toujours bien évidentes; chez les oiseaux, les vésicules hémisphériques commencent à recouvrir, en arrière, la vésicule moyenne; chez les mammifères elles gagnent de plus en plus vers la vésicule postérieure, et chez l'homme elles la recouvrent entièrement.

De même dans le développement de l'embryon humain, on trouve tous ces stades. Au sixième mois, les hémisphères ont complètement dépassé la partie postérieure du cervelet.

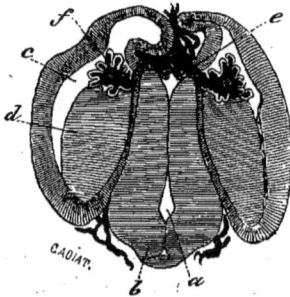

FIG. 38. — Coupe horizontale de la partie antérieure de l'encéphale d'un embryon de mouton de 5 cent., alors que les corps striés et la couche optique commencent à se former. — *a*, cavité de la vésicule intermédiaire ou 3ᵉ ventricule; *b*, couche optique; *c*, cavité des vésicules hémisphériques ou des ventricules latéraux communiquant avec la vésicule intermédiaire par *e*, les trous de Monro au niveau desquels se fait le refoulement par les plexus choroïdes de la paroi interne des vésicules hémisphériques; *d*, corps striés; *f*, plexus choroïdes doublés de la paroi vésiculaire.

Les *vésicules hémisphériques* sont primitivement en communication très large avec la vésicule intermédiaire, par des orifices qui se rétrécissent plus tard, pour former les trous de Monro. Ces trous persistent chez certains animaux, les batraciens et les reptiles, sous forme de larges orifices, unissant le ventricule moyen aux ventricules latéraux; chez l'homme, ils ne sont représentés que par des pertuis très étroits, sur lesquels nous aurons à revenir à propos des plexus choroïdes.

Dans la *vésicule cérébrale intermédiaire* ou antérieure primitive, se forment, de chaque côté, des épaississements de substance grise, qui occupent la plus grande partie de la masse encéphalique, et qui représentent les couches optiques. Ces épaississements occupent, dès le début, une place considérable, de sorte que la cavité de la vésicule intermédiaire est réduite alors à une fente étroite.

Sur un embryon humain de trois mois, on voit déjà, d'après Kölliker, en coupant transversalement les hémisphères, le plexus choroïde au-dessous duquel est une éminence allongée représentant le corps strié. Ce dernier est séparé de la vésicule intermédiaire par une fissure étroite et profonde ; une autre fissure plus étroite sépare le corps strié de la paroi externe de la vésicule hémisphérique. Le corps strié est large en avant et aminci en arrière ; un sillon le partage en deux lobes, dont l'un descend dans la direction du bulbe olfactif, et l'autre se recourbe en arrière vers l'éminence optique à laquelle il se fusionne au niveau du trou de Monro. Les vésicules hémisphériques se continuent, en dessous du corps strié, l'une avec l'autre, mais en haut elles sont séparées par une large fissure qui sera plus tard la grande fente cérébrale.

Les corps striés se développent dans les vésicules hémisphériques et sur leur paroi inférieure, de sorte que dans une coupe verticale et allant de gauche à droite, on aperçoit (voy. fig. 33) sur la ligne médiane, les deux couches optiques séparées par ce qui sera plus tard le troisième ventricule ; plus en dehors, les parois internes des vésicules hémisphériques, séparant la cavité de ces vésicules des couches optiques ; et enfin à la partie inférieure de ces cavités latérales ou hémisphériques, la saillie du corps strié.

Dès que les prolongements vasculaires du feuillet moyen pénètrent dans les anfractuosités que laissent entre elles les différentes parties du cerveau, il se produit des phénomènes sur lesquels il est utile d'insister, car ils nous donnent la clef des dispositions ultérieures. Une première lame vasculaire antéro-postérieure, corres-

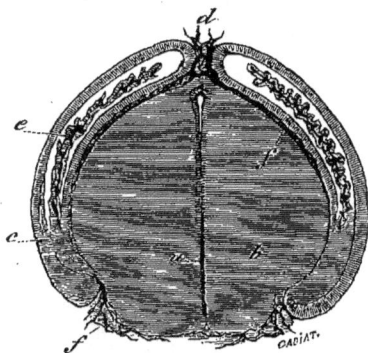

FIG. 39. — Coupe perpendiculaire d'un cerveau d'embryon de mouton de 7 centimètres, alors que la couche optique est développée. — a, 3e ventricule ; b, couche optique ; c, ventricule latéral avec la saillie du corps strié ; e, plexus choroïdes ; f, vaisseaux de la toile choroïdienne ; g, vaisseaux des plexus choroïdes, au point où ils pénètrent dans les vésicules latérales.

pondant à la grande faux du cerveau, descend entre les vésicules hémisphériques et arrive jusqu'à la paroi supérieure de la vésicule cérébrale intermédiaire. Là, elle s'étale horizontalement, de telle façon que sa coupe avec ses deux prolongements latéraux a la forme d'un T renversé (voy. pl. 31).

Les deux prolongements latéraux représentent donc une sorte de lame vasculaire, couvrant la vésicule intermédiaire, s'étendant sur ses faces supérieure, antérieure et inférieure, et s'étalant sur les parties latérales dans les angles de séparation de cette vésicule avec les vésicules hémisphériques.

Il en résulte que les vésicules hémisphériques, étant appliquées par une surface large sur la vésicule intermédiaire, on voit, au niveau de la courbe qui limite cette surface, un prolongement vasculaire émanant de la faux du cerveau, et qui tend à pénétrer dans la cavité de ces vésicules hémisphériques.

Les parois de ces dernières, formées de substance nerveuse, en contact avec ces prolongements vasculaires, s'amincissent peu à peu, jusqu'à prendre l'apparence de lames excessivement minces, et à la fin d'une simple couche épithéliale. De même, la paroi supérieure de la vésicule intermédiaire, que nous appellerons désormais le ventricule moyen, se réduit peu à peu jusqu'à n'être plus représentée que par la couche épithéliale qui, chez l'adulte, double inférieurement la toile choroïdienne.

De même aussi les prolongements vasculaires, qui refoulent la paroi des vésicules hémisphériques sur la ligne inférieure, et qui représentent

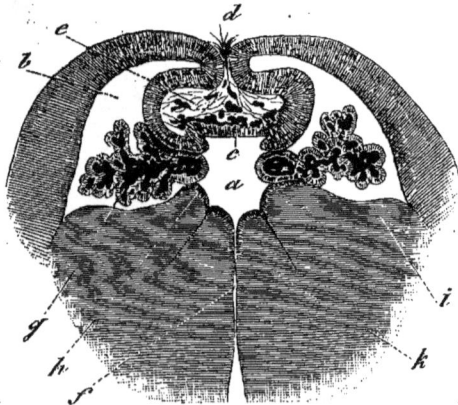

Fig. 40. — Coupe horizontale un peu oblique d'un cerveau d'embryon de 12 centimètres. — *a*, 3ᵉ ventricule ; *b*, ventricule latéral ; *c*, épithélium de la toile choroïdienne ; *d*, vaisseaux de la faux du cerveau ; *e*, vaisseaux de la toile choroïdienne ; *f*, 3ᵉ ventricule ; *g*, paroi de la vésicule hémisphérique repoussée au niveau des trous de Monro par les vaisseaux des plexus choroïdes ; *h*, épithélium de l'épendyme ; *i*, corps strié ; *k*, couche optique.

les plexus choroïdes des ventricules latéraux, amincissent peu à peu cette paroi ; de telle façon que chez l'adulte elle se présente comme l'épithélium de ces plexus.

On peut donc dire que les plexus choroïdes et la toile choroïdienne ne pénètrent jamais dans les ventricules latéraux ; ils en sont toujours séparés par l'épithélium épendymaire.

C'est là ce qui a fait dire à M. Duval (*Société de biologie*, juin 1879) que les plexus choroïdes passaient en dehors des trous de Monro. En cela, cet auteur a raison ; mais c'est aller trop loin que de dire que les trous de Monro n'existent pas chez l'adulte. Ces trous, en effet, existent pendant tout le développement embryonnaire, et chez beaucoup de vertébrés ils sont très larges ; chez l'adulte, ils peuvent être plus ou moins rétrécis ; mais sans être jamais complètement comblés par le refoulement de la couche nerveuse qui double les plexus choroïdes. Seulement les prolongements vasculaires choroïdiens refoulent les parois ventriculaires au niveau de ces trous, et tendent ainsi à les faire disparaître plus ou moins suivant les individus. Chez les hydrocéphales, ils sont largement ouverts ; mais il n'y a aucune raison anatomique et embryogénique qui doive les empêcher de persister chez l'adulte dans les conditions normales.

Les prolongements vasculaires de la faux du cerveau pénètrent donc dans le ventricule moyen et dans les ventricules latéraux, sur presque toute la surface de jonction, au début du développement. Déjà, sur des embryons de mouton de 12 centimètres de long, lorsque les hémisphères ont atteint un degré de formation plus avancé, les plexus choroïdes et la toile choroïdienne primitifs sont repoussés peu à peu par le corps calleux qui commence à se former, et leur pénétration ne se fait plus que tout à fait en arrière au niveau du sinus droit et sur la fente cérébrale de Bichat.

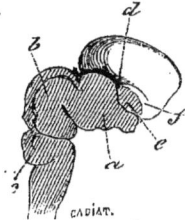

Fig. 41. — Encéphale d'embryon de mouton fendu d'avant en arrière sur la ligne médiane. Un des hémisphères est enlevé. — *a*, couche optique et 3e ventricule ; *b*, aqueduc de Sylvius et tubercules quadrijumeaux ; *c*, vésicule bulbaire ; *d*, toile choroïdienne déjà diminuée par le développement de la plaque unissante *e* ; *e*, partie fusionnée des deux hémisphères ; *f*, hémisphère du côté gauche.

D'après Kölliker, à partir du moment où le plafond du troisième ventricule se transforme en couche épithéliale de la toile choroïdienne, phénomène qui se produit de très bonne heure, on verrait paraître une formation nouvelle à laquelle il donne le nom de plaque unissante. Cette plaque située au fond de la scissure inter-hémisphérique est en continuation avec le plafond du troisième ventricule. Ce serait donc pour cet auteur la suite de cette paroi.

Les recherches que j'ai faites sur ce point ne me permettent pas d'admettre l'opinion de Kölliker. Il me paraît bien démontré, par mes préparations, que les parties communes aux deux hémisphères résultent de la soudure des vésicules hémisphériques dans une certaine étendue.

C'est en avant de cette prétendue *plaque unissante*, qui n'est que le résultat de la soudure des deux vésicules hémisphériques, et au-dessous des trous de Monro que commence l'invagination de la pie-mère dans la cavité des hémisphères, pour former les plexus choroïdes.

Si l'on examine attentivement les phénomènes qui se produisent sur la face interne des vésicules hémisphériques, voici ce que l'on peut facilement constater.

Sur des embryons de mouton déjà avancés, mesurant de 6 à 7 centimètres, les vésicules hémisphériques ne recouvrent encore que la vésicule intermédiaire. Par contre la vésicule moyenne est encore parfaitement libre. A part les formes, les cerveaux des mammifères à cette époque, rappellent exactement les dispositions des cerveaux de poissons, de la raie en particulier.

En ouvrant la grande scissure inter-hémisphérique, on aperçoit au fond la toile choroïdienne recouvrant les couches optiques et pénétrant dans une scissure, qui sépare ces éminences des corps striés.

Si l'on enlève maintenant un hémisphère, on voit de même qu'il semble réduit à sa paroi externe très épaissie; la paroi interne, contiguë à la vésicule intermédiaire, s'est réduite aussi à une couche épithéliale appliquée sur les plexus choroïdes et en rapport avec la couche optique. Les vésicules hémisphériques à cette époque semblent donc déjà réduites à leurs parois externes. Enfin, si l'on enlève la couche optique, on voit qu'elle se moule sur une excavation profonde de l'hémisphère (fig. 38); excavation limitée en arrière et au-dessus par une sorte de bourrelet double, qui commence en avant du corps strié et décrit une couche à concavité inférieure en enveloppant en arrière la couche optique *c*, *d* (fig. 42).

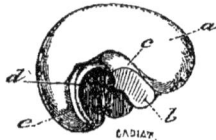

Fig. 42. — Cerveau d'embryon de mouton de 12 cent. après l'ablation d'un hémisphère. — *a*, hémisphère gauche vu par la face interne; *b*, plaque unissante; *c*, corps calleux commençant à se former; *c*, *d*, arc marginal de Schmidt; *d*, pilier du trigone; *e*, limite externe des lames vasculaires pénétrant dans le ventricule latéral.

C'est là l'arc marginal de Schmidt auquel Kölliker attribue une grande importance. Il en fait naître le corps calleux et la voûte à trois piliers.

Les plexus choroïdes s'arrêtent en arrière de ce bourrelet et sur son bord externe. Ces plexus ne passent donc pas dans sa concavité. Il marque la limite à laquelle ceux-ci pénètrent dans la vésicule hémisphérique ou ventricule latéral. Ce bourrelet correspondra plus tard au trigone. Or, chez l'adulte, les rapports des parties sont les mêmes, c'est-à-dire que les piliers du trigone marquent la limite entre le ventricule moyen et le ventricule latéral. Les plexus choroïdes ne dépassent pas cet arc, pour pénétrer dans le ventricule latéral; de même, au niveau de la corne d'Ammon, les plexus choroïdes s'arrêtent au niveau du corps bordé. Si l'on examine la coupe de cette corne, on comprend très bien qu'elle doive représenter un repli de la paroi interne de la vésicule hémisphérique interrompue à ce niveau et se continuant par la couche épithéliale du plexus. L'épithélium de ces plexus représente la paroi interne de la vésicule hémisphérique. Inférieurement, ce bourrelet circulaire se perd dans la pointe postérieure de la vésicule hémisphérique, qui commence à s'incurver en bas et en avant. Sur des embryons de mouton de 12 cent., ce bourrelet devient plus saillant; son bord est tranchant et se loge dans l'angle, qui sépare la couche optique de la vésicule cérébrale moyenne.

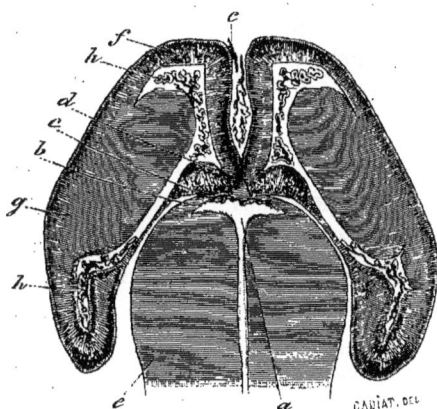

FIG. 43. — Développement du trigone. Coupe horizontale un peu oblique d'un cerveau d'embryon correspondant au stade de développement de la fig. 37. — *a*, 3ᵉ ventricule; *b*, paroi supérieure et antérieure du 3ᵉ ventricule. (C'est cette paroi qui forme l'épithélium sous-jacent à la toile choroïdienne); *d*, soudure des deux hémisphères au-dessus de la toile choroïdienne. Cette figure prouve par là que la *plaque unissante* n'appartient pas à la paroi supérieure de la vésicule intermédiaire; *e*, vaisseaux de la faux du cerveau; *f*, paroi de la vésicule hémisphérique; *g*, corps strié; *h*, vaisseaux des plexus choroïdes; *i*, couche optique.

Il est facile de reconnaître là l'origine de la voûte à trois piliers. Les connexions sont en effet les mêmes que chez l'adulte. Ce bourrelet, qui représente le pilier, passe en effet en avant du corps strié et il contourne en arrière la couche optique, exactement comme le trigone.

Mais le trigone est isolé, chez l'adulte, de la paroi externe du ventricule latéral. Il semble donc y avoir une solution de continuité. Or il n'en est rien; car, en s'isolant, le trigone a laissé, pour le relier à la paroi du ventricule, une couche épithéliale : l'épithélium épendymaire. Cet épithélium tapisse la face supérieure du trigone, la cloison transparente et le corps strié. Sur la couche optique, par contre, s'étend un autre épithélium; le même qui double inférieurement la toile choroïdienne et qui provient des éléments de la vésicule intermédiaire.

Il est bien probable qu'à l'époque que nous avons considérée, il n'existe encore que de la substance grise, et que cette saillie qui figure la corne d'Ammon ne représente en somme que le corps godronné et la couche grise centrale ; la substance blanche périphérique se formant plus tard.

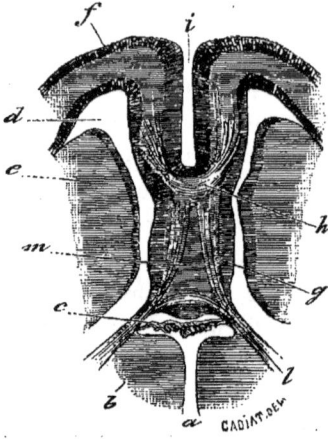

Fig. 44. — Développement du trigone du septum lucidum et du corps calleux. — Coupe horizontale d'un cerveau d'embryon de mouton de 12 cent., le même qui est représenté fig. 38. — *a*, 3ᵉ ventricule ; *b*, couche optique ; *c*, paroi supérieure de la vésicule intermédiaire doublée de la toile choroïdienne ; *d*, ventricule latéral ; *e*, corps strié ; *g*, portion soudée des deux hémisphères ; *h*, corps calleux au début ; *m*, piliers antérieurs du trigone, contournant en *l* la couche optique.

Septum lucidum. — Le septum lucidum est formé par l'adossement dans une certaine étendue des deux parois internes des vésicules hémisphériques, en avant des trous de Monro. Il est impossible d'admettre, avec Kölliker, que ce qu'il appelle la plaque unissante prenne part à cette formation ; car la partie commune aux deux hémisphères figurée en *f*, fig. 32 et en *b*, fig. 39 est toujours séparée du 3ᵉ ventricule par la toile choroïdienne. Il est difficile, en outre, d'admettre qu'une plaque transversale, unissant les deux hémisphères, arrive à prendre la forme du septum lucidum ; c'est-à-dire de deux lames de substance grise avec une cavité centrale.

Mais, en outre de ces raisons théoriques, si l'on étudie au moyen de coupes horizontales, comme je l'ai fait, le développement de cette partie de l'encéphale, on trouve les dispositions représentées fig. 39. Sur ces dessins, faits d'après un embryon de mouton de 7 à 8 centimètres, on voit en avant du 3ᵉ ventricule une portion de sa paroi supérieure figurer en *e* au-dessus la toile choroïdienne, qui marque toujours la limite de la vésicule intermédiaire. Enfin, plus en avant, les parois des deux vésicules hémisphériques accolées dans une certaine étendue (voy. *d*, fig. 39 et *m*, fig. 40). C'est de cette partie commune formée par l'union des deux vésicules hémisphériques que se formeront le corps calleux, le septum lucidum, les piliers du trigone, en un mot, à part la commissure grise, toutes les parties unissant chez l'adulte les deux hémisphères.

Sur la couche antérieure qui limite cette cloison, on voit apparaître tardivement, vers le 4ᵉ mois chez l'homme, d'après Schmidt, une commissure transversale, très mince, située sur la partie antérieure de la paroi supérieure de la vésicule intermédiaire. Cette commissure représente le corps calleux. Je pense qu'elle se forme plus tôt que ne le dit Schmidt, car je l'ai vu très nettement sur des embryons de mouton de 5 à 6 *cent*. de long. Elle se développe rapidement, en s'étendant d'avant en arrière pour recouvrir entièrement la toile choroïdienne. A six mois chez l'homme elle cache complètement la couche optique.

Le septum s'étend primitivement jusqu'au bourrelet du corps calleux; de sorte qu'à cette époque le ventricule de la cloison est relativement beaucoup plus grand que chez l'adulte.

§ 114. Développement des vésicules hémisphériques. —

Suivant le degré d'intelligence que peut atteindre chaque animal, les vésicules hémisphériques représentant les organes de la pensée subiront un développement proportionnel. Rien n'est donc plus variable dans ses dispositions que la couche grise des hémisphères. Chez les poissons elle est réduite à son minimum, si, toutefois, chez eux il y a des parties qui dérivent des vésicules hémisphériques, à part les lobes olfactifs.

Les vésicules hémisphériques, forcées de se replier et de se rejeter en arrière en recouvrant successivement les couches optiques, la vésicule moyenne, et enfin le cervelet, subissent un développement plus ou moins considérable. Tandis que les vertébrés inférieurs restent aux premiers stades de la formation embryonnaire, les mammifères, et en particulier les primates, offrent des dispositions en rapport avec des dimensions de plus en plus grandes de la couche corticale.

Cette couche de substance grise formant la paroi de la vésicule hémisphérique se développe uniformément en restant lisse dans toute son étendue, tant que les parois crâniennes ne s'opposent pas à son accroissement. Mais bientôt une sorte de lutte s'établit entre ces deux forces opposées. Les enveloppes cérébrales prennent de la consistance; alors les vésicules hémisphériques sont obligées de se plisser, pour achever leur développement. Ces plis forment les circonvolutions.

Or, on comprend de suite que si, pour la même espèce animale, un développement plus considérable de ces plis indique un degré de perfectionnement intellectuel plus élevé, il n'en est plus de même pour des types d'animaux absolument différents. Ceux dont les parois crâniennes n'opposent pas trop tôt un obstacle au développement cérébral auront un cerveau lisse, les autres un cerveau plissé. Ainsi le castor appartenant aux rongeurs a un cerveau lisse; le mouton appartenant aux ruminants a un cerveau plissé, comme tous les animaux de la même famille. Ce sont deux types développés chacun dans son sens et entre lesquels on ne doit pas établir de comparaison au point de vue intellectuel, ainsi que Gratiolet l'avait avancé le premier.

Le cerveau de l'homme jusqu'au 4ᵉ mois est parfaitement lisse. A cette époque les vésicules hémisphériques recouvrent en partie le cervelet. Si on l'examine par la face interne, on constate seulement une dépression profonde, la fosse de Sylvius, correspondant à la scissure du même nom chez l'adulte. Cette fosse répond au corps strié, lequel, nous l'avons vu, se développe comme un bourgeonnement de la paroi inférieure de la vésicule hémisphérique. Ici, l'accroissement, se faisant en épaisseur, ne peut se produire en même temps en surface. Il y a donc retard dans le point de l'écorce qui correspond au corps strié. De là résulte un enfoncement, qui existe d'une façon constante, chez tous les animaux ayant un corps strié. C'est la fosse de Sylvius. Telle est évidemment la raison simple de ce premier pli; la théorie qu'on en donne généralement, que l'écorce dans ce point est intimement unie au noyau extra-ventriculaire du corps strié, est bien moins acceptable.

La première scissure qui apparaît après celle de Sylvius est la scissure perpendiculaire interne.

Au commencement du sixième mois se forme la scissure de Rolando, commençant par la partie médiane et se prolongeant en haut et en bas. Sur le lobe frontal se dessine ensuite une scissure en Y, correspondant à la scissure frontale parallèle. Puis vient la scissure interpariétale, qui se confond avec la scissure occipitale supérieure et limite le premier pli de passage de la première circonvolution occipitale.

Au sixième mois, apparaît la scissure parallèle ou temporale supérieure, qui commence son extrémité la plus élevée. D'après des pièces du laboratoire de M. Broca, cette scissure peut se former au quatrième mois. Au septième mois se forme la scissure frontale supérieure.

La scissure de Rolando est considérée généralement comme la limite postérieure du lobe frontal. Elle est plus oblique sur l'enfant à la naissance que sur l'adulte, ce qui tient à un développement moindre de la seconde et surtout de la troisième circonvolution frontale, siège du langage articulé.

Vésicule moyenne. — Le développement de cette vésicule est très simple, car elle ne subit que peu de modifications. Les parois s'épaississent, surtout du côté de la face supérieure, pour donner les masses grises des tubercules quadrijumeaux; de telle sorte que cette face, qui était d'abord régulièrement bombée, est partagée ensuite en deux, par un sillon longitudinal, puis en quatre, par un deuxième sillon perpendiculaire au premier. Le canal central persiste, mais de plus en plus rétréci. Enfin, lorsque les fibres blanches apparaissent pour former les pédoncules, elles repoussent peu à peu la substance grise, dont il reste des traces dans les différents noyaux pédonculaires, les tubercules quadrijumeaux et la valvule de Vieussens.

Chez les poissons, cette vésicule forme les lobes optiques desquels partent les nerfs optiques et les nerfs moteurs oculaires, en partie unis au facial et au trijumeau.

Troisième vésicule. — La troisième vésicule est plus importante; elle donne le bulbe, la protubérance et le cervelet. Cette vésicule se présente, dès le début, avec une paroi postérieure plissée et un sillon longitudinal, sur la ligne médiane. C'est de chaque côté de ce sillon et sur ces plis, que se forment deux bourgeons, qui vont constituer le cervelet. Chez les Plagiostomes, le cervelet se continue directement avec les parois largement ouvertes du quatrième ventricule.

Au début du troisième mois, le cervelet est dépourvu de circonvolutions; celles-ci apparaissent tout d'abord, lorsque le cervelet a atteint une largeur de 12 millimètres; de là elles s'étendent sur les hémisphères. Celles de la face inférieure se développent avant celles de la face supérieure.

« Le pont de Varole apparaît au troisième mois, sous forme d'un mince tractus de fibres transversales; son accroissement est proportionnel à celui des lobes du cervelet, et il ne tarde pas à acquérir sa forme définitive. Les Olives se montrent à la même époque; d'abord contigues au sillon médian, elles sont peu à peu refoulées latéralement, par suite du développement des pyramides. Au quatrième mois, on distingue les corps restiformes. Les deux faisceaux qui les composent, le fasciculus gracilis et le faisceau conoïde, sont reconnaissables au cinquième mois. La paroi postérieure de la troisième vésicule s'amincit de plus en plus, et la pie-mère vient s'étaler à sa surface externe, en formant des végétations vasculaires analogues à celles des plexus choroïdes. Sur les parties latérales, elle conserve encore une certaine épaisseur et fournit les valvules de Tarin, le lobule du pneumo-gastrique, la ligule et le ponticulus de Henle » (Kölliker). Sur la partie centrale, elle est tellement amincie, que beaucoup d'auteurs admettent l'existence d'un orifice qui a reçu le nom de trou de Magendie, faisant communiquer la cavité épendymaire avec les espaces sous-arachnoïdiens. Or nous avons vu jusqu'ici que les cavités intra-cérébrales étaient chez l'embryon toujours séparées les unes des autres, soit par une lame de substance nerveuse, soit par une couche épithéliale. Si l'on peut démontrer l'existence du trou de Magendie, ce sera une exception à la règle.

DÉVELOPPEMENT DE LA MOELLE

§ 115. — Nous n'avons pas à revenir sur ce que nous avons dit, tome Ier, page 88, à propos de la fermeture de la gouttière médullaire. Or, ainsi que nous l'avons fait remarquer, la moelle déjà formée, sur des embryons de poulet ayant treize protovertèbres, continue à croître comme un tube fermé. Le fait est important ; car, ainsi que l'observe avec raison Kölliker, il prouve que toute la moelle ne pas sepas forcément par l'état de gouttière ou de sillon.

Au début, la moelle a exactement la longueur de la corde dorsale et de la colonne vertébrale, qui la remplacera dans la suite. A partir du quatrième mois, chez l'homme, la colonne vertébrale croît plus rapidement ; de sorte que la moelle paraît remonter dans le canal rachidien. A la naissance elle est au niveau de la troisième vertèbre lombaire ; ce qui fait que les racines des nerfs inférieurs ont une direction très oblique. Néanmoins, la moelle est représentée dans sa portion inférieure par le *filum terminale*, composé de substance nerveuse et de pie-mère. C'est très probablement sur lui que porte tout l'allongement de la portion inférieure de la moelle.

Dès le deuxième mois, chez l'homme, d'après Kölliker, on aperçoit les renflements cervical et lombaire. Chez l'oiseau, il existe au niveau du renflement lombaire, un sinus rhomboïdal analogue à celui du quatrième ventricule. Il n'est pas ouvert en arrière, mais fermé par une couche de

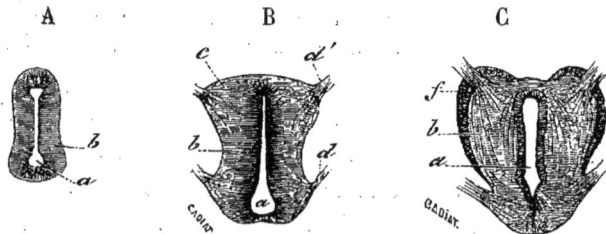

FIG. 45. — Développement de la moelle. Coupes sur des embryons humains de 2, 4 et 6 semaines. — *a*, canal de l'épendyme ; *b*, paroi composée de cellules dérivées de l'ectoderme ; en B, les couches de cellules sont différenciées ; en *d d'*, racines postérieures et antérieures ; C, apparition des cordons antéro-latéraux (*f*) ; l'épithélium de l'épendyme est formé.

substance nerveuse, ainsi que M. Duval l'a démontré (*Journal de l'anatomie et de la physiologie*, année 1877-1878).

Le développement de la moelle se poursuit, d'après Kölliker, de la façon suivante :

« Au début, elle est formée de cellules rangées perpendiculairement à
» l'axe du conduit. Ces cellules ne tardent pas à se séparer en deux
» couches ; les plus superficielles s'allongent en fibres disposées concen-
» triquement autour du canal, tandis que les plus internes forment l'épi-
» thélium de l'épendyme. En même temps apparaît la commissure anté-
» rieure, puis les cordons antérieurs et postérieurs. Chez le poulet, du
» quatrième au sixième jour, la coupe de la moelle a la forme d'un rec-
» tangle à angles arrondis, plus large en avant. Le canal central a la forme
» d'un losange à la région cervicale, celle d'une fente à la région dor-
» sale. La cavité est encore assez spacieuse et présente partout, mais sur-
» tout dans sa moitié postérieure un revêtement
» épais de cellules à disposition rayonnée, qui
» atteignent la surface au niveau de la ligne mé-
» diane supérieure, tandis qu'en avant elles se
» trouvent recouvertes par la mince commissure
» blanche. La couche corticale, à fibres concen-
» triques, ne forme ainsi que deux zones latérales
» très amincies en arrière et n'offre un peu d'éten-
» due qu'en avant et sur les côtés. C'est là aussi que
» les fibres sont les plus distinctes. Elles se rendent
» partie dans la commissure antérieure, partie
» dans les racines. Cette portion de la moelle est
» le rudiment de la substance grise, d'après ce
» que j'ai montré dans ma première édition, et
» contrairement à l'opinion de Remak. Cette sub-

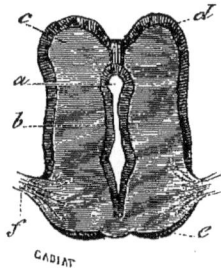

Fig. 46. — Moelle d'em-
bryon humain de deux
mois. — a, canal de l'é-
pendyme ; b, épithélium
du canal central ; c, substance grise ; d, cordons
antéro-latéraux ; e, dé-
but des cordons posté-
rieurs ; f, racines pos-
térieures.

» stance grise se recouvre de cordons blancs qui apparaissent dès le
» début, au nombre de deux de chaque côté. Les cordons antérieurs,
» placés d'abord en avant, à côté de la commissure, s'étendent bientôt sur
» les parties antéro-latérales, de sorte qu'il ne saurait être question d'une
» genèse propre des cordons latéraux. Les cordons postérieurs, plus
» petits, elliptiques, sur la coupe, occupent les portions postero-latérales
» et n'atteignent pas encore au sixième jour les régions antérieures. Tous
» les cordons et la commissure se composent de fibres très fines sans
» noyaux. Du cinquième aux neuvième et dixième jour, les cordons
» s'étendent sur toute la périphérie de la moelle, excepté la région de la
» commissure antérieure, et forment une couche corticale assez épaisse. »

On voit en résumé que la substance blanche se forme après la substance
grise, à la surface extérieure de laquelle elle vient s'appliquer ; et il est

indubitable que les prolongements qui la composent émanent des cellules de la substance grise. Les cordons, au nombre de quatre, apparaissent par paires. Chez les mammifères, et en particulier chez l'homme, les recherches de Kölliker prouvent que le développement se fait de la même façon que chez les oiseaux.

D'après Pierret, les cordons latéraux se formeraient les premiers, et indépendamment des cordons antérieurs. Kölliker est, on le voit, d'une opinion absolument opposée. Ses figures sont très concluantes et les préparations que j'ai faites moi-même m'ont donné un résultat identique. D'après Pierret, c'est à un mois et demi que commencent à paraître les cordons latéraux.

A partir du moment où la substance blanche et la substance grise ont commencé à paraître, l'une et l'autre croissent rapidement et le canal central se rétrécit d'arrière en avant, surtout grâce au développement des cordons postérieurs. Sur des embryons de huit semaines, le canal n'est plus en contact avec la surface que par un point au fond du sillon postérieur. Au troisième mois, le canal est tout à fait central, et la commissure grise le sépare des cordons postérieurs ; à cette époque un sillon sépare les cordons latéraux des cordons postérieurs ; ce sillon disparaît sur l'embryon de neuf à dix semaines.

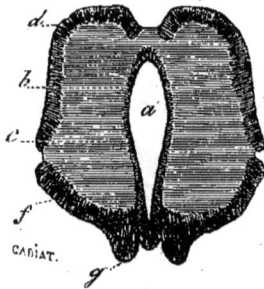

FIG. 47. — Moelle d'embryon humain de deux mois et demi. — a, b, c, mêmes significations ; d, cordons antérolatéraux ; f, cordons postérieurs ; g, cordons de Goll.

Les cordons postérieurs sont d'abord sur les parties latérales. Peu à peu ils s'avancent vers la ligne médiane ; et à la fin du deuxième mois ils occupent une situation semblable à celle des cordons antérieurs. Ces cordons présentent de chaque côté du sillon postérieur une crête longitudinale ; ce sont les cordons de Goll, qui, d'après Pierret, se développeraient séparément, par rapport aux cordons postérieurs. Ce fait, dont il tire des déductions importantes au point de vue pathologique, mériterait d'être vérifié. Quoi qu'il en soit, les deux crêtes finissent par se confondre avec les cordons postérieurs et les cordons de Goll ne sont plus reconnaissables sur l'adulte que par des caractères de texture assez délicats.

Les cornes de la substance grise commencent à se dessiner au troisième mois. Quant à l'épithélium de l'épendyme, d'abord épais et sur plusieurs couches, il se réduit progressivement à mesure que se développe la substance grise.

SYSTÈME NERVEUX CENTRAL DANS LA SÉRIE ANIMALE

§ 116. — Le système nerveux central est essentiellement représenté par des amas de cellules, entre lesquelles se trouvent des faisceaux de fibres diversement disposés.

Tantôt ces amas forment de véritables ganglions séparés les uns des autres et unis par des connectifs, de façon que l'ensemble constitue une chaîne parfaitement régulière ; telle est la disposition caractéristique des Annelés ; chez les Mollusques, le système nerveux central est en grande partie représenté par un collier de ganglions œsophagiens ; mais chez les Céphalopodes le ganglion céphalique peut être considéré comme un véritable cerveau. Il existe en outre chez ces animaux de gros ganglions semilunaires dans l'épaisseur du manteau. Tandis que chez les Articulés, le système nerveux offre une symétrie parfaite, correspondant aux divisions mêmes dont se compose le corps de l'animal, il n'en est donc pas ainsi chez les mollusques ; la loi de symétrie chez la plupart d'entre eux n'est plus évidente. Chez les Échinodermes, par contre, le système nerveux composé d'autant de parties distinctes qu'il y a de rayons dans le corps de l'animal, est symétrique, non plus par rapport à un plan diamétral, mais par rapport à un axe.

Chez les Vertébrés nous retrouvons les dispositions régulières des Articulés ; mais leurs amas de cellules nerveuses, que l'on pourrait comparer aux ganglions de la chaîne, sont confondus entre eux dans la colonne grise centrale de la moelle.

Chez les Vertébrés, la symétrie parfaite, qui règne dans la disposition des racines des nerfs, rappelle tout à fait la chaîne ganglionnaire des Annelés. Mais il faut bien dire que ce sont là des analogies grossières, car pour donner le nom de moelle à la chaîne ganglionnaire, avec certains anatomistes, et pour affirmer que les dispositions sont les mêmes, il faudrait avoir du système nerveux central des articulés, une anatomie de structure plus précise que celle qui a été faite jusqu'à présent. Si les filets blancs de la moelle n'ont pu être suivis que d'une façon très imparfaite, à plus forte raison, nous sommes loin de savoir, comment se comportent les filets des connectifs, dans les ganglions de la chaîne des crustacés ou des insectes. Jusqu'au travail que j'ai publié sur cette question, on ne savait seulement pas exactement, ce que représentaient les gros nerfs des invertébrés.

Comparer ces dispositions du système nerveux, qui caractérisent les embranchements du règne animal, c'est s'exposer donc à rapprocher des parties absolument différentes. Et, en effet, au point de vue morphologique, le système nerveux pour chaque embranchement du règne animal correspond à un type déterminé et différent des autres. Ces types susceptibles d'un perfectionnement plus ou moins avancé ne sont comparables entre eux que dans des limites restreintes ; et cela parce qu'il n'existe aucune transition possible entre deux êtres supérieurs de deux groupes du règne animal.

A supposer, si l'on veut, que par la suite des temps il arrive à se former des articulés encore plus avancés en organisation, jamais leur chaîne ganglionnaire ne prendrait la disposition de la moelle du plus simple des vertébrés. De même les mollusques céphalopodes, qui offrent un système nerveux très perfectionné, puisqu'ils possèdent des organes de la vue et de l'ouïe tout à fait comparables à ceux des vertébrés, auront toujours des masses ganglionnaires disséminées, comme les gros ganglions du manteau, qui n'ont d'analogues nulle part, et jamais leur système nerveux ne prendra la forme d'une chaîne longitudinale ganglionnaire.

C'est évidemment dans les phénomènes embryogéniques qu'il faut chercher la raison de ces divergences qui s'établissent dès le début de la formation de chaque être. Or, il est bien certain que le système nerveux central étant un des premiers qui se forme, c'est dès le début qu'on trouvera des différences manifestes, entraînant toutes les autres dispositions, comme des conséquences nécessaires. Elles sont d'autant plus intéressantes à étudier, que c'est, comme nous l'avons dit, le système nerveux qui donne la forme spéciale à chaque embranchement. Pour les vertébrés, nous avons vu combien son développement était précoce, et nous avons fait remarquer, à propos du squelette, que la forme des différents appareils osseux se moulait pour ainsi dire sur le système nerveux central et périphérique ; toutes les autres pièces lui sont subordonnées.

Les articulés possèdent, en outre de la chaîne ganglionnaire, un nerf splanchnique, qui est considéré comme l'analogue du grand sympathique. Chez les Décapodes et les Squillines, ce nerf part du bord postérieur du ganglion cérébroïde, passe au-dessus de l'estomac, se renfle dans cette portion de son trajet en un ou deux ganglions, distribue ces rameaux aux parois de cet organe et finit par se jeter à droite et à gauche dans le foie (Siebold et Stannius).

Nous nous permettrons de faire ici une objection, c'est que cette description pourrait s'appliquer plutôt au pneumogastrique qu'au grand sympathique.

Lorsque nous passons à l'embranchement des vertébrés, qui nous intéresse le plus, nous voyons un type parfaitement défini représenté dans l'Amphioxus. Ici, le système nerveux central se réduit au tube médullaire tel qu'il se présente dans les premières phases du développement embryonnaire; les renflements céphaliques n'existent pas; il est douteux qu'il y ait des organes des sens. En outre, ce névraxe est réduit à la substance grise et il n'y a pas trace de substance blanche, ainsi que je l'ai signalé. Cette colonne de substance grise, parfaitement cylindrique et sans aucun renflement qu'on puisse comparer à un ganglion, émet latéralement des branches nerveuses équidistantes ou à peu près, comme celles des autres vertébrés.

Tel est le système nerveux du vertébré le plus simple; mais peu à peu les renflements céphaliques se dessinent. Or, de même que dans le développement embryonnaire ces renflements apparaissent presque simultanément, dans la série animale nous voyons apparaître brusquement trois renflements alignés l'un derrière l'autre, et qui correspondent aux trois vésicules cérébrales. Aussi chez les vertébrés qui sont d'un degré plus élevés, comme les poissons (rouget, morue, brochet, etc.), chez les reptiles, la tortue, la grenouille, les ophidiens, etc., la disposition de l'encéphale reproduit exactement celle des vésicules cérébrales de l'embryon d'un mammifère dans les premières périodes de leur formation.

On peut dire par exemple que chez les poissons il existe par conséquent :

1° Un *cerveau postérieur*. Celui-ci cor-

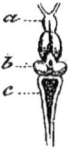

Fig. 48. — Encéphale de la grenouille.—*a*, cerveau antérieur avec les prolongements hémisphériques olfactifs; *b*, cerveau moyen; *c*, bulbe.

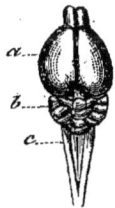

Fig. 49. — Cerveau de rat. — *a*, hémisphères avec les lobes olfactifs; *b*, cervelet; *c*, bulbe.

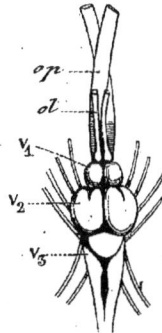

Fig. 50. — Encéphale de brochet. — v1, cerveau antérieur; v2, cerveau moyen; v3, bulbe et cervelet; *ol*, lobes olfactifs; *op*, nerfs optiques.

respond au bulbe, dont la structure est, nous l'avons vu, très simple. Le bulbe porte un bourgeon, plus ou moins développé, sur les parois latérales du quatrième ventricule, représentant le cervelet. Ce dernier organe est lisse chez les poissons osseux, plissé transversalement et très volumineux chez la plupart des Plagiostomes. La protubérance n'existe pas chez les poissons, mais la cinquième paire naît chez eux de la portion du bulbe sur laquelle s'implante le cervelet. (Viault, *Thèse de doctorat ès sciences*, Paris, 1877.)

2° Un *cerveau moyen*, auquel on donne le nom de tubercules optiques. Cette partie correspond aux tubercules quadrijumeaux et aux pédoncules cérébraux. Si l'on examine en effet des embryons de mouton de 6, 7 et 12 centimètres, on voit manifestement que la vésicule moyenne, qui donnera les tubercules quadrijumeaux, correspond exactement par sa forme, alors qu'elle n'est encore formée que de deux lobes, aux lobes optiques des poissons. Viault, en étudiant la structure des lobes optiques, et comparativement celle des tubercules jumeaux, est arrivé, en s'appuyant sur l'histologie, aux mêmes conclusions. Entre les deux pédoncules on reconnaît chez la raie une valvule de Vieussens. Des tubercules optiques ou cerveau moyen émanent les nerfs optiques et moteurs oculaires. On retrouve dans ces lobes les tractus d'origine du nerf optique et le noyau du moteur oculaire commun.

Le cerveau intermédiaire est représenté par une masse de substance nerveuse creusée en gouttière et unissant les lobes optiques au cerveau antérieur. Elle est très courte chez certains poissons, très longue chez la Raie et la Roussette. Sa face supérieure est formée par une lame de substance nerveuse doublée de pie-mère. Cette lame correspond à la paroi supérieure de la vésicule intermédiaire, et la membrane vasculaire qui la double est l'analogue de la toile choroïdienne. La cavité en forme de gouttière longitudinale représente le troisième ventricule. Sur la face inférieure de cette gouttière se trouvent deux lobes avec une cavité centrale plus ou moins spacieuse. Entre ces lobes, passe le prolongement de l'hypophyse, qui aboutit au corps pituitaire. Enfin, de chaque côté de cette glande, on voit des saillies ou bourrelets de la pie-mère rougeâtres, très vasculaires, disposés de façons variables suivant les animaux ; ce sont les *sacs vasculaires*.

Quand on compare ces dispositions du cerveau intermédiaire des poissons avec celles de la vésicule correspondante de l'embryon de mammifère, on voit une analogie évidente, presque une identité. Chez ces animaux, le plafond du troisième ventricule existe encore comme aux premières périodes du développement; de même le tuber cinereum et l'hypophyse sont formés, et enfin ces sacs vasculaires représentent ces bourgeons de la pie-mère, si abondants à l'époque, où les premières parties du cerveau commencent à se former.

En avant du cerveau intermédiaire se trouve le cerveau proprement dit, correspondant aux vésicules hémisphériques. Chez les squales, il envoie aux organes de l'olfaction deux prolongements longs et volumineux ; ce sont les lobes olfactifs. Cette masse cérébrale est creuse, avec des parois plus ou moins épaisses, et le ventricule qu'elle renferme est simple ou double, suivant les animaux. On ne sait pas encore exactement quelles sont les parties du cerveau intermédiaire et du cerveau antérieur qui correspondent aux couches optiques et aux corps striés admis par Cuvier. Ces renflements existent très probablement, car nous avons vu qu'ils apparaissaient de très bonne heure dans le développement embryonnaire. Mais il n'y a certainement pas lieu de chercher les analogues du corps calleux, du trigone, parties surajoutées et correspondant à un état de perfectionnement très avancé de l'encéphale.

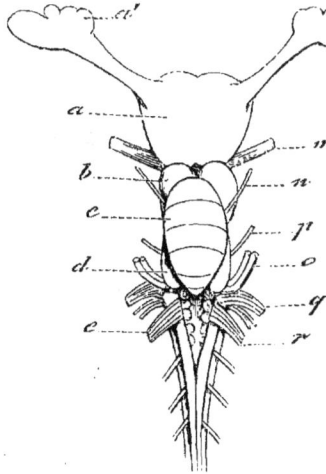

FIG. 51. — Encéphale de squale. — a, cerveau antérieur correspondant à la vésicule antérieure, ayant formé la vésicule intermédiaire, les vésicules hémisphériques et les prolongements olfactifs a' ; b, cerveau moyen ou de la vésicule moyenne (tubercules optiques) ; c, d, cervelet ; e, 4e ventricule ; m, nerf optique ; n, pathétique ; p, moteur oculaire externe ; o, q, trifacial et au-dessous le labyrinthique ; r, nerf vague.

SYSTÈME NERVEUX PÉRIPHÉRIQUE

§ 117. — Le système nerveux périphérique comprend : les nerfs rachidiens, les nerfs crâniens, les terminaisons nerveuses dans les organes des sens et dans les muscles, et enfin les nerfs du sympathique.

L'élément fondamental du nerf est, nous l'avons vu tome Ier, page 180, le tube nerveux. Cet élément, essentiellement constitué à son origine par un cylinder axis, s'entoure, en quittant ses centres d'origine, d'une série d'enveloppes, dont il se dépouille ensuite au voisinage de sa terminaison. Ces enveloppes sont : d'abord la gaîne de myéline, puis la gaîne de Schwann, et enfin, pour réunir les paquets de tubes nerveux se trouve une gaîne épaisse et continue, le périnèvre.

Les tubes nerveux des nerfs de la vie animale, les filets blancs du symphatique, sont groupés en faisceaux de $0^{mm},1$ à $0^{mm},5$ de diamètre. Ces faisceaux sont enveloppés d'une gaîne spéciale entrevue par Leeuvenhoek,

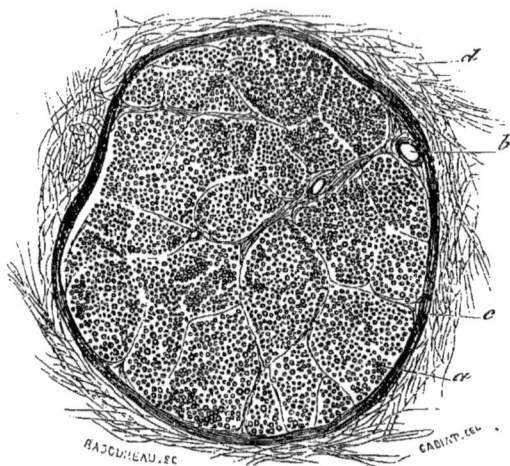

FIG. 52. — *a*, tubes nerveux ; *b*, vaisseaux sanguins renfermés sous la gaîne de périnèvre ; *c*, périnèvre ; *d*, névrilème.

Henle, Cruveilhier, et décrite pour la première fois avec ses caractères principaux par Ch. Robin en 1854.

Le **périnèvre** commence sur les racines des nerfs ; il se continue à la surface des ganglions rachidiens et se poursuit dans toute l'étendue du faisceau qu'il enveloppe, se divisant avec lui au niveau des branches émanant du tronc principal. Il accompagne les anastomoses entre les différents troncs nerveux.

Sur les coupes perpendiculaires à la direction des nerfs, il est facile d'apercevoir le périnèvre. Il se présente comme un manchon épais de $0^{mm},002$ à $0^{mm},003$ sur des petits faisceaux ; de $0^{mm},005$ à $0^{mm},010$ sur les plus gros, et parfaitement distinct du tissu conjonctif périphérique. Ces enveloppes séparent très nettement les faisceaux de tubes, les uns des autres. Dans chacune d'elles, se trouve un nombre variable de filets nerveux. Les plus gros en renferment plusieurs milliers. Ceux-ci sont pénétrés, de distance en distance, par des capillaires assez volumineux, qui généralement restent en dehors du périnèvre. Ces capillaires sont compris dans des sortes de cloisons très minces de fibres lamineuses, qui divisent le faisceau primitif, et plus ou moins apparentes suivant le volume des nerfs.

Les acides acétique et sulfurique gonflent un peu le périnèvre, le rendent transparent et légèrement grenu. L'acide azotique agit tout autrement que sur le tissu lamineux du névrilème; il en rend la substance plus ferme, plus raide. Il en montre les plis plus nets, et les multiplie en les resserrant. S'il est concentré, les plis se montrent plus épais, bien plus nombreux; la substance se resserre fortement, réfracte la lumière avec une teinte jaunâtre assez foncée. Tous ces caractères le distinguent nettement du névrilème, et, de plus, il n'a pas de vaisseaux propres (Ch. Robin). Le périnèvre entoure les faisceaux de tubes nerveux comme le myolemme entoure les faisceaux striés des muscles. On le rencontre dans les nerfs de la vie animale et les filets blancs du sympathique. Ch. Robin, qui, le premier, en a donné une description exacte, l'a toujours considéré comme formé de couches concentriques; seulement il n'avait pas vu de quoi ces couches étaient composées.

Le périnèvre se présente sur les nerfs frais dont on a séparé les éléments, par dissociation : comme une membrane hyaline transparente, homogène et résistante, parsemée de noyaux de distance en distance. Or, il est démontré maintenant, par les recherches de Hoyer en 1865 et de Ziensky un peu plus tard, et tous les observateurs ont pu le vérifier depuis, que le nitrate d'argent met en évidence, dans cette membrane, des couches superposées de cellules épithéliales aplaties et très larges, ressemblant aux éléments, qui tapissent les synoviales tendineuses.

Le périnèvre est donc formé par des cellules soudées entre elles : c'est une véritable gaîne épithéliale ; l'embryogénie nous donne la raison de cette constitution anatomique.

Le périnèvre accompagne les nerfs moteurs et les nerfs sensitifs depuis leur origine apparente jusqu'à leur terminaison. En certains points, il présente des épaississements comme ceux qui forment l'enveloppe des corpuscules de Pacini (voir plus loin).

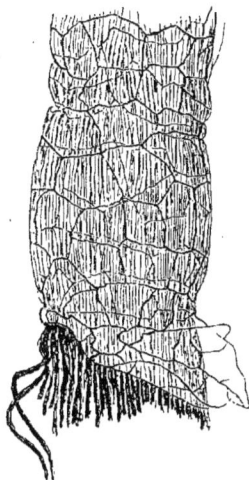

Fig. 53. — Faisceau de tubes nerveux avec la gaîne de périnèvre ; (préparation au nitrate d'argent).

Le périnèvre apparaît de très bonne heure ; car, d'après MM. Pouchet et Tourneux, on le verrait sur le trijumeau d'un embryon de mouton de 28 millimètres de long. Dès le milieu de la vie intra-utérine, la gaîne de périnèvre est nettement distincte à tous les points de vue du tissu lamineux environnant. M. Ranvier (*Leçons sur l'histologie du système nerveux*) fait observer avec raison que les noyaux du périnèvre sont, chez l'embryon, sphériques et volumineux, et chez l'adulte, petits et ovoïdes; ce fait, qui est exact, prouve bien la constitution cellulaire de cette membrane. Nous savons, en effet, que les noyaux des cellules épithéliales, partout où elles sont en voie de formation, soit chez l'embryon, soit dans les parties profondes des épithéliums de l'adulte, sont volumineux, granuleux et sphériques. Ce n'est que par les progrès du développement que les noyaux s'atrophient et diminuent de volume, jusqu'à disparaître entièrement quelquefois.

En examinant la coupe d'un nerf, on aperçoit les différents faisceaux de tubes nerveux enveloppés chacun dans leur gaîne de périnèvre et séparés les uns des autres par les cloisons de tissu conjonctif. Ce tissu conjonctif périfasciculaire porte ici le nom de *névrilème*. Dans ces cloisons circulent les vaisseaux sanguins, qui forment des mailles allongées à la surface des faisceaux primitifs. Quelques-uns de ces vaisseaux pénètrent, ainsi que nous l'avons dit précédemment, dans l'intérieur du périnèvre.

Les tubes nerveux renfermés dans une gaîne de périnèvre y sont disposés sans aucun ordre; les plus volumineux sont mélangés avec les plus fins.

Variétés. — Les nerfs du sympathique, et en particulier les filets gris, renferment un grand nombre de fibres de Remak. La plupart des tubes à myéline de ces nerfs appartiennent à la variété des tubes minces; en outre, les filets gris du sympathique, ainsi que nous l'avons déjà dit, n'ont pas de périnèvre. A propos des ganglions, nous verrons encore d'autres détails intéressants relativement au sympathique. Parmi les nerfs rachidiens, le pneumogastrique est celui qui renferme le plus de fibres de Remak et de tubes minces.

Racines. — La gaîne de Schwann et le périnèvre commencent sur les racines dès leur sortie de la moelle. Elles renferment en outre très peu de tissu conjonctif (Ch. Robin) ou névrilème. C'est à cela qu'elles doivent leur aspect filamenteux.

Les racines motrices renferment des tubes nerveux plus volumineux que ceux des racines sensitives. La racine motrice du trijumeau est formée de tubes larges; la grosse racine sensitive, de tubes minces. De même, dans la moelle, nous voyons la portion sensitive des pyramides formée de tubes minces.

Les nerfs olfactif et optique ont une constitution qui les rapproche beaucoup des parties blanches des centres nerveux. D'après un dessin de MM. Pouchet et Tourneux, le nerf optique est enveloppé d'une gaîne de tissu conjonctif, qui envoie des prolongements, formant des cloisons dans l'intérieur du nerf, reproduisant exactement la disposition de la pie-mère par rapport aux faisceaux blancs de la moelle.

Les tubes nerveux du nerf optique et olfactif sont assez fins pour la plupart; les plus volumineux atteignent un diamètre de $0^{mm},005$ à $0^{mm},008$. Isolés par dissociation, ils offrent des varicosités comme ceux de la substance blanche.

GANGLIONS NERVEUX

§ 118. — Les ganglions rachidiens et ceux qui se trouvent sur le trajet des nerfs crâniens ont une constitution assez simple. Si l'on suppose qu'un tube nerveux aboutisse à une cellule nerveuse, de telle façon que celle-ci se présente comme un véritable renflement du cylinder axis, on a la disposition générale des cellules ganglionnaires. La gaîne de Schwann se prolonge autour de cette cellule en lui formant une enveloppe, et enfin, aux deux extrémités de la cellule se trouve un cylindre axe. Ces dispositions étant admises, la cellule ne serait en somme qu'un renflement placé sur le trajet du cylinder axis avec un noyau central. Telle est la partie élémentaire à laquelle peut se ramener la structure d'un ganglion nerveux.

Sur certains animaux, les poissons, il est facile de voir que ce schéma se trouve réalisé, ainsi que l'ont observé Wagner et Ch. Robin. Si l'on dissocie les éléments d'un ganglion de raie, et je l'ai constaté de mon côté, il paraît entièrement formé de cellules bipolaires, recevant un tube nerveux à chacun de leurs pôles.

Chez les mammifères, et en particulier chez l'homme, une coupe longitudinale passant par le grand axe d'un ganglion rachidien fait voir les dispositions représentées fig. 50. Le nerf occupe la partie médiane. Les cellules sont à la périphérie. Néanmoins, sur le trajet des tubes nerveux et dans la partie centrale du ganglion on aper-

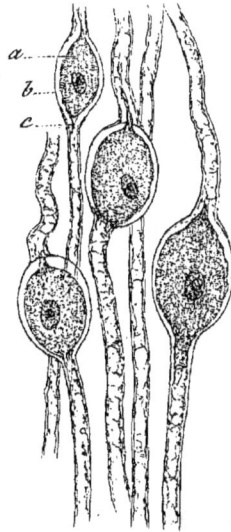

FIG. 54.—Cellules ganglionnaires des ganglions rachidiens de la raie. — a, cellule; b, gaîne de Schwann; c, cylindre axis.

çoit encore quelques cellules nerveuses, de distance en distance.

Le nerf, en pénétrant dans le ganglion, s'y étale, pour ainsi dire, et envoie des faisceaux de tubes nerveux munis de leur gaîne de Schwann et de leur myéline, entre les cellules nerveuses. Entre elles

les nerfs s'insinuent peu à peu, pour atteindre celles dont ils dépendent.

Les cellules des ganglions sont semblables à celles de la substance grise de la moelle ; en général sphériques ou ovoïdes, quand elles ne sont pas rétractées par les réactifs coagulants.

Elles possèdent un noyau volumineux, sphérique, plus foncé que le corps cellulaire, et un nucléole. En outre, elles sont complètement enveloppées par une sorte de capsule parsemée de petits noyaux, et qui représente un prolongement de la gaîne de Schwann. Mais entre cette capsule et le corps cellulaire, il n'y a aucun intervalle ni aucune substance interposée. La myéline du tube nerveux cesse au niveau de la cellule, et les vacuoles que présente sa surface sur les coupes, tiennent à une rétraction du corps cellulaire sous l'influence des réactifs.

Ces cellules ne sont pas toutes de même dimension. Les plus volumineuses ont, chez l'homme, un diamètre de $0^{mm},002$ à $0^{mm},009$; la plupart du temps il est de $0^{mm},004$ à $0^{mm},085$. La capsule entourant ces cellules a de $0^{mm},008$ à $0^{mm},012$ d'épaisseur. Les plus grosses cellules se trouvent dans le ganglion de Gasser, et en général dans tous ceux qui dépendent de la cinquième paire, comme l'ophthalmique, le sphéno-palatin, le sous-maxillaire, etc. Les plus petites ne dépassent pas le volume d'un myélocyte. Un grand nombre ont des dimensions intermédiaires à ces deux variétés du même élément. Sur les coupes des ganglions, on aperçoit, entre les grosses cellules, des myélocytes disséminés irrégulièrement entre les cylindres d'axe et dans les interstices que laissent entre elles les grosses cellules. C'est aussi dans ces espaces que se trouvent quelques fibres lamineuses fines et des capillaires sanguins, éléments correspondant à ceux que nous avons vus dans l'intérieur des gaînes de périnèvre.

Pour achever la structure des ganglions, il faut ajouter encore que le périnèvre passe sans interruption et sans aucune modification des nerfs sur le ganglion. Les gaînes de périnèvre correspondant aux différents fascicules se réunissent à l'un des pôles en une gaîne unique, exactement comme des branches veineuses qui viendraient se fusionner dans un large sinus collecteur. Cette gaîne commune enveloppe le ganglion.

Au delà, sur les racines, l'enveloppe se continue en s'amincissant jusqu'à leur origine apparente. Quelques auteurs, entre autres M. Robin, pensaient que le périnèvre s'interrompait au niveau du ganglion, mais, avec M. Herrmain, il nous a été facile de voir les dispositions que je viens de décrire.

Cette description des ganglions nerveux n'est pas adoptée par tous les auteurs ; Kölliker considère toutes les cellules nerveuses ganglionnaires comme unipolaires ; d'où cette conclusion que le ganglion serait un petit centre d'origine pour un certain nombre de tubes nerveux qui n'auraient ainsi, ni eux ni leurs cellules, aucune connexion avec les cellules de la moelle. Mais il est bien démontré de-puis les recherches de Stannius en 1849, et de Wagner en 1851, que gé-néralement ces cellules sont bipolaires ou multipolaires.

M. Ranvier admet que la plupart des cellules ganglionnaires sont uni-polaires (*Comptes rendus de l'Aca-démie des sciences*, décembre 1875), et que le prolongement unique qu'elles portent, après un trajet plus ou moins long, se diviserait brusquement en deux branches, s'écartant dans des directions opposées. L'ensemble du prolongement cellulaire et de ses divisions figurerait la lettre T. Il est possible que cette disposition existe, mais en tous cas elle n'est pas gé-nérale, car il est facile de voir les cellules bipolaires, en grand nombre chez tous les animaux, surtout chez les poissons.

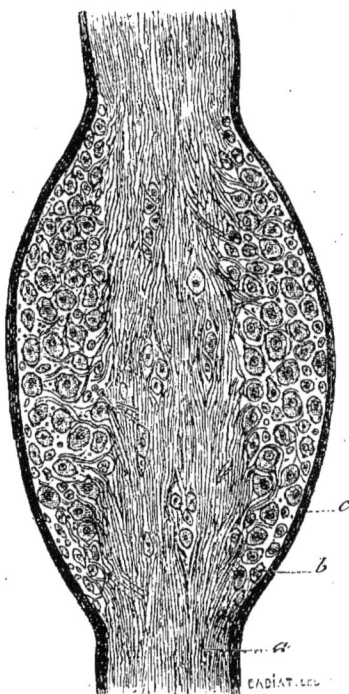

FIG. 55. — Coupe longitudinale de gan-glion rachidien de l'homme : — En *a*, *b*, cellules nerveuses ; *c*, périnèvre en-tourant le ganglion.

On ne sait pas encore s'il existe des anastomoses entre les différentes cellules d'un même ganglion. Quant à dire si le nombre des tubes nerveux est plus considérable à la sortie qu'à l'entrée, c'est encore une question difficile à résoudre.

Hall a cherché à compter ces tubes, mais vu la difficulté d'une pareille entreprise, les résultats obtenus nous paraissent sujets à caution.

Ganglions du sympathique.—Les ganglions du sympathique diffèrent peu, par leur structure, des précédents. Ils sont toujours formés essentiellement par des cellules nerveuses, auxquelles aboutis-sent des tubes, et autour desquelles se trouvent des capsules faisant suite à la gaîne de Schwann des nerfs ; ces cellules sont unipolaires, bipolaires et multipolaires. Leur volume est moindre, en général, que celui des éléments correspondants des ganglions des nerfs sensitifs. Elles ont en moyenne $0^{mm},025$ de diamètre ; souvent elles renferment deux noyaux, ainsi que Remak, Guye et Schwalbe l'ont figuré. Ces dispositions se retrouvent non seulement sur les cellules nerveuses des ganglions sensitifs, mais sur les cellules des centres nerveux.

Beale avait décrit des dispositions très compliquées pour les cellules du sympathique de la grenouille; d'après lui, l'un des prolongements serait rectiligne, l'autre se contournerait en spirale autour du premier.

Mais ces dispositions, déjà douteuses pour Krause, Sander et pour Kölliker, qui donne cependant plusieurs dessins représentant les cellules décrites par Beale, n'ont pas pu être retrouvées chez l'homme par Axel Key et Retzius. De mon côté, je n'ai jamais rien vu de semblable chez les mammifères, les poissons et sur aucun élément nerveux des invertébrés.

Une question plus intéressante à étudier serait de chercher les connexions possibles entre les cellules ganglionnaires du sympathique et les fibres de Remak. Étant donné le nombre considérable de ces fibres, relativement aux tubes à myéline, qui entrent dans la composition des filets gris du sympathique, il est évident qu'elles doivent être en rapport avec des cellules dont on ne s'expliquerait pas autrement la présence. Cela est surtout évident pour les plexus comme ceux d'Auerbach et de Meissner. Mais jusqu'ici on n'a pu encore isoler bien nettement la fibre de Remak avec la cellule dont elle pourrait provenir.

Les ganglions du sympathique n'ont pas une structure aussi régulière que ceux des nerfs rachidiens; les cellules nerveuses n'occupent pas, comme dans ces derniers, la périphérie. Elles sont disposées par chaînes irrégulières, entre lesquelles passent des faisceaux de fibres de Remak. Un grand nombre d'entre elles renferment des granulations pigmentaires jaunes autour du noyau, et elles sont mélangées de myélocytes, bien plus nombreux que sur les ganglions sensitifs. Lorsque les filets du sympathique ont une gaîne de périnèvre, le ganglion correspondant est aussi enveloppé par cette gaîne.

Terminaisons nerveuses. — Nous n'étudierons dans cet article que les terminaisons des nerfs sensitifs; les terminaisons des nerfs moteurs seront décrites avec le système musculaire.

Parmi les nerfs sensitifs, il faut encore distinguer ceux qui vont aux organes des sens : comme l'olfactif, l'auditif, l'optique et les nerfs de sensibilité générale. Les terminaisons des premiers constituent de véritables membranes nerveuses, dont la description devrait être faite avec le système nerveux, mais que nous avons reportée à un article spécial, à cause de l'intérêt qu'elles présentent, quand on considère isolé l'organe dont elles constituent les parties fondamentales. Cette exception à la méthode que nous avons adoptée, cette faute d'anatomie générale, nous nous la sommes imposée pour faciliter l'étude de certains chapitres; mais il faut que le lecteur sache bien, qu'en anatomie générale, l'organe disparaît et qu'il ne reste que le système, et que c'est ici qu'il faudrait décrire la rétine, la membrane de Corti, l'épithélium de la muqueuse olfactive.

Les trois nerfs correspondant à ces trois membranes sont de véritables expansions des vésicules cérébrales. Aussi n'ont-ils pas la constitution générale des nerfs. La rétine elle-même est une circonvolution; elle en a la structure, elle participe des troubles inflammatoires des centres nerveux et elle offre des tumeurs de même nature. Son étude appartient donc naturellement au système nerveux. On pourrait en dire autant des terminaisons nerveuses de l'oreille interne et de la membrane de Schneider, bien qu'ici il n'y ait pas autant de rapprochements, qu'on en peut faire entre la rétine et le cerveau; de même que dans les terminaisons des nerfs du goût, rien n'indique une relation aussi distincte avec les centres nerveux. Dans le mode de terminaison périphérique des nerfs des organes des sens, il y a donc une atténuation progressive des caractères qui les rattachent au système nerveux central; or, c'est encore dans la loi du développement embryonnaire que nous trouverons la raison de ce fait. Tous les nerfs, ainsi que nous le verrons plus tard, émanent du névraxe. Les premiers nerfs qui se forment, l'optique, l'olfactif, l'acoustique émanent directement du cerveau et se développent parallèlement à lui; aussi portent-ils toujours dans leur structure la marque de leur origine. Les nerfs sensitifs et sensoriels qui viennent ensuite, ne se forment plus, comme les premiers, par une sorte d'expansion de l'écorce cérébrale, mais par des bourgeonnements progressifs aux dépens d'éléments nerveux déjà différenciés de ceux qui constituent les centres nerveux. Aussi leur structure est-elle toute différente.

Les nerfs sensitifs se terminent à la périphérie de deux façons différentes:
1° Par des renflements spéciaux; 2° par des extrémités libres.

Les renflements spéciaux qui se trouvent à l'extrémité des nerfs sensitifs sont connus sous les noms de corpuscules de Meissner, de Rouget, de Krause ou de Pacini.

Les corpuscules de Meissner siègent dans les papilles du derme. Ceux de Krause, de Rouget, se trouvent dans la conjonctive et dans certaines muqueuses.

Enfin ceux de Pacini se rencontrent dans le tissu cellulaire sous-cutané;

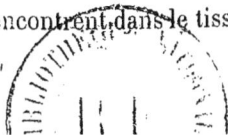

le long des nerfs des os, dans le péritoine de certains animaux, entre les
feuillets du mésentère.

Corpuscules de Krause. — Ce sont de petits renflements ovoïdes
ou sphériques de $0^{mm},025$ à $0^{mm},10$ de diamètre. Ils sont appendus à
l'extrémité du nerf. Leur structure est très simple. Ils sont formés d'une
masse homogène dont la nature n'est pas bien connue, et qu'on appelle
quelquefois le bulbe central. Au centre de cette masse pénètre le cylinder
axis, directement ou après avoir fait un demi-tour de spire. Leur enveloppe, qui est un prolongement avec la gaîne de Schwann, est très mince,
surtout si on la compare à celle des autres corpuscules de même genre,
que nous étudierons plus loin. Elle renferme de petits noyaux de distance
en distance. Ces corpuscules se trouvent dans la conjonctive, le voile du
palais, les papilles de la langue, la peau du gland, les papilles de la muqueuse labiale.

Corpuscules de Meissner. — Ces corpuscules ont une structure
qui les rapproche beaucoup des précédents ; ils n'en diffèrent guère que
par les dispositions de l'enveloppe extérieure. Ce sont des corps allongés,
larges de $0^{mm},03$ à $0,05$ et longs de
$0,1$ à $0,15$. Ils offrent, comme les
précédents, un bulbe central et une
enveloppe. Le bulbe central est à peu
près identique à celui des corpuscules
de Krause, et c'est dans son intérieur
que vient se terminer le nerf.

Le tube nerveux aboutit à la partie
inférieure du corpuscule et décrit généralement à sa surface un ou deux
tours de spire. Sur son parcours il envoie, de distance en distance, des ramifications du cylindre axe, qui, d'a-

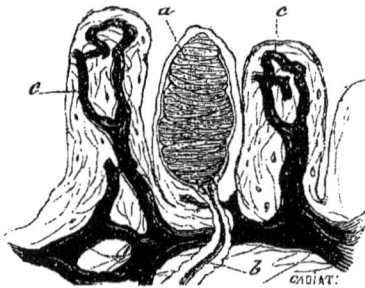

Fig. 56. — Papilles du derme de la 3ᵉ phalange. — a, corpuscule de Meissner au
centre de la papille ; b, tube nerveux
avec la gaîne de Schwann ; c, papille
vasculaire.

près Grandry, aboutiraient chacune à un corps spécial renfermé dans le
bulbe central. Mais ce mode de terminaison n'est pas démontré d'une
façon certaine. Souvent un seul corpuscule de Meissner reçoit deux tubes
nerveux. L'enveloppe de ce corps est formée par le périnèvre qui accompagne le nerf jusqu'à sa terminaison. C'est même cette membrane,
épaissie, qui constitue la majeure partie du corpuscule de Meissner.
Elle est striée en travers et renferme de nombreux noyaux ovoïdes.
L'aspect strié de ces corpuscules est dûe en partie aux stries de la

membrane d'enveloppe et en partie aux tours de spire, que le nerf décrit vers l'extrémité inférieure.

Ces corpuscules occupent la partie centrale des papilles de la peau. Ils sont très nombreux dans les régions qui servent au sens du toucher. Sur la pulpe des doigts, au niveau de la troisième phalange, une papille sur 4 renferme un corpuscule de Meissner. Ils diminuent rapidement de nombre sur la seconde phalange. Meissner a compté seulement 1 corpuscule pour 10 papilles, et sur la troisième, 1 corpuscule pour 25. Sur la peau de l'éminence hypothénar, 1 corpuscule pour 50 papilles. Enfin ces corps sont très rares dans les autres régions, le dos de la main, la face externe de l'avant-bras, etc.

Cette distribution des corpuscules de Meissner est bien en rapport avec le degré de sensibilité du derme dans les régions que l'on considère. Leur multiplicité, dans un point où la peau sert à l'exercice d'une fonction spéciale, prouve bien manifestement que ce sont des éléments liés à cette fonction. On peut donc avec raison les appeler corpuscules du tact, et c'est à tort, selon moi, que C. Pouchet émet un doute sur leur nature. La raison qu'il invoque, que les corpuscules du tact sont plus développés sur les mains des ouvriers qui manient de lourds outils, que sur des mains délicates et *oisives*, n'est pas acceptable.

Corpuscules de Pacini ou de Vater. — Les corpuscules de Pacini ne se trouvent pas, comme les précédents, dans les couches superficielles des membranes muqueuses, mais sur le trajet des nerfs. On les rencontre sur les nerfs cutanés de la paume de la main et de la plante du pied et dans le tissu cellulaire sous-cutané, aux doigts et aux orteils, et particulièrement au niveau de la troisième phalange. On les trouve aussi en grand nombre et formant là des sortes de grappes à la face interne du bec des canards, des perroquets, des pigeons, des bécasses... (Leydig, Goujon, Grandry, Jobert, etc.). On les trouve aussi sur le trajet des nerfs de l'avant-bras, du cou, des nerfs articulaires, des nerfs des os, sur tous les plexus du sympathique et sur les rameaux qui en partent, entre les feuillets du mésentère, au voisinage de l'intestin et près du pancréas.

Le diamètre des corpuscules varie de 1 à 4 millimètres dans le sens de la longueur. Ils sont faciles à isoler par dissection.

Ces corpuscules sont formés, comme les précédents, d'un bulbe central et d'une enveloppe. Le bulbe central est très petit, relativement au volume du corps tout entier. Il est ovoïde, très allongé; le cylinder axis du nerf y pénètre par une de ses extrémités, le parcourt dans toute son

étendue et se ramifie la plupart du temps en deux ou trois branches terminales.

L'enveloppe est composée d'une série de couches emboîtées les unes
dans les autres comme un bulbe d'oignon. Ces couches font suite au
périnèvre. Chacune d'elles est formée, comme cette dernière membrane,

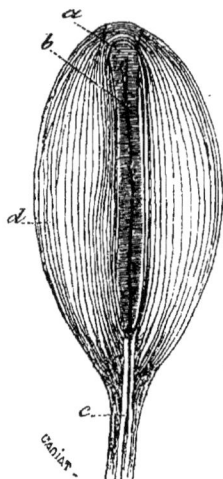

FIG. 57. — Corpuscule de
Pacini. — *a*, bulbe cen-
tral; *b*, cylinder axis;
c, tube nerveux; *d*, couches concentriques de
périnèvre.

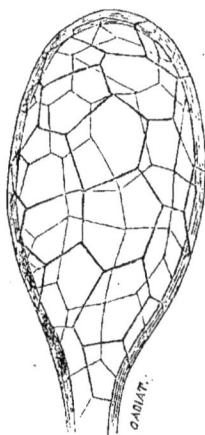

FIG. 58. — Corpuscule
de Pacini, dont les
cellules ont été mises
en évidence par le
nitrate d'argent.

d'une rangée de cellules épithéliales aplaties, qu'on peut mettre en évidence avec le nitrate d'argent. Nous avons vu que le périnèvre avait en
effet cette structure. Ces cellules, qui ont été vues pour la première fois
par Hoyer, puis par Éberth, Kölliker et tous les histologistes qui se
sont depuis occupés de cette question, ont été considérées comme de
nature conjonctive. Mais il est bien certain qu'elles sont épithéliales et
qu'il faut en rechercher l'origine dans le développement du système nerveux périphérique. Elles prouvent que les terminaisons nerveuses elles-
mêmes dérivent par bourgeonnements successifs du système nerveux
central.

Le tube nerveux enveloppé du périnèvre aboutit à l'extrémité du grand
axe du corpuscule. Là ses enveloppes se confondent avec celles de ce
dernier. La myéline disparaît et le cylinder axis pénètre seul dans le
bulbe central.

En dehors des corpuscules terminaux, que nous venons d'énumérer et
des éléments spéciaux, auxquels aboutissent les nerfs sensoriels, il y a

lieu de se demander s'il existe un autre mode de terminaison pour les nerfs de sensibilité. On trouve en effet, dans certaines régions, que les nerfs sensitifs se résolvent en filets excessivement fins, anastomosés en plexus ou disposés simplement en rameaux divergents. Ces filets représentent des subdivisions de cylinder axis. Les réseaux terminaux de ce genre se voient dans la cornée (voy. cornée); mais il n'est pas encore démontré que dans les papilles du derme et des autres organes premiers du système dermo-papillaire il n'existe pas des réseaux du même ordre.

Jusqu'ici, ces réseaux semblent appartenir exclusivement à la cornée et aux fibres terminales du grand sympathique. Cependant un histologiste allemand, Langerhans, a décrit au-dessous de l'épiderme des réseaux nerveux duquel partiraient des fibres ascendantes terminées par une sorte de renflement en bouton au milieu des cellules épithéliales de la couche de Malpighi. Mais à part Lowen et Swalbe (*Arch. f. mikrosc. Anat.*, 1868 et 1869) qui ont retrouvé ces dispositions pour les fibres linguales du glosso-pharyngien, ces faits n'ont pas encore reçu une confirmation définitive. Néanmoins, quand on voit combien la peau est sensible quand elle est dépouillée de sa couche cornée, il y a lieu de ne pas repousser à première vue l'opinion de M. Langerhans.

Chez les animaux, on rencontre au milieu de l'épiderme, des éléments spéciaux qu'il faut considérer comme des terminaisons de nerfs sensitifs. Leydig en 1851 en a décrit dans l'épiderme des lèvres, chez les poissons d'eau douce. Jobert et Grandry ont vu aussi chez le Barbeau, à la surface des papilles labiales et de certains renflements qui servent au toucher, des paquets de corps allongés piriformes, qui traversent l'épiderme et sont manifestement en rapport avec les nerfs.

Les terminaisons libres des nerfs sensitifs se rencontrent en particulier à la surface des follicules pileux. Jobert a figuré ces terminaisons dans les poils tactiles des lèvres d'un grand nombre de mammifères : les singes, le lapin, le chat, la taupe, etc. D'après cet auteur, on verrait les nerfs venir de deux directions opposées à la rencontre du follicule, se résoudre chacun de leur côté, après avoir perdu leur myéline, en un pinceau de filaments très déliés portant des renflements de distance en distance, et finalement aboutir à une sorte d'épaississement du follicule situé au-dessous de l'abouchement des glandes sébacées. Cet auteur a décrit encore un mode de terminaison identique pour les nerfs qui aboutissent aux cils de l'homme. En colorant au moyen de l'acide osmique des pièces qui ont macéré longtemps dans l'acide acétique, on met en évidence pour chaque cil un pinceau de filaments d'une extrême finesse, qui se séparent du tronc nerveux au-dessous du follicule et viennent aboutir sur la papille et sur les parties latérales de la gaîne folliculaire. Nous avons très nettement vu ces dispositions sur les préparations de Jobert.

Terminaisons des fibres du grand sympathique. — Les fibres du sympathique se terminent généralement par des plexus, renfermant, au niveau de leurs points d'entre-croisement des ganglions nombreux, les uns visibles à l'œil nu, les autres microscopiques. Si l'on prend, par exemple, les nerfs de l'intestin, on y trouve deux plexus. Le

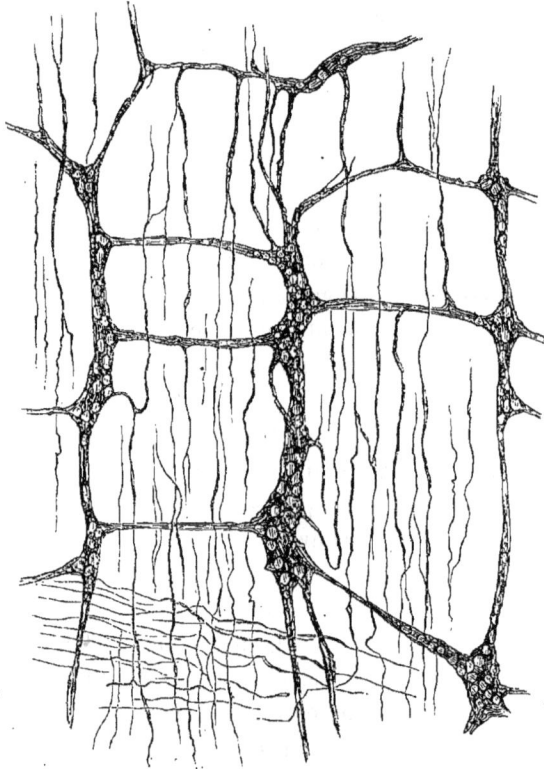

FIG. 59. — Ganglions et faisceaux du plexus d'Auerbach, de l'intestin grêle du chien, au chlorure d'or. Les fibres fines qui partent des ganglions et des faisceaux anastomotiques occupent les espaces situés entre les faisceaux musculaires.

premier situé entre la couche longitudinale et la couche circulaire de l'enveloppe musculaire de l'intestin ou plexus d'Anerbach; le second situé dans la couche celluleuse sous-muqueuse ou plexus de Meissner.

Le plexus d'Auerbach est formé de faisceaux volumineux ayant de $0^m,04$ à $0^m,05$ de diamètre et souvent plus. Ces faisceaux sont composés par des fibres de Remak très fines et par quelques fibres à myéline. Aux points d'entre-croisement des faisceaux qui forment des mailles quadrilatères très régulières, de 0,3 à 0,4 de large, se trouvent de nombreuses cellules nerveuses. On retrouve aussi beaucoup de ces cellules dissémi-

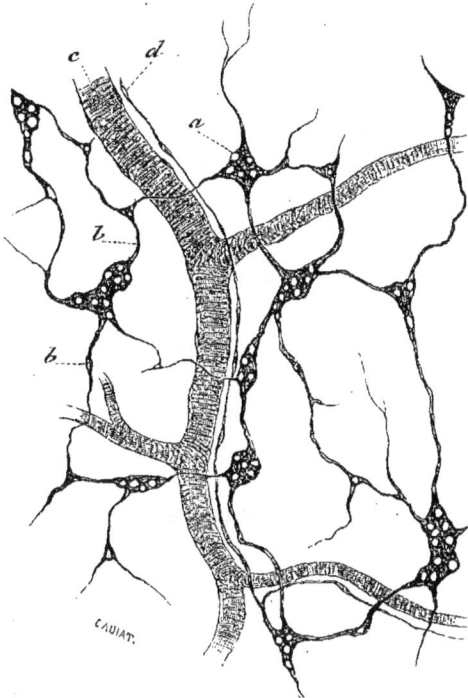

FIG. 60. — Plexus de Meissner. — *a*, ganglions; *b*, faisceaux anastomotiques; *c*, artère; *d*, fibre vaso-motrice accompagnant l'artère.

nées entre les fibres qui unissent entre eux deux renflements ganglionnaires. De distance en distance quelques fascicules, composés de deux ou trois fibres, se détachent latéralement, pour aller se perdre dans les éléments musculaires. Ils forment des mailles très allongées à la surface des faisceaux de fibres musculaires. De distance en distance, ces fibres nerveuses, excessivement longues et fines, pénètrent entre les éléments musculaires sans qu'on ait pu voir encore leur terminaison. Les troncs eux-mêmes sont anastomosés entre eux, et, de distance en distance, on voit des ganglions volumineux, ayant plusieurs dixièmes de millimètres de diamètre et renfermant un nombre de cellules difficile à évaluer. Les cellules de ces petits ganglions diffèrent peu de celles de la chaîne ganglionnaire. Ces ganglions se voient facilement sur les coupes perpendiculaires de l'intestin.

Le plexus d'Auerbach est relié au plexus de Meissner par de nombreuses branches perpendiculaires. Il est formé de fibres et de ganglions plus petits et plus rares.

Les mailles du plexus sont plus larges et plus irrégulières. Les branches qui vont d'un ganglion à l'autre sont onduleuses, contournées sur elles-mêmes et plus fines.

Enfin, du plexus de Meissner partent des fibres qui se dirigent au travers de la couche musculaire propre à la muqueuse. Mais au delà on ne peut savoir encore quel est leur mode de terminaison.

Les fibres de ces plexus sont très fines; elles appartiennent toutes à la variété dite de Remak.

Cette description des plexus de l'intestin peut s'appliquer à tous les plexus terminaux du sympathique. Ainsi, les filets qui vont aboutir aux glandes, aux vaisseaux sanguins, etc., se résolvent de la même façon en plexus sur le trajet desquels se trouvent des ganglions plus ou moins volumineux.

DÉVELOPPEMENT DU SYSTÈME NERVEUX PÉRIPHÉRIQUE

§ 119. — Nous avons déjà décrit à l'article VI, page 195, le développement des tubes nerveux. Nous avons vu que ces tubes étaient, au début, formés de cellules juxtaposées bout à bout, cellules peu différentes de celles qui composent au début l'involution du nevraxe. Nous avons montré aussi comment ces éléments, se soudant entre eux, formaient les tubes nerveux. Mais avant d'en arriver là, nous devons chercher à savoir l'origine de ces cellules.

Les auteurs d'anatomie ont émis toutes les hypothèses sur l'origine des nerfs périphériques, mais sans les appuyer sur des faits bien positifs. Les uns (de Baer) faisaient naître les nerfs sur place, les autres (Serres) supposaient que les parties périphériques se formaient isolément et rejoignaient les autres progressivement. Jusqu'à ces dernières années, les embryogénistes admettaient encore que les ganglions rachidiens se formaient sur place et aux dépens des éléments des protovertèbres. Aujourd'hui une opinion opposée tend à détrôner toutes les autres, et elle est à peu près mise hors de doute par les recherches de Marshall et de Kölliker. Dans la première partie de cet ouvrage, sans connaître ces travaux récents qui n'étaient pas encore oubliés, j'exprimais déjà la même idée, en m'appuyant sur plusieurs raisons. La première c'est que les cylindres axes des nerfs se formaient sur les cellules elles-mêmes. La seconde, c'est que les nerfs périphériques se développaient avec une rapidité extrême, et qu'on les voyait apparaître chez l'embryon bien avant tous les autres tissus.

D'après Kölliker, on voit déjà chez le poulet, dès la 42e ou la 44e heure, les vestiges des racines postérieures. Elles se présentent sous la forme d'un amas de cellules fusiformes appliquées sur la face dorsale de la moelle, se continuant avec les cellules superficielles du tube médullaire et touchant par leur côté externe à l'ectoderme, qui est très mince sur la ligne médiane. A la fin du deuxième jour, cette petite masse a beaucoup augmenté, et les deux racines sensitives ont la forme d'une lame appliquée sur la face dorsale de la moelle et sans ligne de démarcation. Cette ébauche des racines sensitives n'a pas de rapport avec les prévertèbres, ce que Kölliker avait d'abord supposé. Bientôt ces racines se renflent dans une portion de leur parcours pour former le ganglion spinal placé sur le côté de la moelle. Les ganglions eux-mêmes ont, dès le début, un volume relativement considérable. Alors que la moelle mesure 0^m,37 sur 0^m,26 de diamètre, les ganglions ont 0^m,12 sur 0^m,045 de large. A cette époque les racines antérieures sont encore rudimentaires, de même que la portion des racines sensitives qui est au delà des ganglions. D'après Kölliker, ce n'est qu'au quatrième jour que la substance blanche est en voie de formation, alors que les troncs des nerfs spinaux sont constitués. D'après le même auteur, chez les lapins les racines antérieures n'apparaissent que le onzième jour.

On ne sait pas encore d'une façon positive comment se forment les ganglions du grand sympathique; il est permis de supposer qu'ils proviennent d'une sorte de bourgeonnement des ganglions rachidiens situés au même niveau.

Les troncs des nerfs sensitifs et moteurs débutent sous forme de faisceaux de fibres fines émanant des centres. Le développement de ces nerfs est tellement précoce, que le volume du pneumo-gastrique à une certaine époque dépasse celui de l'œsophage, et que, chaque fois qu'on rencontre un tronc nerveux chez l'embryon, il est possible de le suivre jusqu'à son origine. Il faut donc admettre que les nerfs sont une émanation du tube médullaire. Or, si nous considérons la structure de ce tube au moment où débutent les racines sensitives, nous voyons qu'il est entièrement formé de cellules, et que les plus internes de ces cellules constituent un véritable épithélium. Il n'est donc pas étonnant de rencontrer de même, dans la couche la plus superficielle des troncs nerveux, des cellules de cette nature; ce sont celles que nous avons décrites dans le périnèvre. Leur origine est ectodermique comme celle des cellules de l'épendyme, et elles n'ont aucun rapport avec le feuillet moyen.

PATHOLOGIE DU SYSTÈME NERVEUX

§ 120. — Conformément au plan que nous avons tracé pour cet ouvrage, nous devons passer en revue les maladies générales dont le système nerveux peut être frappé. Malheureusement, bien des raisons s'opposent à ce que nous nous étendions sur ce chapitre. D'abord, au point de vue de l'anatomie générale, il reste tout à faire sur ces questions ; la science ne possède encore que des faits isolés ; elle s'est bornée à constater des lésions, c'est-à-dire les effets des maladies, sans pouvoir encore remonter aux causes. Comme le dit avec raison mon collègue M. Grasset, l'hémorrhagie, par exemple, considérée ailleurs comme un symptôme, comme la manifestation d'une maladie, constitue pour les pathologistes, quand elle se montre au cerveau, une maladie tout entière. Or il y a là une erreur évidente, au point de vue des classifications nosologiques. L'hémorrhagie n'est qu'un épiphénomène, et le but de la pathologie générale serait ici de déterminer les conditions de son accomplissement.

Un pareil travail, fait à propos de chacune des lésions des centres nerveux et des nerfs périphériques, aurait d'autant plus d'importance qu'il y a bien peu de maladies qui ne débutent pas par des troubles du système nerveux. Ce sont eux qui ouvrent la scène ; puis viennent des désordres vaso-moteurs, et enfin des productions inflammatoires, variables suivant le terrain, c'est-à-dire le système anatomique lésé et l'état moléculaire de chaque élément. Il n'y a guère d'exception à cette règle, tant qu'il s'agit de maladies aiguës ou de maladies chroniques procédant par poussées congestives.

Si le système nerveux, dérangé dans son action, commence presque toujours la série des désordres, il importerait au plus haut point de voir dans toute maladie en vertu de quelles lésions tangibles et visibles anatomiquement, ou plutôt de quels troubles moléculaires de la substance nerveuse, ce système est toujours le premier atteint. Ce n'est pas au hasard qu'il est frappé. Chaque maladie détermine des désordres spéciaux en rapport évidemment avec des changements dans l'excitabilité des éléments composant tel ou tel département du système considéré dans son ensemble. C'est pourquoi chaque maladie aiguë a ses prodromes, et, dès le début, ses troubles vaso-moteurs initiaux, plus tard ses lésions inflammatoires confirmées, exprimant dans une forme spéciale la nature même de la maladie.

C'est donc la pathologie presque entière que renfermera un jour la pathologie du système nerveux. Comment pourrait-il en être autrement, puisque c'est ce système qui préside à toutes les fonctions? Or, les maladies ne se révèlent à nous que par les troubles des fonctions.

A part les tumeurs, les ulcérations, les nécroses, les destructions de tissus se rattachant soit à des phénomènes embryogéniques, soit à un ralentissement de la nutrition des éléments, on peut donc dire que, dans toute maladie, le système nerveux est lésé, mais il l'est d'une façon plus ou moins profonde. Tantôt c'est l'excitabilité des éléments qui est seulement accrue ou diminuée, tantôt ce sont des désordres permanents, durables, impossibles à réparer.

Ce sont ces derniers seulement qui nous frappent, parce que, relativement au système dont nous nous occupons maintenant, ils ont une importance majeure et qu'ils sont faciles à constater. Mais les autres, pourquoi ne sont-ils pas classés au même titre? Toujours en vertu de cette tendance qu'ont les médecins à classer les maladies, non d'après leur véritable nature, mais d'après leur gravité.

Les altérations du système nerveux, qui sont visibles à l'examen anatomique, comme les hémorrhagies, les ramollissements, tumeurs, etc..., n'ont pas de siège précis, en ce sens qu'elles envahissent aussi bien la substance grise que la substance blanche, et la moelle que l'encéphale. Il en est d'autres, par contre, qui sont exactement localisées et circonscrites. Ainsi la lésion de la paralysie générale, de la paralysie infantile ou de l'atrophie musculaire se porte constamment sur les mêmes points. On peut en dire autant des scléroses. Or nous avons vu, en étudiant les autres systèmes anatomiques, que toujours l'identité de texture et de structure impliquait l'identité de lésion; que les différences les plus légères en apparence établissaient la plupart du temps des barrières que les maladies ne franchissaient jamais lors de leurs manifestations initiales. A propos du système nerveux, on peut supposer, en l'absence de caractères anatomiques différentiels, bien évidents dans la plupart des cas, que ce sont les différences dans l'action physiologique qui entraînent ces localisations précises des désordres observés. Ainsi, ce ne sont pas les différences de texture entre les cornes antérieures et les cornes postérieures qui localisent les lésions de la paralysie infantile sur les premières, mais le mode d'action lui-même des éléments. On pourrait en dire autant des désordres de la paralysie générale, etc. En résumé, si un groupe de maladies est propre au système nerveux et le frappe dans son ensemble, les lésions elles-mêmes doivent se localiser sur autant de départements du système, qu'il y a de localisations fonctionnelles.

Les lésions du système musculaire conjonctif, lymphatique, sont simples relativement, parce que, pour ces dernières, l'identité de texture constatée anatomiquement implique l'identité de fonction. Pour le système nerveux, il y a pour ainsi dire autant de sous-systèmes, au point de vue pathologique, qu'il y a de groupes de cellules ou de tubes nerveux.

Le problème que la pathologie générale doit se poser est donc d'une complexité extrême. Nous savons bien que certaines maladies générales ont sur le système nerveux des manifestations profondes, des lésions de tissu permanentes ; que dans quelques cas la sclérose des cordons postérieurs a sa cause dans le rhumatisme. Il existe les myélites rhumatismales syphilitiques ; de même nous trouvons des productions cancéreuses et tuberculeuses dans les centres nerveux. Mais, en dehors de ces données vagues, la cause des désordres si communs de ce système nous échappe entièrement. Réduits à enregistrer des lésions sans pouvoir en déterminer la nature et remonter à leur origine, nous n'en ferons pas moins un travail utile en déterminant exactement la forme de chacune d'elles et son siège de prédilection.

Ramollissement. — Le ramollissement cérébral est entièrement lié à la pathologie du système artériel. Ce sont les lésions des artères qui entraînent leur oblitération et les altérations des centres nerveux consécutives. Des idées inexactes sur l'anatomie de ces vaisseaux, des théories sur l'inflammation, la doctrine de l'embolie que l'on voulait avec Virchow introduire dans tous les phénomènes pathologiques, parce qu'elle semblait une explication facile, ne devaient aboutir à d'autres résultats que de dérouter les observateurs et leur faire négliger les faits les plus évidents. Si l'on cherche au contraire, comme je l'ai fait, et malheureusement j'étais bien mal placé pour observer des malades, en comparaison de ceux qui ont tant de ressources entre les mains, si l'on cherche, dis-je, la cause des ramollissements cérébraux dans les lésions artérielles, on est conduit à voir que ces lésions elles-mêmes étant sous la dépendance d'un ralentissement dans la nutrition de tout un système anatomique ; il faut, de déduction en déduction, remonter à une cause générale. C'est ainsi que j'ai pu faire voir que la tuberculose entraînait des lésions athéromateuses, même chez les enfants. Chez l'adulte, j'ai vu que la même maladie entraînait des désordres artériels beaucoup plus étendus, et s'accompagnait de ramollissement cérébral avec hémiplégie. Reste à chercher d'autres maladies générales comme causes de lésions des artères, et consécutivement de ramollissements cérébraux et autres.

Le ramollissement se présente sous plusieurs formes différentes, qui tiennent presque toutes à la même cause : l'oblitération artérielle. C'est un phénomène absolument comparable à la gangrène dite sénile, celle qui se produit brusquement par arrêt de la circulation. L'oblitération artérielle elle-même peut se produire de deux façons, par embolie et par thrombose. Mais nous dirons de suite que le second processus est de beaucoup le plus fréquent.

La plupart des auteurs de pathologie s'accordent à admettre le contraire et ont créé une physiologie pathologique de pure fantaisie à propos de l'embolie et des bouchons migrateurs. Les dispositions des territoires artériels, telles que l'admettent M. Charcot et ses élèves (voy. Circulation cérébrale), s'accordaient très bien avec l'embolie. Malheureusement ces théories ne résistent pas au simple examen des faits ; si l'on étudie en effet les oblitérations artérielles du cerveau ou des membres, on rencontre bien rarement une véritable embolie. Presque toujours, dans les parties où la circulation est arrêtée, les vaisseaux sont malades sur une grande étendue. Leurs parois sont envahies par l'athérome calcaire ou la dégénérescence graisseuse, et enfin, si l'on étudie le caillot, on voit que les couches de fibrine les plus anciennes sont disposées sur la paroi vasculaire et par couches régulièrement concentriques.

Ch. Robin a longuement décrit et figuré ces altérations des capillaires dans le ramollissement cérébral (voy. *Traité du microscope*, page 554). C'est à elle et non à l'embolie qu'il attribue les accidents de ce genre. Pour mon compte, j'ai bien des fois examiné des artères dans les gangrènes séniles et dans les ramollissements, et jamais encore il ne m'a été donné de voir une véritable embolie.

Ce qui a fait croire à cette cause d'oblitération, c'est la rapidité des accidents. Or, quand on étudie la partie du vaisseau où elle s'est produite, voici ce que l'on observe : Sur la paroi interne du conduit se trouvent des couches de fibrines déposées successivement, de façon à ne laisser au centre qu'un étroit pertuis le plus souvent occupé par un caillot rouge, mou, de formation récente. La production de ce caillot, qui arrive au dernier moment, amène ces accidents brusques qui font croire à un bouchon migrateur. Mais il se forme sur place et après un long travail préparatoire.

Les lésions du ramollissement cérébral se présentent avec plusieurs formes différentes. Au début, la substance cérébrale est augmentée de volume dans la partie malade. Ce fait a été observé aussi par MM. Prévost et Cottard dans leurs expériences sur les animaux. Chaque fois qu'ils déterminaient des oblitérations artérielles au moyen de graines de lycopodon ou de tabac, ils obtenaient instantanément non seulement sur le cerveau, mais aussi sur la rate, un phénomène analogue qui jusqu'ici n'a pas reçu d'explication bien satisfaisante.

Les parties de substance grise atteintes par le ramollissement prennent la consistance d'une gelée. Elles deviennent transparentes, d'un rouge plus ou moins foncé. Souvent elles sont le siège d'un piqueté hémorrhagique. Dans la substance blanche, il n'y a quelquefois aucun changement de coloration. Souvent, dans les circonvolutions, le ramollissement se présente sous forme de plaques jaunes, de teinte ocreuse. Ces plaques ne font pas saillie à la surface de la substance grise ; elles ne sont pas non plus en creux. Leur consistance est plus grande que celle des parties voisines. Elles n'adhèrent pas à la pie-mère. Elles sont assez longues à se former. MM. Prévost et Cotard les ont constatées au bout d'un mois, après l'oblitération artérielle.

Le ramollissement peut se présenter aussi en foyers, surtout dans les hémisphères. Il affecte alors la forme d'infiltration celluleuse. Lallemand avait comparé ces parties à du tissu cellulaire infiltré de sérosité. Le volume de ces foyers peut être considérable ; ils s'étendent quelquefois à tout un lobe. Ils sont limités à une membrane kystique envoyant dans toutes les directions des filaments vasculaires formant un tissu aréolaire dans les mailles duquel est un liquide semblable à du lait de chaux.

Dans les foyers du ramollissement et autour d'eux, on trouve des capillaires avec les altérations dont nous avons déjà parlé, et qui ont été signalées par Ch. Robin. Ces altérations consistent dans le dépôt d'une grande quantité de granulations graisseuses dans l'épaisseur de la paroi. Souvent ces granules sont réunies en grosses gouttes. Elles se trouvent non seulement sur les capillaires à une seule tunique, mais encore sur les artères munies de fibres musculaires. Il est bien certain que de pareilles lésions doivent apporter un trouble considérable dans la circulation en supprimant l'élasticité des petites artères. En outre, elles sont un obstacle aux actes endosmo et exosmotiques indispensables à la nutrition.

Les éléments nerveux eux-mêmes, portent des lésions plus ou moins accusées, suivant l'époque à laquelle remonte l'accident. Ce sont celles de la gangrène. La substance des tubes nerveux est fragmentée, dissociée, infiltrée de granules graisseux. Il en est de même des cellules. En outre, on rencontre toujours dans ces foyers des leucocytes plus ou moins volumineux et granuleux ; ce sont ces éléments que les auteurs désignent sous le nom de corpuscules de Glüge. Ces expressions ne veulent rien dire. Nous avons vu, en effet, qu'il n'y avait qu'un certain nombre d'éléments anatomiques ; or les maladies n'en créent pas de nouveaux. Chaque fois qu'on se trouve en présence d'un produit pathologique, il faut donc spécifier exactement les éléments qui le composent et employer des expressions comme celle-ci ; c'est éluder la difficulté.

Sclérose. — La sclérose des centres nerveux offre les mêmes caractères que dans les autres tissus (voy. Système lamineux). Elle est caractérisée par la génération d'éléments du tissu conjonctif à la place des tubes nerveux et des cellules de la substance grise. Comme ces phénomènes se produisent avec une extrême lenteur, que les fibres se forment les unes après les autres, dans les parties sclérosées on ne trouve point de corps fibro-plastiques et très-peu de noyaux, mais seulement une trame serrée de fibres lamineuses très fines, avec une matière amorphe assez dense interposée à ces éléments. Néanmoins M. Lancereaux figure dans son *Traité d'anatomie pathologique* (page 271) les divers états par lesquels peut passer une plaque de sclérose. Or sur la première figure le tissu morbide paraît entièrement formé de noyaux du tissu conjonctif. Quant à savoir d'où provient ce tissu conjonctif, il est certain qu'il doit avoir son origine dans les minces cloisons dépendant de la pie-mère traversant la substance nerveuse médullaire ou encéphalique. Il n'y a pas lieu de le faire venir de la substance amorphe des centres nerveux, qui n'a avec lui aucun rapport embryogénique, et qui en diffère manifestement à tous les points de vue, ni par génération spontanée. Dans l'épaisseur de la moelle, quant on examine celle-ci au moyen de coupes, on trouve des cloisons conjonctives suffisamment épaisses et nombreuses pour expliquer ces formations nouvelles.

Le tissu scléreux nouvellement formé est dur, mais jamais autant que le tissu fibreux proprement dit. Il est gris bleuâtre, légèrement transparent. Tantôt il envahit la moelle, en suivant les cordons postérieurs (ataxie locomotrice), tantôt les cordons antérieurs ou latéraux (scléroses descendantes). Enfin il peut être disposé en plaques isolées (sclérose en plaques).

Sa formation est primitive ou consécutive, c'est-à-dire que, dans certains cas, sous l'influence de congestions peut-être trop répétées, ici comme dans le foie, ce tissu conjonctif nouveau se forme en abondance, par plaques disséminées depuis l'encéphale jusqu'à la moelle, envahissant même le nerf optique (atrophie de la papille). Dans d'autres circonstances, il débute par les *zones radiculaires* des parties inférieures de la moelle, c'est-à-dire par les cordons postérieurs au voisinage des racines sensitives, s'accompagnant de scléroses ascendantes portant sur les cordons de Goll (Pierret). Cette seconde forme est caractéristique de l'ataxie locomotrice. L'une et l'autre se produisent d'emblée sans aucun désordre antérieur,

sans aucun phénomène inflammatoire proprement dit. Ce sont des altérations lentes de nutrition improprement appelées myélites par certains
auteurs de pathologie.

La sclérose peut se former d'emblée dans d'autres parties de la moelle
que les cordons postérieurs, quelquefois sur les cordons antéro-latéraux
dans une région limitée à la portion lombaire par exemple (Obs. de
Jaccoud et de Frommann). Dans les cas où les cordons étaient envahis sur
une grande épaisseur, on a trouvé généralement des désordres dans la
substance grise.

Les scléroses consécutives sont celles qui se produisent sur les faisceaux de substance blanche ayant cessé de fonctionner, ou sur les parties
qui ont été le siège d'une inflammation ou d'un ramollissement. Mais
dans ce dernier cas elles représentent de simples cicatrices sans aucun
caractère particulier. Il n'en est pas de même des scléroses rubanées,
comme celles qu'on a suivies depuis la protubérance jusque dans les cordons
latéraux de la moelle et qui se produisent à la longue chez les hémiplégiques. Telles sont les scléroses descendantes observées par Türck,
Vulpian, Charcot, Bouchard, etc.

Les tumeurs spéciales aux centres nerveux sont peu nombreuses. Ce
sont des tumeurs dites à myélocytes, des tubercules et des masses végétantes ressemblant à des tumeurs papillaires.

Les tumeurs à myélocytes sont variables de forme. Elles sont tantôt en
masses isolées, tantôt infiltrées dans la substance nerveuse. On les confond généralement avec les tubercules. Mais, ainsi que nous l'avons dit à
propos des produits pathologiques dérivés du tissu lumineux, ce qui fait
la nature d'une tumeur c'est l'élément fondamental et son mode d'évolution. Or ces tumeurs confondues avec les tubercules diffèrent de ces derniers et par la nature des éléments et par leur évolution. En effet, les
éléments composants sont représentés par des cellules nerveuses à l'état
de noyaux ou myélocytes, et par des cellules plus développées avec un ou
deux noyaux. On y trouve encore de la matière amorphe granuleuse, ayant
l'aspect de cette matière qui comble les vides de la substance grise et des
capillaires volumineux et abondants. Ce n'est pas là certainement la
structure des tubercules. Il faut ajouter encore que les éléments de ces
tumeurs arrivent à former des masses volumineuses sans se désagréger
et se ramollir. L'évolution de l'élément fondamental n'est donc pas la
même que dans le tubercule qui ne dépasse jamais l'état de granulation
sans devenir caséeux.

Les *tubercules du cerveau* existent sans aucun doute, mais il est impossible d'accepter sans vérification les descriptions que donnent les auteurs

de la maladie tuberculeuse des centres nerveux, car la plupart des observations se rapportent certainement à des tumeurs à myélocytes ou à des gommes. Nous ne parlons pas, bien entendu, des granulations tuberculeuses des méninges.

Les faits cliniques, l'observation anatomique grossière s'opposaient à cette confusion que l'on voulait faire entre les tubercules et ces tumeurs à myélocytes fréquentes chez les enfants. Mais, du fait que dans l'un et l'autre produit on avait *vu de petites cellules*, sans dire ce qu'elles étaient, ces cellules et la maladie passèrent comme étant de nature tuberculeuse.

On rencontre fréquemment, dans la moelle et dans les ventricules, des tumeurs dépendant des méninges et dont la description trouverait plutôt sa place à propos de chaque système correspondant à ces membranes. Ces tumeurs ont un aspect végétant ; elles sont formées de petites masses sphériques pédiculées, grosses comme un grain de millet, avec un large capillaire central. Le tissu périphérique est en grande partie composé de matière amorphe et de quelques fibres lamineuses très fines. Ces tumeurs offrent une grande analogie avec les masses végétantes qui pendant la période embryonnaire se développent dans les ventricules cérébraux. Il est donc évident qu'on doit les en rapprocher. Ce sont des formations comparables aux plexus choroïdes et à toutes les dépendances de la pie-mère, qui au début de la vie embryonnaire ont toujours une forme végétante.

Lésions de la paralysie générale. — La paralysie générale est caractérisée par l'atrophie de la couche corticale des circonvolutions, sa sclérose, et souvent par son ramollissement. En même temps, on trouve sur la pie-mère et sur l'épendyme des lésions nombreuses ; mais on ne sait pas encore bien si ces lésions sont secondaires ou primitives. L'épendyme présente des granulations qui lui donnent un aspect chagriné. Ces granulations sont formées en grande partie de fibres lamineuses et de vaisseaux. Par ce que nous savons du développement du cerveau, il est facile d'en comprendre la nature. Elles reproduisent en effet les dispositions des plexus choroïdes et de tous les prolongements de la pie-mère dans leurs premières phases embryonnaires.

D'après les recherches de Meynert, Meyer, Lubinoff, etc., la lésion vraiment caractéristique de cette affection est l'atrophie des cellules profondes de la couche grise des circonvolutions. Mais quand on rencontre, à côté de ces altérations de cellules, des désordres aussi considérables que ceux qui sont signalés par les auteurs classiques, comme : l'épaississement de la dure-mère, l'amincissement ou l'éburnation des os du crâne, la dilatation des ventricules, des épanchements sanguins dans la substance blanche, la dégénérescence graisseuse des capillaires, il est impossible d'admettre que l'atrophie primitive d'une cellule ou d'un groupe de cellules ait été la cause initiale de tant de lésions. Il est bien plus naturel de penser que la maladie est plutôt une méningite ou une inflammation de la substance grise avec des scléroses consécutives. Reste à savoir exactement sur laquelle des enveloppes du cerveau elle porte primitivement.

Dans la syphilis, on voit quelquefois, dans l'épaisseur de la pie-mère, se former des dépôts en nappes d'une matière jaune granuleuse, qui couvre une grande partie de la surface du cerveau. Cette matière ne renferme point d'éléments figurés ; elle est amorphe et granuleuse. Cette lésion syphilitique représente une des formes de la paralysie générale. Nous en avons rencontré un exemple très remarquable, sur un sujet de l'École pratique, qui portait des lésions syphilitiques nombreuses. Il est très probable que, si ce sujet avait vécu plus longtemps, cette exsudation se serait accompagnée d'une foule de désordres analogues à ceux que les auteurs décrivent dans la paralysie générale. Or, il était bien évident qu'ici l'atrophie des cellules de la cinquième couche des circonvolutions n'était pas le phénomène primitif. Il n'est pas rare de voir des malades syphilitiques présenter les accidents fonctionnels correspondant à ce genre de lésions.

Dégénérescences secondaires. — Les dégénérescences secondaires, formées, ainsi que nous l'avons vu, par la sclérose, peuvent se produire suivant un trajet ascendant ou descendant, selon le siège de la lésion primitive.

Les dégénérescences consécutives aux lésions de la moelle ne se font pas suivant une règle fixe. Tantôt elles sont ascendantes, sur les cordons postérieurs ; tantôt descendantes sur les cordons latéraux, et même ascendantes sur les mêmes cordons, ce qui est plus difficile à comprendre.

Elles sont ascendantes, quand la lésion porte sur les cordons postérieurs de la moelle. Or, d'après MM. Pierret et Charcot, ces dégénérescences secondaires ascendantes ont leur localisation exacte sur les cordons de Goll. L'altération de ces cordons, d'après ces auteurs, n'a aucune influence sur les mouvements et la sensibilité.

Les dégénérescences descendantes se manifestent sur les cordons antérieurs et latéraux dans le cas de lésions cérébrales étendues, ainsi que Cruveilhier l'avait vu le premier, et que l'ont observé, depuis, Türck (1851), Charcot et Turner (1852), Bouchard (1866). Ces altérations, d'après les recherches de ces différents auteurs, ne se produiraient pas avec toutes les lésions encéphaliques ; mais, 1° quand la lésion porte sur la capsule interne, et spécialement sur sa partie antérieure, entre le noyau caudé et le noyau lenticulaire ; 2° quand certaines parties de l'écorce cérébrale sont altérées (les zones motrices).

On peut alors suivre une bande grisâtre à travers le pédoncule cérébral, du côté de la lésion. Cette bande se retrouve dans la protubérance, le bulbe, la pyramide antérieure et au-dessous de l'entre-croisement, dans le faisceau latéral du côté opposé et dans toute l'étendue de la moelle. La coupe des faisceaux dégénérés se présente, sous la forme d'un triangle situé au centre du faisceau latéral, diminuant de diamètre à mesure que l'on se rapproche de la région lombaire, et dont la base, à ce niveau, est presque en contact avec la pie-mère.

Quelquefois on trouve des fibres dégénérées dans la partie la plus interne des faisceaux antérieurs, du côté de la lésion, ce qui confirme bien les dispositions que nous avons étudiées, en faisant l'anatomie de la moelle.

La sclérose n'est pas forcément limitée à la substance blanche. Souvent les cornes antérieures ou postérieures sont envahies, ce qui explique les symptômes variables de ces affections.

Lésions de l'ataxie locomotrice. — Les lésions de l'ataxie, ainsi que Duchenne de Boulogne l'a montré le premier, portent surtout sur les faisceaux postérieurs de la moelle. C'est une sclérose rubanée. D'après les recherches de Charcot et Pierret, la lésion fondamentale est la sclérose des zones radiculaires, c'est-à-dire de cette portion des faisceaux postérieurs en rapport avec les racines sensitives, et la lésion accessoire est une sclérose ascendante des cordons de Goll. Quant à l'interprétation donnée par ces auteurs, de cette lésion secondaire fondée sur les dispositions de ces cordons, elle est encore sujette à contestation : car elle est fondée sur la description de Gratiolet, et nous avons vu plus haut ce qu'il fallait penser de cette description.

Mais ce serait se faire une idée très fausse de l'ataxie locomotrice que de la considérer comme exclusivement limitée sur les cordons postérieurs. En effet, les racines sensitives elles-mêmes sont atrophiées jusqu'aux ganglions, et les lésions cérébrales, entre autres l'atrophie du nerf optique, sont très fréquentes. Il s'en faut encore de beaucoup que l'anatomie ait expliqué tous les désordres cérébraux qui s'observent généralement. Relativement à la moelle, on peut dire que souvent les parties motrices sont envahies ; la sclérose gagne bien souvent sur les cornes antérieures et les cordons latéraux ; ce qui se conçoit, du reste, puisque les filets radiculaires sensitifs vont jusque dans les groupes de cellules des cornes antérieures.

Un autre genre de sclérose rubanée est celle qui a été décrite par Charcot et ses élèves sous le nom de sclérose latérale amyotrophique. C'est une atrophie primitive des cordons latéraux, qui n'est pas tout à fait disposée comme les scléroses descendantes. Elle se termine, en effet, du côté de la région lombaire, dans la portion la plus postérieure des cordons latéraux. Ces lésions peuvent remonter jusque dans le bulbe et dans la protubérance. Enfin, les cornes antérieures sont généralement lésées, ce qui explique les atrophies musculaires fréquentes dans cette maladie.

Paralysie atrophique de l'enfance. — Laborde a montré le premier que la paralysie atrophique de l'enfance n'était pas une paralysie essentielle, et qu'on rencontrait dans cette maladie la sclérose des cordons latéraux. Vulpian, plus tard, puis Charcot et Joffroy trouvèrent des lésions dans les grandes cellules des cornes antérieures. Ces altérations furent considérées comme le fait primitif. Mais on pouvait objecter à ces auteurs que leurs examens, portant sur des femmes de la Salpêtrière, n'étaient pas concluants : car le fait qu'ils regardaient comme fondamental était peut-être consécutif, étant donné l'âge des sujets.

Les seuls examens qu'on puisse considérer comme concluants doivent être faits chez les enfants; or jusqu'ici, à part quelques observations, l'occasion de suivre ces autopsies ne s'est pas présentée souvent. Néanmoins, dans un cas, E. Gaucher, comme Dejerine, a trouvé chez l'enfant une atrophie très manifeste des cellules des cornes antérieures; et dans un autre cas seulement ces éléments lui ont paru intacts. Par contre, dans la *paralysie diphthéritique*, il a observé que la moelle était intacte, mais que les racines antérieures étaient profondément altérées. La myéline avait complètement disparu, sur un grand nombre de tubes, avec conservation intégrale du cylindre d'axe, et on voyait une multiplication extraordinaire, en même temps qu'une augmentation de volume très considérable des noyaux de la gaîne de Schwann. Cette question mérite donc de nouvelles études (1).

(1) Au point de vue de la physiologie générale, ces faits, dont l explication est encore à trouver, ont une importance considérable. Les expériences de Vulpian ont montré que ces atrophies musculaires ne se produisaient pas par l'intermédiaire du sympathique, et qu'il fallait alors en chercher la cause dans une influence directe du système nerveux central sur le système musculaire.

PROPRIÉTÉS PHYSIOLOGIQUES DES DIFFÉRENTES PARTIES
DU NÉVRAXE

§ 121. — Nous ne traiterons que des propriétés générales des tissus nerveux : car nous avons déjà vu, d'une part, quels étaient les attributs physiologiques de la substance blanche et de la substance grise, et de l'autre, quel était le rôle des différents organes premiers que ces substances contribuaient à former.

La détermination des propriétés de tissu des parties que nous venons d'étudier représente le problème le plus difficile de la physiologie. Il est certain, en effet, quoique nous soyons obligés d'abandonner la recherche de la cause première du mouvement automatique le plus simple gouverné par le système nerveux, cependant, si nous pouvions savoir quels sont, d'une façon précise, l'action des divers agents sur les éléments nerveux centraux et périphériques, et le trajet suivi dans la moelle et l'encéphale par les impressions motrices et sensitives, la physiologie aurait atteint le but le plus élevé qu'elle puisse se proposer.

En dehors même des simples considérations médicales, il est certain qu'en abordant ce problème, de quelque façon qu'on l'envisage, nous soulevons même les questions philosophiques les plus dignes d'intérêt.

Malgré les auteurs qui voudraient concilier les anciennes doctrines vitalistes avec les découvertes modernes, et regarder le système nerveux central comme l'instrument d'une force extra-matérielle, il est certain que toutes les parties qui le composent ne trouvent qu'en elles-mêmes, dans leurs propriétés de tissu, le principe de leur action, et que le cerveau, par exemple, est l'organe des actes intellectuels, comme les centres périphériques sont les organes des mouvements et des sensations inconscientes.

La conséquence immédiate de cette idée acceptée actuellement par tous les physiologistes, que les phénomènes intellectuels ne sont que des manifestations de certaines propriétés de tissu, conduit en médecine à des conclusions d'une haute importance. En effet, les troubles de l'idéation sont par cela même rigoureusement analysés, comme les troubles fonctionnels du poumon et du cœur, et les maladies de l'encéphale peuvent être classées, au point de vue de leurs lésions et de leur nature, suivant les manifestations symptomatiques qu'elles présentent. De même que la pathologie médullaire a été créée, on tend à établir celle du cerveau. Déjà bien des découvertes ont couronné ces premières tentatives, dans lesquelles, comme pour toutes les questions d'anatomie générale, nous verrons la pathologie, l'anatomie comparée et la physiologie se prêter un mutuel concours.

Il ne nous appartient pas d'étudier ici avec détail les fonctions de chaque partie des centres nerveux, et surtout de discuter toutes les expériences des physiologistes. Nous renvoyons pour ces études spéciales aux traités de physiologie. Néanmoins il sera utile, je pense, de résumer dans quelques considérations physiologiques générales le rôle de chacune des parties que nous venons d'étudier.

Si nous nous reportons à l'étude de la moelle, telle que nous l'avons exposée, il est relativement plus facile d'interpréter les phénomènes généraux dont elle est le siège. C'est donc par cette région que nous devons commencer.

Mouvements réflexes. — Sur un animal dont la moelle a été séparée du cerveau, par une section transversale, si l'on excite un nerf sensitif, on détermine aussitôt un mouvement dans le membre correspondant. Tel est, dans sa plus grande simplicité, le phénomène que les physiologistes désignent sous le nom d'action réflexe. L'anatomie nous permet de comprendre comment il peut se produire. Nous avons vu, en effet, que les filets radiculaires allaient se perdre au milieu de la substance grise, en formant un réseau inextricable, au milieu duquel se trouvaient des cellules nerveuses. L'impression sensitive suit donc le trajet de ces filets radiculaires, arrive au réseau, de là aux cellules motrices de la corne antérieure et enfin aux filets des racines motrices. Si l'excitation périphérique est faible, elle suit exactement ce trajet; mais si elle est plus forte, elle peut se propager plus loin, passer par les nombreuses fibres de la commissure, dans la portion symétrique de la substance grise de la moelle, arriver aux cellules motrices du côté opposé et produire un mouvement des membres de ce même côté.

Enfin l'impression peut se généraliser, se diffuser dans toute la moelle et produire des mouvements de tous les membres à la fois.

L'action réflexe nous montre le phénomène nerveux le plus simple qui puisse s'observer dans la moelle et les autres centres; il l'est d'autant plus que, pour le produire, on voit entrer en jeu seulement l'excitation d'un nerf sensitif et la contraction de quelques muscles. Cependant il faut déjà remarquer un fait important : c'est que, sur la grenouille décapitée dont on examine les réflexes, les contractions musculaires sont coordonnées et adaptées à un but défensif. La moelle considérée en elle-même, séparée du cerveau, semble avoir une pensée et une volonté ; elle détermine des mouvements de défense en rapport avec l'agent vulnérant. Elle fait nager l'animal, si on le jette dans l'eau ; elle lui fait rapprocher vivement la patte que l'on pince, et bien mieux, si l'on met une goutte d'acide sur l'épiderme d'un côté, la patte du côté opposé s'efforce de l'essuyer.

Mais si l'on en croit l'expérience d'Onimus, la moelle ne jouirait que pendant un temps assez court, après sa section, de la propriété de coordonner les mouvements ; comme si, sous l'influence de la direction cérébrale, elle avait pris l'habitude de certains réflexes qu'elle oublierait ensuite.

Il me paraît difficile d'interpréter cette expérience de la même façon. La moelle a son éducation toute faite, comme le cerveau, dès que l'animal se meut. L'enfant n'a pas besoin que son cerveau fasse l'éducation de sa moelle, pour lui apprendre à téter, pour retirer la main avec des mouvements très bien coordonnés, si quelque chose le blesse. Le simple mouvement de flexion ou d'extension d'un membre, exige de la part de la moelle une coordination exacte des déterminations motrices. Ces mouvements de défense ou de natation qu'on observe sur la grenouille ou le poisson, ont leur cause première dans la moelle, avant toute éducation. Le têtard nage très bien dès qu'il se dégage de l'œuf, et son cerveau à cette époque ne pense guère. Certes, si nous voulions combiner avec notre cerveau toutes les contractions musculaires nécessaires à l'exécution de tel et tel mouvement, il n'y aurait que les anatomistes qui pourraient faire l'éducation de leur moelle. Or c'est justement quand le principe des mouvements réside dans la moelle elle-même, que le cerveau n'y prend aucune part, que ces mouvements sont faits avec précision et sûreté. Un mouvement instinctif est toujours précis, ceux que calcule le cerveau sont incertains et mal coordonnés.

Essayez, par exemple, de penser à ce que vous faites en descendant un escalier : vous hésiterez et manquerez de tomber. Le cheval ne voit pas ses pieds de derrière et cependant, quand il traverse des obstacles, une fois l'ordre donné à la moelle, celle-ci l'exécute avec une telle précision que les membres postérieurs se meuvent juste de la quantité nécessaire pour les éviter. La moelle sait donc ce qu'elle a à faire et sans aucune éducation ; et, si le cerveau se mêle de l'exécution du détail, il ne fait souvent que donner de l'hésitation aux mouvements. Si nous voulions pousser ces déductions plus loin, il nous serait même facile de prouver que chez l'homme dont le cerveau fonctionne beaucoup, qui calcule tous ses mouvements, il n'y a jamais l'adresse de ceux qui font les leurs seulement par instinct, c'est-à-dire avec la moelle. L'expérience d'Onimus peut s'interpréter de bien des façons, et, avant de dire que la moelle a oublié ce que certainement elle n'a jamais eu besoin d'apprendre, il eût été nécessaire d'examiner les moelles des grenouilles décapitées, depuis plusieurs jours, et de voir si elles ne présentaient aucune lésion. Il est possible qu'elles ne fonctionnent pas simplement parce qu'elles sont altérées.

Si je m'attache à réfuter cette théorie, c'est qu'elle est l'expression d'un reste de spiritualisme. On a peine à se figurer qu'un organe dans lequel on n'a jamais songé à localiser les facultés de l'âme puisse coordonner des réflexes, calculer des mouvements de défense; alors, on rapporte le principe de ces phénomènes à un organe plus complexe, dont la physiologie est encore très obscure, et la difficulté se trouve reculée d'autant.

Ce que nous venons de dire s'applique à la plupart des mouvements instinctifs; mais il est bien certain que l'éducation cérébrale peut faire que des actes compliqués, exigeant beaucoup d'attention et d'effort, se produisent automatiquement, à force d'habitude. Quand un pianiste, par exemple, frappe le clavier sans penser aux notes qu'il produit, c'est là de l'éducation médullaire à proprement parler. Il en est de même des mouvements défensifs, de l'escrime et de tous les exercices corporels, pour lesquels l'éducation supplée à la spontanéité des actes réflexes. A force de faire toujours les mêmes mouvements, ceux-ci deviennent de plus en plus rapides, et prennent progressivement le caractère de réflexes, auxquels le cerveau ne semble prendre aucune part.

Loin de faire l'éducation des autres parties du système nerveux, le cerveau est la dernière partie qui fonctionne; l'enfant nouveau-né n'a aucune faculté intellectuelle, aucune idée, c'est un être réduit entièrement à la vie végétative, à des actions réflexes, et c'est seulement sous l'influence des impressions extérieures que peu à peu les centres encéphaliques supérieurs entrent en action.

Plus on s'éloigne des vertèbres supérieures et plus la moelle a pour ainsi dire d'autonomie, et plus elle peut combiner des mouvements complexes. Chez les mammifères et en particulier chez l'homme, les réflexes médullaires sont très bornés; aussi, il est probable que les réflexes résultant de l'éducation ont leur siège plus haut; une excitation des nerfs sensitifs ne produit jamais chez eux qu'un mouvement de recul instinctif, et jamais ces mouvements compliqués qu'on voit chez les batraciens et les poissons.

Le cerveau des animaux supérieurs a pris une telle prépondérance que tout lui est soumis, et la moelle semble être chez eux réduite à un rôle des plus bornés. Quand elle fonctionne seule, qu'elle est séparée de l'encéphale par une section, elle peut seulement commander quelques réflexes et des phénomènes de la vie végétative, tandis que chez les animaux où le cerveau a son minimum d'action, la suppression de l'encéphale semble ne porter aucun trouble dans les mouvements.

Mais il est bien évident aussi que, chez les animaux supérieurs, les mouvements réflexes ont aussi leur siège dans des parties plus élevées des centres encéphaliques : dans la protubérance, le corps strié, la couche optique, ou peut-être même dans les circonvolutions. Une foule d'actions cérébrales sont manifestement des actions réflexes : tels sont, par exemple, les mots ou les phrases qu'on prononce par habitude, et qui reviennent sans cesse à la bouche sous l'influence d'une émotion quelconque, et une foule de faits du même ordre, que Luys et Onimus ont étudiés et qu'ils ont considérés avec raison comme des réflexes cérébraux.

Ainsi, à mesure que le cerveau se développe, nous le voyons devenir le siège d'actes coordonnés, qui, chez les animaux moins élevés en organisation, avaient leur siège presque exclusivement dans la moelle. Il faut donc admettre que les centres encéphaliques, à mesure qu'ils prennent de l'importance, peuvent aussi se modifier au point de vue physiologique. Il est même probable que les connexions de ces centres avec la moelle varient suivant les espèces animales.

Ainsi, chez les poissons et même chez les oiseaux, l'ablation des hémisphères, comme la pratiquait Flourens, ne supprimait que la volonté, l'idée des mouvements ; mais la cause nerveuse immédiate de ces mouvements n'en était pas influencée. Le pigeon privé de ses hémisphères peut marcher, voler, avaler les graines qu'on met dans son bec ; mais par action réflexe, sans que sa volonté y prenne aucune part. Il ne sait plus juger et discerner ce qui lui convient. En volant, il bute contre un obstacle et s'arrête sans aucune raison ; il avale des cailloux aussi bien que des graines. Chez l'homme il n'en est pas de même ; la suppression d'une portion de l'encéphale enlève non seulement l'idée d'un mouvement, mais elle le rend à jamais impossible. Il est bien démontré, en effet, comme nous l'avons dit plus haut, que les circonvolutions représentent des noyaux dont la destruction amène la paralysie de groupes de muscles déterminés. Le même phénomène s'observe sur le chien (Carville et Duret), mais d'une façon transitoire, ce qui est inconciliable avec l'idée des centres absolument fixes.

Il est donc incontestable que ces centres encéphaliques prennent, chez les animaux supérieurs et chez l'homme, une importance bien plus grande au détriment de ceux qui leur sont subordonnés. .

Néanmoins, ces faits ne démontrent pas sans réplique que les noyaux gris de ces circonvolutions motrices, soient directement unis aux cornes antérieures de la moelle, par des fibres descendantes de la couronne rayonnante, comme tendent à l'établir Meynert, Huguenin et d'autres auteurs. S'il en était ainsi, la suppression du centre supérieur aurait la même action que la section transversale de la moelle, et alors on verrait, chez les sujets dont les circonvolutions motrices sont lésées, les mouvements réflexes persister, s'exagérer même dans les membres paralysés : exactement comme avec les lésions qui interrompent la continuité des faisceaux blancs médullaires, on voit ces réflexes augmenter dans les membres inférieurs. Or, c'est le contraire qu'on observe; les hémiplégiques par cause cérébrale ont une impotence absolue; ils n'ont pas de mouvements réflexes, là où leurs muscles sont absolument paralysés. Il faut donc admettre que les impressions sensitives vont, chez eux, se perdre dans d'autres centres, avant d'arriver à ceux des circonvolutions; autrement comment concilier ce premier fait de l'exagération des réflexes par section de la moelle, avec leur abolition complète, dans le cas de lésion encéphalique?

C'est, en effet, la loi générale des réflexes qu'ils sont d'autant plus accusés, que l'impression sensitive a moins de chemin à parcourir à travers la substance grise.

Un centre encéphalique qui nous est bien connu, celui que Broca a localisé dans la troisième frontale gauche, nous montre que le mode de fonctionnement des centres nerveux encéphaliques n'est pas celui qu'on supposerait, en admettant l'existence de ces fibres directes décrites par Meynert et d'autres auteurs. L'aphasique n'a perdu que l'idée des mots; mais il conserve les mouvements des lèvres, de la langue, du voile du palais et de toutes les parties qui servent à la phonation et à l'articulation des sons; il peut exécuter tous ces mouvements, et même il peut construire des phrases, ce qui prouve qu'en dehors des parties lésées, il existe des centres coordonnateurs des mouvements. Mais, en outre, comment expliquer que le siège de la faculté du langage soit à gauche exclusivement et que, cependant, des lésions de l'hémisphère droit puissent amener l'abolition des mouvements opposés du côté gauche? Il semble donc qu'il y ait pour les mouvements deux centres directs symétriquement placés, et que le siège de l'idée des mouvements de la faculté cérébrale seul soit localisé sur un côté déterminé. Les circonvolutions ainsi représenteraient des centres directeurs des mouvements, ayant l'idée des mouvements, mais ne s'occupant pas de les coordonner. Telle est la conclusion à laquelle on arriverait naturellement en étudiant les lésions de la circonvolution où Broca a localisé la fonction du langage. Les mouvements du larynx, des lèvres, de la langue ne servent pas à une seule fonction, mais à plusieurs, à la déglutition, à la respiration. La suppression de la portion de l'écorce cérébrale qui préside au langage articulé, ne peut donc détruire que l'idée de certains mouvements et rester sans action sur leur cause motrice immédiate.

Par contre, dans la paralysie labio-glosso-laryngée, les centres idéo-moteurs ont conservé leur action ; le malade n'est pas aphasique, mais la coordination et les ordres directs des mouvements font défaut.

On voit, en résumé, combien ces problèmes sont complexes, et les découvertes nouvelles n'en ont pas apporté la solution. Il était facile de concevoir le système nerveux central considéré dans son ensemble, d'après les expériences de Flourens, et l'idée qu'on s'en faisait en étudiant les vertébrés inférieurs. La moelle, assimilée à la chaîne ganglionnaire des invertébrés, était regardée comme formée d'une série de centres superposés, unis entre eux par des connectifs (les cordons postérieurs et les fibres ascendantes de la substance grise) ; chacun de ces centres aurait possédé le principe des mouvements coordonnés pour un certain nombre de muscles ; il était même permis de considérer les cellules motrices et sensitives d'un même niveau comme réunies dans une action commune pour régler des mouvements simples, sans participation de l'encéphale.

Plus haut se trouveraient, dans la protubérance, la couche optique, les corps striés, des centres sensitifs et moteurs unis par de longues commissures (les cordons antérieurs, latéraux et postérieurs) à ceux de la moelle, et qui auraient pour rôle de régler des mouvements complexes, sans participation immédiate des circonvolutions ou de la volonté. Là se trouveraient les causes des mouvements complexes, comme ceux de la marche inconsciente, de ces paroles prononcées par action réflexe, de la lecture à haute voix sans participation de l'entendement, etc. Enfin, au-dessus de tous ces centres moteurs et sensitifs directs également développés chez l'homme et les animaux, pour couronner l'édifice, siégeraient les véritables organes de la pensée, de la volonté et de la sensibilité consciente.

A cette théorie séduisante, que nous avouons avoir longtemps partagée, il manque bien quelque chose : c'est au moins le cervelet, qui certes ne peut être une partie inutile, et dont jusqu'ici nous ne connaissons pas les usages (1). Mais elle rend compte de la plupart des faits, et l'anatomie semble lui donner raison. Or, devant les faits si évidents de paralysie des membres

_____

(1) J'ai enlevé le cervelet à des squales, et ces animaux ont survécu plusieurs semaines, sans présenter aucun trouble du mouvement.

par lésions de l'écorce, devant ceux d'hémianesthésie consécutive aux lésions de la partie postérieure de la capsule interne, il est certain qu'elle ne peut subsister dans une forme aussi absolue, et qu'il reste à en trouver une autre, qui puisse concilier toutes les découvertes de la physiologie expérimentale avec celles que nous ont révélées principalement les observations pathologiques.

Pour rendre le problème encore plus complexe, il faut remarquer encore, tandis que l'action des centres médullaires a un caractère de fatalité évident, que là les impressions sensitives suivent un trajet déterminé d'avance et produisent des réactions motrices toujours identiques, comme si le nerf moteur était sur le trajet même du filet radiculaire sensitif : pour le cerveau, il n'en est pas de même. L'intensité de la cause excitante, sa nature, l'état de la substance cérébrale, au moment où elle reçoit l'excitation, seront autant de facteurs éminemment variables, capables de produire les résultats les plus opposés. Comme nous ne pouvons saisir toutes les causes qui engendrent une action cérébrale, nous nous croyons capables, suivant les circonstances, de nous décider dans un sens ou dans l'autre. C'est là ce qu'on appelle le libre arbitre. Cependant les résolutions qu'un homme est capable de prendre, sont bien changeantes sous l'influence des causes les plus diverses. Elles varient de l'état de santé à l'état de maladie, avant le repas ou pendant la digestion. Les idées acquises de longue date, par conséquent une certaine disposition des centres encéphaliques, entraînent fatalement des déterminations variables avec la nature de ces idées. Les spectacles les plus émouvants, l'horreur de la mort, disparaissent pour des cerveaux préparés par une sorte d'éducation. C'est pourquoi l'on voit des hommes marcher gaiement au supplice, pendant ces époques troublées où le fanatisme exalte l'imagination. La douleur physique elle-même disparaît pour ces systèmes nerveux surexcités. L'homme est alors capable des actions les plus héroïques ou les plus criminelles, sans en avoir la moindre conscience. Le hasard des événements est devenu son seul guide. Rien n'est donc aussi variable et subordonné à plus de circonstances extérieures que les réflexes et tous les actes cérébraux, et c'est ce nombre infini de voies par lesquelles marche l'excitation périphérique au milieu desquelles il est impossible de se reconnaître, qui a fait croire au libre arbitre absolu et à des facultés innées.

Le trajet suivi par les impressions sensitives n'est pas seulement modifié par des circonstances extérieures, mais par l'action réciproque des centres nerveux sur eux-mêmes. Ainsi, sur un homme ou un animal dont la moelle est sectionnée, si l'on chatouille légèrement la plante du pied, aussitôt un réflexe involontaire se produit ; le même mouvement peut se manifester avec la moelle intacte. La main s'échappe involontairement quand une pointe entre dans la peau. Mais si l'homme le veut, il peut, par le seul effet de sa volonté et sans aucune contraction musculaire, tenir le bras immobile et tendre la main au couteau. Il arrête ainsi les actions réflexes causées par la douleur ou la crainte. Au milieu des combats, le cheval tremble de tous ses membres, à chaque détonation ; cependant il ne voit pas le danger ; auprès de lui le soldat reste impassible, et sur le visage du César on ne peut saisir aucune contraction des muscles, aucune rougeur trahissant une émotion, tant son cerveau a pris l'habitude d'imposer silence aux mouvements réflexes.

Cependant ces mêmes hommes, privés des centres encéphaliques qui représentent le siège de la volonté, tressailleraient au moindre bruit et s'efforceraient de fuir la plus légère impression douloureuse. Il y a donc dans les phénomènes nerveux des actions d'arrêt. Pour comprendre la physiologie de certains nerfs, on a invoqué des causes du même ordre. Elles sont de toute évidence lorsqu'il s'agit des centres nerveux cérébraux et médullaires.

Mais cette influence des centres cérébraux sur la moelle et les nerfs périphériques n'est pas bornée aux phénomènes de la vie animale ; les vaso-moteurs sont aussi sous leur dépendance. C'est ainsi que l'état du cerveau et les mouvements passionnels violents ont une si grande action sur la nutrition générale.

Brown-Sequard a fait de nombreuses expériences pour mettre en évidence ces propriétés du système nerveux. Il a montré expérimentalement que les parties supérieures du cerveau pouvaient avoir sur la moelle tantôt une action d'arrêt ou inhibitoire, tantôt une action inverse, et augmenter son pouvoir excito-moteur. D'après ce physiologiste, la section d'un nerf ou de la moitié de la moelle augmente les propriétés motrices de l'encéphale du côté opposé. En cautérisant la surface du cerveau chez le chien, il a pu déterminer des contractures des membres qui persistaient encore après la section de la moelle. (*Comptes rendus*, Académie des sciences, novembre 1879.)

SYSTÈME MUSCULAIRE

Le système musculaire doit être divisé en : système musculaire à fibres striées et système musculaire à fibres lisses, d'après la nature des éléments constituants.

Le tissu musculaire à fibres striées est aussi appelé tissu musculaire de la vie animale (Bichat), et l'autre, tissu musculaire de la vie organique. Mais ces dénominations ne sont exactes que d'une façon générale ; car on voit des muscles volontaires formés de fibres striées et des muscles involontaires formés de fibres lisses.

TISSU MUSCULAIRE A FIBRES STRIÉES

Les faisceaux striés que nous avons étudiés (t. I, p. 213 et suivantes), et qui sont composés d'un paquet de fibrilles et d'une enveloppe de myolemme, se groupent entre eux, pour former des faisceaux secondaires visibles à l'œil nu.

Ces faisceaux secondaires, que l'on peut isoler par dissection, sont donc représentés par la réunion d'un nombre variable, suivant les régions, de faisceaux primitifs intimement accolés. Sur les coupes transversales de ces faisceaux, on n'aperçoit, entre les tubes de myolemme, que de très minces cloisons, où se trouvent quelques éléments du tissu conjonctif, mais jamais de vésicules adipeuses, dans les conditions normales, et sauf le cas d'engraissement (Ch. Robin). Ces faisceaux secondaires sont prismatiques, avec des crêtes vives ou arrondies. Ceux des muscles peaussiers sont aplatis et même lamelleux. Leur largeur est de 1/2 millimètre dans les grands muscles du tronc. On y compte de 40 à 75 faisceaux primitifs (Ch. Robin). D'autres en renferment de 120 à 125, d'après le même auteur.

Par contre, sur les petits muscles de la langue, de la face, etc., on trouve des faisceaux secondaires, qui n'ont que $0^{mm},1$; sur les muscles peaussiers de la face, les orbiculaires des paupières, se trouvent de nombreuses fibres élastiques, dans les cloisons interfasciculaires (Cadiat et Ch. Robin).

Les faisceaux secondaires sont enveloppés par des couches de tissu conjonctif, épaisses en général de $0^{mm},02$ à $0^{mm},04$, et plus même sur les muscles de petit volume. Ces cloisons renferment des vésicules adipeuses en nombre variable suivant les sujets. Les faisceaux secondaires se groupent entre eux, pour constituer des faisceaux tertiaires, qui eux-mêmes se réunissent, pour former dans les gros muscles des faisceaux quaternaires, et enfin ces derniers s'assemblent et donnent les masses fasciculées, telles qu'on les voit sur le deltoïde et le grand pectoral, etc.

Les couches de tissu conjonctif séparant ces différents faisceaux sont souvent désignées, dans leur ensemble, du nom de *périmysium interne*. Elles sont toujours communes aux deux ordres de faisceaux qu'elles séparent et ne leur forment pas une enveloppe, à proprement parler. Elles s'étendent à la surface des tendons.

Les fibrilles du cœur sont aussi disposées en faisceaux ; seulement, les anastomoses entre les faisceaux sont tellement multipliées, qu'il est impossible d'en isoler un sur une étendue de plus de $0^{mm},1$. En même temps le myolemme fait défaut autour des faisceaux cardiaques, d'où résulte une bien plus grande fragilité du tissu. Mais l'élasticité, qui est donnée aux muscles des membres par le myolemme, est obtenue dans le cœur au moyen des couches élastiques sous-jacentes à l'endocarde et au péricarde (Ch. Robin). Nous avons déjà décrit l'endocarde, page 147, et nous avons montré que cette membrane élastique acquérait une épaisseur considérable dans la cavité du cœur qui était soumise aux plus grands efforts de distension, c'est-à-dire dans l'oreillette gauche.

Malgré leurs nombreuses anastomoses, les faisceaux du cœur ont une tendance très marquée à former des faisceaux secondaires et tertiaires, séparés les uns des autres par des cloisons de tissu lamineux. Les faisceaux secondaires sont très petits, dans les colonnes charnues. Dans les oreillettes, les faisceaux secondaires groupés en faisceaux tertiaires sont visibles à l'œil nu, quand la paroi est distendue.

Vaisseaux sanguins. — Chaque masse musculaire reçoit une petite artère, qui se subdivise en capillaires, à la surface du faisceau secondaire. Cette artère est accompagnée de deux veines satellites, sur lesquelles on trouve de nombreuses valvules. Pour les muscles de la tête il n'y a en général qu'une veine par artère.

Les capillaires, qui pénètrent dans les faisceaux secondaires, forment des mailles allongées et quadrangulaires à la surface des faisceaux primitifs. Ces vaisseaux n'ont qu'une seule tunique, et la plupart ont $0^{mm},007$ à $0^{mm},012$ de diamètre. Ils sont couchés sur la face externe du myolemme, qu'ils ne traversent jamais. Dans le tissu du cœur, les dispositions des capillaires sont à peu près les mêmes ; seulement les capillaires, ici, n'ont guère que 0^{mm},005 à 0^{mm},006 de diamètre. Ils sont plus flexueux et plus

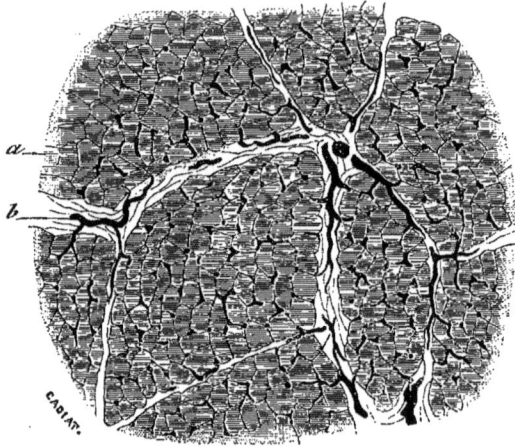

FIG. 61. — a, Faisceaux striés coupés en travers ; b, vaisseaux sanguins.

serrés ; de même que pour les autres muscles striés, les capillaires ne pénètrent pas dans l'intérieur des faisceaux primitifs.

A la limite du tendon et du muscle, les mailles de capillaires ne se poursuivent pas du second sur le premier. Les capillaires appliqués sur le myolemme forment des anses récurrentes, mais dans les cloisons de tissu lamineux il n'en est pas de même, et les vaisseaux se continuent sans interruption du muscle au tendon.

Lymphatiques des muscles. — *Muscles striés*. — Les lymphatiques des muscles striés n'ont guère été injectés que sur le diaphragme. Là, ils forment des réseaux très fins, entre les faisceaux musculaires. Ceux du centre phrénique, qui dépendent des tendons, sont très superficiels. Nous en avons déjà parlé à propos des séreuses. Quant aux lymphatiques des muscles striés, on n'en a pu encore injecter que les troncs collecteurs, qui sortent parallèlement aux artères et aux veines.

Les lymphatiques des muscles lisses sont très abondants, ainsi qu'on peut en juger, sur la tunique de l'intestin ou de l'utérus. Dans ces couches musculaires, ils forment des réseaux de capillaires de plus en plus fins, disposés en mailles rectangulaires, parallèles aux fibres. Les plus fins de ces capillaires absolument dépourvus de valvules ont un diamètre plus

étroit que celui des capillaires sanguins. Mierjejewski a décrit très exactement ceux de l'utérus. Il a fait voir des réseaux d'une finesse excessive
et des capillaires lymphatiques, immédiatement sous la séreuse.

Nerfs des muscles. — Les nerfs suivent en général la distribution
des artères, avant de pénétrer dans l'épaisseur des muscles. Plus loin,
les différents rameaux s'anastomosent entre eux, et l'on peut suivre ces
anastomoses jusqu'à des rameaux de 0^{mm},1 de diamètre. Ce sont elles que
les premiers observateurs avaient prises pour des terminaisons nerveuses.

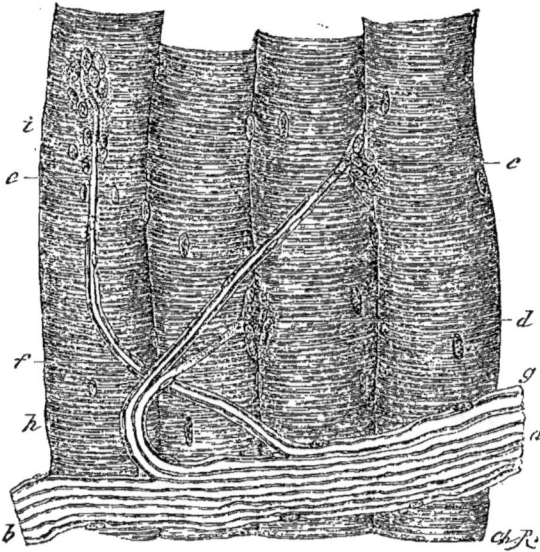

Fig. 62. — Terminaisons des nerfs moteurs dans les muscles striés. (Dessin de Ch. Robin.)
— a, b, faisceaux de tubes nerveux avec le périnèvre et la gaîne de Schwann ; c, d, e,
plaques motrices avec leurs noyaux ; f, tube nerveux isolé se dirigeant vers une plaque
motrice; h, i, noyaux du myolemme.

À partir de 0^{mm},07 et 0^{mm},05 d'épaisseur, les faisceaux nerveux commencent à céder des tubes par paquets de deux à cinq, dont la terminaison est voisine (Ch. Robin). Sur ces rameaux on voit encore le
périnèvre. Enfin, un peu plus loin se détachent des tubes nerveux isolés,
qui, arrivent à leur terminaison, après un trajet de 0^{mm},04 à 0^{mm},2. Le diamètre du tube, à ce niveau, est de 0^{mm},5. Chaque faisceau strié ne reçoit,
en général, qu'un seul tube nerveux. Chez les mammifères supérieurs, et
bien plus souvent chez les reptiles et les poissons, on voit des tubes nerveux se ramifier, avant leur terminaison, et donner deux ou cinq tubes
plus minces. Cette disposition se rapproche un peu de celle des inverté-

brés, où, nous l'avons vu, un même tube nerveux très volumineux correspond à tout un faisceau nerveux des vertébrés supérieurs.

Au moment où le tube nerveux rencontre le faisceau primitif, la gaîne du tube se confond avec le myolemme, et la myéline s'arrête un peu en avant de ce point. Seul, le cylinder axis, poursuivant son trajet, pénètre sous le myolemme et vient se jeter dans la plaque motrice, sous la forme d'une bande grisâtre. Souvent, la myéline se poursuit, jusqu'au contact de la plaque motrice.

Il n'y a qu'une seule plaque pour un faisceau primitif, et elle se trouve au milieu de la longueur du faisceau.

La *plaque motrice* est formée par une substance granuleuse, parsemée de noyaux. Sa forme est ovalaire ou circulaire; généralement, c'est celle d'un cône très surbaissé. Au sommet de cette plaque, se trouve le cylinder axis. Le diamètre de sa base est $0^{mm},08$ environ, et sa hauteur de $0^{mm},03$.

Ces plaques sont parsemées de noyaux à bords nets, transparents, qui diffèrent de ceux de la gaîne de Schwann, en ce qu'ils sont moins opaques. On trouve en général 5, 6, et même 15 noyaux pour une plaque.

Rouget pensait que la plaque motrice était l'épanouissement du cylinder axis; mais, d'après Trinchese, sur les pièces qui n'ont pas été trop altérées par les acides, on peut voir que l'aspect de ces deux substances est tout différent. Souvent le cylinder axis se ramifie au niveau de la plaque, et les branches qu'il forme, se poursuivent en s'amincissant dans l'épaisseur du faisceau strié.

Ces dispositions se voient sur la grenouille, et l'on ne sait pas bien encore comment se terminent chez cet animal ces filaments nerveux intra-musculaires. D'après Krause, on pourrait distinguer, dans l'épaisseur de la plaque, un cylindre axis, simple ou ramifié, divisé en plusieurs branches.

La forme de ces plaques est très variable, suivant les animaux. Elles sont plus petites chez les oiseaux, ramifiées chez les reptiles, et en particulier chez les batraciens.

SYSTÈME MUSCULAIRE DE LA VIE ANIMALE

§ 122. — Le système des muscles à fibres striées renferme des organes premiers qu'on doit classer, seulement d'après leur forme, en muscles longs, larges, courts, etc. Telle était la division purement anatomique de Bichat. La classification de Ch. Robin, d'après les grands appareils dont ils dépendent, ou plutôt d'après les fonctions auxquelles ils participent, n'est pas suffisamment exacte; car un muscle comme le sterno-mastoïdien, par exemple, sert à la locomotion et à la respiration ; le diaphragme agit dans tous les efforts, etc.

Les muscles longs occupent en général les membres ; cependant au cou et dans les parois du pharynx, on en trouve un certain nombre de même forme. Des couches celluleuses les séparent ; elles sont lâches, là où s'exercent de grands mouvements ; plus serrées, là où ces mouvements sont moindres ; très épaisses, là où des vaisseaux et des nerfs glissent entre les faisceaux musculaires. Souvent isolés les uns des autres, les muscles longs tiennent quelquefois ensemble par des aponévroses moyennes, qui confondent une portion plus ou moins considérable de deux, de trois, et même quatre de ces organes voisins. L'origine des muscles des tubérosités interne et externe de l'humérus, présente cette disposition ; d'où résulte un avantage essentiel dans les mouvements généraux des membres. Alors, en effet, la contraction de chaque muscle sert à faire mouvoir en bas le point mobile auquel il s'attache, et à affermir en haut le point fixe des muscles voisins, qui se contractent en même temps que lui.

Les insertions aponévrotiques des muscles sont loin d'être d'une fixité absolue. Lorsque les muscles sont très développés, ils débordent pour ainsi dire en dehors de leurs limites normales, et prennent alors des insertions aponévrotiques autres que celles qu'on leur décrit habituellement. Nous avons constaté ce fait sur un supplicié d'une constitution athlétique, dont les muscles fessiers et triceps crural en particulier sortaient tout à fait de leurs insertions normales.

Tout muscle long est en général plus épais dans son milieu qu'à ses extrémités ; cette forme tient au mode d'insertion des fibres charnues, lesquelles naissent en haut et se terminent en bas, successivement les unes au-dessus des autres : de sorte qu'elles sont d'autant moins nombreuses, qu'on les examine plus près de chaque extrémité ; tandis qu'au milieu, elles se trouvent toutes juxtaposées. Le droit antérieur, le long supinateur, les radiaux externes, présentent d'une manière manifeste cette conformation.

Il est une espèce particulière de muscles longs, qui n'a aucune analogie, sauf l'apparence extérieure, avec celle des muscles des membres. Ce sont ceux qui sont couchés en avant et surtout en arrière de l'épine. Quoique simples au premier coup d'œil, ces muscles présentent autant de faisceaux distincts qu'il y a de vertèbres. Le transversaire épineux, le long du cou, le sacro-lombaire, représentent bien un faisceau allongé, comme le couturier, le droit antérieur de la cuisse, etc. Mais la structure de ce faisceau n'a rien de commun avec celle de ces muscles ; c'est une suite de petits faisceaux qui ont chacun leur origine et leur terminaison distinctes, et qui paraissent confondus en un seul muscle, seulement parce qu'ils sont juxtaposés. (Bichat, *Anatomie générale*, t. III, p. 225.)

Les muscles longs présentent, en général, une insertion directe sur les os et une insertion par l'intermédiaire d'un tendon, qui glisse dans la coulisse, située au niveau de l'articulation, comme dans une poulie de renvoi. Plus les mouvements doivent avoir d'amplitude, et plus les muscles destinés à le produire ont de longueur.

Les muscles des membres et tous ceux qui servent à la locomotion, sont toujours disposés, par rapport aux leviers osseux qu'ils mettent en mouvement, de façon que le bras de levier de la force qu'ils engendrent, soit plus court de deux, de cinq ou six fois, que celui de la résistance à vaincre, située en général à l'extrémité des membres. Ainsi, le biceps brachial, a son insertion à une très petite distance de l'axe de rotation de l'avant-bras sur le bras. J'ai mesuré sur squelette la distance de la tubérosité bicipitale du radius et celle de l'extrémité du métacarpe à l'épitrochlée, et j'ai trouvé 4 centimètres pour la première et 30 pour la seconde; il en résulte que l'effort nécessaire pour soutenir avec la main un poids de 10 kil. sera obtenu en résolvant ce simple rapport :

$$X. 4 = 10. 30, \text{ d'où } X = 75.$$

Le muscle biceps exerce donc un effort de 75 kilogr. A supposer, que le poids seul fût encore dans les limites de celui qu'un homme peut soutenir, de 50 kil., par exemple, la contraction du biceps atteindrait un chiffre considérable : 75×5, c'est-à-dire 375 kilogr. Or le biceps brachial est faible encore, relativement aux muscles de la cuisse, au triceps, par exemple. On voit donc, que si l'homme se soutient, avec un fardeau sur les épaules, ses muscles triceps fémoraux doivent exercer des tractions de 6 à 700 kilogr.

Ces dispositions des leviers nécessitent donc des efforts prodigieux de la part des muscles, pour des résistances relativement faibles; mais en même temps, d'après une loi de mécanique bien connue, ce qui est perdu sur la force est gagné sur la vitesse. Or les muscles, qui servent à la locomotion, ont plus encore que les autres leurs insertions disposées de façon à perdre sur la force, afin d'augmenter la vitesse angulaire des mouvements; il n'y a aucune exception à cette règle dans tout l'appareil locomoteur. Aussi, nous avons peine à comprendre, que tous les auteurs de physiologie n'aient pas été frappés de ce fait et aient pu admettre, en se basant sur un faux raisonnement de mécanique, qu'il en était tout autrement pour les muscles les plus volumineux de l'économie, ceux surtout qui servent au saut, à la course, et qui doivent, par conséquent, déterminer les mouvements les plus rapides.

Ainsi, lorsqu'on cherche à voir dans les mouvements du pied, les forces qui se font équilibre, voici le raisonnement des auteurs de physiologie : en supposant que B représente l'articulation tibio-tarsienne, C l'insertion des jumeaux et A le sol, on écrit en appelant P le poids et F la force de contraction musculaire,

$$AC.\ F = AB.\ P$$

d'où l'on conclut que le bras de levier du muscle est plus long que celui de la pesanteur, c'est-à-dire que la résistance à vaincre. Ce raisonnement est absolument faux. L'axe de rotation n'est pas en A, mais en B. Nous avons, en effet, ici, un système assujetti à tourner toujours autour du point B et autour de cet axe, des forces qui se font équilibre et ne peuvent jamais que déterminer un mouvement angulaire: d'une part le muscle, de l'autre la pesanteur. Au lieu de la pesanteur on pourrait supposer toute autre force et le système dans une position différente. Or, dans l'équation d'équilibre des mouvements angulaires, on ne doit tenir compte que de l'axe de rotation, auquel le système est lié et des *moments* des forces par rapport à cet axe.

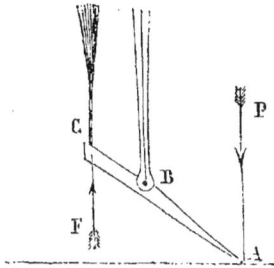

Le point d'application des forces opposées à la pesanteur, si l'on veut, n'est pas alors en B, mais en A. Pour poser l'équation, on doit supposer le système immobilisé et en équilibre. Or, il est un principe de mécanique disant que, lorsqu'un système repose sur un plan, c'est sur le point de contact que passe la résultante de la pesanteur. C'est donc en A que passera cette résultante.

Écrivons alors l'équation des moments telle qu'elle doit être :

$$F.\ BC = P.\ AB.$$

On voit d'après cette équation que BC étant très court, F doit être considérable, ce qui est la loi générale. Il n'y a point d'exception, par conséquent, pour les muscles du mollet.

Ces raisonnements nous amènent à comprendre pourquoi, étant donnée la puissance musculaire, il est si difficile, lorsqu'on réduit des luxations, d'étendre les muscles, en tirant sur eux directement, et, comment il se fait, que des contractions violentes puissent briser des os et arracher des tendons.

Les muscles courts, ainsi que le remarque encore Bichat, se trouvent en général dans les endroits où il faut d'un côté, beaucoup de force, de l'autre, peu d'étendue de mouvement. Ainsi, autour de l'articulation temporo-maxillaire, on trouve le masséter et les ptérygoïdiens, etc. Ces muscles sont rarement recouverts par des aponévroses, n'ayant pas besoin d'être maintenus. Il n'en est pas de même des grands muscles de la cuisse et du bras.

SYSTÈME MUSCULAIRE A FIBRES LISSES (Ch. Robin)

§ 123. Le tissu musculaire de la vie organique est essentiellement formé par des fibres-cellules, comme celles que nous avons décrites tome I, page 220, de couches de fibres lamineuses, de fibres élastiques, de vaisseaux et de nerfs.

Les fibres-cellules de ce tissu sont disposées en faisceaux prismatiques, souvent aplatis, dont la coupe est polygonale, circulaire ou ovalaire. Le diamètre de ces faisceaux est de $0^{mm},02$ à $0^{mm},05$ pour les plus petits, de $0^{mm},15$ pour les plus gros. Ils sont exclusivement formés de fibres-cellules juxtaposées et dont les extrémités, terminées en pointe, sont enclavées les unes entre les autres. Ces faisceaux n'ont point d'enveloppe comparable au myolemme. Dans certaines régions (vessie, uretère, scrotum, etc.), ils sont fréquemment anastomosés. Entre les fibres qui les composent, il n'existe aucune substance cimentaire, comme quelques auteurs l'ont prétendu. Ces fibres sont simplement juxtaposées exactement.

Ces faisceaux sont disposés circulairement autour de l'intestin, de la vessie, etc., et là, il est impossible de mesurer leur longueur. Il en est de même pour ceux qui s'étendent longitudinalement à la surface du tube digestif, dans toute son étendue.

Faisceaux secondaires. — Les faisceaux que nous venons de voir et que l'on peut considérer comme primitifs, se réunissent un certain nombre ensemble, pour former des faisceaux secondaires plus volumineux, dans la composition desquels les cloisons de tissu conjonctif prennent une certaine part. Ces cloisons renferment des fibres élastiques nombreuses, là où le muscle est soumis à des efforts de distension. Il en est ainsi pour l'intestin. Ces fibres donnent au tissu musculaire viscéral son élasticité, de même que le myolemme la donne aux muscles de la vie de relation.

Les vaisseaux sanguins pénètrent à l'état de capillaires dans l'épaisseur du tissu musculaire ; là ils forment des mailles à la surface des faisceaux primitifs, qu'ils ne traversent jamais. Ces mailles sont allongées, dans la direction des faisceaux.

Les vaisseaux lymphatiques sont très abondants dans le tissu musculaire de la vie végétative. Ils sont représentés par des capillaires de volume variable, les plus petits étant d'une finesse excessive, de quelques millièmes de millimètre seulement.

D'autres, plus volumineux, sont irréguliers, bosselés, avec des valvules. On en trouve enfin, comme à l'intestin, qui représentent les troncs collecteurs de la muqueuse et ne font que traverser l'enveloppe musculaire. Ces différents ordres de conduits se voient facilement sur l'intestin, l'utérus, les trompes, etc.[1]

Nerfs[2].— Les nerfs des muscles lisses viennent directement du sympathique ou indirectement de ce nerf, par l'intermédiaire des nerfs mixtes. Les filets vasomoteurs, qui accompagnent ces derniers, ont leur origine, soit dans les centres nerveux eux-mêmes, moelle et encéphale, soit dans les ganglions de la chaîne et des réseaux terminaux du sympathique. Nous avons dit que les nerfs du sympathique se terminaient par des plexus, comme ceux de la couche musculaire ou de la couche celluleuse de l'intestin. Il est facile de voir ces plexus formés de faisceaux de fibres

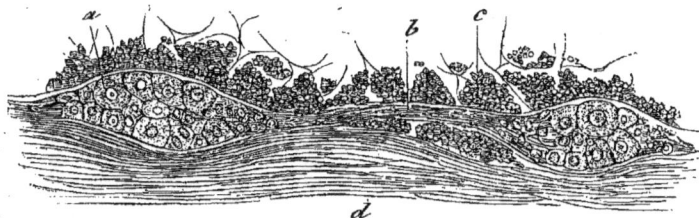

FIG. 63. — Nerfs et ganglions de la couche musculaire de l'intestin de l'homme. — a, ganglion nerveux; b, faisceaux de tubes nerveux; c, couche de fibres musculaires transversales; d, couche de fibres horizontales.

de Remak de $0^{mm},001$ à $0^{mm},002$ de large, et de nerfs à myéline, avec des ganglions aux points d'entre-croisement. Ces plexus envoient de distance en distance d'autres faisceaux plus petits, qui vont, en se ramifiant et en s'anastomosant, se perdre au milieu des cloisons de tissu conjonctif enveloppant les faisceaux de fibres musculaires; au delà il est bien difficile de suivre les nerfs. Cependant Arnold, Hénocque prétendent être allés plus loin, et, au moyen de la coloration au chlorure d'or, avoir démontré la véritable terminaison de la fibrille nerveuse. D'après eux, du dernier réseau formé de fibres de $0^{mm},0003$ à $0^{mm},0004$ partiraient des filaments encore plus fins, qui iraient aboutir à un renflement punctiforme, situé dans le noyau même de la fibre musculaire, dans le nucléole. D'après Frankenhaüser, Hénocque a décrit un mode de terminaison identique, pour les nerfs des parois vasculaires.

1. Voy. fig. 207, t. I.
2. Voy. les figures 59 et 60, t. II.

Ces recherches, malheureusement, ont été reprises bien des fois, mais sans le même succès. Legros, Frey, Herrmann, moi, nous avons cherché, en suivant exactement les procédés indiqués, à retrouver ces terminaisons et sans y parvenir. Frey n'est jamais arrivé qu'au réseau enveloppant les faisceaux musculaires. Par contre, chez les annélides il est facile de voir la terminaison des nerfs, dans les grosses fibres de l'enveloppe tégumentaire qui se fait chez ces animaux de la façon indiquée par Hénocque et sur les muscles lisses des culs-de sac de l'estomac de la sangsue. Richard Gscheidlen (*Arch. für mikr anat.*, 1877) a décrit les terminaisons nerveuses de la manière suivante :

« Chaque fibre musculaire reçoit une fibrille nerveuse terminale. Ces fibrilles présentent un trajet rectiligne sur le bord de l'élément contractile, ou serpentent en zigzag à la surface de ce dernier ; elles se divisent, pour aller rejoindre d'autres fibrilles ou de petits troncs avoisinants, affectant ainsi la disposition décrite par différents observateurs, sur la cornée. Aux environs du noyau des fibres musculaires, les fibrilles nerveuses présentent fréquemment un petit renflement, en forme d'éminence conique, mais dans lequel nous n'avons pas pu constater de noyau. Parfois, la fibrille semble se terminer en ce point ; mais souvent la on voit se prolonger au delà avec son aspect variqueux caractéristique. Nous voyons donc que ces petites éminences ne doivent pas être considérées comme de véritables terminaisons.

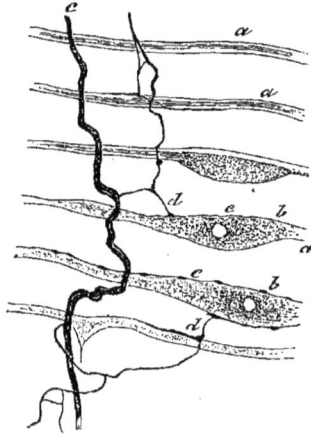

Fig. 64. — Terminaison des nerfs dans les fibres musculaires des culs-de-sac de l'estomac de la sangsue d'après Gscheidlen. — a, a, fibres musculaires ; b, b, noyaux des fibres musculaires ; c, nerf ; d, renflement punctiforme de la fibre nerveuse au voisinage de sa terminaison.

Ranvier (*Leçons d'anat. gén.*, 1880) a observé des mêmes faits et a donné aux petits renflements découverts par Gscheidlen, le nom de taches motrices.

Le tissu musculaire que nous venons d'étudier, forme des couches plus ou moins épaisses, assez peu résistantes. Sa couleur est d'un gris rosé. Il est plus pâle dans la vessie et dans l'utérus. Il est très extensible ; aussi voit-on dans les péritonites, la couche musculaire de l'intestin subir une distension considérable sans se rompre. De même la vessie, dans le cas de rétention d'urine ; son élasticité lui permet de reprendre immédiatement sa forme, après les efforts auxquels elle a été soumise.

Ce tissu est généralement distribué dans les organes de la vie végétative ; mais il forme chez les mollusques et beaucoup d'annélides les muscles qui servent à la locomotion. Par contre, chez beaucoup d'insectes, les myriapodes, les araignées, et aussi chez les crustacés, le cœur, l'intestin et d'autres viscères à contractions involontaires sont composés de faisceaux striés (Ch. Robin). Il en est de même de la tunique musculeuse de l'estomac et de l'intestin de divers poissons.

Le tissu musculaire de la vie organique forme des enveloppes aux conduits du tube digestif, des bronches, à ceux des voies génitales et urinaires. Il forme la plus grande partie des enveloppes des canaux sanguins, artériels et veineux. Des couches adhérentes aux membranes : peau, muqueuses ; tel est le dartos, la couche musculeuse de la muqueuse de l'œsophage, de l'estomac et de l'intestin. Des faisceaux plus ou moins développés et nombreux, dans les glandes à conduits excréteurs : glandes salivaires, prostate ; la paroi des grosses glandes axillaires de l'homme ; inguinales des ruminants ; les trabécules de la rate ; le muscle de l'accommodation.

Aux deux extrémités du tube digestif, c'est-à-dire au niveau de l'œsophage et de l'anus, la paroi contractile du conduit est représentée, en partie par des fibres striées, en partie par des fibres lisses. Les unes et les autres sont disposées dans le même ordre. Ainsi, au milieu de l'œsophage, on voit, peu à peu, les fibres lisses se substituer une à une aux fibres striées. En certains points même, un faisceau strié est enveloppé par une gaîne de fibres-cellules. Une même loi préside à la distribution des faisceaux ; ainsi, il est bien évident que les constricteurs du pharynx représentent la couche circulaire du reste du tube digestif ; et les muscles, comme le stylo-pharyngien, pharyngo-staphylin, etc., représentent la couche longitudinale. Dans toute l'étendue du tube digestif, il y a donc une enveloppe musculaire disposée sur deux plans : un profond circulaire, un externe, longitudinal. On sait que les fibres obliques de l'estomac sont formées par une portion du plan circulaire séparé en deux. Au niveau du gros intestin, la couche longitudinale se réunit, comme on le sait, en trois bandelettes, qui se poursuivent jusque sur l'S iliaque. Ces trois bandelettes, au niveau du rectum, se réduisent à deux, par fusion de l'externe avec l'antérieure, de façon à former deux plans de fibres longitudinales, l'un antérieur, l'autre postérieur, se rendant au périnée. Une partie des fibres antérieures passent chez l'homme derrière la prostate et viennent au niveau du bulbe de l'urèthre, se mêler aux fibres du bulbo-caverneux, ainsi que je l'ai fait voir (voy. *Des muscles du périnée, in Journal d'anatomie,* 1876). D'autres passent entre les deux portions du sphincter externe, pour se rendre à la peau de l'anus. Tels sont les faits les plus intéressants, relativement à ces fibres. Ils attestent l'union intime qui existe entre les deux portions de la région périnéale, dérivant, l'une et l'autre, de l'enfoncement cloacal primitif. (Pour plus de détails à ce sujet, voyez le *Traité d'anatomie* de M. Sappey, t. IV, p. 279.)

Le système musculaire lisse forme encore des couches continues au-dessous des membranes, et en particulier de la muqueuse digestive, dans la portion qui correspond au feuillet interne. Ainsi la muqueuse intesti-nale, depuis le cardia jusqu'à l'anus, est doublée par une couche continue et régulière de fibres lisses disposées sur deux plans. L'externe est formée de fibres longitudinales, l'interne de fibres circulaires. Au niveau du cardia, cette couche musculaire de la muqueuse stomacale se continue directement avec une couche analogue, mais moins régulière, qui double extérieurement la muqueuse de l'œsophage (voy. *Système des mu-queuses*).

Dans la peau, chez l'homme, les fibres lisses forment de petits muscles annexés aux follicules pileux. Sur deux régions, le mamelon, chez la femme, le scrotum, chez l'homme, on trouve une couche épaisse de fibres musculaires. Aux bourses, cette couche forme ce que les anatomistes ont appelé le dartos. Le dartos fait corps avec le derme et ne peut nullement en être séparé comme membrane distincte, ainsi que certains auteurs l'ont indiqué. C'est à cause de ces fibres, que la peau des bourses se con-tracte si énergiquement, sous l'influence du froid.

Système musculaire dans la série animale. — D'après ce que nous avons vu, relativement à la distribution des éléments muscu-laires dans l'organisme, on peut conclure que les fibres striées sont en rapport, d'une façon générale, avec des mouvements rapides, et les fibres lisses servent à exécuter des mouvements longuement soutenus. La division du système en muscles de la vie organique et muscles de la vie animale n'est pas exacte ; puisque nous voyons, chez les vertébrés supé-rieurs, des muscles striés dans l'œsophage, et chez les mollusques, les annélides, les cœlentérées, les échinodermes, que des muscles lisses font partie de l'appareil locomoteur. Il n'y a donc point de délimitation précise entre les deux systèmes, au point de vue physiologique. Là où des mou-vements brusques, rapides, sont nécessaires, on voit un muscle strié ; mais si les mêmes mouvements doivent persister longtemps, après avoir mis un temps variable à se produire, on trouve des muscles lisses, comme dans l'appareil de l'accommodation.

Chez les invertébrés, les muscles, tant de la vie de relation que de la vie organique, ne se présentent pas toujours avec les mêmes caractères histologiques que chez les vertébrés. Dans bien des cas, il est difficile de savoir quelle est exactement la nature de l'élément que l'on rencontre. Ainsi, les muscles rétracteurs des bryozoaires, à contractions rapides, sont cylindriques, parfaitement lisses et sans stries. D'ailleurs, l'élément musculaire est toujours exactement spécifié, partout où il y a des mouvements dépendant d'un centre nerveux ordonnateur, soit qu'il préside à ce qu'on peut appeler des mouvements volontaires ou à de simples réflexes. Dans tous les cas on trouve les muscles bien définis de la variété lisse ou striée. Mais quand on constate des mouvements rythmiques, alternatifs, réguliers, ayant un caractère de fatalité évident, comme les mouvements ciliaires, on peut affirmer qu'ils ne sont pas sous la dépendance de contractions musculaires.

Nous avons déjà eu l'occasion de traiter cette question, à propos de la fibre musculaire (voy. t. I, p. 22). Il est certain, par exemple, que la tige des vorticelles, dont les contractions ne sont nullement influencées par l'électricité, n'est pas un muscle. Les mouvements de beaucoup d'infusoires, de même, ne sont pas plus, sous la dépendance d'une substance musculaire, que ceux des cils vibratiles ou des diatomées. Au point de vue mécanique, il y a une différence immense entre le retrait musculaire et le mouvement ciliaire, et les propriétés physiologiques des substances, qui engendrent l'un et l'autre, n'ont aucun rapport.

Nous n'avons aucune donnée sur la composition chimique et sur la nature de la substance, qui peut engendrer le mouvement ciliaire. Il n'en est pas de même de la substance musculaire; celle-ci est assez bien connue par ses propriétés. Physiquement, nous connaissons l'élément musculaire, voyons maintenant ses propriétés chimiques.

Composition chimique des muscles. — Au point de vue chimique, le muscle est formé de deux substances : le myolemme, dont la composition n'est pas bien connue, et la matière des fibres striées, qui se dissout dans la solution de chlorure de sodium à 1 pour 200, et donne le plasma musculaire de Kühne.

Pour préparer le plasma musculaire, on tue une grenouille par hémorrhagie, on lave les vaisseaux avec une solution de chlorure de sodium à 1 pour 200; puis on congèle les muscles, on les coupe en petits fragments et on les presse. Le liquide exprimé est le *plasma musculaire*.

Ce plasma musculaire possède les propriétés suivantes :

Il se coagule spontanément. Mais sa coagulation est activée par le battage, les acides et la chaleur. Ce phénomène est dû à la précipitation d'une substance dite myosine ou musculine.

La *myosine* est soluble dans la solution de chlorure de sodium à 1 pour 10. En ajoutant de l'eau à cette solution, cette substance se précipite.

Lorsque le plasma musculaire s'est coagulé et qu'on en a extrait la myosine, il reste, comme dans le sang, un sérum riche en matières albuminoïdes et en sels organiques.

Voici, en résumé, les substances contenues dans le sérum musculaire :

Albumine précipitable à 45°.
Albumine précipitable à 70°.
Caséine.
Hémoglobine.
Créatinine.
Créatine.
Sarcine ou hypoxanthine.
Xanthine.
Carnine.
Acide inosique, taurine.
Glycogène, dextrine et glucose.
Inosite ($C^6H^{12}O^6+2H^2O$), matière sucrée fermentescible.

On trouve encore dans les muscles, suivant les conditions, de l'acide sarcolactique ($C^3H^6O^3$). Liebig montra qu'il fallait différencier cet acide de celui que produit la fermentation. Il n'est pas démontré qu'il existe pendant la vie, mais dans l'état de fatigue, et après la mort, quand la rigidité cadavérique survient et que le muscle est acide. Mais il ne faut pas en conclure que la rigidité cadavérique est due à la présence de cet acide : car les lapins morts d'inanition deviennent raides immédiatement, avant l'acidité des muscles, et une température de 40 à 50 degrés rend le muscle raide quoique alcalin.

Pour les animaux à sang froid, il suffit d'une température plus basse : 32 degrés pour les grenouilles, 45 pour les mammifères et 50 pour les oiseaux.

Les poisons musculaires, comme le sulfocyanure de potassium, la vératrine, la conicine, amènent aussi une rigidité cadavérique rapide ; de même, le chloroforme injecté dans les vaisseaux. Ainsi que Bernard l'a montré, on arrête la rigidité cadavérique en rendant au muscle son milieu alcalin.

Pendant la contraction musculaire, et lorsque le muscle est fatigué, on trouve, ainsi que nous l'avons dit déjà, de l'acide lactique. L'inosite et les matières sucrées ne diminuent pas pendant la contraction musculaire; il en est de même des matières albuminoïdes. Mais on trouve une augmentation des matières cristallisables, et en particulier de la créatine, de la créatinine et de l'acide carbonique. Aussi, le sang qui ressort des muscles, est-il noir pendant la contraction, alors qu'il était rouge à l'état de repos.

Dans cette énumération des principes cristallisables que renferme le sérum musculaire, on voit que l'urée ne figure pas; et en effet, la contraction musculaire, ainsi que l'ont démontré les recherches de Voit, Ranke, Fick et Winslicenus, n'est pas produite par la combustion de la matière azotée du muscle. Après des exercices musculaires longtemps soutenus, la quantité d'urée éliminée n'augmente que d'une quantité insignifiante, comme si tout le travail fourni et toute la chaleur dégagée provenait de la combustion des matières hydrocarbonées. (Voyez, pour les expériences relatives à cette question, les traités spéciaux de physiologie.)

L'étude des propriétés chimiques des muscles nous explique un phénomène important qui se produit après la mort, c'est-à-dire la *rigidité cadavérique*. Ce phénomène consiste dans une véritable coagulation de la substance musculaire, qui est, comme on le sait, demi-liquide pendant la vie. Il commence aussitôt que cesse la contractilité; c'est à peu près au même moment que se fait la coagulation de la myosine du plasma musculaire, c'est-à-dire en cinq ou six heures. C'est lui qui amène cette raideur que prennent les membres, sur la plupart des cadavres, raideur telle que les masses musculaires sont résistantes, dures, et qu'il faut de grands efforts pour fléchir les articulations.

La rigidité cadavérique se produit d'autant plus vite, et elle est d'autant plus complète, que le sujet a des muscles plus vigoureux et moins altérés; elle est incomplète chez les sujets affaiblis. Elle peut manquer chez les asphyxiés, chez ceux qui ont été épuisés par une longue maladie. Elle se développe plus rapidement, chez les animaux surmenés et fatigués, chez ceux qui sont morts dans les phlegmasies suraiguës ou empoisonnés par les narcotiques.

Elle apparaît plus tard dans les membres paralysés. Les muscles qui meuvent la mâchoire inférieure, sont pris les premiers, puis viennent ceux des membres abdominaux, les muscles moteurs du cou, et enfin ceux des membres thoraciques. Chez les animaux, d'après Larcher, on observe la même loi.

Ainsi, pendant les grandes chaleurs de l'été, la période de rigidité des muscles est à peine marquée. L'électrisation des muscles, avant la mort, fait apparaître rapidement la rigidité, une fois qu'on a sacrifié l'animal. D'après Legros et Onimus, on peut admettre que ce phénomène se produit d'autant plus vite, que les muscles ont subi avant la mort une diminution plus considérable.

La suppression du sang artériel amène la rigidité, qui cesse lorsqu'on rétablit la circulation. Brown-Séquard a pu même reproduire cette expérience, sur un cadavre de supplicié, en injectant du sang artérialisé dans les artères.

La rigidité cadavérique cesse au moment où commence la fermentation, quel que soit le sens attribué à ce mot. Alors la substance musculaire coagulée passe à l'état liquide au bout d'un certain temps, variable selon les conditions de température et de milieu extérieures.

Élasticité.—L'élasticité des muscles leur est donnée, en grande partie, par le myolemme. C'est à cette propriété que les muscles doivent de pouvoir s'allonger, sous l'action des antagonistes, et de revenir à la forme première, après une contraction. Étant donnée la nature de l'élément qui contribue surtout à rendre le muscle élastique, on comprend qu'il soit d'autant plus éloigné de sa limite d'élasticité, qu'il est plus contracté. Aussi n'est-il pas étonnant que Marey ait trouvé plus d'élasticité dans les muscles, pendant la contraction que pendant la période de repos.

Tonicité musculaire. — La tonicité musculaire est considérée, comme une propriété spéciale du muscle. Mais évidemment elle n'est qu'une forme de la contractilité ; ainsi dans les conditions physiologiques, les sphincters restent fermés, les muscles des membres résistent, dans une certaine mesure, aux contractions des antagonistes qui les tirent en sens contraire. Vient-on à couper les nerfs moteurs correspondant à un groupe de muscles, immédiatement cet état de demi-tension disparaît. Alors les sphincters s'ouvrent passivement ; de même, dans la paralysie faciale, les traits du visage sont constamment entraînés par la tonicité des muscles du côté sain. Ce qui prouve encore que la tonicité n'est pas une propriété indépendante de la contractilité, c'est que la section des nerfs moteurs n'est pas la seule cause qui la supprime. Elle disparaît aussi avec la section des nerfs sensitifs, comme l'a démontré Brondgest. Il paraît donc évident qu'elle est entretenue par un réflexe, représentant une source d'excitations constantes envoyées au muscle par le nerf moteur.

Sensibilité. — Les muscles sont sensibles, mais comme les ligaments, dans certaines conditions spéciales. Ainsi les crampes, les courbatures, les douleurs rhumatismales, montrent manifestement que les muscles sont doués de sensibilité, et cependant, dans les amputations leur section ne paraît pas douloureuse. C'est à cette sensibilité particulière qu'on a attribué à tort le prétendu sens musculaire. La rapidité avec laquelle sont réglés les mouvements si vifs du saut et de la course, des mains, dans une foule de mouvements compliqués, est incompatible avec l'hypothèse de réflexes, dont le point de départ serait dans les sensations musculaires. Il est bien plus rationnel de penser que ces mouvements sont réglés d'avance, avec toute la précision nécessaire, dans les centres nerveux, dans la substance grise médullaire ou cérébrale, sans l'intervention d'aucune sensation périphérique.

Les centres nerveux règlent aussi bien la quantité d'effort et la distance à parcourir, pour chaque mouvement, que le nombre de muscles, qui doivent agir à chaque ordre de la volonté.

Contraction musculaire. — Nous avons étudié ce phénomène, page 225, à propos de l'élément musculaire; mais il eût été préférable de placer ici son étude : car, ce n'est pas sur l'élément qu'on l'étudie, mais sur le muscle tout entier. Tous les traités de physiologie le décrivent longuement, au point de vue des phénomènes physiques et chimiques; aussi n'entrons-nous pas dans ces questions, qui sont en dehors de notre sujet. Si nous avons traité de la théorie de la contraction musculaire, théorie dite des ondes et des secousses, c'est que nous avons cru devoir critiquer des opinions qui ont généralement cours dans la science, et qui donnent une idée inexacte des propriétés du tissu que nous étudions actuellement. Nous avons fait voir, en effet, qu'une contraction musculaire était toujours simple, qu'elle n'était nullement décomposable en contractions élémentaires, dites secousses ou ondes; enfin, que toutes les expériences d'Helmoltz, d'Aeby, de Marey, etc., n'avaient démontré qu'une chose; c'est qu'il existait, pour chaque animal, une *vitesse maximum* qu'il ne pouvait pas dépasser : c'est-à-dire que la contraction du muscle de l'oiseau exécutée aussi vite que possible mettait 1/70 de seconde à se faire; celle du muscle d'homme 1/32; celle du muscle de la tortue 1/4; et que, si l'on voulait faire faire au muscle plus de contractions en une seconde que n'en comportait l'animal, le muscle était immobilisé en contraction et rien de plus; mais qu'il n'était pas permis d'en inférer que toute contraction était décomposable en des nombres correspondants de contractions élémentaires ou secousses.

Envisagées dans leur ensemble, les contractions musculaires constituent pour l'organisme, tant au point de vue du travail produit que de la formation des composés chimiques de désassimilation, la source la plus considérable de chaleur. Étant donnée la masse des muscles relativement aux autres systèmes, on voit que la proportion de substances qui peuvent être assimilées est considérable, comparées à celles qui servent aux os, au tissu conjonctif, etc. Aussi, dès que le système musculaire fonctionne, la chaleur augmente, la circulation et la respiration s'accélèrent, la transpiration s'établit, pour maintenir une température constante. En un mot, toutes les fonctions sont activées. Aussi est-ce par l'exercice musculaire que nous luttons contre le froid. Mais les médecins ne sont pas assez pénétrés de cette idée, que tous les autres moyens qu'ils emploient pour rendre la circulation générale plus active, ne sont rien à côté du jeu des muscles. Ils ne savent pas assez que, tant que nous sommes en état de nous mouvoir, d'agir et de lutter, c'est dans l'exercice musculaire que nous trouverons toujours le plus puissant moyen pour conserver la santé et reconstituer un organisme affaibli. Les agents thérapeutiques de la pharmacopée sont indiqués seulement pour l'homme que la maladie a terrassé, pour ainsi dire, et immobilisé dans son lit, ou dans les cas trop rares où ils ont une action spécifique.

LÉSIONS DU SYSTÈME MUSCULAIRE

§ 124. **Atrophie musculaire.** — L'atrophie des muscles peut se présenter dans une foule de conditions et sous plusieurs formes différentes. Quand elle est liée aux lésions du système nerveux central, qui constituent la maladie appelée *atrophie musculaire progressive*, on trouve que les faisceaux striés se réduisent progressivement, jusqu'à n'avoir plus que le dixième de leur diamètre primitif. En même temps, ils deviennent granuleux. La plupart des granulations sont grisâtres, les autres sont de nature graisseuse. Beaucoup de faisceaux disparaissent complètement, et, à leur place, on ne trouve plus que des gaînes de myolemme revenues sur elles-mêmes, et dont le contenu s'est résorbé.

Dans une autre forme d'atrophie, la *paralysie pseudo-hypertrophique*, le muscle est envahi par le tissu adipeux, de telle sorte que l'élément contractile disparaît entièrement, et néanmoins le volume total de la masse musculaire est augmenté dans des proportions considérables. Il y a, dans ce cas, atrophie simple des faisceaux striés et infiltration de vésicules adipeuses, qui envahissent non seulement toutes les cloisons de périmysium, mais encore pénètrent dans les faisceaux secondaires.

Avant que la substitution graisseuse se soit opérée, les faisceaux striés ont commencé par perdre leurs stries et à se remplir de granulations de différentes sortes, les unes grisâtres, les autres graisseuses. Lorsque l'altération est assez avancée, les faisceaux se brisent, se séparent en fragments et se laissent comprimer par les vésicules adipeuses périphériques.

Dans le pied bot, il n'y a pas, d'après Ch. Robin, transformation du muscle en tissu fibreux, mais simple retard dans le développement de l'élément contractile; de telle sorte que le périmysium seul se développe, et ainsi, au lieu d'un muscle, se forme une masse fibreuse.

L'atrophie de l'amaigrissement et de certains états pathologiques est caractérisée par la simple diminution de volume des faisceaux primitifs, sans aucune modification de la substance contenue dans la gaîne de myolemme.

L'altération des muscles, qui se rencontre dans la fièvre typhoïde, etc., est caractérisée d'abord par une transformation de la substance du faisceau strié, qui prend un aspect homogène, transparent et vitreux ou cireux (Zencker). Le faisceau est augmenté de volume. Il se fragmente en blocs quadrilatères, qui s'usent peu à peu et finissent par se résorber. Alors commence parallèlement, un travail de régénération, aux dépens des noyaux restés dans les tubes de myolemme (d'après Rindfleisch). Ces éléments s'entourent d'une masse granuleuse cylindrique, les unissant les uns aux autres. Ainsi, on voit se reformer des cylindres très allongés, comme ceux qui, chez l'embryon, ont précédé la formation des faisceaux striés. Dans le même tube de myolemme, on peut trouver un faisceau en voie d'atrophie et un faisceau en voie de développement. Ces altérations, ainsi que Hayem l'a fait voir, peuvent se trouver aussi dans la variole et dans la plupart des pyrexies. Mais souvent, dans ces divers états pathologiques, on trouve que les faisceaux musculaires sont atteints par une dégénérescence granuleuse, qui se mélange à l'autre forme d'altération que nous venons de décrire.

C'est à tort que certains auteurs de pathologie ont considéré ces altérations, comme étant de nature inflammatoire. Ce sont de simples troubles de nutrition suivis d'un travail actif de réparation, et qui ne sont nullement comparables à ces désordres vaso-moteurs caractérisant l'inflammation. (Voy. *Inflammation*, t. I, p. 475).

Hypertrophie. — Les fibres lisses peuvent s'hypertrophier individuellement et se multiplier, de façon à constituer des épaississements considérables, dans les couches musculaires. On rencontre ces altérations, dans l'enveloppe musculaire de l'intestin, et particulièrement au pylore. Dans certains organes, les fibres-cellules peuvent même arriver à former des tumeurs. Telles sont les tumeurs de l'utérus, des ovaires et de la prostate, constituant ce qu'on appelle improprement des tumeurs fibreuses. Lorsque les tumeurs sont volumineuses, leur partie centrale se ramollit, les fibres subissent une dégénérescence graisseuse, et les tumeurs prennent un aspect phymatoïde, exactement comme celles qui sont formées d'éléments du tissu conjonctif ou de cellules épithéliales.

CHAPITRE XXII

SYSTÈME GLANDULAIRE

Le système glandulaire se divise en : système des glandes à conduits excréteurs et système des glandes sans conduits ou vasculaires sanguines.

SYSTÈME DES GLANDES A CONDUITS EXCRÉTEURS.

§ 124. L'élément fondamental de ce système, moins bien défini que celui des systèmes que nous avons déjà étudiés, est la cellule épithéliale glandulaire. Cette cellule possède les caractères généraux de tous les éléments épithéliaux. Mais, d'une glande à l'autre, elle diffère par sa composition chimique. C'est elle, en effet, qui est l'agent essentiel de la sécrétion. Or la nature des principes sécrétés varie d'une glande à l'autre ; la cellule, qui engendre ces produits, doit donc changer de composition intime avec chacun d'eux. Mais ces différences de composition chimique n'entraînent pas forcément des caractères morphologiques différents. Quant aux glandes sans conduit excréteur, leurs dispositions, la forme de leurs éléments les rapprochent manifestement des précédentes, sans qu'il soit possible toutefois d'avoir des données précises sur la nature de leurs cellules, d'après les produits qu'elles sont supposées fabriquer.

Les glandes vasculaires sanguines sont, d'une façon générale, composées de cavités ou tubes, qui se développent, ainsi que nous le verrons, de la même façon que les glandes sécrétantes. Ces cavités sont, en outre, tapissées par des cellules épithéliales identiques à celles des précédentes. La seule différence pour certaines d'entre elles, comme la thyroïde par exemple, n'est marquée que par l'absence du conduit excréteur.

La glande, réduite à sa plus simple expression, a la forme d'un utricule ouvert ou fermé, dans lequel on remarque trois parties :

L'épithélium, la paroi propre, les vaisseaux sanguins

La paroi propre peut manquer et la glande être réduite aux vaisseaux et à l'épithélium, qui est la partie essentielle sans laquelle il n'y a point de sécrétion.

Étudions séparément chacune de ces parties.

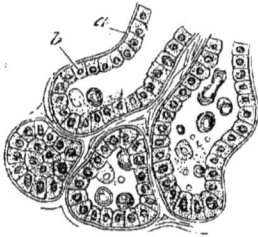

FIG. 65. — Glande mammaire de la brebis en lactation. — *a*, paroi propre ; *b*, cellules épithéliales.

Épithélium glandulaire. — L'épithélium offre dans toutes les glandes à conduit excréteur des dispositions analogues. Presque toutes les cellules épithéliales des utricules glandulaires se ressemblent extérieurement. Elles sont polyédriques, avec un ou deux noyaux et un corps cellulaire plus ou moins développé, dont l'aspect varie suivant la période évolutive où se trouve l'élément. En examinant comparativement les cellules de toutes les glandes sécrétantes, c'est à peine si l'on trouverait quelques légères différences dans la forme et l'aspect de leurs cellules épithéliales, et cependant les produits de sécrétion, qui proviennent de ces éléments, varient à l'infini. Seulement quelquefois, la présence de certains produits de sécrétion, tels que des matières grasses ou colorantes, établissent entre les cellules glandulaires des différences remarquables. On peut en dire autant de leurs réactions chimiques, dans quelques cas.

Les cellules épithéliales des glandes subissent, au fond des utricules, les mêmes transformations que l'on observe sur les éléments analogues tapissant les membranes muqueuses.

Dans les couches les plus profondes, immédiatement en rapport avec la paroi propre, se trouvent des cellules petites, avec un corps cellulaire mince. Souvent, une seule cellule renferme deux ou plusieurs noyaux. M. Robin explique ce fait de la façon suivante : pour lui, les noyaux des cellules apparaîtraient par génération spontanée, dans la matière amorphe tapissant la paroi ; ensuite des plans de segmentation passeraient entre ces noyaux et délimiteraient ainsi un nombre correspondant de cellules. Si les plans de segmentation passent d'une façon irrégulière, ils isolent ainsi deux ou plusieurs noyaux, pour un même élément.

Je ne crois pas devoir sur ce point partager l'opinion de cet auteur, et je me fonde surtout sur l'étude des phénomènes embryonnaires, ainsi qu'on le verra à propos du développement des glandes.

Si l'on examine, en effet, les éléments les plus profonds des couches épithéliales, quelles qu'elles soient, et les glandes rentrent dans la loi générale, on voit que ces éléments se forment toujours par segmentation cellulaire. Seulement, les cellules nouvellement formées n'ayant pas encore de parois, sont difficilement séparables les unes des autres; il faut employer certains réactifs coagulants; comme les bichromates alcalins, pour voir les limites de chacune d'elles. La formation des éléments nouveaux chez l'adulte n'est que la continuation du phénomène qui se produit chez l'embryon, lors de l'involution épithéliale donnant naissance à chaque glande. Or, on sait que, dans ces involutions, toutes les cellules nouvelles sont formées par segmentation. (Voy. art. III, p. 151, *Éléments épithéliaux et système épithélial*, t. I, p. 257; et les fig. 80, 143, 145.)

Tantôt, l'épithélium des utricules glandulaires est disposé sur une seule couche régulière, appliquée contre la paroi propre; tantôt les cellules remplissent toute la cavité du cul-de-sac, sans aucun ordre régulier. Lorsque les utricules sont remplis de cellules; celles-ci présentent des formes variables, depuis les couches les plus extérieures, jusqu'à celles qui se rapprochent le plus de la cavité centrale. Ces formes correspondent exactement, comme dans les épithéliums de revêtement, à des degrés plus ou moins avancés de l'évolution des cellules. En général, les éléments appliqués contre la paroi propre sont petits. Leur noyau remplit presque toute la cellule. Le corps cellulaire, réduit par conséquent à un très petit volume, possède tous les caractères des matières organisées de la première catégorie (voy. chapitre I). Il se colore fortement par le carmin, comme toutes les substances vivantes de formation nouvelle.

Les cellules, appliquées immédiatement sur la paroi glandulaire, sont souvent déformées par la pression qu'exercent sur elles les cellules plus superficielles; aussi sont-elles souvent excavées sur leurs faces, avec des prolongements plus ou moins irréguliers. Certains histologistes ont beaucoup insisté sur ces dispositions, qui ne présentent qu'un médiocre intérêt.

Les cellules superposées à cette première rangée sont plus volumineuses, souvent irrégulièrement granuleuses; leur paroi est facile à voir. Elles renferment dans leur corps azoté des produits de sécrétion sous forme de gouttes, comme la matière grasse des glandes sébacées, du lait, etc., des substances colorantes: telles sont les gouttes colorées du foie des invertébrés, etc. Enfin, dans les glandes qui ne sécrètent que des liquides incolores, ces éléments paraissent gonflés, vésiculeux: telles sont les cellules des glandes de l'intestin, des glandes salivaires, etc. En résumé, l'élément glandulaire se forme sur la paroi elle-même, par segmentation, aux dépens des cellules de la couche à laquelle il appartient. Quand il s'est rempli de ses propres produits de nutrition, il devient vésiculeux et se trouve repoussé sur la cavité centrale par des éléments nouveaux. Il est alors gonflé, prêt à se rompre, et il finit par être rejeté

au dehors ou par disparaître, en laissant échapper son contenu. Cette évo
lution est bien simple; elle rentre dans la loi générale que nous avons
exposée chapitre II, pour le développement des cellules. Cependant certains auteurs ont décrit dans les glandes les dispositions les plus compli-

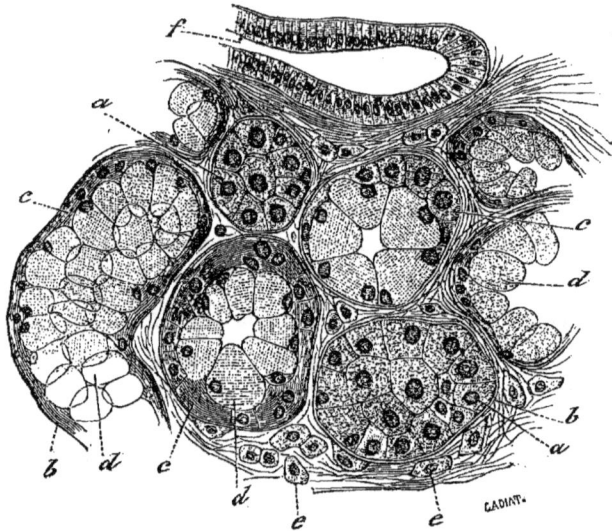

Fig. 66. — Coupe d'une glande salivaire sous-maxillaire d'un supplicié prise deux heures
après la mort, et plongée immédiatement dans le liquide de Müller. — *u*, cul-de-sac
rempli de petites cellules granuleuses; *b*, paroi propre; *c*, couche de petites cellules
appliquées sur la paroi propre et prenant des aspects variables : dans certains culs-de-
sac elles paraissent former une couche homogène parsemée de noyaux, ailleurs, elles
sont segmentées, ce sont là les célèbres demi-lunes de Gianuzzi; *d*, cellules plus avancées
dans leur développement, les unes ont encore leurs noyaux, les autres l'ont perdu, sont
remplies de liquide et sont passées à l'état vésiculeux; *e*, corps fibro-plastiques du
tissu conjonctif intermédiaire; *f*, conduit excréteur tapissé d'épithélium prismatique.

quées. Au lieu d'envisager les phénomènes dans leur généralité, ils ont
imaginé des hypothèses à propos de chacun des aspects que présentait la
cellule épithéliale dans son développement, et, à première vue, le lecteur
s'embarrasse devant ces descriptions, qui ne se rapportent qu'aux formes
extérieures et non à la nature intime des éléments (voy. *Glandes salivaires*).

Paroi propre des glandes. — La paroi propre des glandes est
une membrane hyaline enveloppant l'épithélium; elle forme la couche
la plus extérieure de l'utricule et se continue avec une couche analogue
existant dans le conduit excréteur. Lorsque la glande est réduite à un
simple cul-de-sac, il est facile de voir que cette paroi propre se continue
avec la couche hyaline sous-épithéliale des muqueuses. Le développement

des glandes nous montre comment s'est établie cette continuité, en suivant les phénomènes de développement.

Cette paroi propre se présente, comme une pellicule mince, nettement distincte par son aspect et ses réactions du tissu conjonctif environnant. Elle n'est attaquée par aucun des acides, qui rendent ce dernier transparent et gélatineux. Sur un certain nombre de glandes, entre autres les glandes sudoripares, et d'autres organes, qui présentent avec les glandes de grandes analogies au point de vue anatomique, il a été possible de démontrer que la couche hyaline, ou paroi propre, était formée de cellules épithéliales aplaties et soudées ensemble.

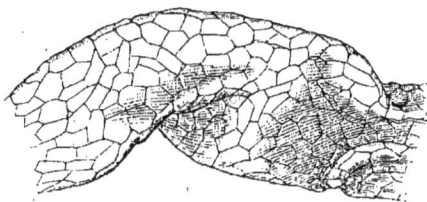

FIG. 67. — Cellules épithéliales formant la paroi hyaline d'un tube testiculaire, mises en évidence par le nitrate d'argent.

Cette paroi propre est très difficile à distinguer dans beaucoup de glandes ; généralement elle offre de $0^{mm},001$ à $0^{mm},005$ d'épaisseur, mais dans les hypertrophies glandulaires de la mamelle, elle peut atteindre jusqu'à $0^{mm},01$ ou $0^{mm},02$.

Vaisseaux sanguins. — Les glandes d'un petit volume reçoivent chacune une artériole, qui se divise en capillaires à la surface des utricules ; de telle façon que chaque utricule est enveloppé par un réseau de capillaires de première variété. La forme des mailles est subordonnée à celle des culs-de-sac, de sorte qu'à première vue, sur les pièces injectées, on peut, par la simple disposition des vaisseaux, reconnaître les masses glandulaires.

Les vaisseaux sanguins sont disposés par rapport à l'épithélium, de façon à rendre facile, vu l'extrême minceur des parties à traverser, le passage des substances solubles du plasma sanguin, qui vont se rendre dans l'épithélium. Des dispositions analogues se retrouvent dans tous les tissus où se passent de rapides échanges endosmo-exosmotiques. Ici, le plasma n'a à traverser que la paroi du capillaire et la couche hyaline glandulaire.

Lymphatiques. — Les lymphatiques, abondants dans les glandes comme dans tous les tissus vasculaires, forment des réseaux serrés et irréguliers autour des utricules. Leurs mailles sont plus larges que celles des vaisseaux sanguins, mais ils sont en général plus volumineux. Dans la muqueuse de l'estomac, par exemple, il n'existe qu'une large maille lymphatique entourant le fond des culs-de-sac glandulaires.

Nerfs des glandes. — Les glandes renferment de nombreux filets nerveux et des ganglions de volume variable. On peut citer, comme exemple, la glande sous-maxillaire, qui reçoit ses nerfs de la corde du tympan, du grand sympathique, et qui possède des ganglions importants, comme le ganglion sous-maxillaire. La disposition de ces ganglions est variable : tantôt ils forment une masse unique ; tantôt, sur le trajet des nerfs, on trouve une foule de petits amas de cellules nerveuses ou même des cellules isolées. Quant à la terminaison des nerfs, elle est encore un sujet de doute pour beaucoup d'auteurs.

Coyne (*Comptes rendus de l'Académie des sciences*, 20 mai 1878) a étudié ces terminaisons nerveuses. Il a trouvé, au-dessous de la paroi propre des glandes, des cellules triangulaires ou allongées, à prolongements multiples, rappelant les caractères des cellules nerveuses. Il a vu des fibres nerveuses allant jusqu'à ces cellules, mais il n'a pu les suivre plus loin ni trouver leurs connexions avec les éléments épithéliaux. M. Herrmann, en étudiant les glandes sudoripares, a mis en évidence, au moyen du chlorure d'or, un grand nombre de fines fibres nerveuses autour des parois glandulaires. Mais ici, la présence des fibres musculaires dans ces parois nous rend compte de ce fait, sans qu'il soit permis d'en déduire d'autres conclusions relativement aux cellules épithéliales.

Il est bien plus probable que ces filaments nerveux vont se terminer soit sur les vaisseaux sanguins, soit sur les éléments musculaires appartenant en propre à la glande. Le fait est certain pour les grosses glandes de la sueur, qui renferment une véritable paroi contractile ; mais il est impossible d'admettre l'opinion de Pflüger, qui décrit des filets très fins aboutissant dans l'épithélium lui-même. Rouget a déjà objecté avec raison que les nerfs décrits par cet auteur, au voisinage de leur terminaison, n'avaient en rien la structure habituelle des terminaisons nerveuses ; car les fibres décrites par Pflüger conservaient leur gaîne de myéline, jusqu'au contact de la paroi propre. Or, on sait, qu'à une si petite distance de leur point d'arrivée, les tubes nerveux sont réduits déjà à de simples filaments, si ce n'est dans les terminaisons des muscles striés et dans les corpuscules du tact. S'il en était ainsi, si la gaîne de myéline persistait aussi longtemps, ces nerfs seraient faciles à voir ; or, l'anatomiste allemand est jusqu'ici le seul qui les ait rencontrés. Nous verrons d'ailleurs, à propos de la physiologie des glandes, que son opinion est même très discutable, quand on se place à ce point de vue.

Conduits excréteurs des glandes. — Les conduits excréteurs des glandes sont formés par une couche fibro-élastique sur laquelle repose directement un épithélium, séparé seulement de cette dernière par une couche hyaline. L'épithélium est généralement différent dans l'intérieur du conduit de ce qu'il est au fond des utricules. Dans la plupart, il est prismatique et à cils vibratiles, comme dans la prostate. En aucun cas, d'après Ch. Robin, même pour les glandes les plus volumineuses, comme le pancréas et le foie, on ne peut reconnaître une muqueuse distincte, à la face interne de ces conduits.

L'absence d'une membrane muqueuse, à la face interne des conduits glandulaires, est un fait qui mérite d'être signalé ; les auteurs d'anatomie l'avaient jusqu'ici laissé passer inaperçu, et beaucoup d'entre eux ont considéré les conduits excréteurs des glandes comme tapissés par une muqueuse. Or il était nécessaire d'être fixé sur la nature de ces canaux, aussi bien pour les études d'anatomie normale que pour celles de pathologie dont les glandes peuvent être l'objet.

Division des organes premiers glandulaires. — Les glandes, suivant leur degré de complication, se divisent en :

1° *Follicules*. — Ce sont de simples enfoncements glandulaires, s'ouvrant à la surface des muqueuses, sans conduit excréteur. Nous en avons déjà décrit dans l'urèthre (Ch. Robin et Cadiat), dans les conduits hépatiques.

2° *Glandes en tube*. — Ici la dépression glandulaire est plus profonde. Il existe un tube plus ou moins long, simple ou ramifié en deux ou trois branches, et s'ouvrant à la surface de

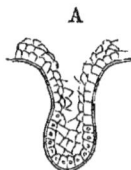

FIG. 68. — Follicule.

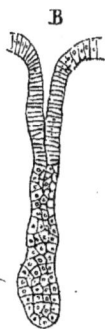

FIG. 69.—Glande en tube de l'intestin.

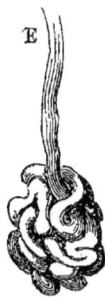

FIG. 70. — Glomérule de glande sudoripare.

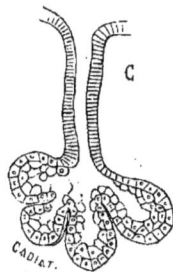

FIG. 71. — Glande en grappe simple.

la muqueuse par un orifice généralement assez large et tapissé d'un épithélium distinct.

(Glandes en tube de l'estomac, de l'intestin.)

3° *Gomérules ou glande en tube enroulé* (glandes sudoripares).

4° *Glandes en grappe simples.* — Les glandes en grappe simples sont représentées par plusieurs utricules venant s'aboucher dans un conduit excréteur commun. La forme des utricules est très variable. Tantôt ils sont presque sphériques, comme dans la muqueuse bucco-œsophagienne, tantôt allongés, comme dans la prostate, dans les glandes des lèvres, des joues, du voile du palais, etc., de l'œsophage, de la trachée, dans les glandes sébacées. En général, ces cavités sont plus larges que le conduit excréteur commun.

5° *Glandes en grappe composées.* — Ces glandes sont formées par la réunion d'un certain nombre de glandes en grappe simples, venant s'ouvrir par leur canal excréteur dans un tronc collecteur commun. Lorsqu'on examine ces glandes à l'œil nu, elles se présentent sous la forme de petites masses d'utricules appendus à leur conduit excréteur. Ces amas utriculaires, enveloppés d'une couche de tissu conjonctif, constituent un petit lobule ou acinus; l'ensemble de la glande rappelle un peu la disposition d'une grappe de raisin. Dans les cloisons de tissu conjonctif séparant les lobules, on trouve des fibres musculaires lisses en assez grand nombre. Ces fibres sont même réunies en faisceaux, chez le chien.

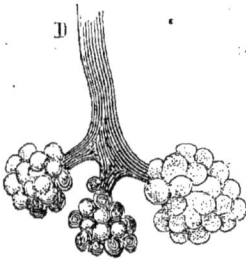

Fig. 72. — Glande en grappe composée.

Certains organes désignés sous le nom de glandes représentent une réunion de glandes en grappe composées, ayant chacune leur conduit excréteur distinct. Telles sont la prostate et la mamelle, dont nous allons nous occuper plus loin.

Développement des glandes. — Les glandes à conduit excréteur se développent toutes de la même façon.

Ces glandes vont s'ouvrir sur les muqueuses dépendant du tégument cutané ou du tégument intestinal, c'est-à-dire qu'elles appartiennent toujours à l'un des deux feuillets blastodermiques interne et externe. Or, si l'on examine, par exemple, dans un point de la muqueuse buccale, la façon dont se développe une glande, voici ce qu'on observe :

Au point où se formera la glande, les cellules épithéliales de l'épiderme se multiplient par segmentation, de façon à former une tache circulaire quand on regarde la muqueuse par sa face libre. Sur une coupe, cette tache correspond à une multiplication des éléments de la couche de

Malpighi. Par contre, ceux de la couche cornée ne prennent aucune part au phénomène. Les cellules profondes, en se multipliant, forment une masse conique, dont la base touche la couche cornée, et dont le sommet pénètre dans le derme. Ce sommet descend de plus en plus dans la profondeur, de façon à donner soit un utricule, soit un tube, avec des ramifications multiples, s'il doit se former une glande en grappe. C'est là le phénomène, qui constitue une involution glandulaire, et que nous avons déjà décrit à propos des épithéliums ; il a toujours pour agents les éléments les plus profonds des couches épithéliales. Quand l'involution est arrêtée, une mince pellicule se dessine à la surface de la plus externe des couches épithéliales. Elle doit former la paroi propre des cavités glandulaires. Tant que cette paroi ne s'est pas produite, l'involution est en voie d'accroissement. Ce fait, que M. Robin a signalé avec raison, sera pour nous

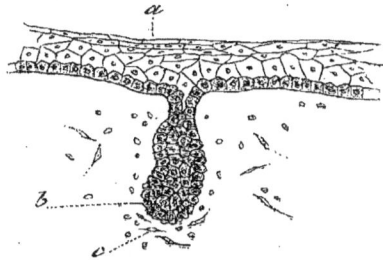

Fig. 73. — Développement d'une glande a début. — a, couche cornée; b, épithélium de l'involution en voie de segmentation; c, élément du feuillet moyen.

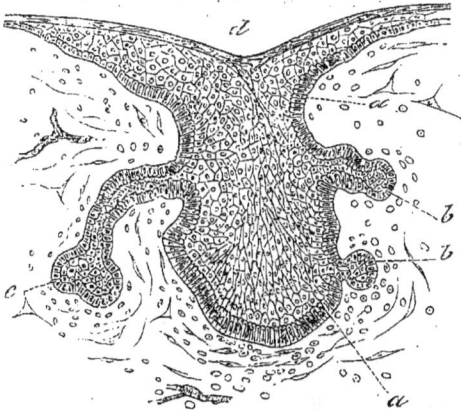

Fig. 74. — Développement de la glande mammaire. — a, couche profonde de petites cellules prismatiques se continuant avec la couche de Malpighi. — b, c, bourgeons épithéliaux en voie de développement. — d, couche cornée de l'épiderme.

d'une grande importance lorsque nous devrons interpréter les phénomènes pathologiques, dont les glandes sont si souvent le siège.

Nous avons vu que le corps de l'embryon se ramenait à trois feuillets. L'externe formait l'épiderme et ses dépendances, y compris l'épithélium du pharynx, jusqu'à l'œsophage ; l'interne formait l'épithélium intestinal proprement dit. Or, les glandes se développent par des involutions provenant de l'un ou de l'autre de ces feuillets, et pénétrant en tous sens dans la couche intermédiaire ou feuillet moyen. Celui-ci est donc traversé de tous côtés par des involutions glandulaires; mais, cependant, il ne reste pas inactif. Chaque fois qu'un bourgeon épithélial le pénètre, il envoie à sa rencontre des vaisseaux sanguins qui se disposent à l'entour, et en même temps les éléments propres à ce feuillet intermédiaire se multiplient, pour lui former une sorte d'enveloppe. Ces phénomènes, peu accusés dans les conditions normales, s'exagèrent dans les cas de productions pathologiques, à tel point qu'ils peuvent masquer le fait initial et fondamental (voy. *Tumeurs du sein*).

Nous verrons, en effet, que les tumeurs dérivées des glandes ne sont que la reproduction exacte de ces involutions épithéliales; seulement, tantôt c'est la paroi propre qui manque, et tantôt c'est le bourgeonnement du feuillet moyen, qui s'est produit avec une intensité anormale. Ces différences dans l'évolution de l'élément, qui paraissent si peu importantes à première vue, constituent des caractères pathologiques correspondant à des types de maladies absolument différentes.

DESCRIPTION DES PRINCIPALES GLANDES

§ 125. **Glandes dérivées du feuillet externe. — salivaires.** — Les glandes salivaires sont des glandes en grappe composées; mais il est admis qu'on doit considérer toutes les glandes labiales, buccales, comme étant de même nature; il en résulte qu'un certain nombre de petites glandes en grappe simples doivent rentrer dans le même groupe.

La parotide est d'un tissu blanc, grisâtre, nettement décomposé en lobules et acini. La sous-maxillaire est d'un tissu un peu plus rouge. Dans cette dernière, on rencontre, occupant les cloisons de tissu conjonctif, des faisceaux musculaires lisses volumineux et des nerfs, sur le trajet desquels se trouvent des ganglions microscopiques. Cette distribution des cellules nerveuses, dans toute l'épaisseur de la glande, est remarquable chez le chien. Le centre d'innervation vaso-motrice de la glande n'est pas réduit, chez cet animal, à un ganglion unique. Ce fait, mis en évidence par Cl. Bernard, explique comment la section des filets du sympathique, accompagnant l'artère faciale, n'abolit pas complètement la contractilité des vaisseaux de la glande.

Les remarquables expériences de ce dernier auteur, celles de Ludwig,

de Schiff, etc., sur la corde du tympan, ont attiré l'attention des histologistes, qui ont dès lors cherché à trouver dans l'anatomie la raison des
différences d'action des deux ordres de vaso-moteurs. Mais, en somme,
ces recherches n'ont amené jusqu'ici aucun résultat. On a cherché à suivre
les nerfs, jusqu'à leur terminaison, pour savoir s'il y en avait, qui iraient
aboutir à d'autres parties que les vaisseaux sanguins ; mais quand bien
même on aurait trouvé des filets aboutissant aux faisceaux musculaires

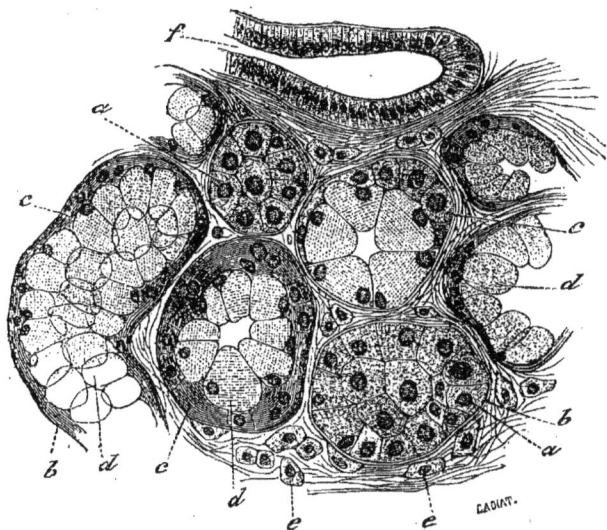

Fig. 75. — Coupe d'une glande salivaire sous-maxillaire d'un supplicié prise deux heures
après la mort, et plongée immédiatement dans le liquide de Müller. — *a*, cul-de-sac
rempli de petites cellules granuleuses; *b*, paroi propre; *c*, couche de petites cellules
appliquées sur la paroi propre et prenant des aspects variables : dans certains culs-de-
sac elles paraissent former une couche homogène parsemée de noyaux, ailleurs, elles
sont segmentées, ce sont là les célèbres demi-lunes de Gianuzzi; *d*, cellules plus avancées
dans leur développement, les unes ont encore leurs noyaux, les autres l'ont perdu, sont
remplies de liquide et sont passées à l'état vésiculeux; *e*, corps fibro-plastique du
tissu conjonctif intermédiaire; *f*, conduit excréteur tapissé d'épithélium prismatique.

interlobulaires, on n'aurait pas, par cela même, expliqué la différence
d'action du sympathique et de la corde du tympan. Dans la muqueuse
linguale, on constate, ainsi que Vulpian l'a observé, les mêmes phénomènes vaso-moteurs que dans la glande. On voit une circulation plus
active, dans cette muqueuse, lorsque la corde du tympan est excitée, et
cependant on ne peut nier que tous les filets nerveux qui président au
cours du sang dans cette membrane, ne soient des nerfs vaso-moteurs.
Parmi ces nerfs, les uns activent le courant sanguin, lorsqu'on les excite;
les autres le ralentissent. Mais, c'est toujours par une action vasculaire

directe qu'ils manifestent leur activité, et non par une influence d'un ordre indéterminé sur des éléments étrangers aux vaisseaux sanguins. Nous avons vu d'ailleurs ce qu'il fallait penser des prétendues terminaisons, dans le corps même des cellules épithéliales glandulaires.

Les histologistes, se plaçant à un autre point de vue, ont étudié les modifications subies par les cellules épithéliales des glandes salivaires pendant la période d'activité, alors qu'elles étaient le siège de ces phénomènes vaso-moteurs et sécrétoires si actifs, et, de ces études, il est résulté une complication un peu plus grande des descriptions, sans aucun profit pour la physiologie. Gianuzzi décrivit d'abord sur la face interne de la paroi propre, des cellules en demi-lune, ou en croissant, avec des formes plus ou moins compliquées. Ces cellules étaient pour cet auteur beaucoup plus foncées que celles qui occupaient la partie centrale. A partir de ce moment, nous trouvons de nombreuses discussions et théories sur la nature de ces cellules. Les uns voient dans ces croissants une seule cellule ; les autres, une réunion de petites. Enfin, sous l'influence de l'excitation de la corde du tympan, on constaterait certaines modifications dans les cellules épithéliales. Les plus superficielles, d'après Heidenhain, deviendraient plus petites, après une salivation active. D'après Lavdowsky, en excitant la corde du tympan, on ferait diminuer les cellules superficielles et augmenter le volume des croissants ou lunules. Lorsque l'excitation a duré très longtemps, les cellules centrales auraient entièrement disparu et tous les culs-de-sac seraient tapissés par des cellules identiques d'aspect, granuleuses et se colorant facilement.

Mais quand, au lieu de se borner à considérer les glandes salivaires, on envisage la question à un point de vue plus général, on voit bien facilement que toutes ces descriptions compliquées des auteurs allemands que nous venons de citer sont très discutables. Ces différents états des cellules épithéliales glandulaires, décrits par Gianuzzi, Heidenhain, etc., se voient en effet, à l'état normal, chez l'homme, sans qu'il y ait aucune excitation salivaire. Ils correspondent, en effet, simplement à ces modifications évolutives de l'épithélium que nous avons décrites plus haut.

Toutes les cellules épithéliales, depuis l'époque de leur naissance jusqu'au moment où elles sont rejetées au dehors, avec les produits de sécrétion, sont sujettes aux mêmes transformations. Sur la figure 75, faite d'après une coupe de glande sous-maxillaire d'un supplicié, on voit, dans certains points, les culs-de-sac remplis de cellules granuleuses. Dans d'autres, ces cellules forment deux couches ; les unes, en rapport avec la cavité centrale, vésiculeuses, gonflées de liquide, se colorant difficilement ; ce sont celles qui sont pleines de salive et ont achevé leur évolution. Au-dessous de celles-ci se trouve une rangée de petits éléments fortement colorés; ce sont les lunules, c'est-à-dire tout simplement des cellules nouvellement formées, et, comme telles, s'imprégnant facilement de matières colorantes et se déformant, se creusant sur une de leurs faces sous l'influence de la pression qu'exercent sur elles les cellules plus superficielles. Enfin, les éléments granuleux, qui, à eux seuls, tapissent certains culs-de-sac, représentent un troisième stade. C'est celui où les cellules vésiculeuses ont disparu et ont été remplacées par les cellules de la couche sous-jacente. Celles-ci ne tarderont pas à passer ainsi à l'état vésiculeux dès que la couche profonde sera reformée. Ces modifications des épithéliums se voient non seulement dans les glandes salivaires, mais dans toutes les autres glandes. On peut même trouver des dispositions analogues dans les couches épithéliales de revêtement des membranes muqueuses, à la surface de l'ovaire, etc. Les aspects variables qu'offrent ces cellules sont en rapport avec la nature du liquide sécrété. Il n'y a donc pas lieu, chaque fois que l'on rencontre une forme particulière de cellules épithéliales, de faire une nouvelle théorie.

Prostate. — La prostate est une réunion de petites glandes en grappe composées, qui vont toutes s'ouvrir de chaque côté du verumontanum par des conduits séparés. Les autres glandes en grappe, qu'on trouve dans la muqueuse de la portion membraneuse de l'urèthre, sont très probablement de même espèce que les glandes prostatiques (1).

Les culs-de-sac glandulaires de la prostate sont très irréguliers. Ils ont en moyenne de $0^{mm},05$ à $0^{mm},07$ de large; ils sont allongés, contournés et nettement séparés les uns des autres; ils ont une paroi hyaline de $0^{mm},002$ à $0^{mm},003$ d'épaisseur, tapissée par une couche de cellules épithéliales polyédriques, régulièrement segmentées. Dans la cavité centrale, on trouve, ainsi que dans les autres glandes de l'urèthre, chez les sujets à partir d'un certain âge, des concrétions azotées, jaunâtres, souvent brun foncé, transparentes, disposées en couches concentriques. Ces concrétions donnent souvent à la glande une teinte brune. En la pressant entre les doigts, on fait sortir un certain nombre de ces concrétions par les canaux excréteurs. Leur volume est variable depuis $0^{mm},01$ jusqu'à celui d'une tête d'épingle (Ch. Robin, *Leçons sur les humeurs*). Alors elles ne peuvent plus sortir par les conduits prostatiques et restent enkystées au fond de la glande. Néanmoins il faut remarquer que jamais on n'en a signalé dans le sperme éjaculé. On ne doit pas confondre ces concrétions azotées

(1) Voy. Robin et Cadiat, *Journal d'anatomie*, septembre 1874.

avec les calculs d'oxalates de chaux ou autres, d'origine urinaire, et, qui s'engagent dans la prostate, ni avec les phlébolithes produits dans les vaisseaux. (Pour la description complète de ces calculs et du liquide prostatique voy. *Leçons sur les humeurs,* de Ch. Robin, p. 355).

Le liquide de la prostate est blanc, crémeux, jaunâtre. C'est lui qui rend au sperme la coloration blanche, qu'il a perdue dans les vésicules

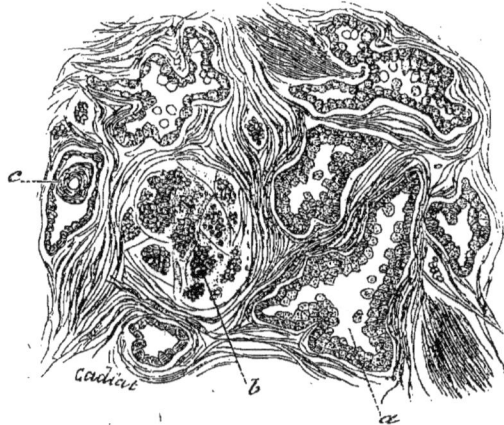

Fig. 76, — Coupe de la prostate d'un supplicié. — *a*, cavité glandulaire; *b*, faisceaux de fibres musculaires; *c*, calcul prostatique.

séminales. Sa coloration est due à des granules moléculaires graisseuses. Ce liquide n'est jamais excrété en dehors de l'éjaculation.

Entre les culs-de-sac glandulaires de la prostate, se trouve une trame serrée de fibres musculaires lisses, de fibres lamineuses et élastiques. Les fibres musculaires forment, d'après Ch. Robin, un tiers du volume de l'organe considéré dans son ensemble. Chez les animaux, comme le chien, dont l'éjaculation est lente, les fibres musculaires sont en moindre proportion. Tous ces éléments musculaires, en effet, appartiennent en propre à la glande. Ils sont les analogues des faisceaux, que nous avons déjà vus, dans les glandes salivaires, et leur développement dans la prostate est certainement en rapport avec la rapidité de l'éjaculation. Du reste, ainsi que je me suis appliqué à le montrer (*Journal d'anatomie,* 1876) dans une étude des muscles du périnée, la partie musculaire de la prostate est complètement indépendante des autres muscles, qui sont en rapport avec elle. Elle est interposée à l'appareil sphinctérien de l'urèthre, qu'elle écarte pour se loger, de sorte qu'entre les dispositions de l'orifice

vesical, chez la femme et celles qu'on voit chez l'homme, il n'y a de différence que dans l'interposition de cette glande au milieu des fibres musculaires circulaires qui ferment le col de la vessie.

Altérations pathologiques de la prostate. — L'hypertrophie de
la prostate est caractérisée par la génération de fibres musculaires
nouvelles (1). Celles-ci peuvent se développer uniformément ou irrégulièrement de façon que la glande s'hypertrophie en masse ou par noyaux.
Dans ce dernier cas, la prostate présente des noyaux durs, grisâtres,
faisant saillie sur la coupe et larges de plusieurs millimètres. Ces noyaux
sont formés de fibres lisses, et ils renferment souvent des culs-de-sac.
C'est une altération comparable à celle des corps fibreux utérins ; mais
il n'en résulte pas qu'on puisse, avec certains auteurs, comparer la prostate à l'utérus. L'analogue de l'utérus est l'utricule prostatique. Les
recherches que nous avons faites avec M. Robin sur ce sujet le prouvent
manifestement, et c'est avec raison que l'utricule prostatique a été
appelé par Weber, *utérus mâle.*

Dans certains cas, la portion glandulaire de la prostate disparaît, à
mesure que les cloisons musculaires s'hypertrophient ; dans d'autres,
elle subit une réelle augmentation de volume. Enfin, lorsque toutes les
cavités se remplissent de concrétions azotées, la glande peut, par cela
même, subir un troisième mode d'hypertrophie.

Le cancer de la prostate se présente ici avec les caractères de tous les
cancers, ayant les glandes comme point de départ. Nous en parlerons à
propos des altérations générales des glandes.

MAMELLE

§ 126. La mamelle est une glande comme la prostate, c'est-à-dire une
agglomération pour chaque sein, de dix à quatorze glandes en grappe
composées, venant s'ouvrir au mamelon, par des conduits particuliers qui
ne s'anastomosent pas entre eux.

D'après MM. Pinard et de Sinéty, il existe même très souvent de petites glandes mammaires accessoires, s'ouvrant quelquefois à la base
du mamelon. Ces glandes sécrètent du lait; elles ont été prises pour des
glandes sébacées, et ce sont elles qui formeraient dans certains cas les
tubercules de Montgoméry.

Étudier les maladies si intéressantes et si variées de la mamelle, sans
tenir compte de la physiologie de la lactation et de la menstruation et des
dispositions variables qu'offre cet organe à tous les âges de la vie ; se

(1) Gellée, *Hypertrophie de la prostate.* Paris, 1854.

CADIAT, Anatomie générale.   II. — 11

contenter d'examiner des tumeurs, sans tenir compte de l'organisme qui en
est affecté, c'est-à-dire de la constitution et de la physiologie de la femme,
c'est faire une œuvre absolument stérile. Or, la plupart des histologistes,
avant les travaux que j'ai publiés sur cette question, se sont complètement
égarés pour n'avoir pas suivi cette méthode rationnelle. (Voy. Cadiat, *Etude
sur l'anatomie normale et les tumeurs du sein chez la femme*. Thèse de
Paris, 1875.)

La mamelle ne se présente pas en effet, aux différentes époques de la
vie de la femme, avec les mêmes caractères. Or, il est très important de tenir
compte des transformations qu'elle subit, si l'on veut comprendre la physiologie de cet organe, et surtout les altérations morbides dont il est si souvent
le siège.

Ici, nous verrons encore une preuve que les altérations pathologiques
des tissus, si complexes qu'elles soient en apparence, ne reproduisent
que les phénomènes normaux, mais plus ou moins accusés, sans qu'il y
ait jamais de différences radicales, au point de vue de la nature même des
choses. Ainsi ces productions si bizarres et de formes si variables, qui se
montrent sur le sein, à différents âges de la femme, correspondent, ainsi
que je l'ai fait voir, à des états physiologiques parfaitement réguliers.

Pour faire une étude sérieuse de la glande mammaire, nous aurons à
voir cet organe dans différentes conditions :

1° Chez la femme avant toute grossesse ;

2° Pendant la grossesse et la lactation ;

3° Après la grossesse ;

4° Avant la menstruation et après la ménopause ;

5° Chez l'homme ;

6° Chez l'embryon.

Le sein de la femme, avant toute grossesse, ne renferme pas une véritable glande, mais seulement du tissu fibreux parcouru par quelques canaux très fins, représentant les conduits excréteurs. C'est sur ces conduits,
et à leurs extrémités, que se développent, seulement après la fécondation,
les véritables éléments glandulaires. Ce qui produit la saillie du sein avant
la grossesse, ce n'est donc pas une glande comparable à la parotide
ou au pancréas, mais seulement une plaque fibreuse, lenticulaire, adhérente à la peau et au pannicule adipeux sous-jacent par des tractus plus
ou moins lâches, suivant que cette masse, qui orne la poitrine de la
femme, est ferme, ou molle et tombante. La plaque fibreuse, d'un blanc
nacré, résiste au tranchant du couteau, comme tous les tissus de même
nature ; elle est très distincte du tissu graisseux sous-jacent. L'acide acétique la gonfle et la rend gélatineuse. Sous l'influence de ce réactif, on

peut alors apercevoir par transparence de fines traînées opaques, qui représentent des conduits remplis d'épithélium. On peut ainsi juger, par ce simple examen, de la proportion du tissu fibreux, relativement à ce qu'on peut appeler la partie réellement glandulaire.

Les épithéliums qui remplissent ces canaux sont petits, irréguliers, formés de noyaux, avec un très mince corps cellulaire. Ces conduits ne se terminent pas à leurs extrémités comme de véritables culs-de-sac glandulaires, mais par de petits prolongements en forme de doigts de

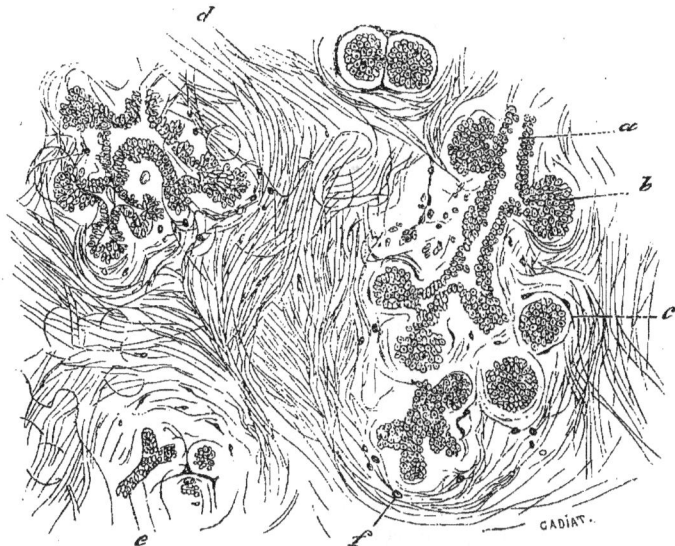

Fig. 77. — Mamelle de jeune fille de vingt et un ans n'ayant pas encore eu d'enfant. — *a*, conduits épithéliaux avec de petites cellules, sans parois propres, pour la plupart; *b*, extrémité des conduits épithéliaux prête à entrer en voie de développement; *c*, paroi propre, visible sur certains conduits; *d*, tissu fibreux intermédiaire; *e*, petits conduits; *f*, noyaux du tissu conjonctif intermédiaire.

gant, et au nombre de deux ou trois pour chaque canal. Chez la femme qui n'a pas eu d'enfants et sur celle qui n'est pas enceinte, il n'y a jamais de culs-de-sac glandulaires ni d'acini; jamais on ne rencontre ces masses de tissu grisâtre, mou, friable, caractérisant les glandes.

Dans le sein d'une femme qui a eu des enfants, mais qui n'est pas enceinte, on retrouve à peu de chose près les mêmes dispositions. La glande, après chaque grossesse, revient donc à ce qu'elle était auparavant. Mais il faut bien noter qu'il n'y a qu'une partie de l'organe qui soit le siège de ces phénomènes; car, d'après Langer, quand le sein se développe, c'est d'abord par la périphérie, viennent ensuite les parties de plus en plus centrales. Après la grossesse, la plaque fibreuse n'est plus aussi homogène; elle est dissociée en travées, que séparent des pelotons de tissu adipeux. Enfin, sur la périphérie, elle renferme un grand nombre de petits grains durs, roulant sous le doigt, qu'on pourrait prendre pour des grains glandulaires et qui sont simplement de nature fibreuse. Ils se développent à la place des acini de la grossesse, qui ont disparu une fois l'allaitement terminé.

De la mamelle pendant la grossesse et la lactation. — La glande commence à se former dès le début de la grossesse. C'est ce phénomène qui produit le gonflement des seins après la fécondation. Quand on voit que dans certains cas d'hypertrophie utérine consécutive à des tumeurs, dans les cas de rétention menstruelle, etc., les seins se développent, il y a lieu de se demander si, sous l'influence d'une excitation réflexe spéciale, les éléments glandulaires ne peuvent pas se former en dehors de la grossesse elle-même et dans une foule de circonstances. Il est très probable qu'il en est ainsi, et

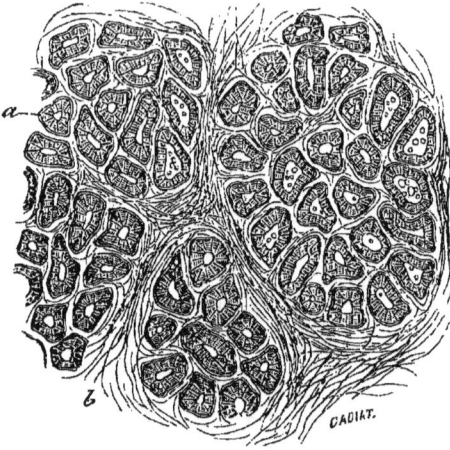

FIG. 78. — Sein de la femme pendant la lactation; acini formés aux extrémités des conduits glandulaires. — *a*, culs-de-sac remplis d'épithélium régulièrement segmenté; *b*, tissu conjonctif intermédiaire.

que ce n'est pas simplement la congestion qui maintient les seins gonflés pendant des périodes plus ou moins longues.

On voit combien ce fait, s'il était vérifié, aurait d'importance, au point de vue de la pathologie féminine; il rattacherait indirectement le développement de certaines tumeurs aux troubles menstruels. Ainsi tout se lierait, dans cet organisme si impressionnable chez lequel toute la physiologie converge vers la reproduction, et que l'on peut dire entièrement empreint de maternité, suivant l'expression de M. Bernutz, que je me félicite encore d'avoir eu pour premier maître.

Le sein de la femme enceinte ne possède plus cette plaque fibreuse dont nous avons parlé. Il est composé par un tissu granuleux, grisâtre, comme celui des autres glandes, telles que la parotide, les glandes salivaires ou le poumon.

Les parties glandulaires complètement développées sont composées d'utricules de $0^{mm},03$ à $0^{mm},04$ de diamètre, serrés les uns contre les autres. Ces utricules sont formés d'une paroi propre, sur laquelle sont rangées irrégulièrement des cellules épithéliales. Celles-ci laissent au centre du cul-de-sac une petite cavité.

Epithélium. — Les cellules épithéliales sont difficiles à distinguer, sur les pièces fraîches, à cause de la multitude de gouttes de graisse qui flottent dans les préparations. Aussi a-t-il été nié. Mais nous l'avons rencontré et dessiné à différentes reprises, d'après des préparations faites sur la femme et sur les animaux. Les cellules en sont polyédriques, de 0^{mm},01 à 0^{mm},02 de diamètre, avec un noyau. Celles qui sont immédiatement appliquées sur la paroi sont uniformément granuleuses. Les autres renferment des gouttes de liquide gras, qu'on peut colorer en noir foncé avec l'acide osmique. Ce fait prouve manifestement que les matières grasses du lait se forment dans la cellule glandulaire elle-même. Seulement à cette époque l'épithélium est un agent de

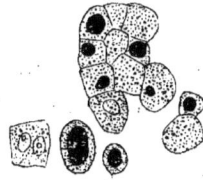

FIG. 79. — Épithélium de la glande mammaire pendant la lactation. Les gouttes de matières grasses colorées par l'acide osmique se voient au centre des cellules.

sécrétion. Tant qu'il n'a pas atteint l'état de développement, dans lequel il est apte à la sécrétion, il reste inerte dans les conduits glandulaires. Mais, dès que, sous une influence quelconque, il a atteint la forme sous laquelle il peut fonctionner, la sécrétion se produit. La première condition entraîne forcément la seconde. C'est pourquoi, ce n'est pas seulement dans la grossesse que la mamelle produit du lait, mais dans une foule de circonstances physiologiques ou anormales. Ainsi les tumeurs, caractérisées par la production de culs-de-sac glandulaires et d'épithélium nouveau, renferment du lait. Chez les nouveau-nés, la mamelle sécrète un liquide laiteux pendant les premiers jours. Or, les recherches de M. de Sinety sur ce point, ont montré que l'enfant, à la naissance, possédait de véritables culs-de-sac glandulaires, tapissés d'un épithélium régulier et tout à fait comparables à ceux de la nourrice, seulement chez lui ces culs-de-sac étaient moins nombreux.

On voit, en résumé, que ces deux phénomènes sont réciproquement dépendants. La sécrétion lactée a comme condition nécessaire, l'existence d'utricules glandulaires et d'épithélium, et, réciproquement, ces éléments ne peuvent se produire, dans quelque circonstance que ce soit, sans entraîner la sécrétion.

Il faut encore faire remarquer ici, à propos de la mamelle du nouveau-né, que certains auteurs ont vu dans la sécrétion un produit de désorganisation des cellules épithéliales, et non une sécrétion lactée véritable. Or, il est évident, qu'au point de vue anatomique pur et simple, cette opinion est admissible pour le sein, comme pour toute autre glande ; car c'est toujours en se désorganisant que la cellule épithéliale forme les produits de sécrétion ; les gouttes de graisse et les autres liquides qu'elle renferme sont des produits de désassimilation. Mais ici ces produits représentent bien du lait, et ils se forment exactement comme chez la femme pendant la lactation.

Langer a fait voir que le sein, chez la femme, au moment de la grossesse, se développait toujours par la périphérie. D'après lui, à chaque grossesse se formeraient des conduits nouveaux. Ceux qui auraient servi une première fois, ne serviraient plus une seconde. Cet auteur veut parler, bien entendu, des ramifications ultimes des canaux galactophores. En même temps que se développent les utricules glandulaires, les canaux collecteurs de la mamelle subissent un développement proportionnel. Ils sont formés, comme tous les conduits de ce genre, par une trame épaisse, fibro-élastique, tapissée par la couche hyaline, sur laquelle sont régulièrement rangées des cellules épithéliales prismatiques.

L'homme, dans les conditions normales, possède un rudiment de glande mammaire. On trouve chez lui, comme chez la femme, avant la lactation, quelques conduits très fins, disséminés dans une masse fibreuse. Jusqu'ici on n'a pas encore eu l'occasion d'étudier ces gonflements des seins qui s'observent quelquefois chez les sujets du même sexe, à l'époque de la puberté. Il est probable qu'ils tiennent à une formation d'utricules glandulaires ; cette opinion est d'autant plus acceptable, que, dans quelques cas exceptionnels, on a vu les mamelles des mâles, tant chez l'homme que chez les autres animaux, fournir du lait en abondance, et des femelles sécréter aussi du lait, avant toute grossesse.

Développement de la mamelle. — La mamelle se développe au moyen d'une involution épithéliale partant de la couche profonde de l'épiderme. C'est du quatrième au cinquième mois que débute ce phénomène. Il se produit d'abord une masse cylindrique, large et peu profonde, qui donne consécutivement des bourgeons latéraux plus ou moins nombreux. Ces bourgeons progressent lentement, jusqu'au septième ou huitième mois de la vie intra-utérine ; à cette époque ils commencent à se creuser d'une cavité centrale ; enfin, au moment de la naissance, la glande a de 7 à 9 millimètres de diamètre, et elle se compose de douze à quinze lobes. Les conduits sont alors remplis d'épithélium et le tissu périphérique est très vasculaire ; il paraît même être le siège d'une véritable congestion. Cette congestion est bien en rapport avec le développement rapide de la glande, à la fin de la vie intra-utérine et avec l'existence de la sécrétion, que l'on constate, pendant les premiers jours de la vie. Au moment de la puberté, la mamelle subit encore une nouvelle poussée, et l'on voit souvent, à cette époque, une sécrétion se produire, aussi bien chez les garçons que chez les filles.

Les mamelles, bien qu'ayant la même origine blastodermique que les glandes sébacées, n'ont cependant aucune analogie avec ces dernières, au point de vue physiologique. Les rapprochements que certains auteurs ont cherché à faire, entre ces deux sortes de glandes, sont absolument forcés. Dans l'un et l'autre

FIG. 80. — Développement de la mamelle.
(Voy. l'explication, p. 265, t. I, fig. 149.)

cas, il y a bien des matières grasses produites ; mais ces matières diffèrent complètement de l'une à l'autre. En outre, le lait renferme du sucre et des albuminoïdes, dont on n'a pas démontré l'existence dans le produit des glandes sébacées. Il ne serait pas plus permis de faire un rapprochement entre celles qui sécrètent la salive et celles qui sécrètent la matière sébacée, bien qu'elles aient l'une et l'autre la même origine embryonnaire.

Les glandes mammaires n'ont pas de siège déterminé, le même pour toutes les espèces animales.

Chez l'homme, elles sont réduites à deux et elles occupent la région pectorale ; il en est de même des singes, des chéiroptères et des paresseux, de l'éléphant et des sirénides. Les carnassiers, les insectivores et les rongeurs ont de quatre à douze mamelles à la région abdominale.

Chez les monotrèmes, ces glandes diffèrent peu des autres glandes dermiques. Elles s'ouvrent par deux faisceaux de tubes sans mamelon. Chez l'echnidé, ces glandes s'ouvrent dans une sorte de poche qui paraît destinée à recevoir les jeunes. Meckel a découvert aussi les glandes mammaires chez l'ornithorynque. Certains marsupiaux ont deux mamelles ; chez d'autres, les conduits vont s'ouvrir sur des orifices disposés en cercle à la place où se trouvent habituellement les mamelles.

Tumeurs de la mamelle. — Les tumeurs de cette glande offrent

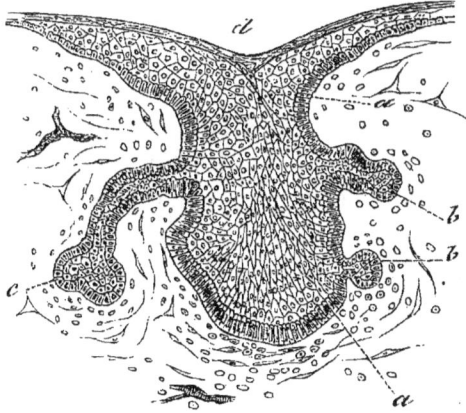

tant d'intérêt, elles sont liées d'une façon si intime aux phénomènes normaux, que je crois devoir donner ici un résumé de la théorie que j'ai exposée déjà en 1877.

Les chirurgiens, Astley Cooper, Velpeau, avaient bien vu que, parmi les tumeurs du sein, il y avait deux types bien différents l'un de l'autre : l'un, correspondant à ce qu'on appelle le cancer ; l'autre dont ils firent l'adénome. Ces deux types différaient par un ensemble de caractères cliniques et anatomiques bien tranchés. Le premier était représenté par des tumeurs diffuses, adhérentes par une foule de racines aux tissus voisins, envahissant les ganglions, se généralisant suivant les cas, et amenant aussi, suivant certaines conditions propres aux sujets, la mort dans un délai plus ou moins rapproché. Le second correspondait au contraire à des tumeurs d'aspects très variables, mais ayant comme caractère clinique distinctif, d'être localisées, de ne pas avoir de racines, de ne pas envahir les ganglions et de ne pas se généraliser. La plupart des tumeurs de ce second groupe, examinées par Lebert et Robin, furent décrites comme formées par des agglomérations de culs-de-sac glandulaires. Alors le genre adénome fut créé. Cette classification était absolument logique, mais il lui manquait une description plus complète de toutes les variétés. Or, les adénomes, ainsi que nous le verrons plus loin, sont susceptibles de revêtir une foule de formes différentes. Ces formes n'ayant pas été rattachées, d'après leur développement, au type primitif, il manquait quelque chose à la théorie des chirurgiens français, et elle fut abandonnée. On ne vit plus alors, dans les tumeurs de cette région, que des kystes, des tumeurs fibroplastiques, embryoplastiques, etc. Le mot d'adénome disparut même du langage de certaines écoles. Dans le dictionnaire de médecine, il n'est pas prononcé !

La doctrine de Virchow se substituant aux théories françaises, expliquait tout par les propriétés merveilleuses du tissu conjonctif. Toutes les tumeurs du sein devinrent des sarcomes, mot qui, nous l'avons vu, n'a aucune signification scientifique. Cependant, si l'on tient compte de la physiologie de la glande mammaire, et surtout de son développement, que l'on étudie les modifications se produisant sur les tumeurs dont elle est le siège, on voit que la description des chirurgiens est absolument exacte, et qu'il manquait seulement à leur théorie, d'avoir rattaché au type adénome les formes qui en dérivent par suite de phénomènes évolutifs. Ainsi, à l'adénome nous devons rattacher les kystes isolés, les tumeurs kystiques multiloculaires, les tumeurs dites cystosarcomes, c'est-à-dire celles qui sont formées de masses végétantes logées dans les kystes, etc. En suivant le développement de ces diverses variétés, j'ai vu en effet qu'elles se rattachaient toutes à l'adénome. Décrivons donc cette première forme.

L'*adénome* est caractérisé par la génération d'un nombre plus ou moins considérable de culs-de-sac glandulaires, semblables à ceux qui se produisent lors de la grossesse.

Les tumeurs de cette nature ont, au début de leur formation, l'aspect extérieur, la consistance, la texture de la glande mammaire, pendant la lactation.

Les cellules épithéliales offrent les dimensions normales, et elles sont séparées du tissu conjonctif par une paroi propre, souvent très épaisse. Généralement, les canaux excréteurs ne s'hypertrophient pas en même temps que les utricules; mais, dans quelques cas, ils subissent un développement parallèle, et alors on voit s'établir une véritable sécrétion lactée.

Au point de vue physiologique, l'adénome n'est que la reproduction d'un phénomène normal. C'est une erreur d'époque, pour la génération d'un organe servant à la re-

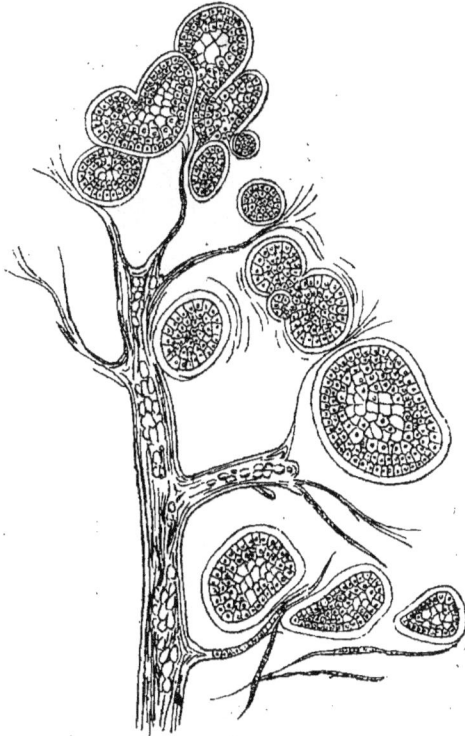

FIG. 81. — Culs-de-sac glandulaires d'un adénome. Ces culs-de-sac sont à des degrés divers d'hypertrophie. Sur quelques-uns la paroi propre est très épaisse. Les conduits galactophores ne sont pas hypertrophiés.

production. On conçoit donc, à la rigueur, qu'un trouble fonctionnel puisse, non pas le produire, mais en être la cause déterminante. Aussi ces tumeurs sont-elles liées à la fonction ovarienne. Elles ont leur époque d'apparition, qui est de quinze ans à cinquante, pendant la période d'activité des organes génitaux. En dehors de ces limites, leur formation chez la femme est tout à fait anormale; elle l'est autant que chez l'homme.

Tumeurs cystiques. — La génération des culs-de-sac glandulaires et d'épithélium implique nécessairement une sécrétion. Cette sécrétion, qui a tous les caractères de celle qui se montre au début de la lactation, alors que la circulation de la glande n'est pas encore très active, ne peut s'échapper au dehors, puisque les canaux galactophores ne se sont pas dilatés. Le liquide alors s'accumule dans les cavités glandulaires et les force à se dilater. Ainsi, l'adénome passe peu à peu à l'état de tumeur cystique, chaque utricule formant un kyste. Astley Cooper et Giraldès

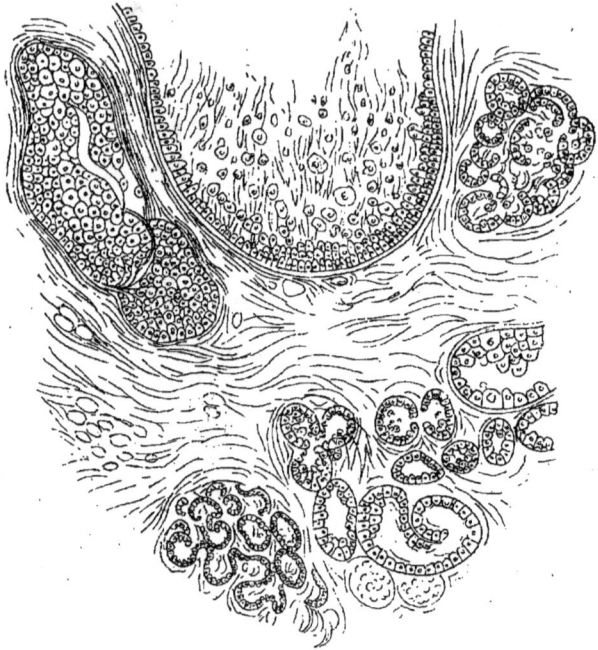

FIG. 82. — Adénome de la mamelle passant à l'état kystique. Sur cette figure on voit les utricules à tous les degrés de développement.

avaient déjà observé ce fait : que les adénomes passaient à la longue à l'état de tumeur cystique.

Les deux formes que nous venons de voir, correspondent donc à deux types bien déterminés ; mais ces types sont au fond les mêmes : ce sont des produits anatomiquement de même nature, exprimant par conséquent le même état pathologique et se manifestant par les mêmes symptômes. A côté d'eux se groupent des formes plus ou moins accusées. Tantôt la masse adénoïde est considérable, tantôt très petite. Les parois propres des utricules peuvent être parfois très minces, ou même disparaître entièrement ; mais la tumeur n'en reste pas moins un adénome, si les involutions glandulaires sont nettement circonscrites et sans diffusion périphérique.

Cystosarcomes. — Dans certaines circonstances, après la génération des éléments glandulaires, se produit un phénomène qui rappelle encore ceux du développement normal. C'est-à-dire, que le feuillet moyen représenté ici par le tissu conjonctif se développe tout autour de l'involution épithéliale. Il forme alors des masses végétantes, soulevant la paroi des kystes dont elles s'enveloppent, et qui font saillie dans leur cavité.

Suivant que ces bourgeons du feuillet moyen se forment plus ou moins vite, on voit les aspects les plus variables. Tantôt la tumeur, dans laquelle les éléments glandulaires sont masqués par ces formations nouvelles, est constituée par des loges renfermant du liquide laiteux et des masses bourgeonnantes en choux-fleurs ; tantôt elle est représentée par un tissu mou, comme celui de l'embryon, transparent, gélatineux et décomposé en grosses végétations toujours recouvertes d'épithélium glandulaire.

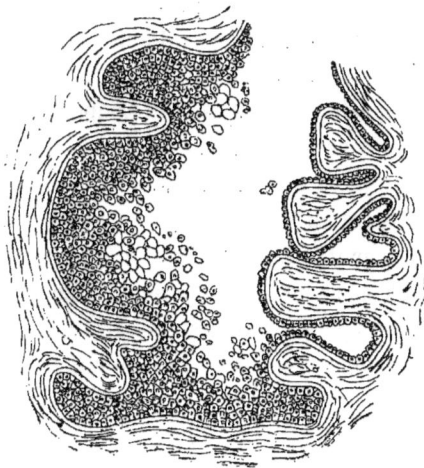

FIG. 83. — Végétations de tissu conjonctif bourgeonnant dans un kyste.

Ici donc le phénomène secondaire, le bourgeonnement du feuillet moyen, a masqué le fait initial. Mais, pour définir la tumeur, il ne faut pas oublier que dans toute lésion, dans tout processus pathologique, c'est le fait initial qui doit servir de caractéristique véritable, c'est lui qui représente la nature même de la lésion, celui qui doit nous servir à classer ces produits. Nous verrons, en effet, dans les considérations médicales qui termineront ce traité d'anatomie, que dans les phénomènes pathologiques, il y a toujours un certain mouvement évolutif simple dans sa nature. C'est ce mouvement, qui est la marque distinctive de la maladie et non tous les produits accessoires.

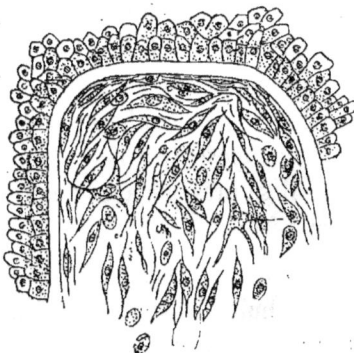

FIG. 84. — Une végétation de la paroi d'un kyste. Elle est formée de tissu fibro-plastique et recouverte par une paroi propre très épaissie, couverte de cellules épithéliales.

Ainsi, ce qui définit la pneumonie, c'est le trouble circulatoire initial de la circulation pulmonaire ; la péritonite, de même, est caractérisée par l'inflammation du péritoine et non par les lésions secondaires de l'intestin ou du foie ; la méningite par l'inflammation de la pie-mère et non par les troubles secondaires de la substance nerveuse ; la tuberculose, cette maladie qui revêt tant d'allures, par l'évolution d'un seul élément : le noyau du tissu conjonctif !

Pour revenir au sein, toutes ces tumeurs, qui paraissent si différentes au premier abord, se rattachent logiquement les unes aux autres, si l'on tient compte de la physiologie de la glande mammaire et de leur mode de développement. Astley Cooper et Velpeau, qui en avaient déterminé la nature par l'ensemble de leurs caractères symptomatiques, ne s'étaient donc pas trompé en montrant le lien commun qui les rattachait.

Quant au cancer de la mamelle, nous n'avons pas à nous en occuper ici, car il n'offre rien de spécial. Ce n'est pas une maladie de l'organe ; il n'est pas lié à ses fonctions. Il se développe sur la mamelle, comme il se développerait ailleurs, en vertu de prédispositions générales. Nous le décrirons avec les autres tumeurs de même nature.

FOIE

§ 127. Le foie est une glande dont la texture est si complexe, chez l'homme et les autres mammifères, qu'il est difficile de s'en faire une idée exacte, sans recourir à l'embryogénie et à l'anatomie comparée. C'est qu'en effet le foie ne ressemble à aucune autre glande, et si, grâce aux recherches patientes d'un grand nombre d'histologistes, qui ont poursuivi son étude, on a pu avoir une description précise des dispositions qu'il affecte à l'état de développement complet, il n'en est pas moins vrai que, pour comprendre ce que signifie, au point de vue physiologique, chacune des parties qui le composent, il faut avoir recours à l'examen d'animaux chez lesquels il se présente avec une structure beaucoup plus simple que chez les mammifères.

Eléments. — Le foie est formé en majeure partie : 1° de cellules épithéliales dites cellules hépatiques ; 2° de conduits biliaires tapissés par un épithélium ; 3° de vaisseaux sanguins et lymphatiques ; 4° de cloisons de tissu conjonctif ; 5° de nerfs.

Epithélium hépatique. — Les cellules du foie sont des éléments polyédriques de $0^{mm},018$ à $0^{mm},026$, irréguliers, arrondis, lorsqu'ils flottent librement dans un liquide, ou avec des faces planes formant 7 ou 8 pans, quand ils sont serrés les uns contre les autres. Ils présentent aussi des sortes d'encoches ou de gouttières marquant l'empreinte des vaisseaux sanguins ou biliaires, qui, dans l'intérieur de l'organe, sont en contact avec eux. Ces cellules possèdent un ou deux noyaux arrondis de 0^{mm},006 à 0^{mm},007 de diamètre, vésiculeux et munis souvent d'un nucléole. Le protoplasma cellulaire de ces éléments est homogène, granuleux, souvent légèrement teinté en jaune. Il renferme à l'état normal (chez les suppliciés) des gouttelettes graisseuses et des granulations pigmentaires brunes ou verdâtres. La présence de ces granulations, qui ont tous les caractères de la matière colorante de la bile, est un fait très important, ainsi que nous le verrons. Chez les invertébrés, en effet, chez tous les mollusques, chez les crustacés dé-

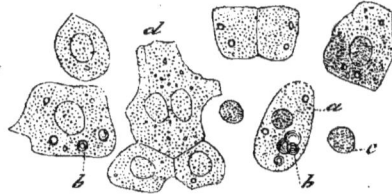

FIG. 85. — Cellules épithéliales du foie de l'homme à l'état normal. Dans le protoplasma on voit des gouttes de matière colorante biliaire. Gross. 1/580.

capodes et les insectes, on trouve dans les tubes qui représentent le foie, des cellules dont le protoplasma transparent renferme de grosses gouttes de matière colorante jaune brune ou verdâtre et identique au liquide qui remplit la cavité des tubes.

J'ai isolé cette matière colorante, en traitant le foie de ces divers animaux par l'alcool et le chloroforme, et ainsi, j'ai pu constater que l'acide nitrique avait sur elle les mêmes réactions que sur la matière colorante de la bile humaine : il la fait passer successivement par les teintes rouge, bleu, violet, etc. Ces faits prouvent manifestement : 1° qu'au point de vue des propriétés physiologiques, il y a identité entre les cellules des tubes hépatiques des invertébrés et les cellules hépatiques du foie des mammifères ; 2° que la bile se forme dans ces cellules. Backer même aurait pu obtenir, en traitant les cellules du foie par le sucre et l'acide sulfurique, la coloration rouge spéciale aux acides biliaires. Jusqu'ici, il ne m'a pas été donné de vérifier ce fait d'une façon bien manifeste.

Ce n'est pas seulement sur les animaux élevés en organisation que l'on trouve ces cellules hépatiques, mais dans toute la série animale, partout où existe un tube digestif, quelle qu'en soit la forme. Chez les ascidies, les bryozoaires, les sérialaires et même chez certains acalèphes, on trouve, en rapport avec la cavité digestive, un amas de grosses cellules jaunes, dont la matière colorante subit, avec l'acide nitrique, les mêmes changements de coloration que la bilirubine. Il y a donc tout lieu de penser que ces cellules sécrètent encore de la bile. Cette matière semble, par conséquent, l'élément essentiel de toute digestion.

La matière colorante biliaire dérive de l'hémoglobine, qu'on trouve dans les globules du sang des vertébrés. Nous avons vu, page 137, que l'hémoglobine donnait en se décomposant l'hématosine ($C^{96}H^{102}Az^{12}Fe^3O^{18}$) et que celle-ci pouvait à son tour abandonner son fer et donner la bilirubine ($C^{16}H^{18}Az^2O^3$) très voisine de la biliverdine ($C^{16}H^{20}Az^2O^4$). Mais ce qui prouve encore manifestement l'origine de ces matières colorantes, c'est cette réaction de la matière verte du placenta des chiennes dont j'ai parlé page 137 et qui est absolument la même que celle de la biliverdine.

En résumé, chez tous les animaux doués d'un tube digestif, il existe des cellules hépatiques renfermant une matière colorante, la biliverdine. Ces cellules sont en masses plus ou moins grandes et groupées de façons variables. Quant à la matière colorante, elle offre des analogies de composition avec celle du sang, chez les animaux qui possèdent un appareil circulatoire.

En outre de la matière biliaire, les cellules hépatiques renferment une substance découverte par Cl. Bernard, la substance glycogène. Pour ce dernier auteur, et aussi pour Robin et Schiff, cette matière se présenterait dans les cellules sous forme de granulations se colorant en rouge violacé. Ces granulations disparaîtraient, d'après Frey, dans les foies d'animaux soumis à l'inanition. Mais ces faits ont encore besoin d'être confirmés par de nouvelles observations.

La *matière glycogène* des cellules, qu'elle se présente sous forme de granulations ou autrement, est facile à isoler par le procédé de Cl. Bernard. Il consiste à prendre le foie d'un animal récemment tué, à le couper en fragments minces, qu'on jette dans l'eau bouillante. Ces fragments sont ensuite broyés. On filtre, et le liquide recueilli étant purifié par le noir animal, est traité par l'alcool. Ce réactif précipite la matière glycogène. On peut aussi la précipiter au moyen de l'acide acétique. La matière glycogène ainsi isolée se présente sous la forme d'une poudre blanche, sans odeur ni saveur. Elle reste en suspension dans l'eau, sans s'y dissoudre, et en lui donnant une teinte opaline. Elle n'a pas d'action sur la liqueur de Bareswill et ne fermente pas au contact de la levûre de bière. L'eau isolée lui donne une coloration violette qui disparaît avec la chaleur. Ce caractère la distingue de l'amidon et de la dextrine. Sa formule est : $C^{12}H^{12}O^{12}$.

L'origine de cette matière dans l'organisme nous conduit à traiter rapidement de cette question si importante, la glycogénie animale.

Les études remarquables de Cl. Bernard ont démontré d'une façon irréfutable que les animaux fabriquaient du sucre avec des matières albuminoïdes. C'était le premier point à établir, mais on aurait pu arriver à la même conclusion en considérant d'autres organes que le foie. La glande mammaire, en effet, fabrique du sucre de lait, chez des animaux qui ont une nourriture exclusivement animale, chez des carnassiers, qu'on nourrit avec des muscles débarrassés de graisse et de toute matière hydrocarbonée. Certains faits trouvés par Cl. Bernard lui-même, la présence du sucre dans les cellules de l'amnios des ruminants, montraient que le sucre est formé par les tissus animaux, dans une foule de circonstances. Ainsi, ce physiologiste mettait des œufs de mouche sur de la viande, et, quelque temps après, il retrouvait dans les vers qui s'étaient formés et nourris aux dépens de la viande, la matière glycogène.

Il est donc bien évident que le sucre trouvé par Magendie dans le sang des animaux, pouvait avoir son origine ailleurs que dans les aliments ; reste maintenant à discuter la question de savoir s'il est fabriqué par le foie, auquel appartiendrait cette fonction spéciale.

Pour la résoudre, il faudrait démontrer que tout le sucre du sang ne provient pas de l'alimentation ; qu'il se forme en entier dans le foie, et en second lieu, que la fonction glycogénique du foie étant supprimée, le sucre du même coup disparaît aussitôt.

A la première proposition, Cl. Bernard a répondu de la façon suivante :

1° L'analyse du sang de la veine porte ne donne pas de sucre ; celle du sang de la veine sus-hépatique en donne une quantité considérable. Ces analyses donnent les mêmes résultats lorsque l'animal a été complètement privé de féculents et de corps gras.

2° Sur un chien qu'on vient de tuer, après l'avoir nourri exclusivement de viande, on lave le foie avec un courant d'eau. L'eau qui sort au début par les veines sus-hépatiques contient du sucre ; un peu plus tard, elle n'en contient plus ; mais si on laisse reposer le foie et qu'on reprenne ensuite le lavage, on trouve encore à l'analyse une notable quantité de glycose.

3° L'alimentation faite exclusivement avec de la viande ne diminue pas la proportion de sucre.

4° Le sucre produit par le foie dans toutes ces circonstances ne peut provenir d'une alimentation antérieure ; car, en faisant mourir un animal par abaissement de sa température, on supprime rapidement la fonction glycogénique, et le foie ne contient plus de sucre.

5° La matière glycogène ne provient pas d'une transformation des corps gras ; car, en nourrissant des animaux avec ces substances, la proportion de sucre formée diminue rapidement.

Il est donc impossible de nier que le foie ne fabrique du sucre, ou plutôt de la matière glycogène, avec les matières albuminoïdes ; mais cet organe est-il la source exclusive de la glycose ? Pour démontrer cette seconde proposition, Moleschott a *enlevé le foie* à des grenouilles, et ces animaux ayant vécu encore plusieurs semaines, n'ont plus fait de sucre. Mais ce pendant que dire d'une telle expérience, alors qu'il résulte de tous les faits avancés par Bernard, que la glycogénie est supprimée par le seul fait du refroidissement de l'animal ou de la section des pneumogastriques, etc. ?

L'ablation du foie, quelle que soit la résistance d'un batracien, place cet animal dans des conditions toutes différentes des conditions physiologiques, et du même coup supprime la fonction.

Cette théorie de la glycogénie hépatique a trouvé des adversaires dans Longet, Rouget, Schmidt, etc. ; et en effet, nous voyons que cette fonction, qui aurait une si grande importance, n'est pas localisée dans le foie ; que le sucre peut se former dans d'autres glandes et dans des tissus non glandulaires ; que l'on trouve même dans les muscles une matière sucrée, l'inosite, substance cristalline, ayant une formule analogue à celle de la matière glycogène. Pour caractériser une fonction, dit Longet, il faut à la fois un élément, un tissu propre et un rôle spécial dans un des grands actes, soit de la vie animale, soit de la vie organique. Or, que peut être une fonction qui n'a de localisation exacte dans aucun organe, et dont jusqu'ici on n'a pu déterminer le but ?

Lorsque le poumon, ou le cœur, ou le rein, sont lésés, aussitôt se manifestent des troubles fonctionnels en rapport avec la nature de la lésion. Mais ici, quelle corrélation a-t-on jamais pu démontrer entre la glycosurie et les affections de l'organe, auquel est dévolue la fonction glycogénique ? Dans les congestions, les inflammations, les altérations du foie de toute nature, a-t-on jamais signalé le diabète, et le diabète s'accompagne-t-il de lésions hépatiques ?

Nous pensons donc que les critiques faites par Longet à la théorie de Cl. Bernard sont parfaitement justifiées ; que le foie n'a pas une fonction double ; mais que le sucre se forme dans ses éléments, comme l'inosite dans le muscle ; comme le sucre de lait dans la glande mammaire, c'est-à-dire comme ces nombreux produits qui accompagnent tout travail de nutrition ; le foie est seulement l'organe où cette substance se forme plus rapidement que partout ailleurs. Ces réserves faites, on peut dire que la théorie de la glycogénie n'en reste pas moins un des plus beaux titres de gloire de l'éminent physiologiste, à cause des expériences ingénieuses qu'elle a suscitées et des horizons nouveaux qu'elle a découverts dans le domaine de la physiologie générale.

Texture du foie. — Le foie est décomposable en petites masses toutes semblables entre elles : ce sont les lobules ; de telle façon que la lexture de cette glande est ramenée à celle d'un lobule considéré isolément.

Ces lobules sont parfaitement visibles à l'œil nu. D'après M. Sappey, ils ont 1 millimètre de diamètre chez l'homme, 2 millimètres chez le cochon, 1 1/2 chez le cheval, et $0^{mm},45$ chez le chien. Leur nombre, selon ce dernier auteur, serait de 1 million. Sur les coupes du foie, lorsqu'ils

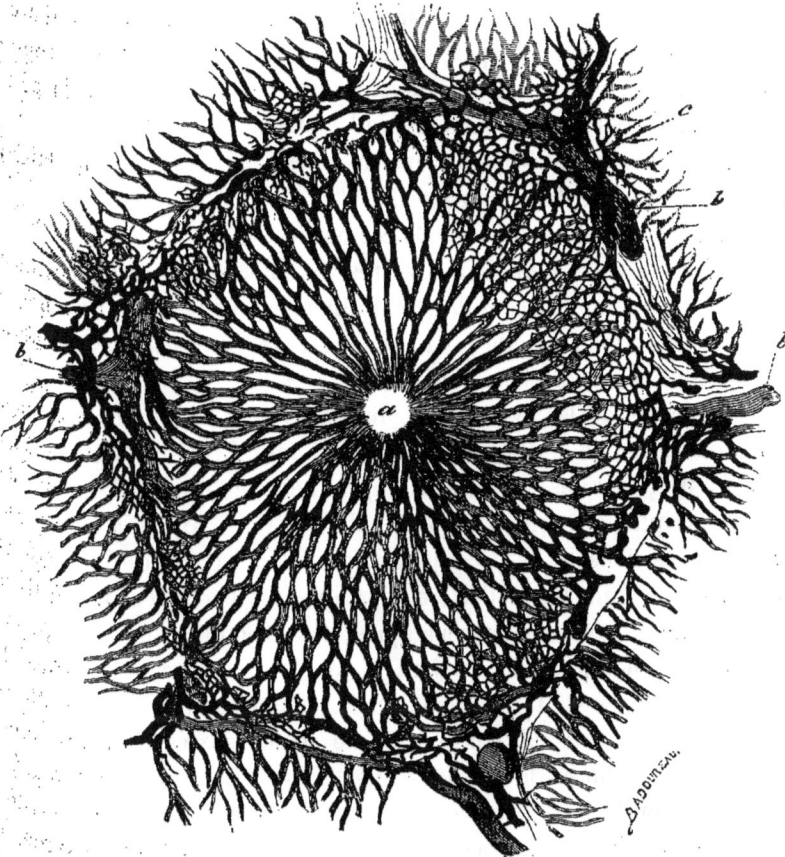

Fig. 86. — Lobule du foie de lapin ; reproduction exacte d'une pièce dont les vaisseaux sanguins et biliaires ont été injectés. — *a*, veine sus-hépatique ; *b*, rameau de la veine porte ; *c*, canal biliaire. — A supposer que chaque maille du réseau biliaire circonscrive une cellule hépatique, on aurait sur cette figure la structure complète du lobule.

sont séparés les uns des autres par des cloisons de tissu conjonctif, ils se présentent sous la forme de polygones à six ou sept côtés. A l'état normal, chez l'homme, on distingue difficilement les limites de chaque lobule ; mais, dans la cirrhose, elles sont faciles à reconnaître. Chez le cochon, par contre, chaque lobule est isolé dans une petite loge de tissu conjonctif, dont on peut l'enlever avec la pointe d'un scalpel.

Lobule hépatique. — Le lobule renferme les cellules, que nous avons décrites précédemment, des vaisseaux sanguins et des conduits biliaires. Pour bien comprendre la disposition de toutes ces parties, il est nécessaire de commencer par la description des vaisseaux sanguins, auxquels toutes les autres sont pour ainsi dire subordonnées.

Quand on examine sur une pièce dont les vaisseaux ont été injectés avec une matière colorante, la coupe d'un lobule faite perpendiculairement à son grand axe, on aperçoit au centre un orifice circulaire représentant la coupe d'un rameau des veines sus-hépatiques, et sur la périphérie, plusieurs branches émanant de la veine porte.

De ces veines périphériques part un réseau de vaisseaux capillaires, allant converger sur la veine centrale.

Étudions séparément chacune de ces parties.

La veine centrale a un diamètre très variable, depuis $0^{mm},05$ jusqu'à $0^{mm},5$. Ses parois sont très minces et intimement soudées au tissu hépatique, de telle façon qu'elle est toujours béante. Les vaisseaux sus-hépatiques sont dépourvus de valvules.

Les branches de la veine porte, disposées à la périphérie du lobule, sont courtes ou longues et recourbées en anse. Leur diamètre varie de $0^{mm},03$ à $0^{mm},04$. Elles se divisent rapidement en un grand nombre de capillaires qui pénètrent dans le lobule. Ces rameaux de la veine porte sont plongés dans le tissu conjonctif périlobulaire, avec les conduits biliaires et les branches de l'artère hépatique. Ils n'adhèrent pas au tissu du foie, comme les veines sus-hépatiques; de sorte qu'ils s'affaissent quand ils sont vides de sang. En étudiant le système veineux, nous avons vu que la veine porte était très riche en fibres musculaires. Or ces fibres peuvent agir, à la condition que les parois des vaisseaux qu'elles embrassent soient libres de s'aplatir sous l'effet de leurs contractions. La circulation du foie est donc assurée, grâce à la béance des parois des veines sus-hépatiques, qui permet au vide intra-thoracique de s'exercer à une très grande profondeur, et à la contractilité des rameaux de la veine porte. Pour n'avoir plus à revenir sur les vaisseaux du foie, nous dirons encore que les ramifications de l'artère hépatique se distribuent à la capsule de Glisson, aux parois des conduits biliaires et des veines portes périlobulaires. En outre, ces branches forment à la surface du foie un réseau à larges mailles destiné à la capsule. Ce réseau est produit par des branches qui sortent perpendiculairement à la surface du foie et se divisent brusquement en quatre ou cinq rameaux divergents, comme les rayons d'une étoile. Quelques rameaux des branches périlobulaires de l'artère hépatique vont se jeter dans le réseau périlobulaire de la veine porte.

Les cellules hépatiques, que nous avons décrites page 173, occupent les espaces vides laissés dans les mailles du réseau capillaire intra-lobulaire.

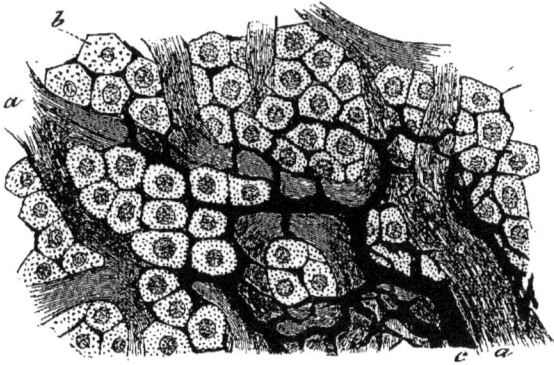

FIG. 87. — Une portion de foie dont les vaisseaux sanguins et biliaires ont été injectés. — *a*, capillaires sanguins; *b*, cellules hépatiques; *c*, capillaires biliaires circonscrivant une cellule dans chacune de leurs mailles.

Ces mailles étant allongées dans un sens convergeant vers le centre du lobule; il en résulte, que chacune d'elles renferme une sorte de petite colonne formée de deux, trois ou quatre cellules placées bout à bout; et comme ces travées cellulaires sont en continuité d'une maille à l'autre, ces éléments, dans leur ensemble, représentent une sorte de réseau épithélial, dont les mailles se croisent avec celles des vaisseaux sanguins. Nous verrons, à propos du développement, comment se forme ce réseau.

Conduits biliaires. — Les conduits biliaires offrent à étudier : leurs dispositions générales, leur structure et leurs origines.

Les conduits hépatiques, en arrivant au hile du foie, se divisent en un certain nombre de branches qui, déjà, présentent entre elles des anastomoses très remarquables. Ainsi, il existe des anastomoses entre les rameaux qui siègent au hile du foie, et ces anastomoses sont d'autant plus multipliées, qu'on se rapproche plus des petits rameaux. Enfin les dernières subdivisions aboutissent aux réseaux intra-lobulaires. Autour des lobules, les anastomoses sont extrêmement nombreuses, au point de constituer presque un réseau périlobulaire formé de conduits ayant encore jusqu'à 0^{mm},01 de diamètre. De cette sorte de réseau partent des branches qui se divisent rapidement, en ramuscules très fins, pour former le réseau intra-lobulaire représentant les origines véritables des conduits biliaires. Les conduits biliaires sont, d'une façon générale, très irréguliers. Les plus larges offrent des bosselures et des dépressions glandulaires très nombreuses, dont nous allons bientôt nous occuper.

La structure des conduits biliaires n'est pas la même dans toute l'étendue de leur parcours. Le canal cholédoque et les canaux hépatiques ont la structure générale des conduits excréteurs des glandes, c'est-à-dire qu'ils sont formés d'une trame fibro-élastique, sans éléments musculaires, sur laquelle repose directement un épithélium prismatique. Seule, la vésicule biliaire et le canal cystique possèdent une muqueuse distincte et une enveloppe musculaire. Cette muqueuse est absolument dépourvue de glandes. Son chorion est épais de $0^{mm},2$ à $0^{mm},3$. Elle présente des élevures lamelleuses qui donnent à sa surface un aspect gaufré. Les alvéoles circonscrites par ces sortes de crêtes ont, chez l'homme, de $0^{mm},3$ à 1 millimètre de large.

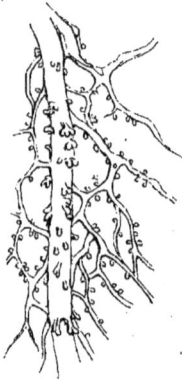

FIG. 88. — Petit conduit hépatique du chien, avec des glandes.

Leur hauteur est de près de 1 millimètre. Le bord libre de ces plis est parcouru par une veinule. L'ensemble de ces veinules forme un réseau à mailles quadrilatères. Au-dessous de cette muqueuse, se trouve une couche de tissu conjonctif, et enfin, tout à fait en dehors, l'enveloppe musculeuse.

Le long des conduits hépatiques, jusqu'au canal cystique, on voit, par contre, des glandes nombreuses décrites par Beale et par Sappey. Ces glandes, d'après M. Sappey, se trouvent sur presque toute l'étendue des conduits biliaires, depuis ceux qui ont $0^{mm},05$ de diamètre, jusqu'à l'origine du canal cholédoque, sur lequel on n'en voit plus aucune trace. Elles se rencontrent sur toutes les divisions et anastomoses des conduits hépatiques.

Tantôt, ce sont de simples utricules, s'ouvrant directement dans le conduit, tantôt elles sont plus développées ; leur fond est bilobé et elles possèdent un canal excréteur. Enfin, sur les conduits biliaires de $0^{mm},3$ à $0^{mm},4$ de diamètre, on trouve de véritables glandes en grappe. Quant à la forme, au volume et à la disposition de ces glandes, elles sont variables avec chaque animal. M. Sappey a pu les étudier sur l'homme, le cheval, le cochon, le chat, etc.

Sur les coupes de foie, on rencontre quelquefois, dans les espaces interlobulaires, de petits culs-de-sac glandulaires, avec une paroi propre et un épithélium polyédrique fortement coloré par la matière biliaire. Ce sont ces petites glandes dont nous venons de parler.

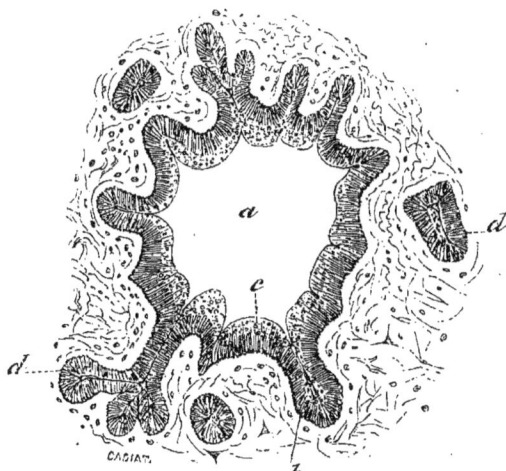

Fig. 89. — Coupe d'un conduit biliaire du chien. — a, conduit; b, d, glandes annexes du conduit; c, épithélium prismatique, petit et très serré.

Ces glandes, ainsi que Ch. Robin l'a fait observer avec raison, ne représentent pas des glandes muqueuses, comme le disent encore la plupart des auteurs d'histologie.

Là, en effet, où l'on trouve une véritable muqueuse, comme dans la vésicule biliaire et le canal cystique, ces glandes font absolument défaut. Elles sont par contre multipliées sur les conduits hépatiques, dont la paroi n'a pas les caractères d'une muqueuse.

Les conduits biliaires forment, comme nous l'avons vu, dans les cloisons interlobulaires, de véritables réseaux très irréguliers. Sur les coupes de foie, on voit, au niveau de chaque cloison, la section de plusieurs conduits biliaires, là où, par contre, n'existe qu'un seul rameau de la veine porte. Chaque conduit biliaire se résout brusquement en une touffe de petites branches variqueuses, contournées et anastomosées entre elles, qui pénètrent dans les lobules par une foule de points. Ces petites branches aboutissent au *réseau intra-lobulaire*.

Celui-ci est formé par des conduits d'une finesse excessive. Sur le lapin j'ai pu voir que, dans les points où ils étaient bien remplis par la matière à injection, leur diamètre a $0^{mm},003$ et même moins.

Ils pénètrent, comme les capillaires sanguins, entre les cellules hépatiques et vont former des mailles parfaitement régulières autour de chacune d'elles. Aussi sur les pièces dont les deux ordres de conduits ont été injectés, voit-on deux réseaux : l'un à larges mailles englobant trois, quatre et même un plus grand nombre de cellules, et l'autre de conduits très fins, pénétrant dans ces sortes de travées épithéliales pour envelopper chaque élément.

Ce réseau intra-lobulaire pénètre dans le lobule, à une distance voisine du centre qui n'est pas déterminée exactement. Il est probable qu'il s'étend jusqu'au centre. Les auteurs allemands ne sont pas arrivés à des résultats plus satisfaisants que les miens. Les figures de Kölliker ne représentent ces conduits que dans une zone de la périphérie assez étroite. Frey, par contre, figure des conduits biliaires jusqu'au voisinage de la veine centrale ; mais celles de cet auteur sont un peu schématiques.

Les capillaires biliaires les plus gros occupent à peu près l'axe de ces cordons ou cylindres glandulaires anastomosés entre eux, qui constituent par leur ensemble ce que nous avons appelé le réseau des cellules hépatiques. De ces troncs principaux partent des branches un peu plus fines qui circonscrivent chaque cellule. Ces conduits sont naturellement logés dans une double dépression offerte de part et d'autre par deux cellules juxtaposées.

Ces dispositions ont été très exactement figurées par Kölliker.

Il est donc permis, d'après ce que nous venons de voir, de considérer le foie comme formé par des tubes glandulaires anastomosés en réseaux. Ces tubes présenteraient dans leur partie centrale des cavités intercellulaires, ayant la forme que nous avons donnée aux conduits biliaires, et, en dehors d'eux, se trouveraient les vaisseaux sanguins.

Une question encore controversée est de savoir si les capillaires sont munis ou non d'une paroi propre. Sur les coupes de foie dont les cellules ont été chassées par l'eau, il est impossible de distinguer rien de semblable. Les auteurs allemands, qui ont le plus étudié cette question, ne peuvent affirmer son existence d'une manière positive.

Legros, en 1872, a cherché à la résoudre, et pour cela il a tenté d'injecter les capillaires biliaires avec le nitrate d'argent. Au moyen de ce procédé, il a découvert une couche continue de cellules épithéliales, séparant la cavité de ces conduits des cellules propres du foie.

Ces cellules offrent, d'après lui, les mêmes caractères que celles de la paroi des capillaires sanguins.

On ne m'accusera certes pas de parti pris, si je critique le travail consciencieux de mon regretté ami Legros, dont les conclusions ont été acceptées par le professeur Robin. Mais les vérités scientifiques n'ont rien à voir avec les questions de personne. Or, quelque désir que j'éprouve à voir les choses telles que Legros les a présentées, je dois dire que sa description, son manuel opératoire et ses préparations mêmes ne m'ont pas entièrement convaincu.

Lorsqu'on pratique les injections des conduits biliaires, en effet, la matière s'infiltre entre les cellules et pénètre avec une facilité désespérante dans les vaisseaux sanguins. Or, sur les pièces de Legros, il n'y a pas d'injection double permettant de reconnaître au premier aspect à quelle partie on a affaire. La forme et surtout le volume des conduits ne prêtent pas souvent à la confusion; mais à la condition qu'on ait l'un quelconque de ces réseaux sur un parcours suffisamment long, et dans les pièces de Legros, il n'y a que très peu de points injectés. Cette question d'ailleurs n'a pas l'importance qu'on lui a attribuée, car l'épithélium décrit par Legros ne pourrait jamais être un épithélium de sécrétion. Il n'en a aucun des caractères. Les cellules épithéliales sécrétantes en effet, n'ont jamais la forme de lamelles; elles sont toujours cubiques ou prismatiques; elles possèdent un protoplasma volumineux, ayant les attributs de la matière organisée de la première catégorie (voy. chapitre Ier).

Il est bien manifeste aussi que les cellules hépatiques, chez tous les animaux depuis les mammifères jusqu'aux cœlentérés renferment de la bile, que ces cellules se développent par des bourgeons successivement ramifiés partant du conduit qui sera plus tard le canal hépatique (voy. *Développement du foie*), et qu'il n'y a pas deux formations séparées se pénétrant réciproquement, ainsi que certains auteurs l'ont pensé; c'est-à-dire qu'il n'y a point dans le foie deux glandes confondues: d'une part la glande vasculaire sanguine, de l'autre la glande biliaire. L'anatomie comparée, montrant la condensation progressive de l'organe biliaire, jusqu'à l'état de masse homogène, prouve assez que les cellules hépatiques forment par leur ensemble un réseau de cellules et que le foie, à part certaines particularités de texture, entre dans la catégorie des autres glandes à conduits excréteurs.

Lymphatiques du foie. — Les vaisseaux lymphatiques du foie sont très nombreux. Au hile, sans aucune préparation, on voit chez les animaux, en particulier chez le chien, de gros troncs lymphatiques qui descendent parallèlement aux conduits biliaires et à la veine porte. Mais, en outre, ces vaisseaux forment un réseau très riche à la surface de la glande. Il faut signaler encore des troncs collecteurs volumineux, qui se dirigent vers chacun des ligaments du foie. Ainsi, ceux de la partie moyenne gagnent le ligament suspenseur, ceux des extrémités les ligaments triangulaires.

Les lymphatiques qui pénètrent dans le ligament suspenseur suivent, d'après M. Sappey, deux directions différentes : les uns montent verticalement, traversent le diaphragme derrière l'appendice xiphoïde, pour se rendre à un ganglion situé au-devant de la base du péricarde; de là partent d'autres troncs qui accompagnent les vaisseaux mammaires internes. Les autres descendent vers le sillon longitudinal du foie et se réunissent à ceux de la face inférieure et à ceux qui accompagnent la veine porte.

Les lymphatiques qui sortent du foie par les ligaments triangulaires s'appliquent à la face inférieure du diaphragme, se réfléchissent sur les piliers et se terminent, après un assez long trajet, dans les ganglions sus-pancréatiques.

Les lymphatiques superficiels de la face inférieure du foie proviennent : les uns de la vésicule, les autres de la glande elle-même. Ceux de la vésicule se rendent à des ganglions situés derrière le pylore. Ceux de la glande, qui sont à droite du sillon longitudinal, vont, les uns, se jeter dans les conduits satellites de la veine porte ; les autres, vont en partie se jeter dans les vaisseaux coronaires de l'estomac.

Le foie renferme, en outre, de nombreux lymphatiques profonds qui communiquent largement avec les précédents. Ils forment des mailles autour des lobules, comme les rameaux de la veine porte. Jusqu'ici on n'a pas pu injecter leurs divisions interlobulaires. Mais, du réseau péri-lobulaire, les lymphatiques profonds suivent, les uns, les rameaux de la veine porte, enveloppés comme eux dans la capsule de Glisson, et vont sortir au hile du foie; d'autres accompagnent les divisions des veines sus-hépatiques, autour desquelles ils forment un véritable plexus. Arrivés à la veine cave inférieure, ils traversent avec elle l'ouverture correspondante du diaphragme, se jettent dans les ganglions sus-diaphragmatiques, suivent la face postérieure des piliers et aboutissent enfin au canal thoracique, au voisinage de son origine.

Théorie de la texture du foie. — La texture du foie, qui paraît fort complexe quand on envisage cette glande à son état de développement complet, se présente avec une simplicité très grande, si on l'étudie chez l'embryon, et surtout chez les animaux différents de l'homme. Nous verrons, à propos du développement, qu'elle se forme exactement comme les autres glandes, au moyen d'un bourgeon épithélial se ramifiant à l'infini, jusqu'à former un véritable réseau. Or, tandis que, dans la plupart des glandes, les bourgeons épithéliaux sont rapidement circonscrits et limités, ici, l'accroissement très prolongé dans le sens de la longueur, détermine la formation de tubes presque indéfinis et anastomosés entre eux. Or, sans aller jusqu'aux vertébrés inférieurs, on trouve déjà chez le cheval un reste de cette disposition embryonnaire. Chez lui, en effet, le réseau des cellules hépatiques est beaucoup plus accusé et plus nettement délimité que chez l'homme et les autres mammifères ; il se présente tel qu'il est chez ces derniers, aux premières époques de la vie. On peut en dire autant de l'esturgeon.

L'identité de nature des éléments qui composent la glande hépatique, la présence constante de cette matière biliaire, qui se retrouve jusque sur les polypiers et les acalèphes, dans les cellules qui sont en rapport avec la cavité digestive, font qu'il n'y a point de doute à avoir sur la nature de l'appareil, représentant l'organe hépatique, dans toute la série animale. Le foie peut être réduit à quelques cellules formant un revêtement sur la cavité digestive, ou à des tubes séparés les uns des autres, comme chez les insectes, ou à une masse presque continue, comme chez les crustacés, les mollusques bivalves, céphalopodes et gastéropodes, ou enfin il peut prendre la forme qu'il possède chez les animaux supérieurs. De l'une à l'autre de ces dispositions, il existe des transitions insensibles, les reliant toutes entre elles, si bien qu'il nous est facile d'arriver à la compréhension de cet organe, en partant des animaux où il se présente réduit à de simples tubes, jusqu'à ceux où il offre une texture en apparence plus compliquée.

Pour bien comprendre la disposition du foie des mammifères, il est donc nécessaire de voir rapidement la structure de cet organe dans la série animale.

Foie des insectes. — Le foie de ces animaux est représenté par des tubes enroulés formant une masse entre les circonvolutions. Chez l'hydrophile, le diamètre des tubes hépatiques est d'un demi-millimètre. On peut les dérouler sur une longueur de 3 à 4 centimètres. Les auteurs admettent généralement que ces tubes vont s'ouvrir dans l'intestin moyen par plusieurs orifices. Ces tubes sont formés d'une paroi propre, hyaline, transparente, à la face interne de laquelle se trouvent accolées de grosses cellules de $0^{mm},3$ à $0^{mm},5$ de diamètre. Ces cellules sont polyédriques, régulières, avec un gros noyau transparent. Leur corps cellulaire est rempli par des granulations vertes, subissant au

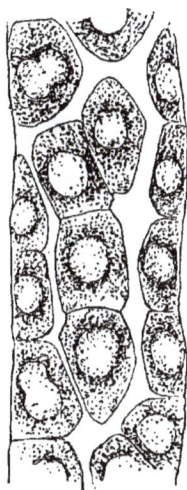

Fig. 90. — Une portion de tube malpighien de l'hydrophile. On aperçoit les grosses cellules remplies de granules verts ayant les réactions de la biliverdine. Les espaces clairs représentent des conduits intercellulaires remplis d'un liquide vert.

contact de l'acide nitrique les réactions caractéristiques de la bilirudine. Entre ces cellules, se trouvent des conduits de 0^{mm},04 à 0^{mm},05, qui les séparent les unes des autres. Nous n'avons pu apercevoir de paroi propre à ces conduits. Ils sont remplis d'un liquide coloré, le même que l'on retrouve dans la cavité intestinale, et qui a bien l'aspect de la bile. Le réactif de Petenkoffer ne nous a pas donné avec ces cellules les colorations des acides biliaires.

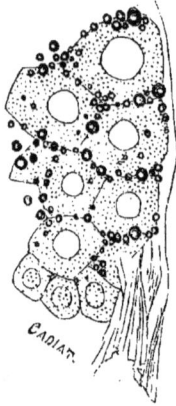

Telle est la texture de l'organe biliaire, auquel la plupart des auteurs attribuent en outre la fonction urinaire. Elle se résume ici, d'après ce que nous venons de voir, à un certain nombre de tubes nettement séparés. Dans ces tubes, sont les cellules formant la bile qui s'écoule par ces sortes de canaux. Ceux-ci peuvent être considérés comme des sortes de méats intercellulaires, ils sont les analogues des conduits biliaires des animaux supérieurs.

FIG. 91. — Une portion d'un tube du foie de langouste. On voit la paroi propre du tube, les cellules, épithéliales, avec un noyau clair et des gouttes de matière biliaire. Dans les intervalles des cellules se trouvent des gouttes de la même matière.

Foie des crustacés décapodes. — Le foie des crustacés décapodes est un peu plus compliqué. Il est décomposable en lobules et forme par son ensemble une masse jaune, brune, se rapprochant par son aspect général du foie des vertébrés. Au lieu de tubes séparés, nous trouvons des conduits collecteurs sur lesquels viennent s'aboucher des masses de petits tubes semblables à ceux que nous avons décrits chez les insectes. Les petits tubes qui composent les lobules, sont un peu plus compliqués dans leur structure. Ils ont encore une paroi hyaline, élastique, se plissant sur elle-même quand le contenu est vidé. Les cellules qui les remplissent, sont plus petites et beaucoup plus nombreuses que celles destubes malpighiens. Dans ces éléments se trouvent des gouttes fortement colorées de matière biliaire, et la même substance peut se voir aussi entre les cellules et au centre du conduit.

Foie des mollusques gastéropodes. — Pour passer du foie que nous venons de décrire, à celui des mollusques gastéropodes, il suffit de supprimer les parois propres des tubes et de réunir ceux-ci par de minces cloisons de tissu conjonctif très lâche. On obtient ainsi un réseau de tubes de plus en plus fins, à mesure qu'on s'éloigne de l'intestin, tubes formés de cellules épithéliales et réunis entre eux de façon à représenter une masse continue. Cette fusion des conduits, que jusqu'ici nous avons vu marcher séparément, rapproche déjà, quant à l'aspect extérieur, le foie des mollusques gastéropodes de celui des vertébrés, et en particulier des mammifères.

Sur les coupes de foie, les conduits glandulaires sont irréguliers. Leur paroi propre ne peut être distinguée du tissu ambiant. Ils sont tapissés par de très belles cellules épithéliales qui renferment, les unes, des granules colorés verdâtres, les autres, de grosses gouttes d'un liquide brun foncé. Les vaisseaux sanguins sont à la périphérie des tubes dans le tissu conjonctif.

Le foie des mollusques ainsi constitué, présente avec celui de certains vertébrés des différences insignifiantes ; c'est à peu près le foie des embryons de mammifères. Or il est bien à remarquer que, jusqu'ici, nous n'avons vu qu'une seule espèce de cellules, et ces cellules n'ont évidemment, d'après leurs connexions et la nature du liquide qu'elles renferment, d'autre attribut principal que la sécrétion biliaire. Rien jusqu'ici n'a pu nous autoriser à supposer, dans le foie, l'existence de deux organes correspondant à deux fonctions distinctes.

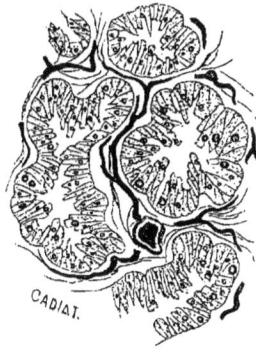

FIG. 92. — Coupe du foie de l'escargot, injecté par les vaisseaux sanguins; au centre des conduits épithéliaux se trouve une cavité qui représente le conduit biliaire. Les vaisseaux sanguins sont comme dans toutes les glandes en dehors des tubes.

Les conduits collecteurs de la glande se constituent peu à peu par la réunion des petits canaux correspondant à chaque lobule. Ces gros conduits sont tapissés par un épithélium cylindrique très régulier ; ils aboutissent en définitive à un canal hépatique qui s'ouvre dans l'intestin.

Foie de la couleuvre. — Le foie de la couleuvre est très remarquable, en ce sens qu'il ne diffère que très peu du foie des mollusques. Il est formé de cylindres épithéliaux offrant une cavité

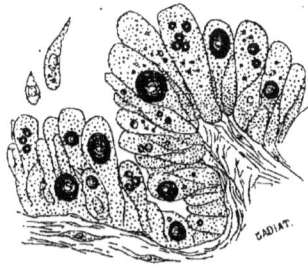

FIG. 93. — Une portion de la paroi d'un tube épithélial du foie de l'escargot, pour montrer la forme des cellules hépatiques et les gouttes de matière biliaire qu'elles renferment.

intercellulaire dans leur partie centrale. Cette cavité représente le conduit biliaire. Les vaisseaux sanguins, par contre, se trouvent dans les cloisons de tissu conjonctif et à la surface externe des tubes.

Le foie de l'esturgeon présente des dispositions analogues à celles du foie de la couleuvre. Enfin, parmi les mammifères, on peut dire que le cheval, par un véritable effet d'atavisme, a conservé les dispositions en réseau, caractérisant soit l'époque embryonnaire, soit la glande des invertébrés.

En résumant ce que nous venons de voir, il est facile de comprendre

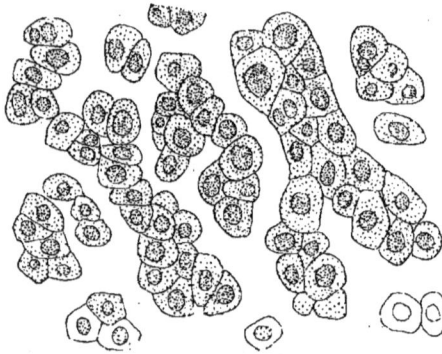

FIG. 94. — Une portion du foie du cheval. On voit les cordons de cellules hépatiques avec une disposition en réseau. Les espaces vides représentent les capillaires sanguins.

la texture du foie des mammifères, alors surtout que certains animaux, comme le cheval, représentent à ce point de vue des traits d'union incontestables. Primitivement, à l'état de tubes isolés, renfermant des cellules biliaires, la glande se complique peu à peu, par des ramifications de ces tubes. Alors la disposition en lobules commence à paraître. Bientôt les tubes se rapprochent, leur paroi disparaît, des anastomoses s'établissent entre eux, et ainsi se constitue le réseau des cellules hépatiques. En suivant le développement embryonnaire, on retrouve identiquement les mêmes phases de perfectionnement.

Le foie est donc une glande biliaire et elle est disposée sous forme de réseau, ainsi qu'Eberth l'avait dit le premier, en s'appuyant sur l'anatomie comparée.

Mais pour montrer encore les liens étroits qui rattachent la structure de cet organe d'un groupe d'animaux à un autre, c'est ce fait, que chez l'homme, certaines productions pathologiques, encore par un phénomène d'atavisme, reproduisent identiquement les dispositions normales d'un animal, qui est très éloigné de lui.

Ainsi, dans un cas de tumeur dite adénome du foie, nous avons vu se former des tubes épithéliaux, avec une cavité centrale et des cellules remplies de matière biliaire. Ce produit pathologique avait absolument la texture du foie de l'escargot, tel que nous l'avons décrit plus haut.

D'après ce que nous venons de voir, il nous est bien difficile de considérer le foie autrement que comme un organe exclusivement biliaire. L'anatomie et l'embryogénie, en effet, ne nous montrent nulle part l'existence de deux glandes. Mais nous voyons, en outre, que cet organe a une existence constante et qu'il se retrouve partout où existe un tube digestif. La sécrétion biliaire semble donc, par cela même, un acte essentiel de la digestion, et l'importance du foie, considéré comme l'organe qui préside à cette fonction, s'en accroît d'autant. Bichat, considérant la disproportion entre le volume considérable de la glande et le produit sécrété, avait supposé au foie une autre fonction. Les physiologistes modernes ont développé cette idée, en attribuant au foie la fonction glycogénique. Or il est important de faire remarquer ici que, si la sécrétion est en petite quantité relativement, la bile est beaucoup plus riche que tout autre produit en principes actifs, et que l'eau, au contraire, s'y trouve pour une proportion minime. Si l'on voulait comparer la sécrétion hépatique à celle du rein, comme le faisait Bichat, il faudrait nécessairement ne pas tenir compte de l'eau, et seulement des parties solides en dissolution. On pourrait, à plus forte raison, faire le même rapprochement à propos des glandes salivaires qui ne sécrètent qu'une très petite proportion de matières solides.

Il est certain aussi que le foie fabrique du sucre, et Cl. Bernard a très bien montré sous quelles influences nerveuses, activant ou diminuant la circulation hépatique, la formation de ce corps pouvait être accrue ou diminuée; mais tout cela ne suffit pas pour faire un organe doué de doubles fonctions, d'autant mieux qu'on ne sait pas encore quelle peut être l'utilité de ce corps que le foie verse dans le sang. Le fait fondamental de la physiologie du foie est la sécrétion biliaire, et la fabrication du sucre ne vient que comme un phénomène secondaire, là comme dans d'autres tissus. La discussion porte, comme on le voit, sur une question de définition. Il s'agit en effet de savoir si l'on doit appeler du nom de fonction, un acte secondaire, dont le but n'est pas déterminé et s'accomplissant dans une glande sécrétant avant tout un produit essentiel à la digestion. Quant au phénomène en lui-même, il est incontestable, et il constitue l'une des plus grandes découvertes de la physiologie générale.

Tissu cellulaire du foie. — Le tissu conjonctif du foie forme d'abord à la surface de l'organe, une mince couche intimement unie à la membrane séreuse. Avec les vaisseaux, il pénètre dans la profondeur du sillon transverse, se divise avec eux et les accompagne jusqu'à leur terminaison. En enveloppant les branches de la veine porte et les conduits biliaires, il forme les cloisons séparant les lobules. Ces cloisons sont plus ou moins développées suivant les animaux. Chez le cochon, elles sont tellement épaisses, que chaque lobule est pour ainsi dire circonscrit dans une petite loge. Chez l'homme, par contre, elles sont minces et n'atteignent à l'état normal que $0^{mm},1$ $0^{mm},2$ d'épaisseur en général. Il n'en est pas de même dans la cirrhose et surtout dans certaines formes de cirrhoses hypertrophiques, où les cloisons interlobulaires sont considérablement épaissies.

Au niveau des veines sus-hépatiques, le tissu cellulaire est serré et maintient ces vaisseaux béants et adhérents au tissu glandulaire. Nous avons vu, à propos des vaisseaux du foie, quelles étaient, au point de vue de la circulation, les conséquences de ce fait. Autour des rameaux de la veine porte, le tissu conjonctif, beaucoup plus lâche, permet à ces derniers de s'affaisser, quand ils sont vides de sang.

Ces cloisons de tissu conjonctif se terminent, comme nous l'avons vu, par une mince couche de fibres lamineuses accompagnant le réseau capillaire. Au point de vue de leur structure, elles sont composées de fibres lamineuses, de quelques noyaux et de corps fusiformes. Ces derniers éléments plus abondants, comme nous l'avons vu (voy. *Système lamineux*), dans la trame des parenchymes, que dans le tissu conjonctif d'interposition, peuvent se multiplier et passer à l'état de fibres lamineuses, sous l'influence des congestions répétées dont le foie est si souvent le siège. Il en résulte la formation de tissu fibreux, à la place de ce tissu incomplètement développé, et par suite la sclérose de l'organe.

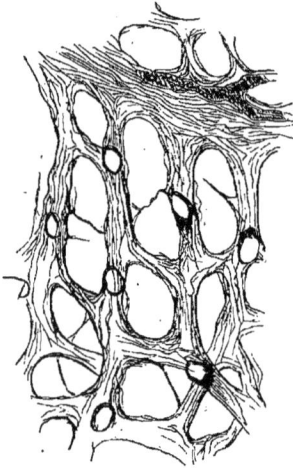

Fig. 95. — Réseau des capillaires sanguins intra-lobulaires avec les fines fibres lamineuses qui les accompagnent jusque dans les parties centrales du lobule. Les cellules du foie ont été chassées par un artifice de prépacation.

Charpente conjonctive intra-lobulaire. — Les travées de tissu conjonctif qui séparent les lobules, se prolongent le long des capillaires de la veine porte, sous forme de fibres lamineuses très fines, qui leur constituent une sorte de gaîne. Ces fibres sont faciles à voir, sur des coupes du foie dont on a chassé les cellules avec un courant d'eau. Frey décrit, en dehors des capillaires, une charpente réticulée formée par une membrane homogène, dans laquelle se trouveraient de petits noyaux atrophiés. J'avoue n'avoir pu distinguer aucune membrane en dehors de la paroi propre des vaisseaux. Quant aux noyaux, ils sont très rares, puisque tous les éléments de cette gaîne adventice des capillaires sont des fibres lamineuses à l'état de développement complet.

Développement du foie. (voy. tome I, pages 415, 416, fig. 185 et suivantes). — Le foie débute, chez le poulet, au commencement du quatrième jour. Il se forme aux dépens de l'intestin, entre cet organe et le cœur. C'est en arrière de la partie inférieure du ventricule qu'on le voit apparaître. Il est primitivement représenté là par deux cylindres épithéliaux qui naissent de l'intestin. On doit donc le considérer comme formé par le feuillet interne. La partie de l'intestin, qui lui donne naissance, a déjà pris la forme d'un tube et elle se trouve entièrement isolée dans la cavité pleuropéritonéale postérieure, lorsque se produit le bourgeon hépatique. Celui-ci, en se développant, entraîne une certaine quantité de mésoderme et des conduits vasculaires volumineux, provenant de la veine omphalo-mésentérique, qui se ramifient en même temps que les cylindres épithéliaux et en s'entre-croisant avec eux. Sur les coupes d'embryon, l'ensemble de l'organe offre l'aspect d'une petite masse qua-

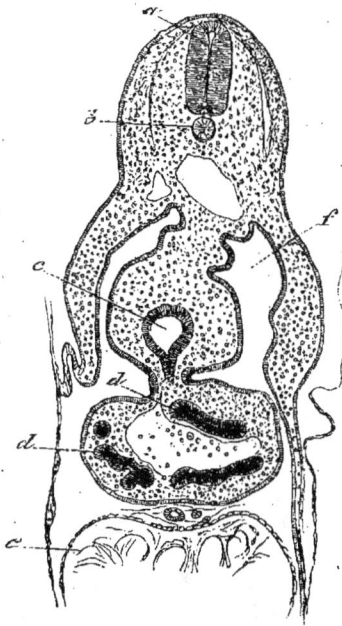

Fig. 96. — Coupe transversale d'un embryon de poulet de quatre jours, montrant le début du foie. — a, moelle épinière; b, corde dorsale; c, tube intestinal se prolongeant un peu dans la masse hépatique; d, les premiers cordons épithéliaux du foie avec un gros vaisseau; e, cœur; f, cavité pleuro-péritonéale.

drangulaire soulevant au-devant d'elle le cœur et le péricarde. Cette masse mésodermique, recouverte par l'épithélium de la fente pleuropéritonéale, ne tarde pas à être traversée par deux ordres de conduits. Les premiers sont les cylindres épithéliaux hépatiques qui se ramifient irrégulièrement. Les seconds sont les vaisseaux remplis d'hématies, qui prennent naissance sur la veine omphalo-mésentérique et qui viennent se mettre en contact intime avec les cylindres épithéliaux.

Peu à peu l'ensemble augmente de volume, au point qu'à l'époque où le bourgeon pulmonaire commence à paraître dans la cavité péritonéale, le foie a pris un tel accroissement, qu'il soulève le cœur en avant et ferme inférieurement la cavité pleurale.

Les cylindres épithéliaux, formant la majeure partie de l'organe, au début, s'allongent peu à peu, envoient des divisions dans tous les sens : divisions qui s'unissent entre elles, de façon à constituer un réseau dont chaque travée est formée de cellules épithéliales. Ainsi se forme le réseau des cellules hépatiques, qui se serre de plus en plus, jusqu'à former une masse continue. Les vaisseaux sanguins suivent un developpement parallèle, se divisent comme les cylindres et s'anastomosent entre eux ; de sorte que le foie est bientôt constitué par un double réseau vasculaire et épithélial, dont les mailles s'entre-croisent réciproquement.

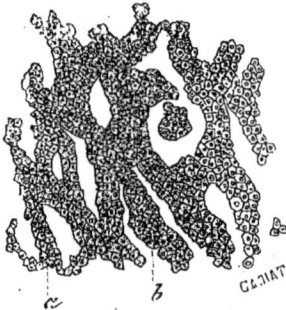

FIG. 97. — Foie d'embryon de poulet de cinq jours. — *a*, cylindrés épithéliaux; *b*, vaisseaux sanguins.

Chez les oiseaux, ainsi que je l'ai fait voir, le bourgeon hépatique naît au-dessous du point où cesse la cloison médiastine, que l'on peut appeler aussi la paroi commune au péricarde et à l'intestin antérieur. Chez les mammifères, au contraire, le foie se forme dans l'épaisseur de cette cloison, de sorte que, dès le début, il est entièrement uni aux parois abdominales.

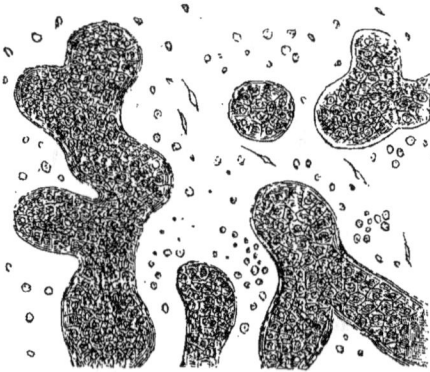

FIG. 98. — Coupe du foie d'un embryon de mouton, de 15 millimètres. On aperçoit des travées de cellules hépatiques, et entre elles des capillaires avec quelques globules de sang.

Il en résulte que, chez les oiseaux, le foie est libre dans la cavité abdominale ; il ne tient que par une face à l'une des cloisons des sacs aériens, tandis que, chez les mammifères, le foie, adhérent au diaphragme, ferme inférieurement la cavité pleurale.

Le mésoderme, qui accompagne les bourgeons épithéliaux au début, est relativement abondant. Mais il ne tarde pas à s'amincir peu à peu, jusqu'à n'être plus représenté que par la capsule de Glisson.

DÉDUCTIONS PATHOLOGIQUES

Congestion du foie. — Le foie se congestionne, quand la circulation porte est trop active, et surtout quand les substances apportées de l'intestin sont irritantes. Il participe aux états congestifs de la muqueuse intestinale, et sa sécrétion en est d'autant augmentée. Les purgatifs font couler la bile en abondance, et, d'après Potain, ils déterminent une augmentation de volume passagère de la glande. Les expériences de Cl. Bernard, celle entre autres dans laquelle on produit la glycogénie par piqûre du plancher du quatrième ventricule, prouvent assez, combien la circulation de cet organe est facilement influencée par les désordres du système nerveux.

Les congestions du foie se produisent aussi lorsque la circulation cardio-vasculaire est entravée. Or, dans toutes ces circonstances, on voit presque toujours de l'ictère à un degré plus ou moins prononcé. Ainsi, dans les congestions du foie déterminées par un abcès, un kyste, une tumeur, un traumatisme, on voit presque toujours de l'ictère. C'est aussi à un changement brusque dans les conditions mécaniques de la circulation se produisant au moment de la naissance, alors que la circulation allantoïdienne ou placentaire est arrêtée et remplacée par la circulation porte, qu'il faut probablement attribuer l'ictère des nouveau-nés. Il n'est pas étonnant de voir ces deux phénomènes, les troubles circulatoires et l'ictère, aussi intimement liés, quand on examine les dispositions anatomiques des réseaux biliaires et sanguins.

Lorsqu'on fait des injections artificielles des canaux biliaires, le liquide injecté passe avec une facilité extrême dans les réseaux sanguins et lymphatiques, et il faut les plus grandes précautions pour empêcher cet accident de se produire. On comprend, d'après cela, que, s'il se forme, par exemple, un excès de bile sous l'influence d'une congestion intense du foie, au moment où la pression sanguine reviendra au niveau normal, la bile en excès passera immédiatement dans le réseau sanguin.

Si, par contre, l'ictère, dans les congestions du foie, dans les affections du cœur, dans l'impaludisme, est exceptionnel, c'est qu'ici les conditions ne sont plus les mêmes, vu la lenteur avec laquelle se produit le phénomène.

La congestion du foie ne laisse de traces à l'autopsie que dans le cas où elle dure très longtemps, comme on le voit dans les affections cardiaques et dans l'impaludisme. Les affections cardiaques déterminent une altération décrite habituellement sous le nom de foie muscade. Elle est caractérisée par la dilatation de la veine centrale du lobule, dont les parois sont épaissies. Les capillaires qui viennent s'y rendre, sont aussi dilatés. En même temps se produit un peu de sclérose périlobulaire. Les cellules au voisinage de la veine centrale disparaissent, au point que, dans les mailles formées par les capillaires, à l'état normal, comblées par des cellules, on ne voit plus (d'après Rindfleisch) que quelques éléments isolés et remplis par des granulations pigmentaires jaunâtres, brunes ou noires. Vulpian considère ces dernières comme formées par des cristaux d'hématoïdine. Les cellules de la périphérie des lobules sont en même temps remplies de gouttes de graisse. Quand l'altération est poussée très loin, on voit un très grand nombre d'acini qui ne renferment plus une seule cellule et dont les vaisseaux sont oblitérés. Enfin, dans cette lésion, comme dans toutes les atrophies de tissu poussées très loin, se produit à la longue une multiplication des éléments du tissu conjonctif. Alors les cloisons périlobulaires s'épaississent, comme dans la cirrhose, mais sans jamais atteindre un degré de développement aussi avancé que dans cette affection.

Une autre variété de congestion hépatique, qui se rapproche de celle-ci, se rencontre dans les affections paludéennes. Ici les lésions primitives sont encore caractérisées par la dilatation de la veine centrale et des branches portes périlobulaires. Tout autour de ces vaisseaux se produisent des dépôts de pigment, abondants surtout au voisinage des branches de la veine porte. Enfin, à la longue, la trame conjonctive s'hypertrophie, le tissu hépatique se rapproche alors un peu par ses caractères extérieurs du foie cirrhotique.

Cirrhose. — La cirrhose se présente sous plusieurs formes différentes, correspondant à des états pathologiques, qui ne sont pas encore exactement déterminés. Quoi qu'il en soit, relativement à la localisation exacte des lésions, la cirrhose est une sclérose du parenchyme hépatique se produisant suivant les lois générales, qui président au développement du tissu fibreux cicatriciel (voy. *Syst. lamineux*).

Dans les cloisons interlobulaires, on voit, à un premier degré de l'affection, une quantité considérable de noyaux du tissu conjonctif; mais il faut dire que, rarement, on a l'occasion d'observer la cirrhose à cette période. Dans les cas les plus habituels, on ne peut l'étudier qu'au moment où le tissu de formation nouvelle est complètement développé. Alors, sur les coupes, on aperçoit les cloisons périlobulaires épaisses, indurées, et formées presque entièrement par des masses de fibres lamineuses. En même temps les lobules s'atrophient, diminuent de volume, et une grande partie de leurs cellules ont subi déjà une dégénérescence graisseuse complète.

Peu à peu, à mesure que les lésions font des progrès, on voit les acini se détruire et disparaître entièrement.

Le tissu conjonctif de nouvelle formation se rétracte, comme tout tissu cicatriciel. Alors se produit la rétraction en masse de l'organe et ces déformations caractéristiques de la cirrhose.

Dans ces dernières années, à la suite des recherches de MM. Olivier, Hayem, Hanot, Charcot, etc., on a admis deux formes anatomiques de cirrhose ayant chacune un point de départ différent.

L'une, la cirrhose atrophique, aurait comme cause première, une phlébite; c'est-à-dire que, dans cette affection, la lésion primitive serait dans les vaisseaux portes, sous l'action principalement des liquides irritants absorbés. Anatomiquement, elle serait caractérisée par une sclérose périlobulaire, ne pénétrant jamais dans l'intérieur du lobule.

L'autre, la cirrhose hypertrophique, aurait comme cause un trouble de la sécrétion biliaire, une inflammation *catarrhale* (1).

Elle serait caractérisée par une augmentation régulière du volume du foie, augmentation telle, que cet organe pourrait doubler de poids, et par une sclérose péri et intralobulaire. Le lobule ici serait envahi par le tissu conjonctif et ne pourrait s'énucléer. Ce serait surtout là, pour M. Charcot, le caractère différentiel fondamental; la cirrhose alcoolique étant périlobulaire et la cirrhose hypertrophique ou biliaire étant intra-lobulaire.

Il est très possible qu'au point de vue de l'étiologie, ces deux formes de scléroses correspondent, comme le dit M. Charcot, à des affections, tantôt localisées sur les vaisseaux, tantôt sur les conduits excréteurs de la bile. Mais les faits que j'ai observés ne me permettent pas d'admettre un mode de répartition du tissu fibreux aussi rigoureux. J'ai vu en

_____

(1) Cette expression est employée par beaucoup de médecins qui ne se rendent pas compte exactement de la valeur des termes. Catarrhe sert de tout temps à désigner un écoulement des muqueuses. Or, nous avons vu que les conduits biliaires, sauf la vésicule et le canal cystique, n'étaient pas tapissés par des membranes de cette nature.

effet, dans le service de M. Proust, un type de cirrhose hypertrophique; le foie était énorme et uniformément augmenté de volume. Tous les lobules étaient isolés dans des coques fibreuses formées par les cloisons périlobulaires épaissies. On pouvait les séparer très facilement, les enlever avec la pointe du scalpel, et, au microscope, ils ne présentaient pas trace de sclérose.

Il serait trop long de reprendre et de discuter toutes les descriptions des lésions que différents auteurs ont données pour la cirrhose hypertrophique. Si les lésions que MM. Charcot et Gombaut ont obtenues, en liant le canal cholédoque sur des animaux, sont bien les mêmes que celles de cette dernière affection, il est impossible de se refuser à admettre la théorie généralement acceptée aujourd'hui; mais il ne faudrait pas cependant décrire des dispositions normales, comme le font beaucoup de médecins, pour des dispositions pathologiques, poussés par le désir de voir des lésions de l'appareil biliaire. Ainsi, que penser de ces lésions caractérisées par l'état granuleux de l'épithélium des conduits biliaires, ou de leur imbibition par la matière colorante de la bile? Les médecins qui ont parlé d'une sorte de *multiplication* des conduits biliaires périlobulaires, ont-ils bien compté les réseaux si riches qui existent à l'état normal? Qu'est-ce en effet, que la néoformation des canalicules biliaires dans l'hépatite et la transformation des cellules du foie, en épithélium des conduits?

Il est incontestable que ces conduits sont dilatés et que leur épithélium subit une multiplication, comme l'ont démontré les auteurs cités précédemment. Mais il y a loin de là, à une formation de nouveaux conduits, phénomènes qui ont un caractère anatomique tout différent.

Lésions syphilitiques du foie. — Le foie présente deux formes de lésions dans la syphilis. Tantôt, c'est une véritable sclérose dont les caractères diffèrent peu de la cirrhose alcoolique; tantôt ce sont des gommes disséminées.

Dans la première forme, qui se rencontre surtout chez le nouveau-né, la glande est augmentée de volume; elle est devenue dure, résistante, élastique, d'un gris jaunâtre. Les cloisons de tissu conjonctif sont épaissies, comme dans la cirrhose atrophique ou hypertrophique, mais d'une façon plus irrégulière. Dans certains cas, il y a atrophie, et même des portions de lobes peuvent disparaître.

Dans la seconde forme de foie syphilitique, on rencontre des tumeurs de volume variable disséminées dans le parenchyme. Ces tumeurs tranchent par leur coloration blanc jaunâtre, sur le tissu périphérique. Leur centre ramolli, est formé, d'éléments du tissu conjonctif en partie détruits, ayant subi la dégénérescence graisseuse. Leur périphérie est limitée par un tissu fibreux, dur, transparent, formant une coque épaisse autour de la tumeur. Ce tissu, en se rétractant, détermine de véritables îlots cicatriciels à la surface du foie. Nous avons déjà eu l'occasion de traiter des tumeurs gommeuses, à propos du tissu lamineux, et nous renvoyons à ce chapitre, pour les faits relatifs à l'évolution des éléments qui les constituent. Cette altération appartient au groupe des produits naissant dans le tissu conjonctif. Elle n'a pas de rapports avec le système lymphatique, ainsi que l'ont prétendu certains auteurs, pas plus qu'il n'y en a, entre le système lamineux et lymphatique. Ce qui la caractérise essentiellement, c'est le mode d'évolution de l'élément fondamental, comme pour tous les produits provenant de ce système.

Ce n'est pas une hépatite, comme l'écrivent beaucoup de médecins, à moins qu'il ne soit définitivement admis en médecine, que toute altération de tissu est une inflammation. Au point de vue anatomique, physiologique et médical, c'est une erreur grave, en effet, que de désigner, avec presque tous les auteurs de médecine, les altérations du foie que nous venons de passer en revue, d'un mot qui veut dire inflammation. C'est avec des expressions de ce genre, dont le sens est complètement faussé, avec une anatomie sans précision, des théories comme celle de l'irritabilité des éléments, *l'hyperplasie irritative prenant naissance dans le tissu conjonctif*, etc., qu'on arrive, faute d'exactitude dans le langage et dans les idées, à une fausse conception des maladies et par suite à des pratiques médicales déplorables. Or, il n'y a pas plus hépatite, dans le sens qu'on doit attribuer à cette expression, lorsque se forment la cirrhose, les gommes, etc., qu'il n'y a inflammation, dans le développement des tumeurs, quelle qu'en soit la nature.

Tumeurs cancéreuses du foie. — Il appartient aux traités de pathologie d'étudier la forme de ces cancers, la façon dont ils se ramollissent, leur mode de propagation. Ici nous ne devons nous occuper que de leur nature intime.

Le cancer du foie se présente dans deux conditions différentes. Tantôt il envahit cet organe par propagation, c'est-à-dire que, s'étant développé primitivement dans l'estomac ou dans les ganglions, il gagne la face inférieure de la glande. Il peut aussi se rencontrer avec des tumeurs de même nature provenant de tout autre organe contenu dans l'abdomen, ou même des autres régions de l'économie. Dans ce cas, les éléments constitutifs de la tumeur secondaire se présentent avec les formes et les caractères de la tumeur primitive. Ainsi, lorsque des ulcérations formées par des épithéliomas se développent à la surface de la muqueuse stomacale, si les mêmes lésions envahissent le foie, on trouve dans cet organe des masses épithéliales composées de cellules prismatiques, comme celles qui, à l'état normal, se trouvent sur la muqueuse.

Dans les cas de généralisation de cancers des os, de la choroïde, etc., on voit encore, dans les tumeurs du foie, les mêmes éléments que dans les tumeurs primitives.

Le mode de formation des éléments ici, est aussi indéterminé qu'il l'est pour tous les cas de généralisation. Mais, par contre, lorsque le foie est envahi par propagation, nous n'avons qu'à appliquer la théorie générale que nous avons donnée, pour le développement des tumeurs envahissantes provenant du système épithélial ou lamineux, osseux, etc. Il est certain que dans le foie, pas plus que dans un autre tissu, il n'y a jamais transformation des éléments les uns dans les autres, et qu'il n'y a pas lieu de discuter avec Wirchow, Vulpian, Cornil et Ranvier, si des cellules de nature épithéliale proviennent, par exemple, des éléments du tissu conjonctif, et inversement. L'étude de la formation normale des éléments chez l'embryon est en contradiction absolue avec ces théories (voyez pages 190 et 249).

Le cancer primitif du foie est caractérisé par la formation d'éléments nouveaux, se rapprochant, plus ou moins, par tous leurs caractères, de ceux qui composent la glande à l'état normal. Ces éléments suivent, en se développant, exactement les règles du développement physiologique. Or nous avons vu, que le foie se développait par des cylindres épithéliaux anastomosés entre eux; de même, dans la formation des tumeurs, dites adénomes du foie, cancer primitif, on voit partir, le long des conduits biliaires des cylindres composés de cellules, offrant identiquement les caractères, que nous avons donnés pour les éléments normaux de la glande. Dans certains cas, ces cellules nouvelles renferment une quantité considérable de matière biliaire. Les masses cancéreuses ont alors une teinte verte très accusée, qui tranche sur la couleur brune du parenchyme hépatique. Nous avons rencontré un cas de ce genre tout à fait remarquable. En examinant ces noyaux verts, qui constituaient la tumeur, on pouvait voir qu'ils étaient composés de tubes épithéliaux. Ces tubes étaient tapissés de cellules pleines de gouttes de matière biliaire. On aurait cru voir exactement la coupe du foie d'un mollusque gastéropode. Or, étant donné qu'on ne doit prendre comme caractère d'une tumeur, non pas une forme anatomique, un état stationnaire, mais un mode d'évolution spécial : on peut dire ici que la caractéristique du cancer primitif, c'est la formation d'un foie nouveau, suivant les lois embryogéniques régulières, mais à une époque anormale.

Ce que nous avons dit à propos des tumeurs des glandes en général, nous pouvons donc le répéter ici, c'est-à-dire que, tantôt les involutions épithéliales glandulaires se font méthodiquement avec ordre, de telle sorte que chaque tube s'entoure d'une paroi propre limitante, quand il a atteint un certain volume; et que d'autres fois ces involutions n'ont aucune limite précise et les cellules qui les composent aucune régularité.

Ici, il en est de même. L'involution épithéliale hépatique peut se faire régulièrement, ce qui donne l'adénome du foie, adénome pouvant passer, comme toutes les tumeurs de cette nature, à l'état de kyste multiloculaire, ou elle peut se produire de telle sorte, que rien ne la limite, qu'elle soit envahissante et infiltrée. C'est là le cancer proprement dit.

CHAPITRE XXIII

SOUS-SYSTÈME DES GLANDES VASCULAIRES SANGUINES

§ 128. Nous avons vu, dans le chapitre précédent, quelle était la texture d'une glande à conduit excréteur. Supposons une glande de cette sorte, dont le conduit excréteur n'existerait pas ; nous aurions ainsi une cavité close enveloppée d'une paroi propre et remplie d'épithélium ; ce schéma nous donnerait une idée générale de la constitution de certaines glandes vasculaires sanguines : telle est, par exemple, la thyroïde. A celle-ci, il ne manque, pour être une glande véritable, que le conduit. Mais à mesure que nous nous éloignons de ce type bien défini, les caractères de glande disparaissent progressivement, et peu à peu, par des transitions insensibles, nous arrivons à des organes qui, au premier examen, semblent ne plus avoir aucun rapport avec le système glandulaire proprement dit. C'est d'abord la paroi qui disparaît, comme sur les capsules surrénales ; ensuite les masses épithéliales, au lieu d'être nettement circonscrites, se dissocient et se séparent, de façon qu'il ne reste plus en définitive, sur la rate, par exemple, que l'élément épithélial et le réseau vasculaire, intimement unis. Si l'on considère le système glandulaire dans son ensemble, en y comprenant les glandes avec un conduit excréteur, et toutes celles qui en sont dépourvues, il paraît très difficile de marquer la limite exacte où cesse ce qu'on doit appeler glande et où commence un système différent. Nous sommes donc forcés d'admettre, en nous fondant sur l'anatomie, que tous ces organes appartiennent au système glandulaire, système qui d'ailleurs se divise logiquement en deux sections : le sous-système des glandes proprement dites et le sous-système des glandes vasculaires sanguines. Quant aux éléments qui en représentent la partie essentielle, en outre des caractères que nous avons déjà invoqués, nous sommes obligés de reconnaître, en vertu de la loi de continuité, qu'ils sont bien tous de nature épithéliale.

Les éléments épithéliaux des glandes à conduit excréteur, sont, nous l'avons vu, des éléments doués de propriétés de nutrition très énergiques, et c'est grâce à cela, qu'ils peuvent produire des phénomènes de dédoublement chimique, avec les matériaux apportés par le sang. Ces dédoublements ont pour résultats, d'une part, des produits qui s'écoulent au dehors, de l'autre, des principes qui rentrent dans la circulation générale. Telles sont les cellules hépatiques, donnant d'un côté, la bile, de l'autre, le sucre. Si l'on analysait, comme on l'a fait pour le foie, le sang qui revient de la mamelle pendant la lactation, on trouverait certainement des principes différents de ceux qui y sont entrés. Il est très possible que cette influence salutaire, que la lactation produit chez certaines femmes, n'ait pas d'autre cause. Dans ces glandes sécrétantes, le phénomène fondamental est la sécrétion; l'autre phénomène est accessoire. Or, il est permis de supposer, et l'anatomie nous y autorise, que d'autres glandes sont disposées d'une façon inverse, c'est-à-dire en vue de déterminer des dédoublements chimiques, dont presque tous les produits rentreraient dans la circulation, au lieu d'être rejetés au dehors. Telles seraient la rate, les capsules surrénales, la thyroïde, etc. Il est d'autant plus logique d'accepter cette hypothèse, que ces glandes vasculaires sanguines sont dans un contact intime avec les réseaux sanguins. D'autres, comme les ganglions, sont, par contre, sur le trajet des lymphatiques. Les usages de ces derniers organes sont très probablement les mêmes que ceux des glandes vasculaires sanguines. Néanmoins, l'anatomie s'oppose absolument à réunir ces glandes diverses dans un même groupe et à faire de l'ensemble, comme le prétendent beaucoup de médecins, des *organes lymphoïdes*. Ainsi la rate, les amygdales, les follicules clos du pharynx, et même la thyroïde, ont été appelés et le sont encore, organes lymphoïdes. Des expressions de ce genre n'ont aucun sens. Il n'y a pas plus d'organes lymphoïdes que d'organe mucoïde, musculoïde, osséoïde, etc., parce que, chaque partie de l'organisme a ses propriétés spéciales bien tranchées, et qu'il n'y en a pas qui appartiennent un peu à l'un et à l'autre. La confusion n'est nulle part, si ce n'est dans notre esprit. Or, il est absolument irrationnel d'appeler lymphoïdes, des organes dont on n'a jamais pu démontrer la relation avec le système lymphatique, dans lesquels on n'a jamais vu que de très rares conduits de cette nature, tandis que ces mêmes organes ont, comme parties constituantes et fondamentales, des vaisseaux capillaires sanguins. Aussi, tandis qu'on ne peut comprendre, en vertu de quelle raison les glandes, comme la rate, ont été appelées organes lymphoïdes, serait-il moins irrationnel d'appeler les ganglions lymphatiques, des organes *sanguinoïdes;* car ces

ganglions modifient très probablement la lymphe, et par suite le sang.
Mais les médecins n'ont jamais songé à adopter cette expression, non
qu'elle soit absurde, mais seulement parce qu'elle est choquante, au point
de vue littéraire. Quelque étrange que cette raison puisse paraître, elle
est cause de bien d'autres erreurs dans les questions médicales !

D'une façon générale, les éléments qui représentent essentiellement les
glandes vasculaires sanguines, sont donc des épithéliums et des réseaux
capillaires sanguins. Les lymphatiques, par contre, sont très peu abondants. Tels sont : la thyroïde, les capsules surrénales, le corps pituitaire,
la pinéale, les follicules clos de la base de la langue, de l'arrière-cavité
des fosses nasales, le thymus.

Glande thyroïde. — Le corps thyroïde est formé de vésicules closes,
entre lesquelles se trouve une trame de tissu lamineux, avec des réseaux

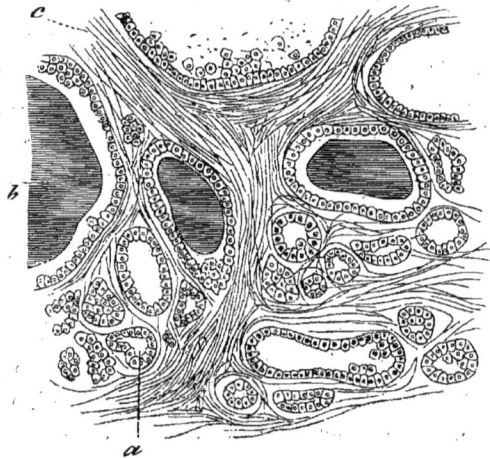

Fig. 99. — Coupe de la glande thyroïde de l'homme ; gross. 1/250. — a, petites vésicules closes, tapissées par un épithélium cubique ; b, masses colloïdes dilatant les vésicules ; c, tissu conjonctif rempli de vaisseaux sanguins qui n'ont pas été figurés sur ce
dessin.

capillaires très développés. Les vésicules closes ont de $0^{mm},05$ à $0^{mm},10$ de
diamètre. Leurs dimensions varient beaucoup, chez l'homme, d'un point à
l'autre de la glande. Il n'en est pas de même chez les autres mammifères.
Elles sont formées d'une paroi propre, homogène, très distincte par ses
propriétés chimiques, et même par son aspect, du tissu conjonctif environnant. A la face interne de cette paroi, se trouve une couche régulière
de cellules épithéliales. Ces cellules sont cubiques ou légèrement prismatiques ; elles ont de $0^{mm},01$ à $0^{mm},02$ de diamètre, avec un noyau très évident de $0^{mm},008$.

Dans la cavité centrale de ces vésicules, on trouve déjà, chez l'embryon et chez les jeunes enfants, une substance homogène, molle, d'aspect colloïde. Chez les sujets âgés, cette matière augmente de quantité, et, dans certaines conditions anormales, elle se forme avec exagération, et il en résulte de petits kystes constituant par leur ensemble une variété de goître.

En dedans de la paroi propre des vésicules, se trouve une trame de tissu conjonctif renfermant des vaisseaux sanguins ou lymphatiques et des nerfs.

Les vaisseaux sanguins sont à l'état de capillaires. Ils ont en moyenne de $0^{mm},007$ à $0^{mm},01$ de diamètre, et la largeur des mailles du réseau est de $0^{mm},02$ à $0^{mm},03$, ce qui montre assez le degré de vascularité de cette glande. Un grand nombre de ces capillaires représentent des capillaires veineux ; aussi les hypertrophies du corps thyroïde, dépendant de troubles de la circulation veineuse, ne sont-elles pas très rares.

Les vaisseaux lymphatiques vont se rendre, d'après M. Sappey, les uns, dans les ganglions sterno-mastoïdiens ; les autres, dans les ganglions de l'entrée du thorax. Les origines de ces vaisseaux ne sont pas encore bien connues. D'après Frey et Peremeschko, il existe à la surface de la glande un réseau très riche, qui serait en relation avec des conduits plus fins entourant chaque lobule.

Le corps thyroïde renferme en outre un grand nombre de nerfs formés de fibres de Remak et dont on ne sait pas exactement la terminaison.

Altérations du corps thyroïde. — Les altérations les plus fréquentes du corps thyroïde sont les hypertrophies de cette glande, auxquelles on donne généralement le nom de goître.

Le goître se présente sous deux formes : la forme vasculaire et la forme glandulaire.

Dans la première, il y a dilatation générale ou partielle des vaisseaux sanguins ; de telle sorte que la glande se transforme en un tissu comparable à celui des tumeurs érectiles. C'est cette variété de goître qui est souvent le siège de battements artériels.

L'hypertrophie glandulaire est caractérisée par la dilatation des vésicules, qui se remplissent de matière colloïde et passent à l'état de véritables kystes plus ou moins volumineux.

Enfin, nous devons signaler l'hypertrophie fibreuse, qui se présente rarement, et le cancer épithélial, qui se développe aux dépens des vésicules glandulaires, suivant les règles habituelles que nous avons étudiées à propos des cancers glandulaires en général.

Capsules surrénales. — Les capsules surrénales se présentent, sur les coupes comprenant tout l'organe, comme formées de deux substances parfaitement distinctes, sans aucun artifice de préparation : l'une est extérieure, c'est la substance corticale ; l'autre est enveloppée par la première, c'est la substance médullaire.

La couche corticale est d'une coloration qui varie, suivant les animaux, du blanc jaunâtre au rouge brun. La partie médullaire est plus molle, plusvasculaire. Elle se sépare facilement de la précédente après la mort.

Les capsules surrénales sont essentiellement formées, par des cylindres pleins de cellules épithéliales. Ces cylindres affectent, dans toute la substance corticale, des directions rectilignes et parallèles ; mais bien souvent aussi ils se divisent et s'anastomosent entre eux. Dans la substance médullaire, ces cylindres se prolongent en se ramifiant dans tous les sens, de façon à constituer une sorte de réseau. Les cellules qui composent ces cylindres, sont de nature épithéliale. Leur diamètre varie de $0^{mm},01$ à $0^{mm},02$. Elles offrent un noyau et leur corps cellulaire est très granuleux. Celles qui sont le plus rapprochées de la périphérie renferment un grand nombre de granulations brunes.

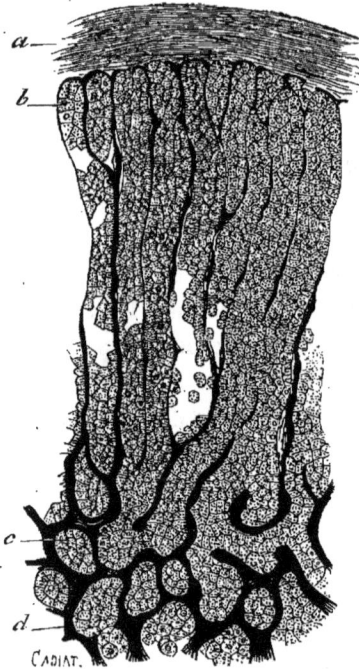

FIG. 100. — Capsules surrénales d'un supplicié. — *a*, enveloppe fibreuse ; *b*, cordons glandulaires de l'écorce ; *c*, réseau glandulaire de la substance médullaire ; *d*, vaisseaux sanguins.

Ces cellules sont directement en contact avec le tissu conjonctif, sans aucune paroi propre intermédiaire.

Entre les cylindres épithéliaux, se trouvent des cloisons formées de fibres lamineuses et de vaisseaux, qui circonscrivent ainsi des sortes d'aréoles. L'épaisseur de ces cloisons varie de $0^{mm},5$ à 1 millimètre ; à la périphérie, ces cloisons prennent l'aspect de colonnes. Elles vont se réunir sur la surface de l'organe à la capsule fibreuse. D'un autre côté, elles se perdent dans la substance médullaire, en accompagnant les vaisseaux.

Les vaisseaux sanguins des capsules surrénales sont très nombreux. Dans la substance corticale, ils sont à l'état de capillaires ; ils rampent dans les cloisons de la charpente conjonctive et à la surface des masses épithéliales.

Dans la substance médullaire, on trouve des artères et des veines très abondantes. Celles-ci forment un riche réseau composé de canaux ayant $0^{mm},02$ à $0^{mm},03$ de diamètre. C'est surtout au niveau de la ligne de séparation de la substance corticale et de la substance médullaire que le réseau vasculaire est développé. De ce réseau, qui enveloppe, de ses mailles serrées, toute la partie centrale de la capsule surrénale, partent des branches montant, entre les cylindres épithéliaux, le long des cloisons conjonctives.

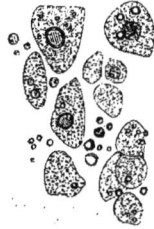

Fig. 101. — Epithélium de la capsule surrénale.

Les vaisseaux lymphatiques de ces cloisons ne sont pas encore suffisamment connus pour que nous puissions en donner une description.

La substance médullaire renferme des nerfs très nombreux, formant des plexus. Aux points d'entre-croisement de ces plexus, on trouve des cellules nerveuses ganglionnaires. Quant à la terminaison de ces nerfs, elle est encore à déterminer.

Glande pituitaire. — Le corps pituitaire existe chez tous les vertébrés. Il est représenté, chez les plagiostomes, par ces lacis vasculaires qui occupent la paroi inférieure de la vésicule cérébrale intermédiaire. Il est divisé en deux portions ou lobes. La partie postérieure est formée en grande majorité par de la substance grise cérébrale. L'antérieure seule a la structure d'une glande ; elle est creusée d'un canal cylindrique, tapissé d'un épithélium pavimenteux, qui fait suite au tuber cinereum.

Chez l'homme et les mammifères, la glande pituitaire est formée de masses arrondies, ayant en moyenne $0^{mm},04$ à $0^{mm},09$ de diamètre. Ces noyaux sont composés de cellules granuleuses, larges en moyenne de $0^{mm},01$ à $0^{mm},015$. Entre eux, passent des travées de tissu conjonctif et des vaisseaux moins abondants que ceux de la capsule surrénale.

La glande pituitaire se développe de très bonne heure. Cet organe n'appartient au système nerveux que par son lobe postérieur ; tandis que le lobe antérieur naît de la cavité pharyngienne revêtue par le feuillet externe. On voit, vers le quatrième jour chez le poulet (d'après Kölliker), un prolongement partir de l'ectoderme, sous forme de bourgeon creux, traverser la base du crâne encore membraneux ; de telle façon qu'une fois le crâne cartilagineux développé, ce petit sac est séparé de la paroi pharyngienne.

Le lobe postérieur naît au contraire d'un prolongement creux de la région de l'infundibulum, qui s'épaissit à son extrémité inférieure, de telle façon, qu'il ne conserve sa cavité et sa nature nerveuse que dans la partie supérieure.

RATE

§ 129. La rate n'existe chez aucun invertébré. Elle est peu développée chez les oiseaux, les reptiles, les batraciens et les poissons, si ce n'est chez les squales. Elle manque chez l'Amphioxus et peut-être chez les Cyclostomes.

Elle est généralement unique; cependant on a vu des sujets ayant plusieurs rates. Chez l'homme, elle est décomposable en lobes; chez le marsouin, le dauphin, elle est multilobée; chez le squale griset et d'autres animaux de la même famille, elle est divisée en un si grand nombre de lobes, qu'elle a l'apparence d'une grappe.

Le tissu de la rate est ferme, chez les jeunes sujets et chez les animaux, dans les conditions normales; il devient très friable, lorsque cet organe est gorgé de sang. Sa couleur est grise, lie de vin; elle passe au rouge au contact de l'air. L'hydrotomie transforme ce tissu en une masse blanche très élastique, qui, placée sous l'eau, se présente comme un chevelu d'une finesse extrême.

Texture de la rate. — La rate est formée de deux parties : la *pulpe splénique* et la charpente musculo-élastique. Lorsque la pulpe splé-

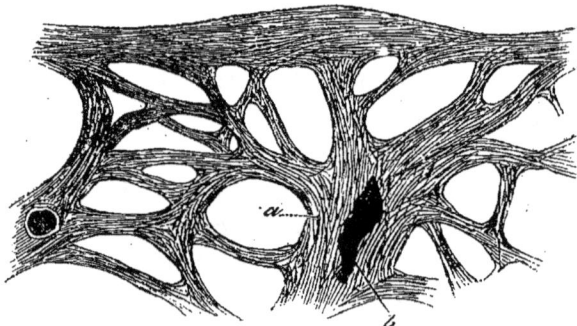

FIG. 102. — Trabécules musculaires de la rate du chat. — *a*, trabécules; *b*, veine.

nique a disparu en partie, sous un courant d'eau, il reste une capsule dite capsule de Malpighi, enveloppant tout l'organe, lui adhérant intimement et envoyant dans sa profondeur une foule de prolongements. Les parties centrales de la rate sont donc reliées à la capsule, de telle façon qu'on ne peut arracher cette dernière sans déchirer le tissu splénique.

La capsule est mince, dans l'état normal; elle laisse voir par transparence la couleur rouge du tissu sous-jacent. Mais, dans une foule de circonstances pathologiques, elle s'épaissit; il s'y forme des plaques blanches, opaques, de tissu fibreux, qui peuvent atteindre une épaisseur de plusieurs millimètres et une consistance cartilagineuse.

La charpente de la rate n'est pas seulement formée par des prolongements de la capsule, mais encore par les gaînes des vaisseaux sanguins et lymphatiques, qui pénètrent par le hile. La rate se trouve ainsi traversée dans tous les sens par une foule de trabécules, qui vont en se subdivisant de plus en plus. Les plus épaisses sont visibles à l'œil nu; les autres ont de $0^{mm},05$ à $0^{mm},01$ d'épaisseur. Chez les carnassiers, et en particulier chez le chat, ces trabécules sont tellement multipliées et l'enveloppe est si épaisse, que l'ensemble forme une masse à peu près égale au reste du tissu splénique.

Lorsqu'on examine la structure des trabécules qui composent cette sorte de charpente, on voit qu'elles sont formées de fibres lamineuses, et de fibres élastiques très nombreuses. Elles renferment aussi des fibres musculaires disposées en faisceaux et en proportion variable. Chez les carnassiers, elles sont très abondantes, de façon à former presque toute la masse des trabécules, et c'est à la présence de ces fibres que la rate doit sa contractilité. Cette propriété a été constatée bien des fois sur les animaux vivants, tant par l'excitation électrique directe, que par l'excitation des nerfs accompagnant les vaisseaux spléniques.

Ces travées musculaires et élastiques de la rate sont parcourues par les vaisseaux sanguins, qui en occupent la partie centrale; de telle sorte qu'on voit souvent une veine ou une artère complètement enveloppée par une couche musculaire.

La charpente fibro-musculaire de la rate ne se prolonge pas dans la pulpe splénique, comme le fait la capsule de Glisson, dans les lobules du foie, ou comme la trame cellulo-fibreuse des ganglions, qui se continue par de fins prolongements anastomosés en réticulum. La pulpe splénique ne renferme rien d'analogue. La charpente fibro-musculaire cesse brusquement, contrairement à ce que pensent la plupart des auteurs. J'ai longtemps partagé leur opinion, mais des recherches sur ce sujet m'ont fait comprendre la question, comme je viens de l'exposer. Nous verrons, en étudiant les vaisseaux sanguins, les conséquences de ce fait.

Vaisseaux de la rate. — La rate est un organe essentiellement vasculaire, dans lequel tout est subordonné aux dispositions des vaisseaux; il importe donc d'étudier ces derniers. Nous commencerons par les artères et les veines. Ces dernières sont bien connues actuellement. Nous verrons ensuite le réseau capillaire, sur la nature duquel les opinions des auteurs sont encore très partagées.

Artères. — Les artères de la rate forment des départements séparés, ne communiquant entre eux que par les réseaux de la pulpe. On peut constater ce fait facilement, avec des injections. Les artères marchent enveloppées des travées musculaires, jusqu'à ce qu'elles n'aient que $0^{mm},2$ à $0^{mm},4$ de diamètre; elles se divisent alors en branches pénicillées, qui se jettent dans la pulpe, où elles sont en relation avec un réseau capillaire tout spécial que nous allons décrire. Les glomérules de la rate se trouvent sur le trajet des artères, auxquelles ils sont appendus.

Veines. — Les veines de la rate sont très extensibles, de sorte que leur capacité est très grande. D'après Frey, chez les ruminants, la veine splénique ne forme qu'un seul tronc et elle se divise en patte d'oie dans l'intérieur de l'organe.

D'après le même auteur, chez les ruminants, les veines ne s'anastomosent pas au voisinage de leur origine. Au contraire, chez les autres animaux, on ne tarde pas à trouver, en s'avançant vers la périphérie, des branches de bifurcation, partant des troncs principaux et anastomosées en réseau. Ce réseau devient de plus en plus serré, à mesure qu'on se rapproche de la pulpe splénique. Enfin les premières radicules veineuses, qui ont en moyenne, d'après Frey, $0^{mm},01$ à $0^{mm},02$ de diamètre, s'amincissent peu à peu et se terminent brusquement dans la pulpe.

Vaisseaux de la pulpe. — Lorsqu'on injecte la rate avec un liquide coloré et coagulable, on voit, après refroidissement, toute la pulpe transformée en une masse épaisse, comme si le liquide injecté était sorti des vaisseaux sanguins et s'était répandu entre les éléments de ce tissu; avec le microscope on constate que le liquide coloré est disposé d'une façon régulière, autour des noyaux qui composent en grande partie la pulpe splénique. Frey compare, avec raison, cette disposition à celle d'un liquide que l'on aurait versé dans un tas de cailloux.

D'après cet auteur, la circulation de la rate serait même lacunaire. Nous ne pensons pas qu'il en soit ainsi. En outre, qu'il y aurait là une exception à la règle générale, présidant aux dispositions de l'appareil circulatoire chez les animaux supérieurs et même chez les articulés et les mollusques; l'examen direct de la structure de la rate ne confirme pas la théorie de Frey.

Lorsqu'on examine, en effet, une coupe mince de tissu splénique, sans injection préalable, on n'aperçoit, dans le champ du microscope, que des noyaux serrés les uns contre les autres, et qui rappellent, considérés en masse, les amas glandulaires des ganglions lymphatiques. Ce sont des noyaux sphériques, la plupart du temps, quelquefois ovoïdes, de 0ᵐᵐ,008 à 0ᵐᵐ,01 de diamètre, entourés parfois d'un mince corps cellulaire. Souvent ce corps cellulaire est plus développé et l'élément offre alors l'aspect d'une cellule épithéliale complète. Chez les poissons, et en particulier chez les squales, ces éléments sont beaucoup plus volumineux, et presque tous possèdent un large corps cellulaire plus ou moins aplati, en forme de lamelle. On a beaucoup discuté sur la nature de ces éléments. Certains auteurs en font des leucocytes ; mais il n'y a pas lieu d'accepter cette opinion car ils n'offrent point la moindre analogie d'aspect avec les leucocytes. La façon dont ils se comportent vis-à-vis des réactifs est toute différente. Pour trancher la discussion, il suffit d'ailleurs de regarder ces éléments chez les squales. On voit alors manifestement qu'ils sont de nature épithéliale.

Ils se présentent, en effet, chez ces animaux, sous la forme de cellules aplaties, avec des prolongements irréguliers, un noyau sphérique, quelquefois deux ; souvent même ce noyau est ovoïde et allongé.

Reste à savoir maintenant comment ils sont disposés dans le tissu de la rate. Nous avons dit que, sur les coupes de rates non injectées, on ne voyait absolument que ces noyaux. Mais supposons qu'on pratique une injection avec un liquide colorant ; aussitôt ces noyaux s'écartent les uns des autres et l'on voit se dessiner, entre eux, des espaces égaux à peu près à leur propre diamètre. La comparaison de Frey semble alors parfaitement exacte.

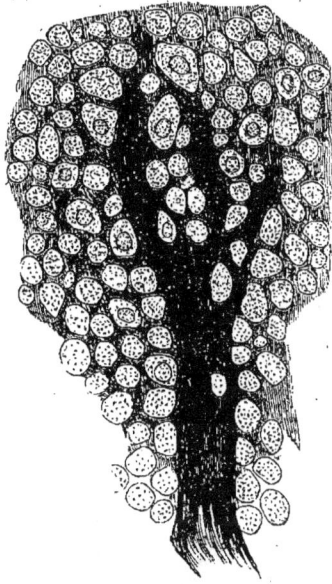

Fig. 103.—Veine de la rate injectée, au niveau du point où elle s'abouche dans les réseaux capillaires de la pulpe. Gross. 1/580.

Mais ces noyaux, que sur une préparation on peut obtenir en raclant simplement le tissu splénique avec un scalpel, ne sont pas libres. Sur les coupes minces, faites après des injections de gélatine, ils paraissent manifestement appartenir aux cloisons, qui séparent les unes des autres les cavités vasculaires. Ces dispositions sont très évidentes sur les Plagiostomes.

La pulpe splénique paraît alors composée de lacunes vasculaires, au milieu desquelles sont ces éléments nucléaires. Reste à savoir maintenant comment ces éléments sont fixés dans leur position; car bien évidemment ils ne sont pas libres de se déplacer, comme les cailloux dont parle Frey.

Quand on injecte la rate, en effet, on voit très bien, à la façon dont se comporte le liquide, qu'il est maintenu dans des espaces parfaitement limités; car, tant qu'on pousse doucement, la rate se gonfle régulièrement, mais vient-on à augmenter un peu la pression, aussitôt une rupture se produit. Or, si les éléments baignaient directement dans le liquide, il n'y aurait pas de différence entre l'injection régulière modérée et la rupture.

Il me paraît bien démontré, par conséquent, qu'autour de chaque noyau épithélial de la pulpe se trouve une sorte de conduit, sur lequel nous reviendrons bientôt. Les conduits entourant les noyaux représentent le réseau capillaire; de sorte que le sang circule dans ces espaces limités ou dans un réseau excessivement serré, pour passer des artères aux veines. Or, ce n'est pas seulement par des injections artificielles qu'on peut le démontrer. Chez l'Otarie, par exemple, et probablement chez les autres mammifères amphibies, dont le système veineux est très developpé, on voit autour de chaque cellule de la pulpe une véritable couronne formée par les hématies, qui en remplissent tous les espaces.

Chez les squales, ces lacunes périnucléaires ont un volume proportionnel à celui des hématies de ces animaux; partant, elles sont beaucoup plus larges que chez les mammifères, et il est beaucoup plus facile, avec des pièces injectées, de juger de la forme et des dispositions de ces lacunes.

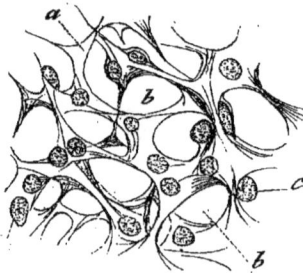

FIG. 104.—Rate du squale Griset après une injection de gélatine incolore. a, trabécules formées de cellules épithéliales; c, noyaux de ces cellules; b, cavités vasculaires de la pulpe splénique.

Nous avons figuré un vaisseau sanguin, une veine probablement, s'ouvrant dans le réseau de la pulpe. Elle se divise en un nombre indéfini de branches qui vont former des mailles autour de chaque noyau.

Or, en examinant ces réseaux périnucléaires sur des pièces injectées avec de la gélatine non colorée, on voit qu'ils ont des parois parfaitement limitées, et ces parois sont justement formées par les lamelles épithéliales que nous avons décrites plus haut. Les noyaux sphériques entourés par l'injection sont les noyaux de ces cellules.

Je ne saurais mieux comparer cette disposition qu'à celle des cavités respiratoires du poumon. Nous verrons en effet que celles-ci se présentent sur les coupes, comme des espaces séparés par des cloisons de cellules épithéliales, et quand on injecte ces cavités régulièrement avec de la gélatine, le parenchyme pulmonaire se transforme en une masse compacte, mais que des cloisons épithéliales minces circonscrivent. Ici il en est de même : la disposition de la veine s'ouvrant dans les espaces périnucléaires reproduit celle de la bronche intralobulaire se continuant avec les cavités du lobule. Seulement, dans la rate, les cloisons interlacunaires sont beaucoup plus petites et formées par une ou deux cellules au maximum.

Le réseau de la pulpe splénique est donc, de cette façon, parfaitement fermé ; il n'est pas formé de lacunes. C'est simplement un réseau capillaire tellement serré qu'entre deux conduits voisins, il n'y a que la cellule épithéliale formant paroi. En un mot, tous les vaisseaux se touchent, et les noyaux que l'on considère comme appartenant à la pulpe splénique doivent être, par cela même, assimilés aux noyaux des cellules épithéliales des autres capillaires.

Fig. 105. — Rate de chat injectée à la gélatine au nitrate d'argent. L'imprégnation ne s'est pas faite, mais on voit la forme des cavités vasculaires de la pulpe.

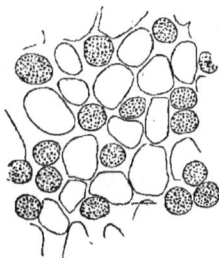

Sur les rates d'Aiguillat injectées à la gélatine dissoute dans le nitrate d'argent, on voit très bien que la pulpe splénique a tout à fait l'aspect de canaux étroits, contournés et intimement accolés, renfermant des noyaux dans l'épaisseur de leurs parois.

Cette manière de concevoir la rate se trouve d'accord, non pas précisément avec ce qu'en ont dit MM. Robin et Legros (article RATE, *Dictionnaire encyclopédique des sciences médicales*), mais avec les préparations de Legros. Ce dernier, en effet, au moyen du nitrate d'argent, avait mis en évidence dans chaque espace périnucléaire des cellules épithéliales dont les contours formaient un fin réticulum noir, comme on le voit pour les capillaires sanguins ordinaires, et avec M. Robin il en concluait que chaque noyau de la pulpe était entouré par un véritable capillaire dont ce noyau serait indépendant. Je crois au contraire, d'après mes propres recherches sur ce sujet, que les noyaux appartiennent aux cellules épithéliales des parois. La pulpe splénique, d'après cela, ne serait donc qu'un réseau capillaire excessivement serré.

Fig. 106. — Rate de chien injectée.

La description que Legros a donnée de cet épithélium de la pulpe, mis en évidence avec le nitrate d'argent, est parfaitement exacte, ainsi que je l'ai pu m'en assurer. Mais en répétant ces injections, je n'ai pu encore

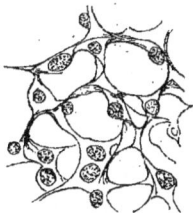

trouver dans les espaces vasculaires que Frey considère comme des lacunes les dessins caractéristiques des cellules épithéliales vasculaires [1].

Lymphatiques de la rate et corpuscules de Malpighi. —

La rate renferme des vaisseaux lymphatiques nombreux et des ganglions. Ces ganglions sont représentés par les corpuscules de Malpighi.

Ces corpuscules sont de petites masses blanc grisâtre, isolées au milieu de la pulpe splénique, et dont elles sont parfaitement distinctes. On les voit sur les rates d'animaux récemment tués, sur les rates d'hommes à l'état normal; ils disparaissent quand la rate est altérée cadavériquement ou dans les états pathologiques. Le diamètre de ces corpuscules est de $0^{mm},3$ à $0^{mm},5$. Leur nombre chez l'homme, d'après M. Sappey, serait de 7 à 8000.

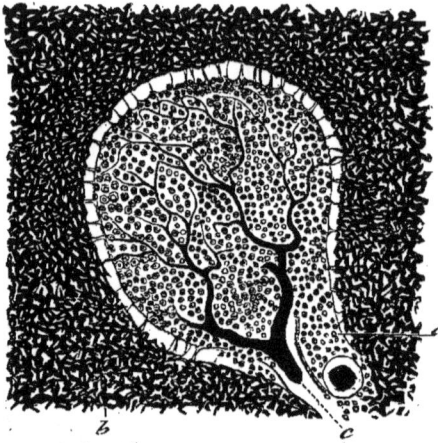

FIG. 107. — Glomérule de Malpighi d'une rate de chat injectée à la gélatine et au carmin. — a, artère à laquelle est suspendu le glomérule; b, réseau de la pulpe; c, artère nourricière du glomérule; d, sinus lymphatique entourant le glomérule.

Chez certains batraciens (Bombinator igneus), d'après Leydig, il n'y aurait qu'un seul glomérule, et chez l'esturgeon, au lieu de glomérules, on verrait un tissu analogue à celui des ganglions disséminé le long des artères.

Les corpuscules sont pour ainsi dire suspendus aux artères pénicillées. L'artère traverse le corpuscule, en passant dans son milieu ou sur un point voisin de sa circonférence. Quelquefois, le corpuscule se trouve au niveau d'une bifurcation. Au niveau du point où elle le traverse, l'artère envoie une petite branche qui se distribue dans la substance même du corpuscule, en formant un réseau assez large dont les branches afférentes vont

(1) A propos des capillaires sanguins j'ai déjà eu l'occasion de dire ce que je pensais de la circulation lacunaire admise par la plupart des zoologistes, pour beaucoup d'organes chez les invertébrés et pour la rate des mammifères. Depuis que j'ai écrit ce chapitre j'ai encore eu l'occasion de voir que chez les Seiches il n'y avait aucun vaisseau qu'on pût considérer comme une lacune. En effet, chez ces animaux, les seuls conduits ayant l'aspect général de lacunes sont ceux des branchies. Sur les pièces injectées avec des matières colorantes ils offrent une irrégularité telle ils sont si mal limités; qu'on peut parfaitement s'y tromper. Or, en les injectant avec de la gélatine au nitrate d'argent, j'ai mis en évidence des cellules épithéliales parfaitement nettes, comme celles de tous les réseaux capillaires (Société de biologie, mai 1879).

se jeter dans la pulpe. La disposition de ces capillaires rappelle beaucoup celle des mêmes vaisseaux dans les ganglions lymphatiques.

Les capillaires du corpuscule ne peuvent pas être considérés comme des vasa-vasorum, d'après Robin et Legros ; car les vaisseaux nourriciers des parois d'une artère ne naissent jamais au niveau même où ils doivent se distribuer. On ne peut donc pas dire que le corpuscule est un épaississement de la gaine lymphatique, qui, nous le verrons, se trouve autour des vaisseaux sanguins.

Les corpuscules ont, pour les caractériser, en outre des vaisseaux sanguins, des éléments et une texture qui les rendent identiques aux ganglions lymphatiques. Ils présentent, en effet, une trame réticulée, formée de cellules étoilées, anastomosées entre elles par de fins prolongements. Dans des espaces libres circonscrits par ce réseau, se trouvent des noyaux de $0^{mm},005$ à $0^{mm},007$ semblables encore à ceux des ganglions, et quelques cellules de $0^{mm},010$ à $0^{mm},012$ de diamètre.

Le corpuscule est séparé de la pulpe splénique, par un sinus lymphatique qui en fait tout le tour et se continue avec la gaine de l'artère. Ce sinus est étroit et difficile à bien mettre en évidence ; les parois en sont formées par la condensation du réticulum. Elles sont reliées de distance en distance par de fines trabécules. Ce sinus est traversé aussi par les capillaires afférents, qui vont se jeter dans la pulpe.

On voit, d'après cela, qu'il n'y a aucune différence entre un corpuscule de Malpighi et un ganglion lymphatique.

Les artères cheminent dans les grosses travées musculaires, où elles sont entourées par une sorte de gaine, qui forme manchon autour d'elles. D'après Müller, cette gaine cesse sur les artères qui ont moins de $0^{mm},02$ de diamètre ; pour Schweiger Seidel, elle va jusqu'aux plus fines ramifications capillaires. Legros et Robin l'ont vue sur des artères de $0^{mm},02$.

D'après Frey, au niveau du point où les artères se séparent des veines, la gaine artérielle se transforme en tissu conjonctif réticulé, ou, pour mieux dire, elle passe à l'état de véritable sinus lymphatique. Ce sinus péri-artériel se met en communication, au niveau du corpuscule, avec celui qui entoure ce dernier.

Les lymphatiques de la rate ne sont pas seulement représentés par ces sinus, qui entourent les capsules et se continuent sur les petites artères, mais encore par des vaisseaux collecteurs, que l'on voit au niveau du hile, au nombre de cinq à six, et qui vont se jeter dans de petits ganglions compris dans la gaine du pancréas. On peut les mettre en évidence (Ch. Robin) en les injectant par le procédé de Mascagni, c'est-à-dire en poussant un liquide coloré dans les artères. D'après M. Sappey, il n'y a point dans la rate de lymphatiques superficiels ; mais cet anatomiste ne met pas en doute l'existence des vaisseaux profonds. Ch. Robin, de même, a injecté ces derniers chez les poissons cartilagineux. Quant aux réseaux d'origine, ils sont très mal connus.

Les nerfs de la rate sont représentés par des fibres de Remak. qui émanent du plexus solaire. Ils sont d'autant plus développés que cette glande renferme plus de fibres musculaires. Muller a vu sur le trajet de ces nerfs de petits ganglions qui n'ont pas été retrouvés par Remak et Ch. Robin.

Attributs physiologiques. — La rate, grâce au développement considérable des vaisseaux sanguins qui entrent dans sa composition et à ses trabécules musculaires, peut servir de réservoir pour le sang ; aussi sa capacité est telle, qu'on peut introduire dans une rate de 195 grammes un 190e d'eau, sans la rompre (Ch. Robin). Cette glande forme donc un diverticulum de la circulation abdominale. Elle se gonfle, en effet, chaque fois que le sang de la veine porte est soumis à un excès de pression, par une cause quelconque : soit par un obstacle au cours du sang siégeant dans la veine porte elle-même ou dans la veine cave. Elle grossit dans le vomissement (Laborde), au point qu'on l'a vue se rompre pendant un effort. Elle s'hypertrophie dans la cirrhose hépatique. Tous les médecins enfin ont remarqué que les lésions du foie retentissent toujours sur la rate. La rate revient sur elle-même, grâce à son élasticité et à sa contractilité. Elle peut se contracter sur le vivant, sous l'influence de décharges électriques.

Pendant la digestion, au moment où la circulation porte est encombrée par les matières absorbées dans l'intestin, la rate se gonfle, surtout lors de l'absorption des boissons.

Quant aux autres usages de la rate, si l'on ne veut pas accepter toutes les hypothèses, ils sont encore bien difficiles à déterminer. On peut même dire que la physiologie de cet organe renferme si peu de faits positifs qu'on en est réduit, pour traiter cette question, à procéder surtout par élimination et à dire les usages qu'il n'a pas, bien plus que ceux qu'il possède en réalité.

Ainsi la rate n'est pour rien dans la sécrétion biliaire, car les animaux invertébrés, qui n'ont point de rate, n'en ont pas moins de la bile. Elle ne sert pas à détruire les globules rouges, ni à faire ces mêmes éléments, au moyen de ses propres noyaux ; car les cellules de la pulpe splénique sont de nature épithéliale, et n'ont rien de commun avec des leucocytes. Elle ne forme pas les globules blancs, qui se trouvent aussi bien dans le sang des animaux n'ayant point de rate que dans celui des vertébrés.

Enfin, les ablations de rate pratiquées sur l'homme et les autres mammifères prouvent que sans cet organe les hématies et les leucocytes n'en persistent pas moins dans le sang, et dans les mêmes proportions; que ces opérations ne sont suivies d'aucun trouble appréciable des fonctions. On ne peut donc rien préjuger des usages de la rate, au point de vue de la composition du sang.

THYMUS:

§ 130. Le thymus est une glande vasculaire sanguine dont l'existence est transitoire, et qui, d'après Ch. Robin, est annexée au système porte pulmonaire. Il apparaît vers le troisième mois après la fécondation, aug-

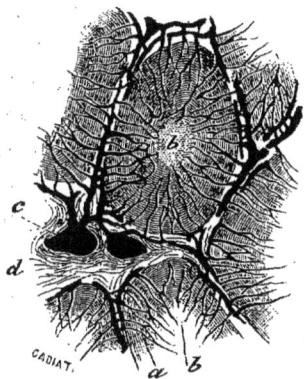

FIG. 108. — Thymus de chat dont les vaisseaux sanguins sont injectés. — *a*, masses glandulaires; *b*, cavités centrales ; *o*, vaisseaux sanguins.

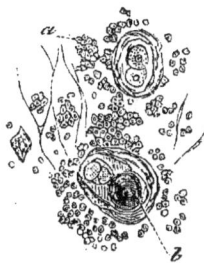

FIG. 109. — Éléments du thymus à épithélium ; *b*, globes épithéliaux.

mente de volume jusqu'à la fin de la première et même de la deuxième année, puis il s'atrophie peu à peu et il disparaît vers l'âge de dix à douze ans.

Le thymus est une glande sans conduit excréteur ou à vésicules closes. Ces vésicules ont de 3 à 8 dixièmes de millimètre de diamètre. Elles sont polyédriques par pression réciproque ; un tissu conjonctif mou les unit lâchement entre elles, de façon à former des lobules et des lobes. Elles possèdent une paroi propre, homogène, finement granuleuse et très fragile.

Ces vésicules, d'après His, Kölliker, Frey, présentent une cavité centrale et une masse relativement considérable de tissu glandulaire intermédiaire à la cavité centrale et à la paroi. Ce tisssu est composé de deux sortes d'éléments : 1° un réticulum très fin de corps fibroplastiques, se continuant à la surface de la vésicule avec la paroi propre ; 2° des éléments spéciaux analogues à ceux des ganglions lymphatiques, et que Ch. Robin décrit sous le nom d'épithélium nucléaire.

Les éléments de cet épithélium sont sphériques ou légèrement polyédriques, avec un seul noyau. Leur diamètre est alors de 0^{mm},007 à 0^{mm},008. Tantôt ils ont la forme de cellules avec plusieurs noyaux ; ils peuvent alors atteindre jusqu'à 0^{mm},02 ; souvent ces cellules sont remplies de granulations graisseuses ou même de véritables gouttes d'huile. On rencontre au milieu des masses d'épithélium nucléaire du thymus des corps dont on ne sait pas encore exactement la signification. Ils sont formés de couches résistantes concentriques disposées autour d'une cellule ou de deux cellules centrales. Ces couches concentriques, d'après Ecker et Pantitzky, seraient formées par des cellules plates munies de noyaux et semblables à des cellules d'épithélium pavimenteux. Les cellules centrales sont en général altérées et ont subi la dégénérescence graisseuse. D'autres fois, au lieu de cellules, on trouve une petite masse homogène réfringente, angulaire. Des petits corps de cette nature se rencontrent fréquemment au milieu du thymus. En résumé, il semble que ces corps concentriques ont une grande analogie d'aspect avec les globes épidermiques que l'on trouve dans toutes les parties où l'épiderme s'accumule en abondance, dans les conditions normales, et avec ceux de certaines productions épithéliales pathologiques.

Les vaisseaux artériels et veineux pénètrent entre les lobules et enveloppent les vésicules closes, en formant à leur surface une sorte de réseau enveloppant, composé d'artères et de veines. De ce réseau, partent des capillaires abondants, qui traversent la paroi propre, la couche glandulaire, et arrivent jusque sur sur la cavité centrale, où ils se recourbent en anse (d'après His). Comme dans les ganglions lymphatiques, le réseau capillaire est directement en contact avec l'épithélium nucléaire.

Les lymphatiques du thymus ne sont pas bien connus. On a seulement injecté les gros troncs, qui marchent parallèlement aux artères, jusqu'à la surface des vésicules. Mais on ne peut admettre, avec His, que des lymphatiques pénètrent jusque dans la cavité centrale, pour s'y ouvrir et conduire ainsi les éléments cellulaires dans le système lymphatique.

D'après la plupart des auteurs, les vésicules closes ne seraient pas indépendantes les unes des autres. Leurs cavités centrales viendraient toutes s'aboucher sur un canal commun. Mais ce canal ne nous paraît pas encore d'une évidence incontestable, et tous les anatomistes ne l'ont pas admis.

Le liquide des vésicules closes est d'un blanc grisâtre, à cause des épithéliums qu'il tient en suspension ; aussi a-t-il été pris souvent pour du pus. Mais, ainsi que le fait observer Ch. Robin, le pus que l'on trouve dans le thymus des enfants atteints de syphilis héréditaire, a une coloration jaune verdâtre, bien différente de celle du liquide propre des vésicules thymiques.

Lorsque, d'après Simon, Ecker, Frey, le thymus se développe, il se présente d'abord sous la forme d'un sac allongé, situé le long des carotides et rempli de cellules et d'une masse granuleuse. A une époque plus avancée, la paroi se couvre de dépressions, qui correspondent à des saillies extérieures. Ainsi se forment les vésicules de la glande. Le reste de ces vésicules devient liquide, et ainsi se produisent les cavités centrales. En général, le thymus commence à s'atrophier vers l'âge de huit ou dix ans.

AMYGDALES ET FOLLICULES CLOS DU PHARYNX.

§ 131. Les amygdales appartiennent à un système de glandes à vésicules closes, que l'on trouve en abondance au-dessous et dans l'épaisseur de la

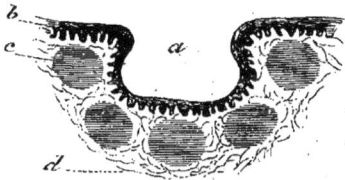

Fig. 110. — Amygdale de l'homme. — a, crypte] de la muqueuse ; b, couche épithéliale avec ses papilles ; c, follicules clos de l'amygdale ; d, tissu conjonctif.

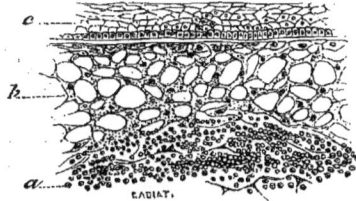

Fig. 111. — a, tissu de l'amygdale ; b, tissu réticulé de la muqueuse ; c, épithélium pavimenteux.

muqueuse pharyngienne. Sur la portion verticale de la langue, sur la muqueuse qui recouvre l'apophyse basilaire, dans une région que nous décrirons à propos des muqueuses et sur les orifices des trompes d'Eustache, on trouve des follicules clos en grande quantité. Dans la région amygdalienne, ces follicules, plus nombreux qu'ailleurs, soulèvent la

muqueuse et déterminent les saillies connues sous le nom d'amygdales.

Sur une coupe de l'amygdale perpendiculaire à sa surface, on aperçoit
de petites masses grisâtres, sphériques de $0^{mm},5$ de diamètre environ,
également espacées les unes des autres et rangées régulièrement immédiatement au-dessous du corps papillaire. La muqueuse, soulevée par ces
petits corps, se présente extérieurement avec des saillies et des dépressions. Ces dépressions sont connues sous le nom de cryptes de l'amygdale. Elles ne correspondent nullement à un canal excréteur. La muqueuse est complètement fermée au niveau de ces enfoncements, qui ne
donnent accès dans aucune cavité glandulaire. Les follicules sont compris
dans l'épaisseur même de la muqueuse et non au-dessous, disposition
qui se retrouve dans toute l'étendue du tube digestif. Les cryptes amyg-
daliens sont tapissés d'une couche de follicules. Ces petites masses, qui
donnent à la muqueuse pharyngée une si grande épaisseur, ont la même
structure, ou à peu près, que les follicules clos de la muqueuse linguale et
que les follicules que nous avons signalés sur la paroi pharyngienne supérieure. Sur une coupe fine nettoyée au pinceau, on reconnaît la structure et les éléments des masses glandulaires des ganglions lymphatiques
(voy. *Système lymphatique*), c'est-à-dire un réticulum de corps fibro-
plastiques anastomosés, comprenant dans ces mailles des éléments nucléaires et de petites cellules (épithélium des ganglions lymphatiques).

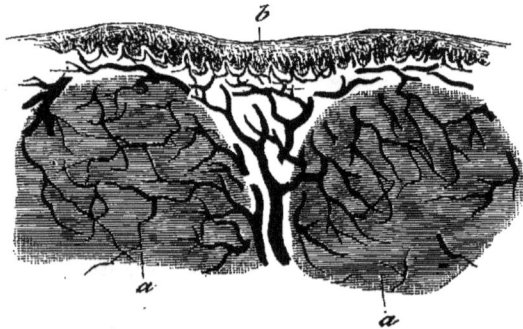

FIG. 112. — Vaisseaux sanguins des follicules de l'amygdale du chien. *a*, follicules ;
b, vaisseaux papillaires de la muqueuse, avec la couche épithéliale.

On trouve la même structure aux follicules clos de l'intestin grêle, qui
constituent les plaques de Peyer, aux follicules isolés du gros intestin,
aux follicules de la rate, dits glomérules de Malpighi.

Les vaisseaux de ces follicules sont très abondants. On trouve autour
de chacun d'eux une sorte de réseau artériel et veineux extrêmement

riche, qui les enveloppe entièrement et envoie des ramuscules assez fins pénétrant dans les masses glandulaires. Ce réseau envoie aussi des anses capillaires dans les papilles qui recouvrent l'amygdale. Le réseau capillaire que l'on aperçoit dans le follicule, offre la même disposition que celui des follicules de Peyer. Les follicules de la paroi postérieure du pharynx sont encore plus riches en vaisseaux sanguins.

La question des lymphatiques de l'amygdale et des follicules du pharynx a été beaucoup discutée.

Il était en effet nécessaire, pour déterminer la nature de ces organes glandulaires, de savoir s'ils renfermaient des vaisseaux de cet ordre. M. Sappey niait leur existence, et il se basait pour cela sur ce que ses injections au mercure n'avaient jamais pu pénétrer dans l'amygdale ; sur ce que aussi, en piquant avec la pointe du tube à injection dans cette masse glandulaire elle-même, jamais il n'avait pu mettre en évidence un réseau lymphatique. Cependant, l'identité de structure de tous ces petits ganglions disséminés d'un bout à l'autre de la muqueuse digestive protestait contre l'opinion de M. Sappey. Si les injections au mercure pénètrent si difficilement dans les réseaux lymphatiques, cela peut tenir à la peti-

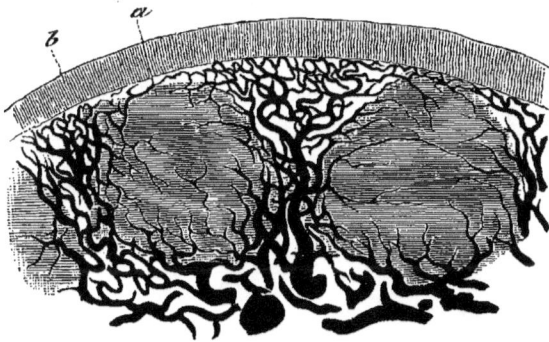

FIG. 113. — Follicules clos de l'arrière cavité des fosses nasales injectées. — a, follicules ; b, épithélium prismatique de la muqueuse.

tesse des masses glandulaires et au volume considérable des réseaux veineux périphériques. Frey, d'ailleurs, depuis les recherches de M. Sappey, a figuré ces lymphatiques et voici sa description. On a trouvé dans le voisinage de la capsule des amygdales, et dans la capsule elle-même, des vaisseaux lymphatiques considérables pourvus de valvules et garnis de renflements ganglionnaires. Ces conduits envoient des branches centrales, dont les unes vont entourer les glandes en grappe et dont les autres se répandent sur la base et sur les parties latérales de l'amygdale. Ces

conduits forment un réseau dont les points d'entrecroisement sont fortement renflés ; ils pénètrent également dans le tissu lymphoïde situé entre
les follicules. Autour des follicules, ces canaux lymphatiques forment des
anneaux ou des réseaux annulaires composés de canaux assez étroits.

D'après cette description, nous voyons qu'il n'y a aucune différence
entre ces amas folliculaires du pharynx et les véritables ganglions lymphatiques.

CHAPITRE XXIV

SYSTÈME DES MEMBRANES MUQUEUSES.

§ 132. Les muqueuses sont des organes premiers complexes, dans la composition desquels n'entre aucun élément anatomique fondamental. De sorte que, si chacun de ces organes est bien défini, il ne l'est que par sa texture. Ici, ce n'est donc pas un élément particulier, comme dans les nerfs ou les muscles, qui donne le caractère du système, mais l'ensemble, la combinaison d'un certain nombre de parties, qui se retrouvent dans d'autres tissus. Au point de vue des propriétés physiologiques, ou, si l'on veut, au point de vue dynamique, c'est-à-dire en considérant les forces engendrées, on peut dire qu'une membrane muqueuse est la résultante d'une foule de propriétés de tissus distincts. La muqueuse dissociée en ses éléments composants n'est plus rien ; mais quand on la considère intacte, elle représente une collectivité jouissant de propriétés fonctionnelles spéciales.

Aussi, quand on envisage ces membranes au point de vue physiologique et pathologique, on leur trouve des propriétés communes, qui n'existent pas dans celles qui appartiennent aux autres espèces. Le système est donc par cela même exactement défini.

Les membranes muqueuses furent considérées pour la première fois par Pinel à un point de vue général. Cette première ébauche inspira à Bichat l'idée de l'anatomie générale, qui eut comme précurseur le *Traité des membranes.*

Les muqueuses représentent de véritables téguments internes, séparant les tissus de l'animal des milieux, dans lesquels il vit et qui traversent son corps. Les conduits des voies digestives, respiratoires, génitales et urinaires sont tapissés par des muqueuses. Ces membranes sont, comme la peau, distinctes des couches sous-jacentes dont on peut les séparer la plupart du temps.

Bichat considérait toutes les muqueuses comme des membranes continuant directement la peau, c'est-à-dire comme de véritables téguments internes. Mais les recherches embryogéniques modernes sont venues renverser en partie cette conception de Bichat, en montrant que, dans le corps de l'animal, il y avait deux téguments entre lesquels la différence était nettement tranchée : d'une part, le feuillet externe ou cutané ; de l'autre, le feuillet interne ou intestinal. L'un représente l'enveloppe extérieure de l'animal, ses moyens de protection ; l'autre, les racines mêmes au moyen desquelles il puise sa nourriture. Chez l'embryon, le feuillet externe se développe déjà en enveloppe protectrice, l'amnios ; le feuillet interne s'applique sur le jaune, pour y puiser la nourriture par les réseaux de l'aire vasculaire. Chez l'adulte, le feuillet externe est devenu l'épiderme, et l'interne l'épithélium intestinal. Cette loi générale est vraie dans toute la série animale : l'être le plus simple en organisation, après la cellule, se ramène toujours à deux téguments : l'un qui sert à le protéger, l'autre à le nourrir.

Chez les mammifères et en particulier chez l'homme, on doit retrouver, dans les caractères anatomiques, que présentent les membranes muqueuses, la consécration de cette loi. Or, c'est un fait qu'il est facile de voir en étudiant leur texture. Il y a donc deux espèces de muqueuses, ayant chacune ses dispositions spéciales, ce qui nous conduit à diviser le système muqueux en deux sous-systèmes : 1° le système des muqueuses dermiques ou *dermo-papillaires*, représentant les dépendances du derme ; ce sont de véritables enfoncements de la peau dans le corps de l'animal. Ces membranes tapissent la bouche, les fosses nasales, le pharynx, l'œsophage jusqu'au cardia, la trachée ; d'un autre côté, l'anus jusqu'à la ligne des godets de Morgagni, l'urèthre, la vessie.

A côté d'elles il faut ranger les muqueuses de certains conduits de l'appareil génital, dont il est encore difficile de comprendre la nature ; ce sont :

1° Les muqueuses des canaux, dérivant des conduits de Wolff et de Müller (voyez *Testicule, ovaire*), c'est-à-dire, la trompe, le canal déférent, le vagin et l'utérus ;

2° Le système des muqueuses intestinales comprenant : la muqueuse de l'estomac, de l'intestin grêle, du gros intestin, du rectum, jusqu'à la ligne anale que nous avons indiquée.

Caractères généraux des muqueuses. — Un caractère commun à toutes les muqueuses est d'être revêtues par un enduit spécial qui leur appartient en propre, le *mucus*. Cette substance, fortement adhérente, s'enlève avec l'eau. Elle forme à la surface de la membrane comme une sorte de vernis visqueux, facilitant le glissement des corps étrangers. Elle est sécrétée par des glandes, et surtout par la surface libre de la muqueuse, car on la trouve aussi bien sur les muqueuses dépourvues de glandes que sur les autres.

Les muqueuses présentent deux faces : l'une interne, tapissée par une couche épithéliale plus ou moins épaisse ; l'autre externe, en général doublée par une couche de tissu conjonctif adhérente, et qui, plus ou moins serrée, la relie aux enveloppes musculaires des canaux.

Épithélium. — Toutes les muqueuses sont tapissées, par une couche épithéliale formée de cellules tantôt prismatiques, tantôt pavimenteuses. Cette couche est plus ou moins épaisse ; elle se renouvelle rapidement. Jamais cette couche n'est réduite à un seul plan de cellules, comme on le voit sur les séreuses ou à la face interne des vaisseaux.

Chorion. — Le chorion des muqueuses est formé en grande partie d'une matière amorphe plus ou moins tenace et résistante en présence des différents réactifs. Celle qui compose la trame des muqueuses appartenant au tégument externe diffère évidemment de celle qui compose les muqueuses intestinales. Cela résulte des propriétés si différentes de ces deux ordres de membranes. Dans cette matière amorphe sont disséminés les divers éléments figurés de la muqueuse : les fibres lamineuses ou élastiques, les noyaux, les corps étoilés du tissu conjonctif ; enfin on y trouve des vaisseaux, des nerfs, etc.

Le chorion est limité du côté de l'épithélium par une couche hyaline d'épaisseur variable ; c'est le basement membrane des auteurs anglais. Il n'est pas complètement certain que cette couche appartienne au chorion ; elle peut provenir de l'épithélium, comme une sorte de cuticule sécrété par ce dernier ; mais, en tous cas, jusqu'à présent, personne n'a pu démontrer que cette couche hyaline était décomposable en cellules, comme on l'a fait pour la paroi propre des tubes du testicule et de certaines glandes.

ARTICLE PREMIER

MUQUEUSES DERMO-PAPILLAIRES.

§ 133. En étudiant le développement des muqueuses, nous verrons que l'embryogénie légitime les distinctions que nous avons établies. Mais ces distinctions mêmes sont si évidentes, quand on tient compte seulement des caractères de texture et des propriétés des membranes, qu'ici les recherches embryogéniques ont été guidées par l'anatomie descriptive. Avant de voir exactement comment se faisait la soudure des deux espèces de muqueuses, Ch. Robin avait créé sa division. Plus tard, nous avons, dans une série de travaux publiés sur cette question, montré comment était établie la ligne de démarcation du cardia et de l'anus.

Nous commencerons l'étude des muqueuses par la peau qui rentre dans les membranes dermo-papillaires. Elle possède toutes les propriétés des muqueuses du même groupe, et n'en diffère que par des caractères accessoires.

PEAU.

§ 134. La peau, chez l'homme, est une membrane qui peut atteindre, suivant les régions du corps, d'un tiers de millimètre à 5 millimètres d'épaisseur. Elle est très résistante ; aussi peut-elle servir efficacement de moyen de protection.

Son élasticité est très grande, surtout au niveau des articulations. Les chirurgiens doivent connaître cette propriété ; car, aussitôt coupée, la peau se rétracte et laisse voir les parties sous-jacentes à découvert. Sur le vivant, la limite d'élasticité est souvent dépassée ; aussi, lorsque cette membrane est distendue, dans certaines circonstances, comme elle l'est dans la grossesse ou dans l'engraissement, elle se déchire par places, et on voit se produire des cicatrices connues sous le nom de vergetures.

A la surface de la peau, on remarque un grand nombre de saillies et de plis. Les uns sont produits par l'action des muscles ; tels sont ceux de la face et du scrotum. La direction de ces plis est toujours perpendiculaire à celles des muscles qui les déterminent.

Les plis articulaires. — Ceux-ci ont une position fixe ; aussi peuvent-ils souvent servir de guide au chirurgien. Ils sont d'autant plus accusés, d'après M. Sappey, que la peau est plus fixe. Ainsi la main et le poignet en présentent constamment plusieurs très marqués.

Les rides de la vieillesse, qui n'ont aucune position déterminée.

Enfin, viennent les sillons papillaires, qu'on voit sur la face palmaire des doigts, et qui sont déterminés par des rangées de papilles.

La couleur de la peau varie suivant les races et suivant les régions du corps. Ces différences de coloration tiennent à des caractères de structure que nous étudierons avec l'épiderme.

La peau présente à étudier, au point de vue de sa structure :

1° Le chorion ou derme ;

2° L'épiderme ;

3° Les annexes de la peau, glandes, poils, productions cornées, etc.

Derme. — Dans toutes les parties où l'épiderme n'a pas été épaissi par des pressions ou des frottements répétés, le derme forme la plus grande épaisseur de la peau. Il présente à étudier deux faces.

Une face interne creusée d'aréoles, dans lesquelles sont logées les petites masses adipeuses du pannicule sous-cutané. Entre ces amas de graisse, passent des faisceaux fibreux plus ou moins développés, suivant les régions. Ces faisceaux traversent une grande épaisseur du derme et relient cette membrane aux couches cellulaires sous-jacentes.

La face externe du derme est hérissée de papilles. Les papilles sont des saillies coniques, formées par la substance même du derme, et qui ont ont en moyenne de $0^{mm},05$ à $0^{mm},1$ de hauteur. Les plus longues, qui peuvent atteindre $0^{mm},2$, se trouvent à la paume des mains, à la plante des pieds, au mamelon et aux petites lèvres. Les plus petites sont aux paupières et à la face. Elles ne dépassent pas $0^{mm},08$ à $0^{mm},05$. Sur certaines régions, le scrotum, le sein de la femme, elles peuvent être remplacées par de petites saillies en forme de crêtes.

Les papilles sont simples ou composées. Une papille composée est formée de plusieurs papilles accolées. Elles sont quelquefois en séries linaires, formant des courbes, comme à la pulpe des doigts.

Les papilles représentent des organes de tact ou des organes vasculaires destinés à la nutrition de l'épiderme. Nous verrons leur structure un peu plus loin.

Structure du derme. — La trame qui compose le derme et ses prolongements papillaires renferme :

Une matière amorphe abondante ; des fibres élastiques très nombreuses ; des fibres lamineuses ; des noyaux de tissu conjonctif ; des vaisseaux et des nerfs.

1° La matière amorphe qui compose la plus grande partie du chorion est très tenace ; aussi cette membrane ne se laisse-t-elle dissocier qu'avec une grande difficulté ; elle se combine au tannin, et alors la peau devient imputrescible formant le cuir, dont tout le monde connaît la résistance et le peu d'extensibilité. Les propriétés élastiques ont donc disparu sous l'influence de cette combinaison. Bichat avait remarqué que les muqueuses analogues au derme étaient, comme cette membrane, susceptibles d'être tannées.

2° *Fibres élastiques.* — Ces éléments se trouvent dans toute l'épaisseur du derme, mais surtout à la face profonde, où elles forment un réseau d'une richesse extrême. Celles de la surface sont plus fines que les autres. Celles de la face profonde sont des fibres larges à double contour net, divisées et anastomosées entre elles. C'est à la présence de ces éléments que la peau doit, en grande partie, son élasticité.

CADIAT. Anatomie générale. II. — 15

3° *Fibres lamineuses.*—Les unes sont isolées, très fines, flexueuses ; les autres sont réunies en faisceaux. Ces faisceaux s'entre-croisent dans des directions différentes. Un grand nombre font suite à ceux que nous avons vus dans le pannicule adipeux. Ces dispositions sont surtout accusées à la paume de la main et à la plante du pied. Là une foule de tractus fibreux pénètrent dans le derme et l'unissent intimement à l'aponévrose sous-jacente ; il en résulte que, dans certaines régions, la peau est intimement adhérente aux parties profondes, qu'elle ne peut glisser sur elles et que les inflammations qui s'y développent sont sujettes à des phénomènes dits d'étranglements. (Voy. *Système adipeux,* t. I,)

4° *Fibres musculaires lisses.*—Ces fibres forment de petits faisceaux à la face profonde du derme. Les plus volumineux d'entre eux atteignent $0^{mm},1$ et s'insèrent sur la paroi des follicules pileux, pour remonter de là, sur la couche des papilles. D'après Kölliker, ces muscles des follicules pileux seraient, en général, au nombre de deux par poil. Ce sont eux qui déterminent, par leurs contractions, le phénomène de la chair de poule.

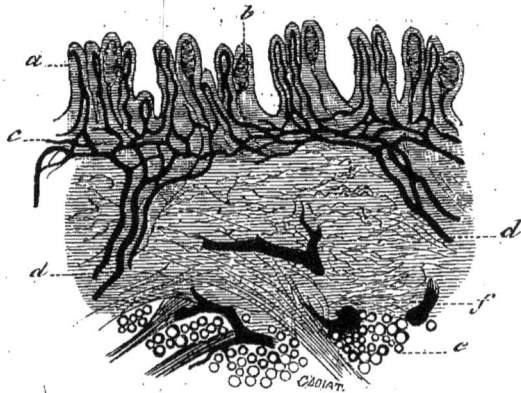

Fig. 114. — Coupe du derme au niveau de la dernière phalange de l'index. — *a,* papille vasculaire ; *b,* papille nerveuse ; *c,* réseau sanguin du corps papillaire ; *d,* artères et veines se rendant à ce réseau ; *e,* pannicule adipeux ; *f,* vaisseaux profonds du derme.

D'autres fibres se trouvent disséminées à la face profonde du derme. Au scrotum, ces éléments sont particulièrement développés ; ils forment même une couche épaisse qui a reçu un nom spécial, le *dartos.* Mais cette couche ne doit pas dans les descriptions être séparée de la peau, car elle est entièrement confondue avec elle.

A l'aréole du mamelon, les fibres lisses forment une mince couche circulaire, qui s'épaissit à la base de cette saillie. Dans le mamelon, on rencontre en outre d'autres fibres, les unes circulaires, les autres verticales. Ce sont ces fibres qui font redresser le mamelon de la femme dans certaines circonstances. Mais ce phénomène n'a aucune analogie avec l'érection proprement dite.

5° *Vaisseaux sanguins et lymphatiques.*— Les vaisseaux cutanés ont une distribution qu'il est important de bien connaître, car tous les petits départements circulatoires de la peau sont bien nettement séparés les uns des autres. La physiologie, et surtout la pathologie, mettent ces divisions en évidence ; mais il est facile aussi de les voir par l'étude anatomique. Sur les injections du derme, on distingue en effet des artérioles qui vont se rendre, les unes, au corps papillaire, les autres, à la couche plus profonde ; certaines vont aux glandes sébacées ou sudoripares, etc., glandes dont nous nous occuperons plus loin.

Les artérioles qui appartiennent au derme forment un réseau serré à la base des papilles. Les veines suivent un trajet parallèle ; de telle sorte, qu'on voit sur les coupes horizontales de la peau injectée par les artères et les veines une multitude de mailles rectangulaires très serrées, dont chacune renferme généralement une veine et une artère, bien souvent deux veines. De ce double réseau partent des capillaires ascendants, qui occupent la partie centrale des papilles vasculaires. Les papilles nerveuses (voir plus loin) renferment aussi très fréquemment des capillaires sanguins. Ces capillaires forment, dans les papilles, des anses irrégulières, et quelquefois une sorte de petit réseau, dans les papilles volumineuses.

Ces dispositions vasculaires font que le corps papillaire a une circulation spéciale, qu'il peut se congestionner isolément, sans que les autres parties de la peau soient influencées. Les capillaires des papilles sont situées superficiellement ; aussi peuvent-ils être aperçus au travers de l'épiderme, lorsqu'ils sont gonflés par le sang ou un liquide coloré ; mais ils ne sont pas immédiatement en rapport avec l'épithélium, comme ceux des villosités intestinales, lesquelles représentent des organes d'absorption. L'absorption néanmoins peut encore se faire par les papilles lorsque l'épiderme, ou même la couche cornée seulement, a été enlevée par un vésicatoire.

Les papilles vasculaires n'ont d'autre but que de nourrir l'épiderme, représentant la partie essentielle de la peau. Aussi, nous les voyons très développées, dans les régions où l'épiderme doit physiologiquement atteindre une grande épaisseur. Le développement de cette épaisse couche cornée, qui constitue l'ongle, n'a d'autre raison d'être que dans les dimensions des papilles vasculaires du lit et de la matrice unguéale et la richesse des réseaux sanguins sous-jacents.

Nous verrons, à propos de la pathologie cutanée, que les troubles circulatoires du corps papillaire se traduisent immédiatement par des lésions épidermiques.

Les artérioles, volumineuses relativement, qui vont se distribuer au réseau artériel sous-papillaire, envoient le long de leur trajet des capillaires peu nombreux dans l'épaisseur du derme; de sorte que c'est en réalité la couche superficielle de la peau qui est la plus vasculaire. Ces branches artérielles et les veines qui les accompagnent, en général au nombre de deux par artère, s'anastomosent souvent entre elles, à la face profonde de la peau. Ces veines, en particulier, forment à ce niveau un réseau à larges mailles, qu'on isole facilement par dissection.

Les follicules pileux, les glandes sébacées, les glandes sudoripares, reçoivent, chacun de leur côté, des branches spéciales qui sont, vu la situation de ces organes, à une distance considérable des vaisseaux papillaires. La circulation de ces annexes du derme est donc bien nettement séparée de celle des autres parties.

Lymphatiques. — Les vaisseaux lymphatiques de la peau occupent

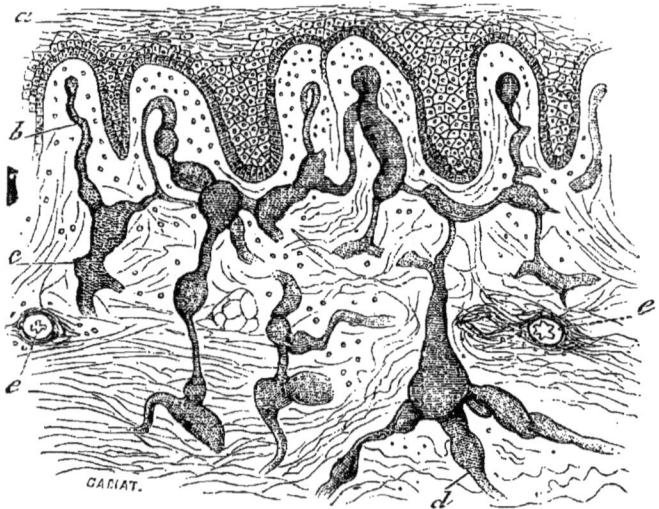

Fig. 115. — Lymphatiques de la peau de la dernière phalange d'un doigt. — *a*, épiderme; *b*, vaisseaux lymphatiques; *c*, vaisseaux plus profonds, formant de larges réseaux et munis de nombreuses valvules.

l'épaisseur du chorion. Dans la couche sous-cutanée, on ne trouve, par contre, comme lymphatiques, que des troncs collecteurs et quelques rares capillaires appartenant au tissu cellulaire. Les lymphatiques intradermiques sont représentés par des capillaires anastomosés en réseaux. Ce sont les réseaux d'origine. Ils sont très développés au niveau des ouvertures buccale, vulvaire, uréthrale, anale ; au pourtour des yeux, des narines, sur le scrotum, le mamelon et sur les parties où l'élément vasculaire et nerveux des papilles est très développé ; c'est-à-dire celles qui servent au sens du toucher, comme la pulpe des doigts et des orteils.

Ces réseaux lymphatiques occupent la base des papilles, qu'elles entourent de mailles plus ou moins serrées, suivant les régions, et ils se trouvent sur un plan un peu inférieur aux vaisseaux sanguins. Longtemps on a cru que ces réseaux, avec quelques prolongements qu'ils envoyaient dans les papilles, représentaient tous les lymphatiques du derme. Or, les recherches de M. et Mme Hoggan, celles de M. Sappey, ont fait voir que dans la couche des papilles même il y avait un réseau lymphatique très fin et situé sur un plan très superficiel. M. et Mme Hoggan ont, mais chez les animaux, mis en évidence ces lymphatiques par l'imprégnation, au nitrate d'argent, ce qui permet de reconnaître l'épithélium caractéristique de ces conduits. M. Sappey l'a vu au moyen d'un procédé qu'il n'a pas fait connaître. D'ailleurs, sur les injections au mercure, quand les réseaux cutanés sont bien remplis, on peut voir, tout à fait à la surface de la peau, une sorte de chevelu argenté excessivement fin, représentant probablement les réseaux du corps papillaire décrits par M. Sappey. De mon côté, et en écrivant cet article, j'ai voulu vérifier les faits avancés par ces différents anatomistes. J'ai injecté la peau des doigts chez un enfant de dix ans, et j'ai trouvé des vaisseaux capillaires lymphatiques montant dans les papilles. Ces vaisseaux sont volumineux ; ils occupent le centre des papilles et se terminent par des anses ou des renflements. Je les ai dessinés exactement dans la figure ci-contre. Nulle part je n'ai vu de réseaux intra-papillaires. La situation superficielle de ces vaisseaux est intéressante à connaître en ce sens qu'elle nous explique pourquoi des éraillures si légères de l'épiderme s'accompagnent si fréquemment de lymphangites.

Les vaisseaux lymphatiques des papilles vont se jeter dans le réseau situé à leur base. Au niveau de la face profonde du derme, se trouve un autre réseau lymphatique plus large en communication avec le premier. De ce réseau partent des troncs collecteurs qui reçoivent aussi la lymphe des glandes sudoripares et montent dans la couche du fascia superficialis avec les veines superficielles des membres.

Nerfs de la peau. — Les éléments nerveux de la peau sont assez développés pour que cette membrane puisse, dans certaines régions, devenir le siège d'un sens spécial, le toucher, et que dans toute son étendue, elle nous permette d'apprécier avec plus ou moins de précision la nature des corps qui sont en contact avec elle.

La peau ne renferme pas de faisceaux de tubes nerveux. Ceux-ci rampent dans le tissu conjonctif sous-jacent, et, de distance en distance, se détache un ou deux tubes nerveux allant aboutir aux papilles, où ils rencontrent des renflements d'une nature particulière, dits corpuscules du tact.

Les parties qui sont le siège du toucher, se distinguent des autres seulement par le nombre des éléments nerveux ; ces derniers sont représentés par les corpuscules que nous avons décrits avec les terminaisons nerveuses, c'est-à-dire les corpuscules de Meissner, pour le corps papillaire en général, et de Krause, pour la conjonctive. Les corpuscules de Pacini, qui n'appartiennent pas en propre à la peau, ont été décrits page 100, tome II.

Les corpuscules de Meissner siègent dans les papilles dites papilles nerveuses. Sur la pulpe des doigts, nous avons vu déjà que le nombre de ces papilles était relativement considérable, au point qu'on en trouvait une pour deux ou trois papilles vasculaires. Souvent une papille nerveuse renferme une anse vasculaire en même temps qu'un corpuscule terminal.

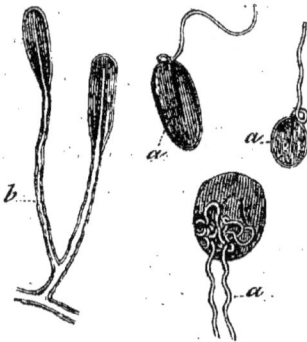

FIG. 116. — Corpuscules de Krause de la conjonctive de l'homme, d'après Kolliker.

Les corpuscules de Krause se trouvent dans la conjonctive, dans les papilles caliciformes de la langue, dans le voile du palais, dans le gland et le clitoris. On les trouve encore, dans la peau du dos de la souris, la face plantaire des orteils du cochon d'Inde.

Ces corpuscules sont en forme de massue ou arrondies. Ils atteignent chez l'homme, 0^m,03 à 0^m,04 de long. Ils sont formés d'une enveloppe transparente renfermant des noyaux. Le centre est occupé par une masse homogène que Longworth a trouvée composée de cellules à noyau serrées les unes contre les autres. Cette structure ne s'observerait que chez l'homme. Les tubes nerveux se ramifient avant d'arriver aux corpuscules. Un seul tube peut ainsi se distribuer à 4, 6 ou 10 corpuscules terminaux.

Chez les animaux, la fibre résultant de la subdivision d'un cylindre axis traverse le corpuscule dans toute sa longueur et se termine au voisinage de son extrémité par un léger renflement. Chez l'homme, dans la conjonctive, ils s'enroulent avant de pénétrer dans les corpuscules. Ils se divisent dans leur intérieur et se terminent dans les cellules qui composent la masse centrale.

Les corpuscules de Meissner, auxquels on réserve plus spécialement le nom de corpuscules du tact, se trouvent dans les papilles de la face palmaire des doigts et des orteils, dans la paume de la main, etc. Ils sont situés au voisinage du sommet de la papille nerveuse; quelquefois la papille renferme en même temps une anse vasculaire.

Le corpuscule du tact est formé par une capsule parsemée de noyaux nombreux, allongés, disposés transversalement. Ces noyaux proviennent très probablement de la gaine de Schwann

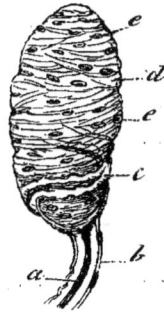

FIG. 117.— Corpuscule de Meissner de l'homme. — *a*, tube nerveux avec la myéline; *b*, tour de spirale du tube nerveux; *c*, noyaux du corpuscule.

ou du périnèvre, accompagnant les tubes nerveux jusqu'aux corpuscules.

Le corpuscule de Meissner est, en outre, composé d'une masse centrale homogène à laquelle aboutit le cylinder axis du tube nerveux. Cette masse, est, d'après Merkel, décomposable en cellules. Chez l'homme, généralement, on trouve deux cellules, pour un seul corpuscule. Cette disposition, si elle est exacte, rappelle celle qu'on rencontre sur les corpuscules du bec des canards. Ces animaux, en effet, possèdent à la face interne de leur bec de véritables grappes de corpuscules tactiles.

Les nerfs qui vont se distribuer à la peau rampent dans le tissu conjonctif sous-cutané, à l'état de faisceaux primitifs ou secondaires. De ces faisceaux partent, de distance en distance, des fascicules formés de 3 ou 4 tubes enveloppés de périnèvre, fascicules qui se divisent à la base des papilles, pour donner un rameau à chaque corpuscule du tact.

En étudiant les terminaisons nerveuses en général, nous avons vu que ces corpuscules ne représentaient pas le seul mode de terminaison des nerfs sensitifs. En effet, dans la cornée, les nerfs sensitifs se terminent par des extrémités libres. Il en est de même pour les follicules pileux. Il est donc permis de se demander d'abord, si les nerfs sensitifs ne pénètrent pas dans l'épiderme, comme le pense Langerhans, et s'il n'y en a pas un certain nombre qui aboutissent à des réseaux terminaux d'une très grande finesse. Kölliker a constaté l'existence de réseaux de ce genre chez certains animaux : les souris, les rats, les chauves-souris, les musaraignes, la grenouille, etc. Ces réseaux ressemblent à ceux de la cornée, qui, ainsi que le fait observer Kölliker, ne représenteraient pas encore la terminaison véritable. Celle-ci n'est même que dans l'épithélium cornéen.

Les nerfs des follicules pileux sont représentés par des faisceaux divergents de filaments d'une minceur extrême, qui vont se perdre en dehors de la paroi folliculaire. Ces filaments résultent de la division d'un cylindre axe d'un tube à myéline. Ce mode de terminaison a été vu par Kölliker et figuré par Jobert, pour les cils de l'homme et les poils tactiles des animaux.

Épiderme. — L'épiderme est une membrane non vasculaire, formée de cellules épithéliales. Cette membrane est plus ou moins épaisse, suivant les régions et suivant les animaux. Tandis que sur les paupières, elle est très fine et très souple, sur la paume de la main et la plante du pied elle peut acquérir une grande épaisseur et la dureté de la corne. Mais il faut noter ici, que ce ne sont pas seulement les pressions et les frottements qui déterminent ces épaississements de l'épiderme. Là où manque une disposition anatomique spéciale, ces entassements d'épiderme ne peuvent se produire. Cette disposition consiste dans le développement considérable des papilles vasculaires. Ce n'est que dans les cas pathologiques que l'on voit des productions cornées se développer en dehors des régions que nous venons de mentionner. Il est probable que, dans ces cas-là encore, doit exister une disposition des papilles en rapport avec la formation épidermique.

Avec l'épiderme, nous aurons à étudier les différents produits qui en dérivent, comme les poils, les plumes, etc. C'est en effet, aux dépens de l'épiderme, que se développe tout ce qui sert à la défense de l'animal contre le milieu extérieur et les autres espèces. Nous avons dit que le feuillet externe était la membrane protectrice de l'être. Cette formule est absolument vraie, dans toute sa généralité ; car non seulement ce feuillet lui donne l'enveloppe plus ou moins épaisse qui l'abrite, mais encore ses armes pour l'attaque. Tant que l'animal, réduit à une vie presque végétative, n'a aucun moyen de défense, le feuillet externe sécrète une coque chitineuse ou calcaire, comme celle des échinodermes, des mollusques acéphales, etc. Mais à mesure que les systèmes nerveux et musculaire se développent, ces épaisses cuirasses deviennent une gêne. Alors l'animal s'en dépouille peu à peu ; il trouve plus d'avantage dans l'attaque que dans la défense. La guerre change alors de caractère.

Comme moyen de combat, l'épiderme ne fournit plus qu'une pointe acérée : c'est la dent ou la griffe; mais cette arme est mise alors au service d'une véritable intelligence et d'un système musculaire prodigieusement développé.

Suivant le milieu, suivant le genre de combat qu'il est appelé à soutenir, que ce soit contre le froid, contre les difficultés matérielles de toute nature ou contre les autres espèces, les moyens de défense se modifient et se transforment. Or, quelque variés qu'ils soient, ils sont toujours formés des mêmes éléments anatomiques, et leur origine embryonnaire est la même.

L'homme, enfin, est dépourvu d'armes offensives, et les productions épidermiques destinées à abriter le corps contre le froid ont atteint leur minimum de développement; mais il a un système nerveux qui supplée à tout.

Au point de vue anatomique, il y a deux espèces de produits épithéliaux. Les uns sont formés par des involutions, comme les glandes, les poils, les plumes, les dents. Nous étudierons bientôt leur développement. Les autres sont des sortes d'épaississements en surface ou de sécrétion, comme la chitine, auxquels viennent souvent se joindre des formations dépendant du feuillet moyen. Tels sont les os dermiques des poissons et des tortues, les plaques osseuses des tatous, etc. Il résulte de là une grande variété de l'enveloppe cutanée, suivant son épaisseur, la nature des prolongements qui en émanent et la part que prend le feuillet moyen dans la constitution de ce squelette extérieur.

Épiderme chez l'homme. — L'épiderme de l'homme est composé de deux couches : une *couche* profonde, dite *muqueuse* ou de Malpighi, et une *couche cornée*. Ces deux couches sont facilement séparables par la macération, dans l'eau, l'action des acides, la putréfaction. Sur le vivant, chaque fois qu'une congestion un peu vive se produit dans le corps papillaire, la couche cornée se sépare, surtout lorsque la congestion est assez intense pour produire une exsudation liquide, comme dans le cas du vésicatoire. Ces deux couches diffèrent encore par leurs attributs physiologiques.

Entre ces deux couches se trouve, sur les coupes d'épithélium, une zone transparente, à laquelle certains auteurs ont attaché une grande importance. Elle est très probablement formée par une légère couche de matière amorphe. Cette matière est demi-liquide pendant la vie, et, lorsqu'elle se forme en quantité exagérée, elle produit tous ces soulèvements d'épiderme que l'on observe dans la brûlure, l'érysipèle.

Couche muqueuse. — Elle est immédiatement appliquée sur les papilles, dont elle suit toutes les ondulations. On y distingue trois espèces de cellules : ·

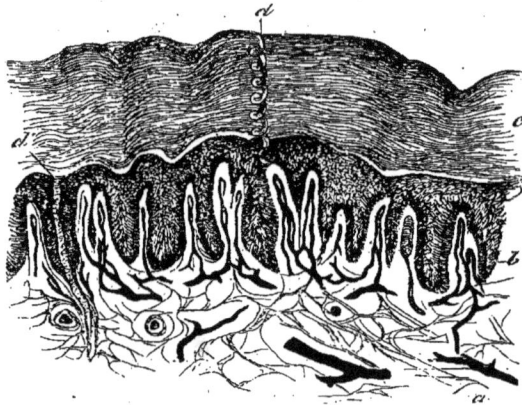

Fig. 118. — Coupe de l'épiderme au niveau de la phalangette. — *a*, derme; *b*, couche de Malpighi ; *c*, couche cornée; *d*, canaux de glandes sudoripares.

1° Des cellules allongées dans un sens perpendiculaire à la surface de la papille. Leur longueur est de $0^{mm},007$ à $0^{mm},01$ et leur largeur de $0^{mm},05$ à $0^{mm},06$. Elles renferment un noyau ovoïde, qui occupe presque tout le corps cellulaire ; quelquefois deux noyaux accolés, comme ceux qui viennent de se segmenter. Il est incontestable, d'après la forme de ces éléments et de leurs noyaux, qu'ils se développent par segmentation. La cellule nouvellement formée se sépare peu à peu et se trouve repoussée, par le développement d'une autre cellule, vers les couches plus superficielles.

Immédiatement au-dessus de cette rangée de cellules prismatiques, on trouve des cellules ovalaires ou sphériques plus volumineuses. A la main, au bord libre des paupières, les cellules sphériques ne commencent pas immédiatement, et l'on voit encore plusieurs rangées d'éléments prismatiques. Un peu plus haut, les cellules deviennent polyédriques ; leurs bords présentent de légères dentelures, au moyen desquelles elles s'engrènent réciproquement. Enfin, celles qui viennent au-dessus de ces dernières, sont aplaties et allongées parallèlement à là surface de l'épiderme.

Nous avons déjà décrit, au chapitre *Système épithélial*, les modifications subies par ces cellules. Rappelons seulement ce fait, qu'au voisinage de la couche cornée, la cellule possède une paroi distincte, que le corps cellulaire a été remplacé par du liquide, et que le noyau commence à s'atrophier.

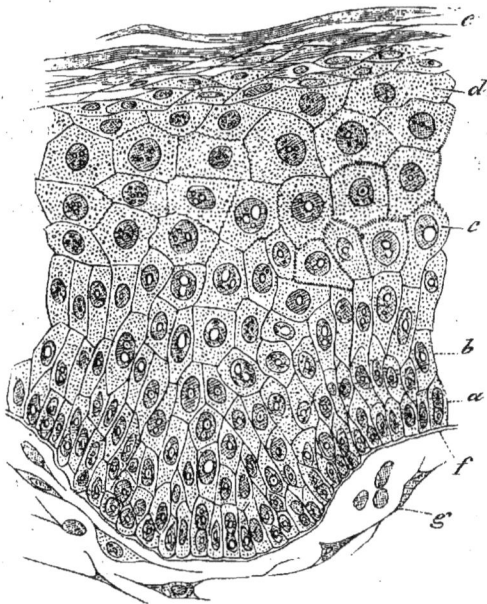

Fig. 119. — Coupe de l'épiderme du prépuce. — *a*, petites cellules de la couche de Malpighi : un certain nombre accusent des signes de segmentation ; *b*, cellules un peu plus avancées ; *c*, cellules polyédriques crénelées sur le bord ; *d*, cellules superficielles s'aplatissant pour former la couche cornée ; *e*, couche cornée.

s'atrophier. Dans la couche cornée, il a complètement disparu ; les cellules sont alors réduites à leurs parois,

Les cellules de la couche profonde de Malpighi sont souvent pigmentées, c'est-à-dire qu'elles renferment une quantité variable de granules bruns ou noirs, suivant la coloration de la peau. Les couleurs que présente cette membrane, chez les différentes races, et dans certaines régions chez les blancs, comme à l'aréole du mamelon et au scrotum, tiennent à des granules pigmentaires déposés dans la couche de Malpighi. Ce sont toujours les cellules les plus profondes qui sont les plus riches en pigment.

Couche cornée. — La couche cornée, isolée en masse, possède une certaine résistance, surtout dans quelques régions. Les cellules de la partie la plus profonde de cette couche ont encore la forme de cellules. Dans certaines régions (petites lèvres, et grandes lèvres), elles possèdent encore un noyau. Dans les couches plus superficielles, elles prennent l'aspect de lamelles plissées, intimement unies par leurs bords. Elles forment ainsi un grand nombre de lames superposées, qui peuvent se séparer les unes des autres. Pendant la vie, et sous l'influence de certains troubles pathologiques, on voit, de même, la couche cornée se décomposer en feuillets.

Lorsque la couche cornée est enlevée ou qu'elle est très mince, la peau a une teinte rouge vif. Cette teinte disparaît peu à peu, à mesure que l'épiderme s'épaissit. Or, il faut une couche cornée déjà épaisse pour masquer la coloration du derme ; ainsi les muqueuses des lèvres sont rouges, et cependant elles ont une couche cornée qui a déjà une notable épaisseur.

SOUS-SYSTÈME DES PRODUCTIONS ÉPIDERMIQUES.

ONGLES.

§ 135. La structure des ongles est des plus simples ; ces productions représentent simplement des épaississements de la couche cornée de l'épiderme. Elles sont composées de cellules épithéliales, ayant tous les

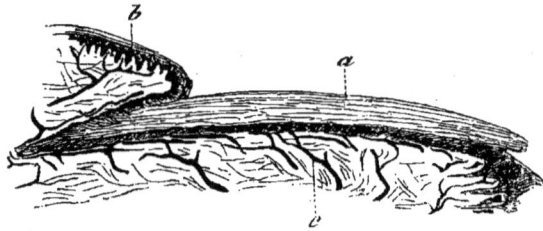

FIG. 120. — Coupe longitudinale de l'ongle. — a, couche cornée de l'ongle ; b, couche de Malpighi se continuant au-dessous de l'ongle ; c, vaisseaux du lit de l'ongle.

caractères des cellules épidermiques, et disposées comme ces dernières sur deux couches ; représentant l'une, le corps muqueux, l'autre, la couche cornée.

Avant d'étudier l'ongle en lui-même, il est nécessaire de voir les dispositions du derme, au niveau de son implantation. Au-dessous de lui, se trouve une surface convexe, intimement adhérente, libre seulement sur le bord antérieur : c'est le *lit de l'ongle*. Le long de son bord adhérent, l'ongle pénètre dans une sorte de pli, *matrice de l'ongle*. Or dans le lit, et surtout dans la matrice, les papilles sont très développées, ce qui explique l'épaisseur de la couche cornée unguéale.

Les papilles qui recouvrent le lit de l'ongle, au lieu d'être coniques, comme toutes les autres papilles dermiques, sont formées par des crêtes parallèles à l'axe de la phalange. Ces crêtes sont hautes et minces ; elles renferment des vaisseaux et des nerfs. Ces crêtes sont plus hautes et plus minces, au niveau de la lunule et dans l'angle formé par le repli du derme où l'ongle vient s'implanter. Ce pli supérieur présente deux lèvres, l'une supérieure, recouvrant l'implantation de l'ongle et dépourvue de papilles ; l'autre inférieure, où commencent les crêtes du lit de l'ongle. Immédiatement au-dessous des capillaires pénétrant dans les crêtes, se trouve un double réseau artériel et veineux de vaisseaux volumineux, qui s'étend dans toute l'étendue du lit. C'est à eux qu'est due cette coloration rouge de l'ongle chez les sujets sains. Ce réseau est surtout développé au niveau de l'angle supérieur. Il est en rapport évidemment avec la nutrition de la masse cornée. Or, la matrice étant le siège de la production la plus rapide d'épiderme, on comprend, d'après cela, que les cellules cornées de l'ongle se superposeront avec intensité dans deux sens différents, obliquement en avant et perpendiculairement à la surface du lit. De là résulte un mouvement d'accroissement continu suivant une résultante oblique, c'est-à-dire en avant et en haut.

Sur une coupe longitudinale portant sur le lit et la matrice unguéale,

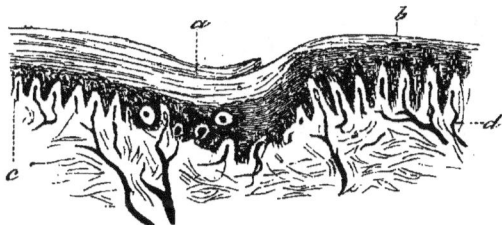

Fig. 121. — Coupe transversale de l'ongle. — a, ongle ; b, couche cornée de l'épiderme des régions latérales ; c, coupe des crêtes du lit de l'ongle.

on aperçoit sur le plan le plus inférieur : 1° la couche des papilles. Au-dessus, la couche de Malpighi, couvrant les papilles du lit, passant sur celles de la matrice et s'étendant en dehors des limites de l'ongle, sur les régions cutanées périphériques, sans grande modification appréciable de l'une à l'autre de ces régions. Au-dessus du corps muqueux qui recouvre le lit de l'ongle, on voit une masse cornée implantée obliquement dans la matrice et s'élevant du côté de l'extrémité digitale, un peu au-dessus du niveau de la couche de Malpighi. La couche cornée de l'épiderme des régions périphériques, s'arrête en avant et en arrière, comme si elle était traversée par elle.

Il semble, à voir ces dispositions, que les deux couches épidermiques se continuant régulièrement sur le lit et la matrice de l'ongle, la masse cornée unguéale implantée sur la matrice, traverserait d'arrière en avant toute la couche cornée qui recouvre le lit. Les cellules qui composent le corps muqueux au niveau de l'ongle ont les mêmes caractères que dans les autres régions de l'épiderme. Ces éléments, chez le nègre, renferment des granulations pigmentaires.

Les cellules de l'ongle peuvent s'isoler facilement, en employant les solutions de soude. Elles se présentent alors sous une forme ovoïde, avec des dimensions variables depuis $0^{mm},02$ à $0^{mm},03$. Comme celles de la couche cornée de l'épiderme, elles sont réduites à leur paroi et à un noyau atrophié.

Développement de l'ongle. — D'après MM. Pouchet et Tourneux, on voit, au troisième mois, se former à l'extrémité des doigts un repli ou plutôt un enfoncement rempli de cellules analogues à celles de la couche de Malpighi. La couche cornée passe directement au-dessus de cet enfoncement, sans s'infléchir.

Au quatrième mois, on trouve, au milieu de cette sorte de bourgeon épithélial, quelques rangées de cellules ayant les caractères de cellules cornées et représentant les rudiments de l'ongle.

Peu à peu la masse formée par ces cellules cornées augmente de volume; elle croît obliquement d'arrière en avant, écarte devant elle les cellules du corps muqueux du lit de l'ongle, puis celles de la couche cornée de la même région, et finalement vient faire saillie au-dessus du niveau moyen de l'épiderme. Quand l'ongle s'est montré ainsi à l'extérieur, il ne lui reste plus qu'à croître en longueur, pour achever son développement.

POIL.

§ 136. Le poil est une formation épidermique de même nature que l'ongle. Si l'on suit en effet son mode de développement, on voit que tous les éléments qui le composent, dérivent de l'épiderme et sont groupés dans le même ordre, que dans toutes les productions cornées.

Du troisième au sixième mois, dans les parties où doit paraître un poil, on voit croître un bourgeon épithélial, qui part de la couche profonde de l'épiderme et pénètre dans le derme. Les cellules de ce bourgeon sont identiques à celles de la couche de Malpighi. Lui-même est enveloppé par une cuticule ou basement membrane. Quand ce bourgeon a atteint un certain degré de développement, on voit naître à l'extrémité du cul-de-sac qu'il forme une grosse papille vasculaire qui refoule devant elle, comme un doigt de gant, l'enveloppe du bourgeon ou follicule primitif. L'existence de cette papille, a comme conséquence nécessaire. la formation d'une masse de cellules beaucoup plus considérable et le passage rapide de ces cellules à l'état corné.

De même que nous avons vu la lame unguéale traverser l'épiderme, de même, ici, une sorte de cône de cellules cornées va se former sur la papille et remonter en traversant le follicule dans toute sa longueur. Ce cône représente le poil. Il doit, d'après ce que nous venons de voir, posséder la texture d'une papille avec son revêtement corné.

En effet, au niveau du point d'implantation du poil sur la papille, on trouve :

1° Le tissu de la papille avec ses vaisseaux ;

2° La couche de Malpighi se continuant dans l'intérieur du poil sous forme de cellules de la moelle ;

3° La couche cornée représentée par les cellules propres du poil et son épiderme.

Telles sont les parties fondamentales du poil. Plus tard, la structure se complique, et finalement elle se présente telle que nous allons l'exposer.

Structure du poil. — Le poil est formé de trois parties : 1° d'une partie centrale dite médullaire, faisant suite, ainsi que nous l'avons vu, à la couche de Malpighi. Elle est formée de cellules polyédriques de de $0^{mm},015$ à $0^{mm},02$ de diamètre. Ces cellules présentent dans leur partie centrale une tache claire, qui est probablement un reste du noyau, et un corps cellulaire rempli de granulations : les unes pigmentaires, les autres brillantes, à contour foncé. La plupart de ces granulations brillantes seraient pour Kölliker et Frey des bulles d'air. Les granules pigmentaires de cette sorte de moelle donnent en partie la coloration du poil.

Cette couche centrale n'existe pas dans toute la longueur des cheveux. Elle ne se trouve pas non plus dans le duvet.

2° La seconde des couches qui constituent le poil, et qu'on appelle improprement l'écorce, est formée par des cellules très déformées. Ces cellules sont irrégulières sur leurs bords et allongées en fuseaux. Elles sont intimement unies en une couche continue, si bien que l'ensemble a un aspect simplement strié ; les noyaux de ces éléments ont complètement disparu ; le corps cellulaire s'est aussi atrophié, et ce qui reste de la cellule a pris une coloration uniforme qui donne la couleur du cheveu.

3° *Epiderme du poil.* — A partir de la racine du poil, on trouve une couche enveloppante très mince, qu'on appelle très improprement l'épiderme, puisqu'ici il n'y a pas de derme. Ces cellules, disposées sur une

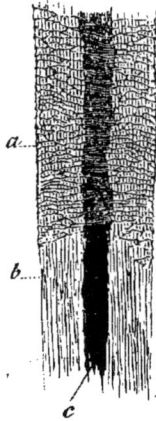

Fig. 122. — Poil de la barbe. — *a*, épiderme; *b*, couche fibroïde formée de cellules épithéliales; *c*, moelle du poil.

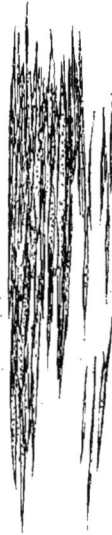

Fig. 123. — Cellules épithéliales de la couche fibroïde ou écorce du poil.

couche, sont minces, aplaties, polygonales. Elles forment, par leur ensemble à la surface du poil, des lignes irrégulières qui ont l'apparence d'un réseau. Bien souvent elles sont imbriquées comme les tuiles d'un toit. Ces cellules, à l'état de lamelles et sans noyaux, sont larges de $0^{mm},03$ à $0^{mm},06$. Cette enveloppe cellulaire se continue dans l'intérieur du follicule avec une couche, que nous décrirons plus loin.

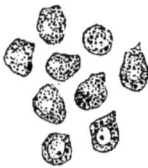

Fig. 124. — Cellules de moelle du poil, remplies en partie de granulations pigmentaires.

Lorsque le poil a atteint son entier développement, le follicule ne reste pas à l'état de simple bourgeon épithélial formé de deux couches de cellules. Tout en conservant la division générale qui caractérise les productions épidermiques, c'est-à-dire en deux plans de cellules, appartenant l'un à la couche de Malpighi, l'autre à la couche cornée, les éléments qui le composent prennent des formes et des dispositions qui leur ont valu des désignations spéciales. Lorsqu'on examine la structure du follicule qui loge le poil, on trouve d'abord une enveloppe extérieure hyaline que nous avons déjà rencontrée; c'est la paroi propre limitante de l'involution épithéliale; elle fait suite à celle qui, dans le derme, se trouve au-dessous des cellules du corps de Malpighi. Sur les gros follicules, elle est

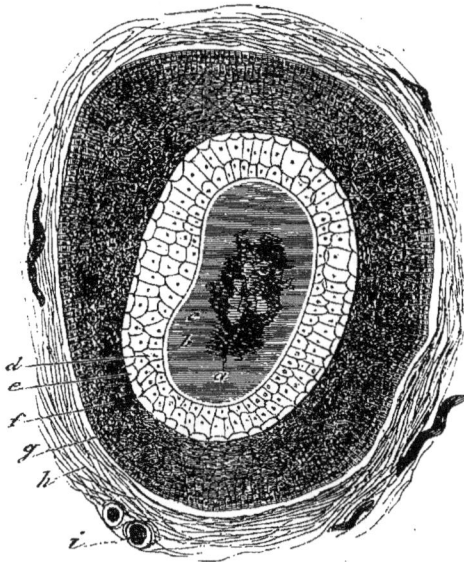

Fig. 125. — Coupe d'un follicule pileux faite au-dessous de l'ouverture des glandes sébacées. — *a*, moelle du poil; *b*, écorce ou couche fibroïde; *c*, épiderme du poil; *d*, gaine interne de la racine, composée des deux couches dites de Huxley (*d*) et de Henle (*e*); *f*, gaine externe de la racine faisant suite à la couche de Malpighi; *g*, paroi amorphe du follicule correspondant à la couche amorphe sous-épithéliale.

très développée. En général, son épaisseur varie de $0^{mm},002$ à $0^{mm},004$. Cette paroi forme un revêtement continu dans toute la hauteur du follicule. A la partie inférieure de ce dernier, il est difficile de la suivre, mais l'on voit cependant d'une façon manifeste qu'elle se replie et vient tapisser toute la surface de la papille vasculaire. Sur l'embryon, on peut en effet la retrouver jusqu'au sommet de cette saillie.

En dehors de cette paroi folliculaire, se trouve une sorte d'enveloppe fibro-vasculaire, formée surtout de fibres lamineuses longitudinales. Cette couche renferme un grand nombre de tubes nerveux, surtout dans les gros poils. Autour des poils tactiles de la moustache des différents mammifères, elle forme une couche tellement vasculaire, qu'elle ressemble à un véritable tissu érectile. En dedans de cette couche, s'en trouve une autre, de fibres circulaires, qui ne remonte pas plus haut que les

orifices des glandes sébacées. Cette sorte d'enveloppe fibro-vasculaire est
représentée en bas par deux couches, en haut par une seule et le derme.

Sur la face interne de la paroi folliculaire, on trouve plusieurs couches de cellules disposées dans le même ordre, que celles de l'épiderme ; la première, très épaisse, formée de petites cellules polyédriques avec un noyau évident, fait directement suite à la couche de Malpighi. Chez le nègre, elle renferme aussi des granules pigmentés. Son épaisseur est à peu près égale au diamètre du poil. Elle se continue inférieurement avec une couche d'éléments analogues qui tapissent la papille.

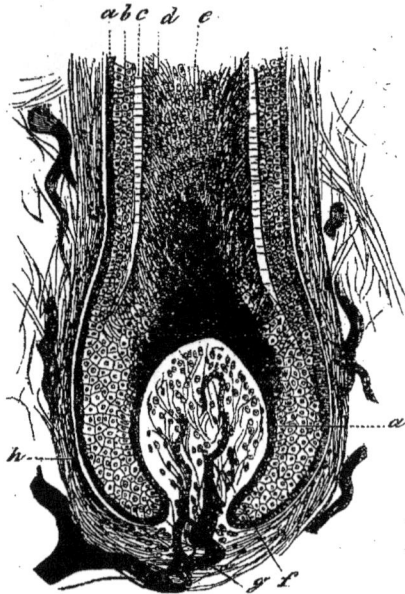

Fig. 126. — Coupe longitudinale d'un follicule pileux : — *a*, couche de Malpiphi (partie profonde) formant la gaine externe de la racine et se continuant à la surface de la papille, pour former la couche médulaire du poil ; *b*, 2ᵉ couche de la gaine externe de la racine ; *c*, gaine externe de la racine : *d*, couche fibroïde du poil ; *e*, couche médullaire ou moelle ; *f*, la papille du poil ; *g*, vaisseaux sanguins allant se distribuer dans la papille du poil ; *h*, couche fibreuse vasculaire.

Elle se poursuit au sommet de celle-ci, avec les cellules qui remplissent le canal central du poil. C'est cette couche, que les auteurs allemands désignent du nom impropre de *gaine externe de la racine*. Qu'est-ce, en effet, que la racine du poil ? Si l'on désigne ainsi la partie du poil, qui est intrafolliculaire, cette couche ne lui appartient pas ; elle est une dépendance du follicule. Entre le poil et cette gaine externe, les cellules produites par cette dernière, au lieu de s'aplatir en lamelles cornées, se remplissent de liquide, s'allongent en même temps que leur noyau s'atrophie, et forment deux rangées de cellules transparentes. L'ensemble constitue ce qu'on a encore, appelé *gaine interne de la racine*, par opposition avec la précédente. Les deux rangées de cellules qui la composent, ont encore été désignées : la plus excentrique, du nom de gaine de Henle, et la plus interne, du nom de gaine de Huxley.

Cette couche, dite gaine interne de la racine, existe seulement depuis la papille, jusqu'à l'embouchure des glandes sébacées.

Papilles des poils. — La papille des poils offre une grande analogie avec les autres papilles cutanées. Elle est formée d'un tissu mou, très riche en noyaux du tissu conjonctif; seulement, elle renferme des vaisseaux plus volumineux et plus nombreux, qui sont proportionnés à la dimension du poil. Chez l'homme, ces vaisseaux ne dépassent pas le fond du follicule; mais, chez les autres mammifères, on voit, surtout pendant la période de développement, les vaisseaux et les papilles même se prolonger jusqu'à la pointe des gros poils tactiles. D'après M. Duval (*Étude sur quelques papilles vasculaires, Journal de l'anatomie et de la physiologie*, janvier 1873), chez le chat, à l'âge adulte, on trouve encore des vaisseaux, sur une assez grande longueur des poils tactiles de la moustache; mais, d'après ce même auteur, il n'y aurait rien de semblable dans les dispositions des piquants de hérisson. Ceux-ci n'auraient qu'une papille qui ne dépasserait pas leur base, et la partie molle centrale du poil, ne serait pas un reste de papille, mais elle serait formée de cellules épidermiques cornées. On trouverait des dispositions identiques dans les plumes. Le réseau capillaire de la papille reçoit une artériole spéciale, qui arrive sans se ramifier jusqu'à sa base.

Développement des poils. — Les poils se développent, d'après Kölliker, à la fin du troisième mois de la vie intra-utérine. On voit, à cette époque, les éléments de la couche profonde de Malpighi se multiplier, de façon à former, sur la peau regardée horizontalement, de petites taches circulaires opaques; sur les coupes faites perpendiculairement au niveau de ces taches, un prolongement épidermique en forme de cône, arrondi au sommet, descend dans les profondeurs du derme. Telle est l'involution épithéliale, qui donnera naissance au poil. Les cellules les plus superficielles de ce cône, sont identiques à celles de la couche la plus profonde de l'épiderme; celles qui sont au centre se rapprochent de la couche intermédiaire.

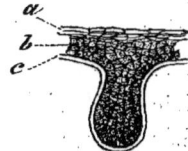

FIG. 127. — Développement du poil. — *a*, couche cornée de l'épiderme; *b*, couche de Malpighi; *c*, paroi amorphe du follicule.

Au moment où apparaît la papille vasculaire, les éléments renfermés dans le follicule primitif sont séparables en deux couches; une centrale,

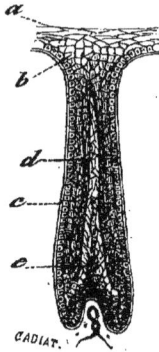

FIG. 128. — Développement du poil à une période plus avancée, au moment où la papille commence à se former et où le poil monte au milieu du follicule; *a*, couche cornée de l'épiderme; *b*, couche de Malpighi; *c*, paroi propre; *e*, couche médullaire du poil.

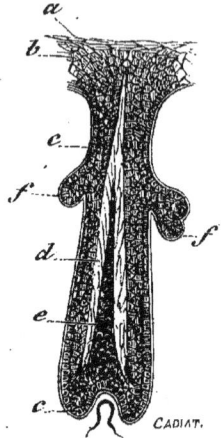

FIG. 129. — Développement du poil alors que toutes les parties des follicules commencent à se dessiner. — *a*, couche cornée de l'épiderme; *b*, couche de Malpighi; *c*, paroi propre; *d*, couche fibroïde du poil; *e*, couche médullaire; *f*, début des glandes sébacées.

surmontant la papille, en forme de cône allongé : c'est le poil. Celui-ci présente, au début, des cellules superposées dans le même ordre que celles de l'épiderme ; celles qui avoisinent l'axe, sont identiques aux cellules du corps muqueux ; elles resteront toujours à cet état, dans les gros poils et la partie inférieure des petits poils, pour former ce qu'on appelle la moelle. Elles se remplissent de granulations pigmentaires dans les poils colorés.

Avant que le poil n'ait fait saillie à l'extérieur, on voit, ainsi que Kölliker l'a figuré, les cellules intermédiaires entre lui et les gaines du follicule devenir transparentes et former les deux couches dites de Henle et de Huxley.

L'éruption des poils, d'après Kölliker, commence au cinquième mois, à la tête et à la région du sourcil ; elle est finie, sur les membres, à la vingt-troisième ou vingt-cinquième semaine. Pendant la vie fœtale, une portion des poils est déjà éliminée. Ils tombent dans le liquide amniotique, et on les retrouve dans le tube digestif et dans le méconium (Ch. Robin, Kölliker).

La plus grande partie de ces poils, formés avant la naissance, sont à l'état de poils follets. Ils tombent après la naissance et sont remplacés par d'autres. Les nouveaux se forment encore au fond du follicule et sur la papille vasculaire. Le poil follet est détaché peu à peu et repoussé au dehors par celui qui se forme au-dessous. Ce phénomène se reproduit à toutes les époques de la vie.

SOUS-SYSTÈME DES GLANDES DE LA PEAU.

GLANDES SÉBACÉES

§ 137. Les glandes sébacées sont annexées aux follicules pileux. Ce sont de petites glandes en grappe, en général au nombre de deux pour chaque poil. Elles s'ouvrent dans la cavité du follicule, à un niveau voisin de l'épiderme. Quand le poil est très petit et la glande volumineuse, celle-ci va s'ouvrir à la surface de l'épiderme, par un orifice commun avec le follicule pileux. Les glandes sébacées sont presque toujours des annexes de

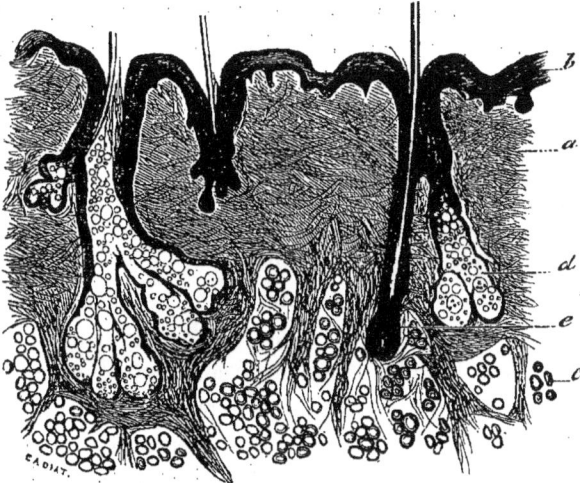

Fig. 130. — Coupe de la peau montrant les poils et les glandes sébacées. — *a*, derme avec sa trame élastique ; *b*, couche épithéliale ; *c*, vésicules adipeuses du pannicule adipeux ; *d*, glandes sébacées ; *e*, follicules pileux.

poils. Il n'y a que très peu de régions, comme la vulve, où il existe des glandes sébacées sans follicules.

En général, le volume de la glande est en raison inverse de celui du poil. Ainsi, sur le nez, les joues, le front, où les poils sont à l'état de duvet, les glandes sont très volumineuses. Cette disposition est surtout remarquable sur le nez. Dans ces conditions, au lieu que la glande paraisse une annexe du poil, c'est au contraire le poil qui paraît une dépendance de la glande. Kölliker a décrit des glandes de cette nature sur le bord rouge des lèvres. Il admet en outre leur existence dans la muqueuse préputiale. Ce sont ces prétendues glandes qui sécréteraient, d'après les auteurs, le smegma préputial, et que l'on désigne du nom de glandes de Tyson. Sur les lèvres, nous n'avons jamais trouvé ces glandes sébacées, et quant aux glandes de Tyson, M. Robin a démontré depuis longtemps que, sous le prépuce, il n'y avait jamais qu'une accumulation de cellules épithéliales et point de sécrétion comparable à la matière sébacée. En étudiant avec cet auteur, la structure des muqueuses génitales, nous n'avons vu sous le prépuce que des plis et jamais de glandes véritables.

En résumé, à part la face interne des grandes lèvres et des petites lèvres, dans aucune région dépourvue de poils, il n'y a de glandes sébacées.

Les cheveux n'ont que de très petites glandes, en général au nombre de deux. La plupart des autres poils ont de deux à cinq glandes de $0^{mm},2$ à $0^{mm},7$ de diamètre, d'après Kölliker.

Les poils de la barbe, de la poitrine, des aisselles, ont des glandes plus grosses et plus nombreuses que les cheveux, pour chaque follicule.

Les glandes sébacées les plus volumineuses se trouvent, d'après Kölliker, au mont de Vénus, aux grandes lèvres, au scrotum. Dans cette région, on trouverait jusqu'à quatre et huit glandes autour de chaque follicule.

Les poils follets possèdent des glandes volumineuses, surtout au nez. Ces glandes sont le siège d'altérations fréquentes, telles que l'acné hypertrophique, l'acné fluente.

La caroncule lacrymale est formée de glandes sébacées.

Structure. — Les glandes sébacées ont la structure générale des glandes en grappe simples. Les cellules, qui remplissent les culs-de-sac, sont de deux sortes. Les plus extérieures sont petites, granuleuses, avec quelques gouttes de matière grasse dans le protoplasma. Celles du centre sont transformées en vésicules; elles sont réduites à leur paroi et à une ou plusieurs gouttes de cette même graisse fluide, qui a pris la place du corps cellulaire. Quelquefois, on retrouve encore le noyau. Lorsque la cellule a atteint ce degré de développement, la paroi éclate et le liquide gras s'écoule au dehors. Il ne reste plus alors qu'une membrane de cellule plissée et chiffonnée, qui est entraînée avec la sécrétion. Dans une foule de circonstances, ces cellules ainsi transformées, prennent identiquement les caractères des cellules cornées de l'épiderme.

Attributs physiologiques. — Les glandes sébacées apparaissent chez l'embryon en même temps que les follicules pileux, dont elles représentent un diverticulum, et aux dépens desquels elles se forment : c'est, par conséquent, vers le quatrième ou le cinquième mois qu'on les voit se développer.

Les glandes sébacées versent à la surface des poils et de la peau un enduit gras, qui préserve du contact de l'eau et de la sueur. Chez les oiseaux, ces glandes, au lieu d'être annexées à chaque plume, sont réunies en une masse unique située au-dessus du coccyx. L'oiseau, en lissant ses plumes, prend cette matière avec son bec et l'étale sur toute la surface de son corps.

La matière sébacée se présente avec des caractères variables, suivant les espèces et suivant la région du corps, pour chaque individu. C'est elle qui donne l'odeur spéciale au mâle et à la femelle, pour chaque espèce animale. Ce sont les glandes de l'aisselle, qui sécrètent la matière odorante particulière à cette région.

Les odeurs des organes génitaux, qui correspondent aux sécrétions odorantes de certains animaux, se retrouvent chez l'homme et chez la femme et proviennent de la matière sébacée des glandes périnéales. C'est à tort qu'on a attribué à la sécrétion des glandes vulvo-vaginales, l'odeur de la vulve, chez la femme, pendant l'érection. Ces glandes, en effet, ont comme analogues, chez l'homme, les glandes de Cowper annexées à l'urèthre, sécrétant un liquide identique qui n'est pas odorant. Les glandes périnéales ont par contre, comme analogues, toutes les glandes de même nature, qu'on trouve chez les différents mammifères : celles qui, chez le bouc, se trouvent autour de la portion caudale de la colonne vertébrale (Leydig), les grosses glandes du prépuce chez le rat, la glande caudale du renard, les glandes inguinales du lièvre et du lapin, dont le canal excréteur va s'ouvrir près du prépuce. Les glandes du chevrotain porte-musc et du castor sont aussi des glandes de la même espèce que les glandes sébacées, car elles sécrètent une matière grasse, le musc et le castoreum. Chez d'autres mammifères, la civette, l'hyène, le blaireau, il existe aussi des glandes anales de même nature. Comme structure, ces glandes se rapprochent de celles que nous allons décrire avec les glandes sudoripares, plutôt que des glandes sébacées.

Toutes ces glandes annexées aux organes génitaux sécrètent des matières odorantes, qui ont pour effet d'exciter la femelle. Dans l'espèce humaine, elles sont représentées par les glandes périnéales, qui entourent l'anus chez l'homme et la vulve, chez la femme. Elles sécrètent aussi une matière odorante, comme les glandes cérumineuses de l'aisselle.

GLANDES SUDORIPARES

§ 138. On désigne encore aujourd'hui, du nom de glandes sudoripares, deux espèces de glandes bien différentes entre elles. Les unes sécrètent la sueur et sont répandues sur toute la surface du corps ; les autres sécrètent une matière grasse odorante et ne se trouvent que dans certaines régions du corps, chez l'homme et les mammifères. Il est donc nécessaire d'établir une distinction très nette, entre ces deux espèces d'organes et de ranger les glandes qui sécrètent la matière grasse à côté des glandes sébacées, malgré les analogies de forme qui les rapprochent des glandes de la première catégorie.

Les glandes sécrétant la sueur sont disséminées sur toute la surface du corps. Elles sont plus nombreuses là où le derme est épais. En moyenne, on en trouve 120 par centimètre carré, d'après M. Sappey.

Les glandes sudoripares sont formées de trois parties : 1° un conduit intra-dermique, 2° un conduit intra-épidermique, 3° un glomérule.

Le conduit dermique est cylindrique, rectiligne, perpendiculaire à la surface de la peau. Il s'ouvre entre les papilles.

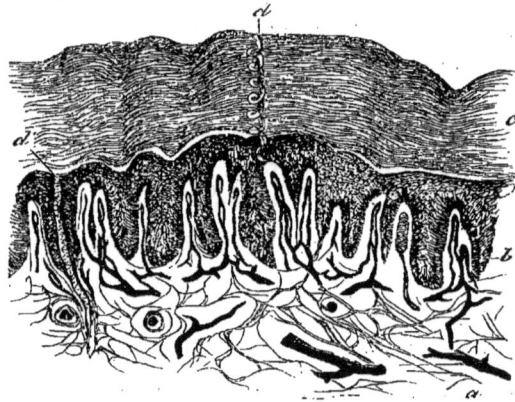

Fig. 131. — Coupe de la peau au niveau de la dernière phalange de l'index pour montrer le trajet spiroïde de la portion intra-épidermique du conduit excréteur d'une glande sudoripare.

Le conduit intra-épidermique est aussi rectiligne, dans la couche de Malpighi, quand celle-ci est mince. Mais là où cette dernière atteint une grande épaisseur, comme à la paume des mains et à la plante des pieds, le conduit intra-épidermique est disposé en spirale, dans toute la hauteur de la couche cornée.

La largeur de ce conduit excréteur est de $0^{mm},02$ à $0^{mm},27$ dans le derme, de $0^{mm},05$ dans la couche de Malpighi, de $0^{mm},04$ à $0^{mm},01$ à l'orifice épidermique.

Le glomérule est situé au-dessous du derme, dans le pannicule adipeux, au milieu de ces loges que présente la couche aréolaire du derme. Il est formé simplement par le tube excréteur prolongé et pelotonné sur lui-même, un peu élargi seulement.

Les conduits du glomérule sont formés par une membrane hyaline, dont on peut démontrer la constitution cellulaire au moyen du nitrate d'argent. Cette couche disparaît au niveau de l'épiderme. Elle est tapissée par une rangée de cellules épithéliales, cubiques, régulièrement disposées.

La sueur n'est pas une sécrétion, mais une excrétion, c'est-à-dire que, semblable à l'urine, elle ne renferme aucun produit qui ne soit contenu dans le sang. A ce titre, les glandes sudoripares ne sont point de véritables glandes, elles devraient être décrites avec les parenchymes non glandulaires, le poumon et le rein.

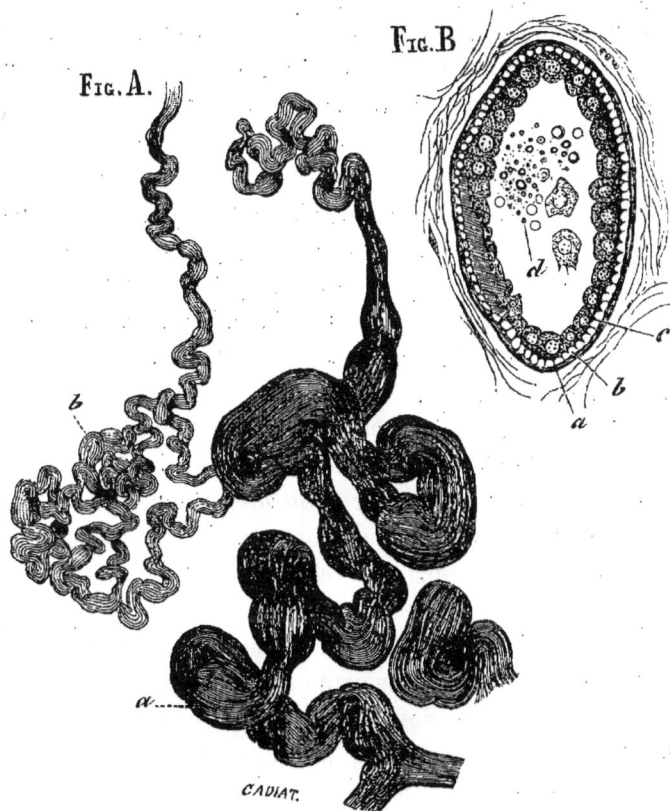

Fig. 132. — A. Deux glandes glomérulées de l'aisselle. — a, gros glomérule de la glande cérumineuse; b, petit glomérule de la glande sudoripare. — B. Coupe d'un gros tube de glande cérumineuse. — a, épithélium; b, couche de fibres musculaires longitudinales; c, paroi propre; d, cellules épithéliales avec des prolongements et gouttes de matière grasse de la sécrétion.

Les glandes à glomérules de la peau sécrétant de la matière grasse, forment une catégorie à part. Elles se trouvent, chez l'homme, dans l'aisselle et dans le conduit auditif externe. Chez le bélier, la brebis, le mouton, la région inguinale présente une sorte de pochette, dans laquelle débouchent des glandes en tube de même nature.

Le fourreau de la verge, chez le cheval, et l'aréole du mamelon, chez la jument, contiennent de grosses glandes en tube, ayant la structure des glandes cérumineuses. Dans d'autres régions du corps, ainsi à la face externe du corps, chez le chevreuil et la gazelle, on trouve des glandes analogues.

En 1845, Ch. Robin avait signalé déjà les différences entre ces glandes et les glandes sudorales du reste de la peau.

Kölliker (2ᵉ édition française) décrit la structure des glandes cérumineuses, mais ne montre pas leur analogie avec les glandes axillaires. En Allemagne, plusieurs histologistes se sont occupés de la même question, entre autres Heynold Herse, de His et Braune, 1876. Dernièrement elles ont été l'objet d'un travail spécial, présenté par M. Herrmann à la Société de biologie (27 décembre 1879).

La structure de ces glandes est très irrégulière. Le volume du glomérule est trois ou quatre fois plus considérable, que celui des glandes sudorales. Le diamètre du conduit peut atteindre jusqu'à $0^{mm},1$ et même $0^{mm},3$. Ce dernier n'est pas régulièrement cylindrique. Il présente de distance en distance des diverticules latéraux et se termine par une extrémité longue, légèrement renflée (Kölliker).

Les parois de ces conduits sont constituées par une couche épithéliale, une couche de fibres musculaires longitudinales et une membrane hyaline. Il est important de noter cette disposition, qui ne se retrouve dans aucun autre conduit : d'une couche épithéliale reposant directement sur les fibres musculaires, avec la paroi hyaline en dehors de ces dernières.

L'épithélium est formé d'un seul plan de cellules, tantôt prismatiques, tantôt cubiques. La partie basilaire de ces éléments présente un aspect finement granuleux et fixe énergiquement le carmin, tandis que la partie superficielle, arrondie et saillante, paraît constituée par une substance hyaline, qui ne se colore pas avec les réactifs.

Le noyau est relégué dans la partie profonde de la cellule. Ces cellules épithéliales émettent par leur base, des prolongements en forme de lames s'enfonçant dans les interstices des fibres musculaires (voy. 132). En isolant par dissociation des lambeaux épithéliaux, on aperçoit, au-dessous de la mosaïque régulière des cellules, des lignes foncées répondant à ces saillies et dessinant exactement le contour des fibres lisses. Ces prolongements peuvent embrasser, comme des sortes de crampons, les fibres lisses contiguës.

Les fibres lisses sont très adhérentes à la paroi propre. L'épithélium, au contraire, tombe avec facilité.

Cette paroi constitue une enveloppe mince et transparente, parsemée de quelques noyaux peu visibles. Divers auteurs décrivent une couche de cellules plates à sa surface externe. L'imprégnation au nitrate d'argent

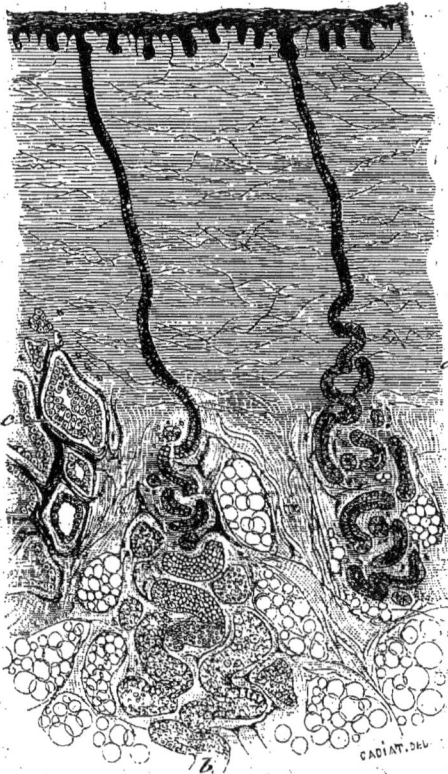

Fig. 133. —Coupe de la peau de l'aisselle.— *a*, Glande sudorifère; *b*, glomérule de glandes cérumineuses; *c*, coupe d'une glande cérumineuse pour montrer les couches de la paroi.

ne nous a jamais montré que des losanges très allongés, correspondant aux interstices des fibres musculaires (Herrmann).

Chez le cheval, on trouve des granulations pigmentaires dans les cellules épithéliales et dans les corps fibro-plastiques de la trame fibreuse.

Le contenu de ces tubes glandulaires n'est pas de la sueur, mais une matière granuleuse, réfringente, de teinte jaune. Cette matière paraît être la même, dans les glandes cérumineuses et dans les grosses glandes axillaires de l'homme. Elle est composée : 1° de cellules de $0^{mm},02$ à $0^{mm},04$ de diamètre, généralement oblongues et remplies d'une graisse pâle, qui se divise en gouttelettes sous l'influence de l'eau; 2° de graisse libre en gouttelettes arrondies, pâles ou jaunâtres; 3° de granulations jaunes ou brunâtres. Enfin, on y trouve un peu de liquide limpide, suivant le degré de fluidité de la sécrétion. Ces produits de sécrétion n'ont, comme on le voit, aucune analogie avec la sécrétion sudorale. Aussi ces glandes devraient bien plutôt être rapprochées des glandes sébacées à sécrétion odorante, que des glandes sécrétant la sueur.

Pour ce qui concerne l'innervation de ces glandes, l'imprégnation au chlorure d'or met en évidence un riche plexus de fibres nerveuses sans myéline, se subdivisant en fibrilles très ténues. Ces dernières suivent les ramifications du réseau vasculaire. Un certain nombre d'entre elles semblent se perdre dans les glandes elles-mêmes ; car on les voit souvent demeurer adhérentes à des tubes complètement isolés des parties environnantes. En tous cas le fait signalé par Coyne, de fibrilles nerveuses allant se terminer entre la paroi propre et l'épithélium chez le chat, n'est pas une preuve directe en faveur de l'existence de nerfs sécréteurs; nous avons vu, en effet, que c'est précisément au-dessous de la paroi propre qu'on trouve la tunique musculaire (Herrmann).

DÉDUCTIONS PATHOLOGIQUES

§ 139. — Nous donnerons ici seulement quelques déductions relativement aux lésions cutanées déduites des études anatomiques précédentes, regrettant de ne pouvoir nous étendre longuement sur ces questions qui ont une importance majeure ; car l'étude des maladies de la peau jette la lumière la plus vive sur toute l'histoire des maladies générales, et ces maladies ne peuvent être comprises sans une connaissance approfondie des dispositions anatomiques normales. La description de la syphilis, de la scrofule, du rhumatisme cutané est en effet le modèle qu'il faut suivre, chaque fois qu'un problème se présente dans les difficiles questions de pathologie générale. C'est surtout par l'étude des maladies de la peau, que nous arrivons à une conception élevée des maladies constitutionnelles.

Dans la description anatomique de la peau, nous avons dû insister sur des différences de structure qui, au premier aspect, pouvaient paraître insignifiantes : les lésions cutanées feront ressortir bien d'autres différences entre des parties paraissant identiques, lorsque l'on ne tient compte que des caractères extérieurs.

Ainsi, c'est la pathologie qui nous fait voir que l'épiderme est décomposable en plusieurs couches. C'est elle qui isole chaque région du derme, chaque département circulatoire; elle montre que toutes ces parties, les glandes, les poils, les papilles, les vaisseaux ont leurs lésions propres, à l'exclusion des autres.

Dans l'étude des maladies de la peau, la notion la plus importante, sur laquelle Willan et Bazin ont tant insisté et avec raison, est celle de la lésion élémentaire. Il importerait de définir exactement ce terme, sur lequel nous aurons encore l'occasion de revenir, en traitant des classifications des produits pathologiques. Nous pouvons dire, pour le moment, que les pathologistes dont nous parlons avaient implicitement compris cette définition de la façon suivante : La lésion élémentaire serait, pour eux, la forme anatomique que revêtent, au début de leurs manifestations, les altérations cutanées, dans chaque genre de maladie. Pour Bazin, la lésion élémentaire constitue un caractère générique ; elle définit un genre, divisible ensuite en espèces.

Au point de vue anatomique, cette définition manque de précision ; aussi, comme nous allons le voir, elle a conduit à des erreurs. En se reportant à la notion de système, en tenant compte de cette vérité bien démontrée : que les manifestations primitives des maladies spontanées ou développées sous des influences générales, sont toujours des lésions de systèmes, on serait arrivé à une définition bien plus exacte et scientifique de la lésion élémentaire. Deux conditions devraient définir la lésion élémentaire : la première serait sa localisation sur un système donné ; la seconde son mode d'évolution.

Au point de vue pathologique, on aurait dû décomposer la peau en sous-systèmes :

L'épiderme, par exemple, aurait été décomposé en plusieurs couches. Toutes les lésions du derme auraient été classées d'après leur siège exact. On aurait séparé le chorion en : corps papillaire, derme proprement dit, couche aréolaire ; puis, on aurait rangé à part les annexes, les glandes sébacées, sudoripares, les poils, les ongles, etc.

Or, ce travail d'analyse n'a été fait que d'une façon très incomplète. Si bien que les mêmes dénominations s'appliquent aux lésions les plus différentes.

La vésicule, par exemple, confond la lésion de l'herpès avec celle des érysipèles et de l'eczéma. Or, l'une est profonde, elle intéresse toute l'épaisseur de l'épiderme, et les autres n'intéressent que la couche cornée.

La pustule comprend : la lésion de l'impétigo, qui n'intéresse que l'épiderme, ne laisse pas de cicatrices ; avec le rupia, qui détruit le corps papillaire ; avec l'acné, qui siège dans les glandes sébacées ; avec le bouton de la variole, etc. On pourrait en dire autant du lupus, dont l'étude anatomique est encore à faire, de la lèpre et de certaines affections rares, comme le mycosis fongoïde, par exemple, sur lequel règne la confusion la plus grande.

Régénération de l'épiderme. — La façon dont se reproduit l'épiderme à la surface des plaies, a été vivement discutée à l'occasion des greffes épidermiques. Ces greffes, amenant la formation plus rapide d'une couche d'épiderme, ont donné naissance à plusieurs théories pour expliquer leur action.

Dans certains cas de lésions du derme très étendues, et en particulier dans les brûlures, on voyait quelquefois un ilôt d'épiderme se former loin des bords de la plaie, et la cicatrisation marcher rapidement à partir de ce centre de développement épidermique.

Ce phénomène paraissait d'une interprétation aussi difficile que l'action des greffes.

Alors on eut recours à la théorie de Wirchow, sur la formation des éléments.

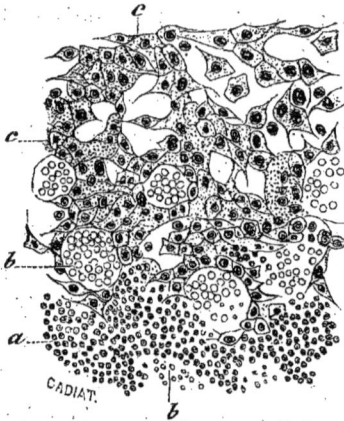

Fig. 134. — Régénération de l'épiderme sur un bourgeon charnu à la surface d'une plaie chez l'homme. — *a*, tissu des bourgeons charnus formé de noyaux embyoplastiques et de matière amorphe ; *b*, vaisseaux sanguins ; *c*, cellules épithéliales de l'épiderme nouveau.

Pour les anatomistes qui se contentent de démonstrations faciles, il était très simple de comprendre cette action des greffes. Elles devaient agir, par leur présence, sur l'*irritabilité formative des cellules* des bourgeons charnus.

Celles-ci, abandonnées à elles-mêmes, auraient produit des éléments du tissu conjonctif. Mais, en vertu de la force *catabiotique* (Gubler), qu'exercent sur elles les cellules épidermiques transplantées, elles changent de direction et se mettent aussi à devenir épiderme.

Si les auteurs qui ont fait ces théories, avaient su comment les choses se passent, en se reportant au développement embryonnaire, il leur eût été facile de voir, que la solution véritable était beaucoup plus simple. Nous savons, en effet, que le feuillet externe, représenté ici par l'épiderme, se forme toujours le premier et plus rapidement que tous les autres. Dans la cicatrisation des plaies, il doit se passer un phénomène analogue et l'épiderme doit se former beaucoup plus tôt qu'on ne l'imagine.

Conduit par cette idée, j'ai cherché au milieu d'une large plaie consécutive à une ablation de tumeur, chez l'homme, plaie *couverte de bour*-

geons *charnus* bien développés. J'ai trouvé, très loin des bords, une épaisse couche d'épiderme, beaucoup mieux formée que le tissu sous-jacent. Les éléments de cette couche étaient bien distincts de ceux des bourgeons charnus. Ils avaient tous les caractères des cellules épithéliales (voy. fig. 134). Les plus superficielles étaient déjà aplaties et lamellaires. A plusieurs millimètres des bords de la plaie, la couche cornée était même déjà formée. Mes recherches sur l'homme et les animaux m'ont démontré ce fait avec évidence. On peut le prévoir *à priori*, car sur les bords des plaies en voie de cicatrisation, on voit sur la limite de la peau, une zone bleuâtre, de quelques millimètres de large, empiéter sur les bourgeons charnus. Or, si l'on considère les muqueuses, où la couche épithéliale est déjà épaisse, comme celle des lèvres, et où cependant la couleur rouge du derme apparaît par transparence, on doit en conclure, que sur cette zone bleuâtre du bord des plaies, il doit aussi se trouver une couche cornée.

En suivant la cicatrisation de plaies, que j'ai faites à des animaux, j'ai trouvé les mêmes résultats.

On voit donc que, dès qu'il existe une couche vasculaire capable de nourrir l'épiderme, celui-ci s'étend rapidement à la surface de la plaie et il ne tarde pas à se reconstituer en deux couches, correspondant à celles qui existent dans l'épiderme normal. On peut donc dire que ces greffes épidermiques, ne prennent que dans un milieu épidermique. On greffe de l'épiderme sur l'épiderme lui-même et ainsi, on augmente la résistance des points, où les greffes ont contracté des adhérences solides.

Quant aux îlots qui se forment loin de la plaie, ils sont faciles à expliquer, d'après ce que nous venons de voir.

On peut supposer, en effet, que les conditions de développement étant plus favorables en certains points, l'épiderme étendu rapidement en couche uniforme sur toute la surface de la plaie, s'est développé sur quelques régions plus que dans les autres. Ainsi s'expliquent ces cicatrisations par îlots, que l'on remarque si souvent dans les brûlures.

Lésions de l'épiderme. — Les lésions de l'épiderme sont plus ou moins profondes. Tantôt elles n'atteignent que la couche cornée, tantôt elles descendent jusque dans la couche de Malpighi. Elles diffèrent en outre les unes des autres, par leur nature. Certaines sont caractérisées par une exagération de la formation épidermique; d'autres, par un liquide exsudé entre les cellules, etc. Ce liquide change de nature suivant les circonstances, etc.

Lésions de l'épiderme caractérisées par sa formation exagérée. — L'épiderme peut s'accumuler sur des points soumis à des frottements ou à des pressions. Lorsque cette accumulation se fait dans les conditions normales, sans hypertrophie du corps papillaire, il en résulte le durillon, caractérisé par un simple épaississement de la couche cornée.

L'épiderme peut s'accumuler en masses et former de véritables cornes à la face ou dans d'autres régions. Ici, ce n'est plus la même cause qu'il faut invoquer. Pour qu'il se forme des produits de cette nature, il est nécessaire que la couche sous-jacente présente des dispositions anormales, que les papilles du derme soient beaucoup plus développées ou plus vasculaires, comme au niveau de la matrice de l'ongle, dans le bulbe pileux, etc.

Psoriasis. — Le psoriasis est caractérisé par une formation exagérée de la couche cornée de l'épiderme, se faisant avec une rapidité telle, que les cellules qui composent les plaques ne sont jamais adhérentes entre elles, comme dans le cas du durillon. Elles tombent en poussière, au moindre frottement; aussi n'atteignent-elles jamais une grande épaisseur, si ce n'est au cuir chevelu, où, retenues par les cheveux, elles peuvent former des masses épaisses de 3 à 4 centimètres de hauteur.

Dans les plaques psoriasiques, la couche cornée n'est jamais résistante. En grattant à la surface, avec l'ongle, on fait tomber des écailles micacées, et bientôt on arrive sur le derme rouge, congestionné et saignant; ce qui prouve la minceur de la couche d'épiderme intimement adhérente au derme.

Le psoriasis peut être considéré encore, comme produit par un trouble primitif de nutrition de l'épiderme; mais l'existence de cette tache rouge congestive du derme tend à faire croire, que le trouble primitif de nutrition, siège en réalité dans les parties vasculaires.

Il existe encore d'autres modes de desquammation de la peau, qui dépendent de troubles circulatoires rapides et violents, dans le corps papillaire. Nous avons vu, que la papille était l'organe de nutrition de l'épiderme et que la circulation du corps papillaire était différente de celle des couches sous-jacentes. Or, c'est justement dans les congestions intenses de la couche la plus superficielle du derme, que se produisent ces lésions épidermiques des exanthèmes, comme la rougeole et la scarlatine; des pseudo-exanthèmes, comme : la roséole (syphilitique, copahique, etc.), le pytiriasis rubra, et ces affections de nature indéterminée, produisant une desquammation de l'épiderme de toute la surface du corps. Il suffit donc d'un trouble circulatoire d'une certaine durée, dans le corps papillaire, pour amener des lésions consécutives de l'épiderme. Mais, selon que la congestion est permanente ou rapide, on voit des altérations variables, dans la couche cornée épidermique de la couche de Malpighi. Quand le derme est enflammé dans sa partie profonde, comme il l'est par propagation dans les phlegmons, on ne voit, par contre, se former de desquammation épidermique.

Il est encore une autre affection qui s'accompagne de desquammation : c'est l'icthyose. Dans ce cas, la chute de la couche cornée est produite non pas par un trouble circulatoire, mais par une nutrition imparfaite de l'épiderme, chez des individus dont la constitution est débilitée.

Le pytiriasis versicolor s'accompagne aussi de desquammation. Ici c'est un champignon, le microsporon furfur, qui végète entre les cellules.

Lésions de l'épiderme avec production de liquide. — Sudamina. —Les sudamina sont produits par un léger soulèvement de la couche cornée, déterminé par l'infiltration de la sueur entre les cellules épidermiques. Le liquide est acide, clair, limpide, non poisseux ; c'est bien de la sueur, et la chaleur ne le coagule pas. Plus tard, ce liquide renferme des leucocytes en grand nombre et devient tout à fait purulent (voy. Cornil et Ranvier, page 1202).

Eczéma. — L'eczéma est caractérisé par des vésicules très petites, très minces, remplies par un liquide transparent, jamais purulent, peu abondant, si ce n'est dans certaines formes (chez les scrofuleux). Ce liquide est coagulable par la chaleur, mais il ne se coagule pas spontanément, comme la lymphe, avec laquelle certains médecins ont voulu le confondre.

Dans l'eczéma, le liquide produit est en très petite quantité, de sorte qu'il ne peut soulever l'épiderme, que dans les parties où il est mince et sur une étendue très limitée ; aussi, à la paume de la main, les vésicules n'apparaissent pas à l'extérieur. D'après MM. Cornil et Ranvier, la vésicule d'eczéma se forme un peu au-dessous de la couche cornée, dans le corps muqueux de Malpighi.

Dans l'eczéma, on trouve en outre beaucoup de cellules de la couche de Malpighi, qui sont devenues vésiculeuses par réplétion de liquide.

Lorsque la quantité de liquide est plus abondante, qu'elle se produit en masse, alors la couche cornée de l'épiderme est décollée et soulevée sur une étendue beaucoup plus grande ; de sorte qu'il existe tous les intermédiaires d'une part entre la vésicule de l'eczéma, celle de l'impétigo, de la varicelle et de l'autre entre les bulles du pemphigus, les phlyctènes de la brûlure et du vésicatoire.

Le second degré d'altération de l'épiderme est caractérisé par l'herpès et l'impétigo.

Dans l'herpès, la couche cornée est soulevée assez largement, pour former une petite bulle qui, une fois ouverte, montre la couche de Malpighi à découvert. Souvent cette vésicule se remplit d'un liquide purulent.

Dans l'impétigo, la lésion caractéristique est une vésicule du même ordre. Seulement, ce qui est remarquable ici, c'est que le liquide sécrété se coagule avec une très grande rapidité et forme des croûtes jaunes ressemblant à du miel. La lésion de l'impétigo est encore très superficielle et non suppurée. C'est donc à tort que les dermatologistes la désignent sous le nom de pustule. Ils la confondent ainsi avec des lésions du derme assez profondes pour laisser des cicatrices.

Le pemphigus est une lésion ayant son siège dans la couche la plus profonde de l'épiderme. Il est caractérisé par de grosses bulles pleines de sérosité transparente. Il ne laisse pas de cicatrices, comme toutes les lésions qui n'intéressent pas le derme.

Changements de coloration de l'épiderme. — 1° Les changements de coloration de l'épiderme sont dus à la destruction ou à la formation exagérée du pigment dans la couche de Malpighi ; ces modifications s'étendent aux poils recouvrant les régions affectées. Tel est le vitiligo ou décoloration partielle de la peau et des poils, les colorations foncées des taches pigmentaires de la syphilis, celles qui suivent les éruptions d'herpès, l'action du soleil, etc.

Altérations du derme. — *Tumeurs*. — Les tumeurs les plus fréquentes qui se développent dans le derme sont : les épithéliomas, les tumeurs papillaires, etc., que nous étudierons avec les lésions des muqueuses en général. Pour le moment, nous passons seulement en revue les lésions qui sont spéciales à la peau.

Ecthyma. — L'ecthyma est un abcès superficiel du derme, formant des pustules arrondies, rouges, et laissant après elle des cicatrices irrégulières. Pour Bazin, la lésion de la variole était la même et il l'a définie comme une variété d'ecthyma symptomatique plus ou moins apparente. D'après MM. Cornil et Ranvier, la pustule variolique s'accompagne d'une congestion intense du derme et d'une altération de ce dernier telle que les injections au bleu de Prusse diffusent au niveau du bouton de variole. Dans l'épiderme se creuse une cavité au centre des cellules du corps de Malpighi ; celles-ci deviennent vésiculeuses, se disposent en amas et des leucocytes se développent dans leurs corps cellulaires. Cette description est bien d'accord avec la définition que nous avons donnée en commençant pour la pustule.

Rupia. — Le rupia est caractérisé par une destruction, une modification de la couche la plus superficielle du derme, s'accompagnant de congestion périphérique intense, d'exsudation d'un liquide sanieux ou séro-purulent, qui soulève l'épiderme sur une assez grande étendue et forme ainsi des bulles. Ces bulles se crèvent en trente-six heures, se dessèchent et forment des croûtes noirâtres. Le rupia laisse après lui une cicatrice plate, à bords taillés à pic et très superficielle.

Lésions de la peau dues à la formation d'éléments nouveaux. — Pour les tumeurs épithéliales, les végétations papillaires, le lupus, etc., voir les muqueuses en général.

Lèpre, Mycosis fongoïde. — Les auteurs d'anatomie pathologique sont d'accord pour voir dans la lèpre, comme lésion fondamentale, une multiplication des éléments du tissu conjonctif (corps fibro-plastiques et noyaux) qui font partie du derme à l'état normal. Tel est le fait généralement admis. Quant aux interprétations, elles varient suivant les doctrines de chaque école. Ainsi les uns considèrent que cette formation d'éléments nouveaux est due à l'inflammation, ce qui est une erreur pour les raisons que nous avons exposées à l'article *inflammation.* Ces éléments de formation nouvelle envahissent tout le derme et les couches sous-jacentes jusqu'à une grande profondeur. Ceux qui suivent l'évolution normale propre à leur espèce engendrent du tissu fibreux ; de là résulte une rétraction progressive s'exerçant sur les tissus périphériques et entraînant une destruction du corps papillaire, des nerfs, des glandes et l'oblitération des vaisseaux. Dans les points où, par contre, ces éléments sont accumulés en trop grande masse, ils subissent la dégénérescence graisseuse, mais avec lenteur, étant beaucoup plus résistants que ceux qui caractérisent, par exemple, les lésions de la syphilis.

Dans le mycosis fongoïde, certains auteurs ont voulu voir des lésions du système lymphatique, ce qui est inexact ; la plupart du temps on appelle ainsi des tumeurs fibro-plastiques de la peau, et quelquefois même des tumeurs glandulaires.

Altérations des glandes sébacées. — *Adénomes sébacées.* — Les adénomes des glandes sébacées se présentent, avec tous les caractères des autres adénomes et en outre avec ceux qui sont spéciaux à ces glandes. Ils sont formés par des culs-de-sac, à différentes périodes de leur développement. Les cellules qui les remplissent ne renferment que très peu de matière grasse ; elles prennent l'aspect de cellules cornées de l'épiderme et se disposent souvent en couches concentriques, comme des globes épidermiques.

Kystes. — Les kystes sébacés formant les loupes, tannes, comédons, etc., sont formés par l'hypertrophie d'une glande et la rétention des produits de sécrétion. Dans ces kystes, les cellules se présentent encore avec les caractères, que nous venons de leur assigner dans les adénomes. Certaines variétés de lupus, auxquels on a même donné le nom de lupus acnéiques, renferment un grand nombre de glandes sébacées devenues kystiques.

Les épithéliums de ces glandes ont encore subi les mêmes modifications que dans les cas précédents. Rinchfleisch est allé même jusqu'à faire du lupus, une lésion primitive des glandes sébacées, un adénome sébacé. Cette opinion est évidemment erronée. Il suffit, pour s'en convaincre, de suivre le développement de cette affection, sur les régions qui ne renferment pas de glandes de cette nature. J'ai eu l'occasion de voir une fois un adénome sébacé véritable et je ne lui ai trouvé aucune analogie avec le lupus. La lésion portait exclusivement sur la glande, et le tissu périphérique était intact ; ce qui est l'inverse du lupus.

Acné varioliforme.—C'est une hypertrophie simple de la glande sébacée, dont toutes les cellules passent à l'état corné. Le conduit excréteur est largement ouvert et les cellules formées en grande quantité sont accumulées dans les culs-de-sac et dans les conduits.

L'*acné sébacée fluente* est une hypersécrétion des glandes sébacées, formant un enduit gras sur la peau du nez. Enfin parmi les acnés inflammatoires ou inflammation des glandes sébacées, se présentent plusieurs formes aiguës ou chroniques : la couperose ou acné rosacée, l'acné miliaire, l'acné indurée, amenant la destruction du derme sur une petite étendue et suivie de cicatrices.

Lésions du poil et follicule pileux. — Le follicule pileux peut être le siège de différentes lésions qui lui appartiennent en propre. Celles qui amènent sa chute précoce ne sont pas bien connues. Indépendamment des lésions parasitaires et du vitiligo, dont nous avons déjà parlé, il existe différentes altérations très intéressantes :

1° Le sycosis non parasitaire de la lèvre supérieure. C'est l'inflammation du follicule pileux. Le poil se détache peu à peu des parois folliculaires dont les cellules sont soulevées par les produits d'exsudation inflammatoire. En tirant sur le poil, on l'arrache avec les différentes couches de sa gaine. Cette lésion ne doit pas être confondue avec le sycosis parasitaire produite par un champignon (le tricophyton).

Le furoncle est très probablement une inflammation, ayant comme point de départ un follicule pileux. Seulement, au lieu de rester limitée à ce dernier, elle acquiert rapidement une grande intensité, au point que les parties centrales se sphacèlent et forment le bourbillon. Le tissu cellulaire du pannicule adipeux est envahi dans une étendue plus ou moins grande, de sorte qu'on a considéré même, le furoncle, comme étant une inflammation du pannicule adipeux. Mais cette inflammation est secondaire, car entre le simple bouton d'acné pilaris, le furoncle et même l'anthrax, on observe tous les états intermédiaires. Le furoncle débute toujours par un petit bouton, qui a tous les caractères de l'acné et qui porte constamment un poil à son extrémité, ce qui tend à prouver que la lésion primitive est une inflammation du follicule ou d'une glande sébacée et que le tissu cellulaire, n'est envahi que consécutivement.

Érysipèle. — L'érysipèle est une inflammation plus ou moins vive du corps papillaire, amenant consécutivement des désordres dans l'épiderme et aussi dans le derme.

Le bourrelet de l'érysipèle est dû au soulèvement du corps papillaire congestionné. Sur les coupes de peau atteintes de cette affection, on voit les vaisseaux des papilles dilatés et remplis de globules : fait qui ne s'observe pas dans le phlegmon. Dans le phlegmon, en effet, le corps papillaire ne subit pas cette sorte de turgescence, et la rougeur du derme n'est que l'extension de l'inflammation sous-jacente.

M. Vulpian a signalé dans l'érysipèle, la présence de leucocytes qui, d'après Volkmann et Steudner, forment des traînées le long des vaisseaux sanguins. Il arrive aussi quelquefois que les troncs lymphatiques souscutanés se remplissent d'une véritable injection purulente. J'ai rencontré un cas de ce genre, où les lymphatiques superficiels et profonds du membre inférieur, depuis le pied jusqu'au triangle de Scarpa, étaient injectés de pus et avaient atteint le volume d'une plume d'oie. J'ai observé les mêmes lésions à la face et au cuir chevelu. Quelquefois même les troncs lymphatiques ne sont pas seuls envahis ; on trouve des lésions identiques, dans les réseaux d'origine qui occupent l'épaisseur du derme. Il en résulte alors une variété d'érysipèle que les auteurs confondent avec le phlegmon, et qui doit en être manifestement séparée. Dans cet érysipèle, dont j'ai décrit le premier, les caractères anatomiques et que j'ai désigné du nom, d'*érysipèle phlegmoneux* : la peau s'ulcère sur toute l'étendue des réseaux lymphatiques, qui entrent en suppuration sans qu'aucune incision puisse, en général, arrêter le travail de destruction. L'ulcération se fait lentement, peu à peu, sur une foule de petits points séparés. Les auteurs du *Compendium de chirurgie* avaient entrevu cette forme d'érysipèle sans la décrire exactement (voy. Cadiat, *Journal d'anatomie*, 1873 ; note sur l'érysipèle phlegmoneux).

§ 140. — Les dents sont des productions calcaires, spéciales au derme et aux muqueuses qui s'en rapprochent. Chez l'homme et les mammifères, les productions de cette nature ne se voient, que sur la muqueuse gingivale ; mais, comme nous l'avons dit plus haut, chez les reptiles et les poissons, on rencontre sur les muqueuses tapissant les différentes pièces de la voûte palatine, des dents très nombreuses. Telles sont les dents des vomers, du palatin, des ptérygoïdiens, qui ont une si grande importance chez les ophidiens. Enfin, chez les poissons, il existe des dents pharyngiennes. Mais, en outre, sur toute l'étendue de l'enveloppe cutanée, on

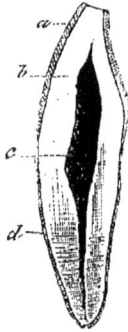

FIG. 135. — Coupe longitudinale d'une canine de l'homme. —a, émail ; b, ivoire ; d, cément de la racine ; c, cavité recevant la pulpe.

peut trouver, chez ces animaux, des productions de même nature. Telle est l'aiguille dorsale du Spinax, les longues épines qui garnissent la queue de certaines Raies, etc.

Les écailles des poissons osseux sont même des formations du même ordre. Parfois elles ont la forme de lamelles ; d'autres fois celle d'écussons ou de tubercules. Chez les Coffres, des plaques calcaires forment à l'animal une véritable cuirasse. Chez les cétacées, ce sont des papilles couvertes d'une enveloppe calcaire. Chez les Squales, elles sont représentées par des granules miliaires. Mais, quelque forme qu'affectent ces dépendances du derme, on peut les considérer comme appartenant au système dentaire.

Les dents, qu'au point de vue de l'anatomie descriptive on divise en : couronne, racine, collet, se composent de quatre tissus :

1° La *pulpe*, qui représente le tissu nerveux et vasculaire ;

2° L'*ivoire* ou tissu de la dentine ;

3° L'*émail*, qui recouvre l'ivoire ;

4° Le *cément*, qui n'est que du tissu osseux.

Nous renvoyons aux traités d'anatomie descriptive, pour l'étude des dispositions qu'affectent ces divers tissus, les variétés de dents, leur forme, etc.

La couronne de la dent, creusée d'une petite cavité centrale, qui reçoit une portion de la pulpe, est, au point de vue histologique, formée de deux parties : l'ivoire et l'émail. La racine ne renferme pas d'émail ; ses parties dures sont formées d'une couche d'ivoire recouverte de cément.

Ivoire. — L'ivoire est une substance très dure, analogue à l'os. Il s'en rapproche par sa composition chimique; seulement, il renferme une plus grande quantité de phosphate de chaux et moins de matière organique.

Sa composition est la suivante :

Matière organique., ...	28
Phosphate de chaux...................	96
Carbonate de chaux	6
	100

L'ivoire se présente comme une substance blanche, homogène, légèrement bleuâtre, avec des zones concentriques d'un très bel aspect. Au

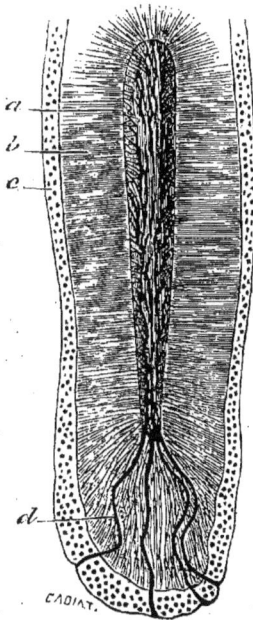

Fig. 136. — Coupe longitudinale d'une racine d'incisive de chat injectée. — *a*, bulbe dentaire; *b*, ivoire; *c*, couche de cément; *d*, vaisseaux sanguins de la racine, (d'après Legros et Magitot).

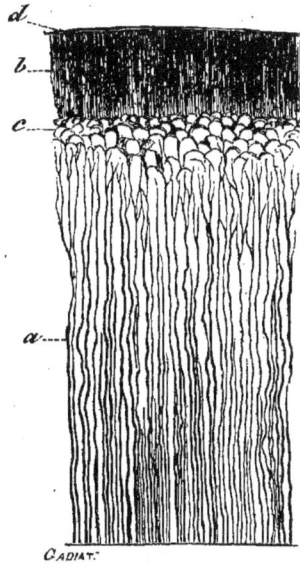

Fig. 137. — Coupe perpendiculaire de la surface de la couronne, sur une dent de jeune animal. — *a*, ivoire avec ses canalicules; *b*, émail; *c*, globules de l'ivoire; *d*, cuticule de l'émail.

microscope, on voit que ce tissu est traversé, perpendiculairement à la surface de la dent, par un grand nombre de conduits très fins, légèrement contournés, parallèles entre eux et ressemblant, par leur aspect général, aux canalicules des ostéoplastes. Ces conduits, en nombre infini, très serrés sur quelques points, prennent naissance dans la cavité centrale de la dent et vont aboutir sous l'émail, dans lequel ils pénètrent souvent jusqu'à une certaine profondeur. Ils se ramifient, s'anastomosent entre eux, un grand nombre de fois, au voisinage de leur terminaison, où ils deviennent d'une finesse telle, qu'il est presque impossible de les suivre. Quelques-uns se terminent en anses.

Sur les coupes perpendiculaires à leur direction, ils se présentent comme enveloppés d'une sorte de substance qui serait isolable du reste de l'ivoire. Elle forme, sur les coupes, une sorte d'anneau autour de l'orifice du canalicule. Il semble donc que ces canalicules aient une paroi distincte. Si l'on traite en effet l'ivoire par l'acide chlorhydrique, on isole des filaments correspondant aux canalicules, et qui offrent $0^{mm},002$ de diamètre dans la couronne. Dans la racine, ils peuvent atteindre

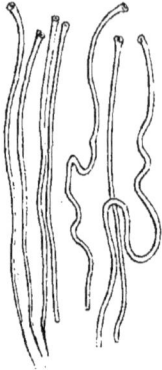

FIG. 138. — Gaines de Newmann ou canalicules de l'ivoire isolés par l'acide chlorhydrique.

$0^{mm},004$. Ce sont les gaines dentaires de Newmann.

L'ivoire présente en outre, des sortes de cavités qu'on a comparées à des ostéoplastes, d'autres limitées par des saillies globuleuses. Ces cavités sont de formes irrégulières, et elles n'ont pas de caractère anatomique précis.

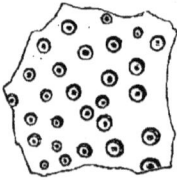

FIG. 139. — Canalicules de l'ivoire vus en projection horizontale.

Nous verrons, à propos du développement des dents, ce que représentent les canalicules de l'ivoire. Quant aux zones concentriques, appelées par Owen « lignes de contour », elles correspondent simplement aux couches concentriques, suivant lesquelles l'ivoire s'est déposé, lors du développement des tissus dentaires.

Émail. — L'émail est une substance translucide, bleuâtre, très dure, excepté chez l'embryon et les jeunes animaux, où il se laisse couper facilement. Il est plus résistant que l'ivoire aux réactifs chimiques, et en particulier aux acides, faisant feu avec le briquet. Il enveloppe l'ivoire qu'il protège. La destruction de l'émail amène la carie dentaire.

La plus grande épaisseur de l'émail correspond à la surface triturante de la dent. De là il s'étale sur les parties latérales de la couronne, en allant jusqu'à la racine, où il cesse. L'émail est recouvert par une cuticule mince et aussi résistante que lui, découverte par Nasmylh. Cette cuticule, dite cuticule de l'émail, ne correspond pas à ce qu'on a appelé la membrane préformative.

L'émail n'est pas homogène, mais formé de prismes allongés, réguliers, accolés les uns aux autres. Ces prismes sont à cinq ou six pans.
Ils ont de $0^{mm},003$ à $0^{mm},005$ de largeur. Leur longueur est égale à toute
l'épaisseur de l'émail; souvent on aperçoit dans la substance de ces
prismes des stries transversales régulières, équidistantes, dues à des effets de réfraction lumineuse, les prismes étant légèrement renflés par
places.

L'émail renferme, d'après Kolliker, plusieurs
espèces de cavités; d'abord, des prolongements très
fins de canalicules de l'ivoire; puis des vacuoles
pleines d'air, sans signification bien nette.

Les prismes de l'émail sont souvent disposés en
plusieurs couches à la surface de la dent; de sorte

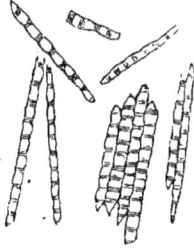

FIG. 140. — Prismes de
l'émail isolés.

qu'un seul prisme n'en occupe pas toute l'épaisseur. On voit alors plusieurs couches superposées, dans chacune desquelles les prismes ont
une direction parallèle; d'où un aspect strié de l'émail, quand on l'examine sur une coupe perpendiculaire.

La cuticule de l'émail est extrêmement résistante. Son épaisseur est de
$0^{mm},001$ environ, d'après Kolliker. Ni l'eau ni les acides chlorhydrique et
nitrique ne l'attaquent; les alcalis seuls la gonflent un peu, sans la détruire.

Cément. — Le cément est une couche de tissu osseux recouvrant la
racine, mince au niveau où cesse l'émail; il s'épaissit à mesure qu'on se
rapproche de l'extrémité de la racine. Il fait corps, d'une part avec l'ivoire,
de l'autre, avec le périoste alvéolo-dentaire.

Le cément a la composition chimique du tissu osseux; il renferme
comme ce dernier des ostéoplastes, si ce n'est au voisinage de la couronne, quand le cément est sur une grande épaisseur; ainsi chez les
vieillards et chez les ruminants, qui ont du cément dans la couronne, il
présente aussi des canalicules de Havers. Il arrive même que ces conduits
vasculaires s'ouvrent dans le canal dentaire.

Parties molles des dents. — Le périoste alvéolo-dentaire sera
décrit avec les muqueuses des gencives.

La *pulpe dentaire*, représentant le reste de la papille, qui a servi à la
formation de la dent, est un tissu mou, très vasculaire. Ce tissu ne renferme pas de fibres élastiques; il est formé entièrement par une matière
amorphe, avec des noyaux du tissu conjonctif ou des corps fusiformes.
Le bulbe renferme encore, avant la sortie de la dent, des grains phos-

phatiques, qui se présentent sous la forme de grains ovoïdes ou réfringents, insolubles dans l'éther et légèrement attaqués par l'acide chlorhydrique. On retrouve ces grains dans les tumeurs diverses des bulbes
dentaires.

La surface de la pulpe, sur les dents en voie de développement, est couverte d'une couche de cellules allongées, disposées perpendiculairement.
Ces cellules offrent des prolongements qui pénètrent dans les canalicules
de l'ivoire. Ce sont les *odontoblastes*, dont nous parlerons de nouveau, à
propos de la formation de l'ivoire.

Les vaisseaux du bulbe sont très nombreux. Ils ont, comme source
unique, une artériole, qui se détache directement de l'artère dentaire et a
de $0^{mm},1$ à $0^{mm},2$ de diamètre. Cette petite branche se divise immédiatement en un grand nombre de rameaux. Elle est accompagnée d'une veine
qui lui est parallèle. Elle se termine par des anses nombreuses très petites, régulières et parallèles, situées sur la superficie du bulbe. Au début
du développement, le bulbe ne possède qu'un seul capillaire. A mesure
que l'organe prend plus d'importance, on voit les vaisseaux se multiplier.
Quand le bulbe est enflammé chez l'adulte, il devient rouge, violacé ; ses
vaisseaux deviennent variqueux, et, par places, se forment de petites
hémorrhagies. A l'état normal, il est de teinte gris rosé, comme le tissu
conjonctif embryonnaire (Legros et Magitot).

Nerfs du bulbe. — Les nerfs du bulbe proviennent de deux faisceaux
qui y pénètrent par sa partie étranglée ; chez les grands mammifères, où
ces nerfs sont au nombre de trois à quatre, leur largeur est de $0^{mm},1$;
elle descend chez l'homme à $0^{mm},5$.

Ces nerfs se terminent d'une façon qui n'est pas encore très bien élu-
cidée. Legros et Magitot ont émis l'hypothèse, que la couche d'odontoblastes pourrait représenter une couche d'éléments spéciaux, en communication avec les terminaisons nerveuses. Les dispositions réciproques
des filets nerveux et de ces cellules allongées seraient à peu près celles
que l'on observe sur la tache olfactive. Un auteur allemand, Boll, prétend
même que les nerfs pénètrent, en côtoyant les odontoblastes, jusque dans
les fines ramifications des canalicules de l'ivoire. Mais c'est avec raison
que les auteurs que nous venons de citer, mettent en doute la démonstration d'un fait anatomique de cet ordre. Ces dispositions des nerfs de l'ivoire
expliqueraient la sensibilité vive dont il est le siège, et qu'il est facile de
démontrer au moyen de divers agents mécaniques et chimiques. Malheureusement, en dehors des nerfs de la pulpe, qui sont très abondants, on
n'est nullement autorisé à admettre que les nerfs aillent plus loin et
jusque dans l'ivoire.

Développement des dents. — L'étude si intéressante du développement des dents temporaires et permanentes, a été l'objet d'un grand nombre de travaux, dont les plus importants, il faut le reconnaître, appartiennent aux auteurs allemands. C'est à Kölliker, à Waldeyer, à Kollmann que sont dues, les premières notions exactes sur le mode de formation des dents temporaires. Robin et Magitot, en 1860, publièrent dans le *Journal d'anatomie* un mémoire, renfermant quelques notions histologiques nouvelles sur la constitution du follicule ; et enfin, en 1873, Legros et Magitot, dans le même journal, publièrent un mémoire qui renfermait, comme fait nouveau, l'origine des dents permanentes.

On voit donc que, dans cette question, la plus grande part revient aux histologistes allemands, qui ont démontré l'origine du follicule aux dépens de l'épithélium buccal et la constitution épithéliale du même follicule.

Il est admis actuellement sans contestation, que les dents se développent aux dépens de l'épithélium buccal, comme les glandes et les poils aux dépens de l'épiderme.

Sur la face interne de l'arc maxillaire, là où sera plus tard le bord

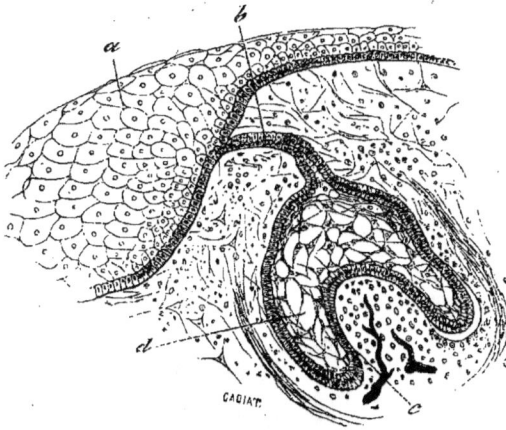

Fig. 141. — Coupe d'un follicule dentaire d'un embryon de mouton de 15 centimètres. L'involution du follicule est faite depuis longtemps. Le follicule s'est constitué comme un sac suspendu au cordon épithélial ; il présente une paroi interne formée de cellules épithéliales prismatiques qui ne tardera pas à disparaître, une paroi inférieure refoulée par la papille, et qui deviendra paroi interne, un contenu réticulé. — *a*, bourrelet épithélial de la gencive ; *b*, lame épithéliale ; *c*, paroi interne de l'organe de l'émail devant former la membrane adamantine ; *d*, éléments épithéliaux réticulés de l'organe de l'émail.

alvéolaire, et à l'époque où il n'y a point trace de tissu osseux, et où le squelette de la mâchoire, est seulement représenté par le cartilage de Meckel, c'est-à-dire vers le quarantième ou quarante-cinquième jour de la vie fœtale, on voit se former un bourrelet épithélial, de forme parabolique, qui suit toute la longueur de cet arc maxillaire. C'est le *bourrelet épithélial*.

Sur une coupe perpendiculaire, ce bourrelet se présente comme formé de cellules épithéliales ; il s'enfonce, sous forme de coin, dans l'arc maxillaire. Son existence est constante chez tous les mammifères, même sur les points dépourvus de dents, comme la barre des solipèdes. Sur cette région, ainsi que M. Pietkiewickz l'a démontré, contrairement à Goodsir, il ne se forme jamais de follicules dentaires. Ce qui a été pris, pour un follicule d'incisives supérieures, chez les ruminants, serait d'après lui, l'orifice inférieur de l'organe de Jacobson.

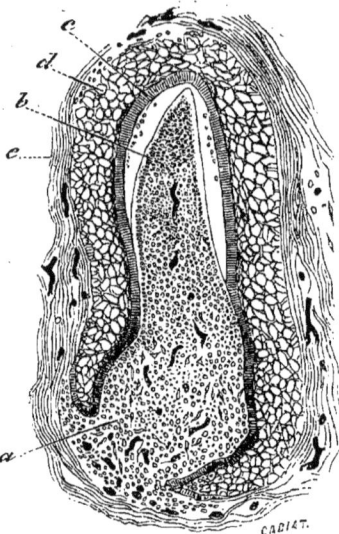

FIG. 142. — Développement d'une incisive d'un mouton de 30 cent., au moment où apparaît la première couche d'ivoire. — *a*, papille dentaire ; *b*, couche d'odontoblastes et mince pellicule d'ivoire ; *c*, membrane adamantine ; *d*, tissu réticulé de l'organe de l'émail ; *e*, couche fibro-vasculaire enveloppant le follicule ; la couche épithéliale externe de l'organe de l'émail a déjà disparu.

Les cellules les plus profondes du bourrelet épithélial ne tardent pas à donner une sorte de prolongement transversal, que MM. Legros et Magitot décrivent sous le nom de lame épithéliale. Cette lame suit tout l'arc maxillaire, comme le bourrelet dont elle dérive.

Sur le bord externe de la lame épithéliale se forment les bourgeons primitifs, qui donnent naissance aux follicules.

Le bourgeon primitif commence, par un prolongement cylindrique, qui ne tarde pas à se renfler en forme des sphère ; de là résulte une petite masse, ressemblant à une bouteille, à col étroit et à corps très évasé, suspendue à la lame épithéliale. Cette masse représente l'*organe de l'émail*. Nous verrons tout à l'heure pourquoi.

Quand le follicule primitif ou organe de l'émail a pris un certain développement, les cellules épithéliales qui le composent forment deux couches distinctes : une superficielle, d'éléments prismatiques, allongés ; une centrale, transparente, ayant l'aspect général d'un réseau, avec des noyaux aux points d'entrecroisement.

Cette sorte de réticulum ressemble tellement, au premier aspect, à ceux qui sont formés de corps fibroplastiques, que, longtemps, on a douté de leur nature épithéliale. Mais il est bien certain, que les éléments composant ce réticulum sont simplement des cellules épithéliales, entre lesquelles s'est déposée une matière amorphe, de façon à déprimer le corps cellulaire, à l'excaver sur ses différentes faces. Il vient alors un moment où les cellules, écartées les unes des autres, se trouvent étirées et unies entre elles, par des filaments plus ou moins longs. Telle est l'opinion à laquelle se sont rattachés Waldeyer, Legros et Magitot, contrairement à celle de Kolliker, qui expliquait un peu différemment les modifications de ces cellules, mais admettait néanmoins, au fond, leur origine épithéliale.

Apparition de la papille dentaire ou bulbe. — Le fond de la masse ovoïde, formant l'organe de l'émail ne tarde pas à être refoulé par le feuillet moyen, duquel part un bourgeon conique ayant forme de papille. Ce bourgeon a exactement la constitution de la papille, qui précède le développement du poil ; il est formé de noyaux de tissu conjonctif et de capillaires sanguins. Sa forme indique bientôt le caractère de la dent future; elle est conique, pour les canines et se couvre de bourgeons latéraux, pour les molaires de l'homme et des carnassiers. (Voy. fig., p. 267.)

La paroi inférieure de l'organe de l'émail se trouve ainsi refoulée et tend à se rapprocher de la paroi externe. A ce moment, commencent dans

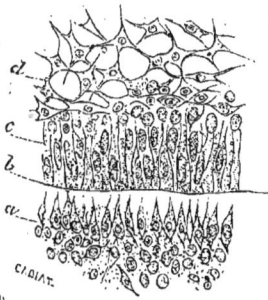

Fig. 143. — Portion de la couche superficielle de la papille dentaire; la même que dans la figure précédente, avant l'apparition de l'émail. — *a*, odontoblastes; *b*, ivoire; *c*, membrane adamantine; *d*, tissu réticulé de l'organe de l'émail.

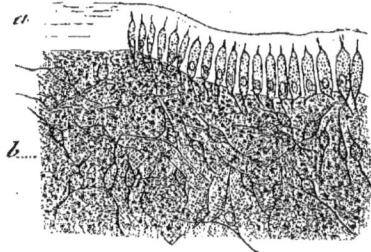

Fig. 144. — *a*, rangée d'odontoblastes nouvellement formés à la surface du bulbe dentaire; *a*, couche transparente avec des odontoblastes; *b*, tissu du bulbe formé d'éléments embryoplastiques (d'après Ch Robin).

les cellules qui composent cet organe une série de modifications qui préparent la formation de l'émail.

Si l'on étudie, sur une coupe, la structure du bulbe à son début, on voit que la couche superficielle se modifie de la façon suivante, : immédiatement au-dessus de la paroi de l'organe de l'émail, on voit une zone transparente, à laquelle les auteurs ont donné le nom de *membrane préformative*. Cette membrane préformative semble être tout simplement, la paroi propre du follicule dentaire refoulée par la papille. C'est la paroi hyaline sous-épithéliale. Elle n'a aucune importance dans le développement de la dent.

Au-dessous de cette membrane, on aperçoit, avant même l'apparition de la dentine, une couche de cellules allongées avec un corps cylindrique volumineux et de longs prolongements à chaque extrémité.

Ces cellules ont un noyau situé du côté qui est en rapport avec le bulbe.

Ce sont là les *odontoblastes* ou cellules de la dentine, qui jouent vis-à-vis de l'ivoire le rôle des ostéoblastes dans le développement des os (voy. *ossification*), t. I, p. 353.

La membrane préformative disparaît plus tard ; elle n'a aucun rapport avec l'émail, encore moins avec la cuticule de ce dernier, ainsi que certains auteurs l'avaient prétendu à tort.

A la surface de la papille dentaire, se trouvent donc trois couches superposées :

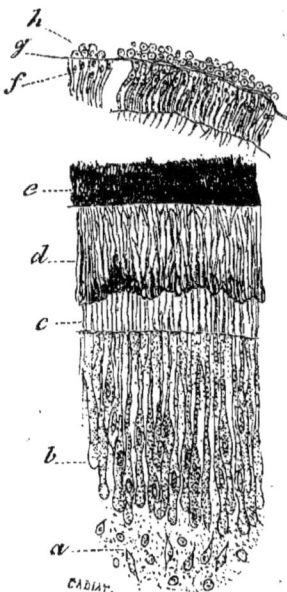

Fig. 145. — Une portion de la papille dentaire dans laquelle la couche d'émail et la couche d'ivoire ont commencé à se développer. — *a*, tissu de la papille ; *b*, odontoblastes ; *c*, zone intermédiaire traversée par les prolongements des odontoblastes ; *d*, ivoire avec des canalicules ; *e*, émail ; *f*, membrane adamantive ; *g*, cuticule future de l'émail ; *h*, paroi externe du follicule dentaire.

1° La couche des odontoblastes, dépendance du feuillet moyen ;

2° La paroi propre de la papille ;

3° L'épithélium de l'organe adamantin.

Voyons successivement ce que deviennent la première et la troisième partie, la seconde n'ayant aucune importance.

La couche superficielle du bulbe est surtout intéressante à étudier. Ces cellules superficielles, dites de la dentine ou odontoblastes, forment bientôt une couche continue à la surface du bulbe. Leurs prolongements s'allongent progressivement du côté de l'organe de l'émail, et, en même temps, ils s'entourent d'une couche de matière calcaire. Sur les follicules d'embryons de mouton de 7 à 8 centimètres de long, on peut voir que tous les prolongements d'odontoblastes sont enfermés chacun, dans un conduit que leur fournit l'ivoire.

Dès que la première pellicule d'ivoire apparaît, la couche des odontoblastes est représentée par une rangée d'éléments régulièrement alignés les uns à côté des autres. Ces éléments sont cylindriques, longs de 0^{mm},02 à 0^{mm},03, arrondis à leurs extrémités, et ils portent à chaque bout un prolongement plus ou moins long. Ils sont mêlés aux éléments du tissu conjonctif embryonnaire composant le bulbe dentaire et l'on voit manifestement qu'ils appartiennent à ce tissu. Dès le début de leur appa-rition, ils sont très difficiles à distinguer des noyaux embryoplastiques et des corps fibro-plastiques. Peu à peu l'odontoblaste s'allonge par l'extrémité tournée en dehors, de façon à prendre, la forme d'une pyramide dont la base repose sur le tissu du bulbe et la pointe porte un long prolongement qui s'enfonce dans l'i-voire nouvellement déposé.

Ces éléments se présentent toujours ainsi, avec un corps cellulaire libre appliqué sur le bulbe, et un prolongement plus ou moins long, enfermé dans l'ivoire et correspondant à

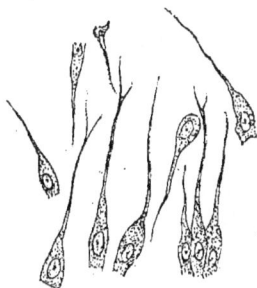

Fig. 146. — Odontoblastes iso-lés provenant de la dent figu-rée 145.

ce qui sera plus tard un canalicule. On comprend, dès lors, comment se

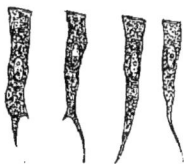

Fig. 147.— Éléments de la membrane ada-mantine d'un embryon humain de 3 mois.

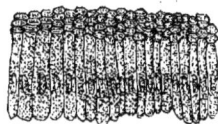

Fig. 148. — Prismes de la membrane ada-mantine d'un embryon de cheval.

forment l'ivoire et ses conduits. C'est exactement le mode de dévelop-pement de l'os, dans le tissu conjonctif, aux dépens des *ostéoblastes* (1).

Formation de l'émail. — L'organe de l'émail était primitivement com-posé, si nous le prenons au moment où la papille dentaire a déjà atteint un certain développement, d'une couche externe de cellules prismatiques appliquéessur la paroi du follicule, d'une couche interne recouvrant la dentine, d'une couche moyenne, de cellules étoilées. Les couches moyenne et externe ne tardent pas à s'atrophier et il ne reste plus que la couche interne, à laquelle on réserve le nom de *membrane adamantine*, parce quec'est à elle qu'est réservée la formation de l'émail.

Les cellules qui composent la membrane adamantine, s'allongent de plus en plus par l'extrémité opposée à l'ivoire. Elles acquièrent un pla-teau, qui contribue à former très probablement la cuticule de l'émail. Enfin ces cellules prennent peu à peu la forme de prismes hexagonaux réguliers, comme seront plus tard les prismes de l'émail. On ne sait pas

(1) Voy. *Ossification*, système osseux,

encore exactement comment les prismes de l'émail dérivent de cette couche de cellules adamantines. En effet, la membrane adamantine est toujours limitée, du côté de l'émail, par une cuticule à laquelle sont adhérentes les bases des cellules adamantines, alignées toutes sur le même plan. La surface de l'émail est très irrégulière, mais on ne voit entre les cellules précédentes et les prismes aucune relation.

L'émail serait-il une sorte de produit secrété, de façon que chaque prisme correspondrait à une cellule adamantine? C'est là l'hypothèse la plus probable. Quoi qu'il en soit, tant que l'émail continue à croître, ces cellules persistent. On les trouve chez les rongeurs, sur la face convexe des incisives, qui croissent d'une façon continue.

Organe du cément. — L'organe du cément appartient seulement aux espèces animales, dont les dents sont pourvues de cément coronaire (les herbivores). Il se présente, pendant la période de développement, sous la forme d'un tissu mou, enveloppant l'organe de l'émail.

Tant que dure le développement de la couronne, il a l'aspect du tissu lamineux embryonnaire. Mais lorsque commence le développement de la racine, on voit se former du cartilage dans son épaisseur. Chez les animaux qui n'ont de cément qu'à la racine, comme l'homme et les carnivores, il n'y a point de cartilage; l'ossification du cément se fait directement aux dépens du tissu conjonctif, comme celle des os, des mâchoires.

Développement des dents permanentes. — Les dents permanentes se développent aux dépens du cordon du follicule des dents temporaires. Au niveau du point de jonction du cordon primitif, avec l'organe de l'émail, on voit constamment un bourgeon en forme de cylindre plus ou moins renflé à son extrémité. Ce bourgeon se dirige verticalement, vers la partie profonde des mâchoires, entre la paroi osseuse alvéolaire et le follicule primitif. Chacun des vingt follicules de la première dentition possède donc un follicule correspondant pour la dent permanente. Sur ce bourgeon, il est facile de constater les mêmes phénomènes évolutifs que sur celui qui a précédé la dent provisoire. Il s'enfonce dans la gouttière dentaire, s'isole du follicule primitif, mais en restant longtemps en relation avec le cordon primitif, et par son intermédiaire avec la *lame épithéliale*. Bientôt ce bourgeon s'élargit, comme le premier, forme un organe de l'émail et subit toutes les transformations qui, pour la dent temporaire, ont accompagné le développement du bulbe dentaire (Legros et Magitot, *Journal d'anatomie et de physiologie*, 1873).

Après la rupture du cordon primitif, la lame épithéliale se trouve isolée du follicule. Mais ces éléments ne restent pas inactifs. Ils se multiplient et donnent des bourgeonnements irréguliers dans le feuillet moyen. Ces phénomènes cessent au moment où l'ivoire apparaît dans le follicule. Le cordon primitif, après sa séparation d'avec le follicule primitif, est le siège de phénomènes analogues, qui persistent jusqu'à une époque voisine de l'éruption. Kollmann faisait provenir les dents permanentes de ces débris épithéliaux; il attribuait aux dents surnuméraires la même origine. Or, nous avons vu d'où provenait le follicule des dents permanentes, d'après Legros et Magitot; et pour les mêmes auteurs la théorie de Kollmann est encore infirmée par ce fait, que la formation des dents surnuméraires se fait simultanément à celle des dents normales.

DESCRIPTION DES MUQUEUSES DERMO-PAPILLAIRES

§ 141 Nous avons commencé par décrire le derme, car toutes les autres membranes appartenant au groupe des muqueuses dermo-papillaires sont faites sur ce même type. Elles offrent, comme caractère commun avec lui : 1° d'être revêtues par une couche d'épithélium pavimenteux stratifié, pouvant passer à l'état corné, sauf celles qui possèdent un épithélium à cils vibratiles; 2° d'être formées par un chorion très riche en fibres élastiques; 3° d'être couvertes de papilles, sur lesquelles se dépose une couche plus ou moins épaisse d'épithélium; 4° de n'avoir jamais de glandes dans l'épaisseur de leur chorion, sauf de rares exceptions; 5° d'avoir des glandes annexes généralement en grappe et situées au-dessous du chorion.

Ces muqueuses ont encore comme caractères communs avec le derme, de n'être pas disposées en vue de l'absorption et de prendre dans certaines circonstances son aspect extérieur; enfin de présenter les mêmes altérations pathologiques. Ces muqueuses sont celles qui tapissent les voies respiratoires, les voies digestives jusqu'au diaphragme, l'anus jusqu'à la ligne festonnée de Morgagni, la vessie, l'urèthre, le vagin, l'utérus, les trompes, le canal déférent, les vésicules séminales et l'utricule prostatique.

Ces muqueuses, et en particulier celles qui appartiennent au tube digestif, possèdent encore une propriété tout à fait caractéristique : c'est celle de fournir des productions cornées ou des dents. Ainsi la peau de certains poissons est couverte de véritables dents; il en est de même du pharynx. Un grand nombre de mammifères présentent des productions cornées dans la bouche et même dans l'estomac. Ces dispositions ne s'étendent pas seulement aux vertébrés; car beaucoup d'invertébrés ont des saillies cornées dans une grande étendue du tube digestif ; toutes celles qui probablement correspondent au feuillet externe.

Développement des muqueuses céphalo-thoraciques.

Nous avons vu, dans le développement général de l'embryon, comment se formaient les principales cavités de la face, du cou et du thorax. Il est nécessaire de revenir sur ce point difficile d'embryogénie, pour comprendre quelle est la nature des membranes tapissant ces différentes cavités chez l'adulte.

Sur l'embryon de poulet, au commencement du troisième jour, à l'époque où il n'y a encore ni face, ni cou, ni thorax, mais alors que ces parties vont se dessiner, on ne voit alors pour représenter la tête, que les vésicules cérébrales : le feuillet interne n'a pas encore pris la forme du tube intestinal futur. Le cœur rudimentaire, formé dans la lame vasculaire, existe à cette époque. Au-dessous de la vésicule cérébrale antérieure, se trouve un enfoncement limité en avant et en dessus par la saillie de cette vésicule, en bas et en arrière par l'insertion de la lame amniotique ou paroi antérieure du péricarde. C'est là l'*enfoncement buccal* (*g*, fig. 149). L'épithélium qui tapisse cet enfoncement formera l'épithélium des muqueuses olfactive, lacrymo-nasale et buccale. On pourrait dire qu'à cette époque la paroi antérieure du péricarde forme la paroi inférieure de la bouche, en attendant que le développement des arcs branchiaux vienne séparer, l'enfoncement buccal de la paroi antérieure du péricarde.

Or, ce cul-de-sac bucco-nasal lui-même ne communique pas avec l'aditus anterior. C'est un peu plus tard que la communication va s'établir. Cet enfoncement buccal est presque au contact du cul-de-sac supérieur de l'intestin, région qui correspondra plus tard au cardia. Le cœur est immédiatement sous la vésicule cérébrale antérieure, en avant de l'intestin. A cette époque, il n'y a encore ni face, ni cou, ni thorax, et toutes ces parties que nous venons d'énumérer sont presque au contact les unes des autres. Plus tard, le feuillet moyen, s'hypertrophiant, s'interposera entre elles, en formant des séries de bourgeons superposés, et alors on verra paraître successivement les premiers linéaments de la face, puis du cou, et enfin du thorax.

Au début, le cul-de-sac supérieur de l'intestin est donc immédiatement en contact avec la vésicule cérébrale antérieure. Il n'y a pas encore de bourgeons mésodermiques (ou branchiaux), et une couche mince de cellules aplaties, comme celles qui caractérisent toujours le feuillet interne, alors qu'il n'est pas encore constitué en canal, tapisse le cul-de-sac supérieur de l'intestin, dans toute son étendue. A cette région supérieure, les auteurs allemands donnent déjà le nom de pharynx ; mais c'est déjà une erreur évidente ; car il ne peut y avoir de pharynx alors qu'il n'existe encore ni face, ni cou, ni thorax.

Nous ferons voir, au contraire, tant par l'étude embryogénique directe que par la tératologie, que le pharynx provient du feuillet externe. Pour cela, nous devrons exposer d'abord le développement des arcs et des fentes branchiales, tel qu'il se produit par un procédé très simple. Si l'on considère, en effet, l'extrémité céphalique sur un embryon de poulet de cinquante heures, représenté figure 53, page 113, t. I, on voit qu'en arrière du cœur se trouve une cavité en forme de dé à coudre renversé (aditus anterior), dont la coupe est représentée en *h* (fig. 54, t. I). Cette ca-

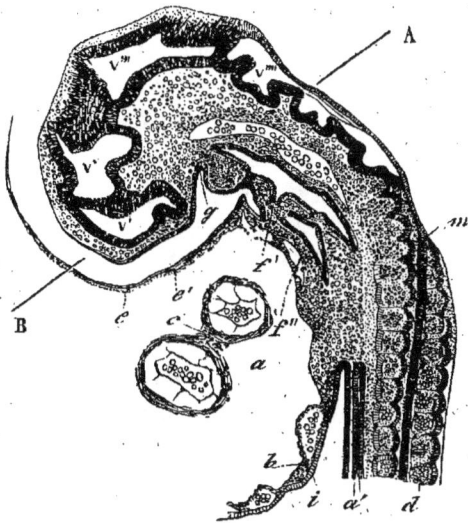

Fɪɢ. 149. — Coupe longitudinale après la rotation de la tête correspondant à la figure 53. Les deux lames fibro-amniotique et fibro-intestinale se sont écartées l'une de l'autre à leur insertion, et l'extrémité céphalique s'est allongée au-dessus de la première, de la hauteur des arcs branchiaux. — *a*, cavité du péricarde ; *a'*, séreuse péritonéale ; *b*, lame fibro-intestinale ; *c*, cœur ; *d*, protovertèbres ; *e*, *e'*, amnios ; *f'*, *f''*, fentes branchiales : on peut voir sur d'autres coupes longitudinales et horizontales qu'au niveau de ces fentes les deux épithéliums communiquent, celui de l'aditus et celui de l'ecdoterme ; *g*, enfoncement buccal ; *i*, feuillet interne ; *m*, moelle ; V', V'', V''', 1ᵉ, 2ᵉ, 3ᵉ, vésicule cérébrale.

vité s'étend jusque dans la vésicule cérébrale antérieure, et elle se trouve séparée de l'enfoncement bucco-nasal *g* par une mince couche de mésoderme. Au moment où la vésicule cérébrale antérieure, suivant le développement de tout le système nerveux central, se porte fortement en avant et tend à se séparer du fond de l'aditus, une fissure *f'* se produit sur les parois latérales de cette cavité intestinale primitive, comme par une sorte d'éclatement qui briserait la paroi trop courte de l'aditus. Cette fissure est bientôt suivie d'une autre fente semblable *f''*. Elles sont situées de part et d'autre de la dépression olfactive. Elles sont figurées en A et B dans la figure 53, t. I. Elles intéressent toute l'épaisseur du feuillet moyen. Leur forme est régulièrement quadrangulaire, de sorte qu'elles représentent deux espèces de fenêtres, au travers desquelles on pourrait voir dans la cavité intestinale supérieure.

Telles sont les premières fentes branchiales. D'après la disposition de ces fentes, on voit que sur leurs bords mêmes, les deux épithéliums, celui du tube intestinal et celui du feuillet externe ou épiderme cutané, sont en continuité directe. Leurs cellules se mélangent, et il en résulte une transformation de la couche épithéliale tapissant la cavité de l'aditus. En effet, jusque-là tous les prolongements du feuillet interne, et ce feuillet lui-même dans toute son étendue, étaient représentés par une couche de cellules minces, aplaties, caractéristiques (voy. fig. 30, t. I; p. 86). Or, à partir du moment où cette sorte de mélange s'établit, les cellules de la paroi antérieure de l'aditus sont hautes et prismatiques, tandis que celles de la paroi postérieure, conservent encore quelque temps les caractères primitifs du feuillet qui leur a donné naissance.

Ces deux fentes ne sont pas les seules. Elles ont marqué le début de la portion faciale et cervicale. Or, à mesure que ces régions s'allongent, d'autres fissures se produisent dans la paroi latérale de l'aditus.

Les fentes ainsi produites sont au nombre de 4 ou 5, suivant les animaux. La dernière, celle qui est la plus inférieure, correspond à la ligne d'union de la lame fibro-intestinale et de la lame fibro-amniotique. (Voyez fig. 54, t. I.)

Ainsi que nous l'avons déjà dit, tome I, page 117, elle est juste en arrière du cœur, à peu près au niveau de la ligne qui marquera plus tard l'insertion du diaphragme. Cette dernière fente marque donc la limite inférieure, où les deux feuillets interne et externe cessent de communiquer l'un avec l'autre. Or, c'est justement au niveau du diaphragme que les muqueuses du tube digestif perdent, ainsi que nous le verrons, le caractère dermique, pour devenir réellement intestinales. Il faut donc admettre qu'elles doivent ces différences de structure, à l'influence du feuillet externe qui vient se mélanger, par les fentes branchiales, au feuillet interne.

A partir du moment où les fentes branchiales se sont toutes formées, la cavité pharyngienne existe réellement. Ses limites inférieures sont établies. Elle n'a plus maintenant qu'à se perfectionner, pour ainsi dire, en s'unissant à la bouche, et à donner, comme diverticulum, l'appareil respiratoire. Les divers organes qui en dérivent à partir de cette époque peuvent être considérés comme des dépendances du pharynx.

Or, puisque l'étude des muqueuses digestives chez l'adulte nous montre, que l'union des deux feuillets, a eu pour conséquence de donner le caractère dermique, dans toute la partie où se sont formées des fentes branchiales, il faut admettre que les formations ultérieures, qui dérivent de l'épithélium pharyngien, sont encore des produits du feuillet externe.

En même temps que se produisent les fentes branchiales, on voit se former, depuis la partie antérieure de l'extrémité céphalique, jusqu'au niveau de la plus inférieure des fentes branchiales, une série d'arcs décrits dans tous les auteurs ; mais on n'a pas donné jusqu'ici la signification précise de ce phénomène.

J'ai déjà eu l'occasion de parler de ceux qui correspondent à la face (voy. t. I, p. 118). J'ai fait voir que ces sortes de bourrelets étaient dus à des bourgeonnements du feuillet moyen, autour des points, où les involutions et enfoncements du feuillet externe, établissaient des adhérences avec les vésicules sensorielles émanant du névraxe. Ainsi se sont formés les arcs ou bourgeons entourant les dépressions olfactives, optiques, auditives (voy. p. 118 et suiv., t. I).

Pour les arcs qui correspondent à la région cervicale et thoracique, on peut comprendre leur genèse de la même façon.

Si en effet, autour des fentes branchiales le feuillet moyen s'hypertrophie, comme il l'a fait pour les organes des sens ; il en résulte forcément des bourrelets horizontaux correspondant à chacune d'elles. Ainsi la formation des arcs branchiaux, n'est pas un phénomène particulier à la face et à la région cervicale ; la région thoracique se forme, en vertu du même bourgeonnement du feuillet moyen.

Quant aux fentes, elles sont dues simplement à l'hypertrophie du feuillet moyen, autour de tous les points où s'établissent des adhérences entre les parties profondes et le feuillet externe. Un certain nombre de fentes branchiales disparaissent entièrement chez l'homme ; d'autres se convertissent, comme nous l'avons vu, en canaux. Quant aux arcs branchiaux, certaines pièces du squelette attestent encore chez l'adulte ces dispositions transitoires de la vie embryonnaire, persistantes chez un certain nombre de poissons.

D'après la façon dont nous avons vu les arcs branchiaux se former sur l'extrémité céphalique, il est facile de comprendre que toutes les muqueuses, bucco-nasale, naso-oculaire, dérivent du feuillet externe tapissant l'enfoncement buccal. Le développement des bourgeons incisif, naso-oculaire oculo-maxillaire, etc., a divisé cet infundibulum en cavités secondaires.

Il a amené la formation de canaux, comme le canal nasal (voy. t. I, page 119), et l'épithélium de revêtement représenté par le feuillet externe n'a jamais cessé de recouvrir tous ces diverticules de la cavité buccale primitive. Il en résulte que chez l'adulte, toutes les muqueuses de la face auront dans leur constitution des caractères anatomiques communs. Elles ressembleront toutes au derme.

La soudure entre le pharynx et la cavité buccale se fait encore dans le troisième jour.

Mais, auparavant, nous l'avons vu, s'était déjà établie, par les fentes branchiales, l'union du feuillet interne et externe et le développement du pharynx.

Les muqueuses des trompes d'Eustache, de la caisse tympanique, du conduit auditif externe, correspondant à la fente branchiale sous-jacente à l'arc maxillaire, doivent donc être aussi des muqueuses analogues au derme.

A ce propos, je rapporterai ici la description sommaire d'un monstre dont les dispositions étaient tout à fait d'accord avec le résultat de nos recherches.

Sur un mouton dont les arcs branchiaux étaient incomplètement développés, j'ai vu une large fente divisant le cou comme un coup de sabre et tapissée entièrement par la peau. Cette fente correspondait à l'oreille externe, avec laquelle elle communiquait, à l'oreille moyenne, à la trompe et à la portion médiane du pharynx.

Cette pièce prouvait donc bien que toutes ces muqueuses, se forment aux dépens du feuillet externe et sur la première branchiale.

Sur ce monstre, on voyait encore à la face inférieure de cette large fente correspondant à la première branchiale, un large orifice tapissé par la peau et donnant issue dans le larynx. C'est donc de la première fente branchiale que part le canal aérien, et il est tapissé par le feuillet externe.

La muqueuse des bronches, qui se forme par une involution épithéliale partant du pharynx, au niveau du deuxième arc branchial, est donc encore une muqueuse du même ordre.

Nous commencerons l'étude des muqueuses dermo-papillaires par celles que nous désignons du nom de céphalo-thoraciques, c'est-à-dire la bouche, les fosses nasales, le pharynx, la trachée et l'œsophage.

MUQUEUSE BUCCALE.

142. La muqueuse buccale a une teinte rouge, due à la minceur de la couche d'épiderme qui la recouvre. Cet épiderme présente les mêmes carac-

tères que sur la peau, sauf qu'il ne forme pas, excepté chez les animaux, des lames cornées composées de cellules sans noyaux. Chez certains carnassiers, et entre autres les félins, il peut prendre une consistance très grande et former des pointes dures, au niveau des papilles linguales.

L'épithélium buccal, donne encore, dans la série animale, bien d'autres produits cornés intéressants à étudier, comme les fanons de la baleine et le bec des oiseaux.

Chez les lamproies, la ventouse buccale est ornée de cônes saillants et pointus de matière cornée. Les chéloniens ont une armure buccale du même ordre, que celle du bec des oiseaux.

Le chorion de la muqueuse buccale est généralement plus mince que le derme. Il a en moyenne de $0^{mm},2$ à $0^{mm},4$ d'épaisseur. Il est couvert de papilles très nombreuses, coniques ou filiformes, ayant au maximum $0^{mm},4$ de hauteur, très rapprochées les unes des autres. Sur le bord rouge des lèvres, les papilles sont très hautes et pointues; elles sont courtes et écartées sur la face interne des joues, les gencives, la voûte palatine.

Ces papilles ne sont pas visibles, tant que l'épithélium est conservé; elles sont enfouies, comme celles du derme, dans la couche épithéliale.

Sur la langue, les papilles sont groupées de façon à former des saillies volumineuses, visibles à l'œil nu et que l'on a divisées en différentes variétés, sous le nom de : papilles caliciformes, parmi lesquelles il faut ranger le foramen cæcum ; les papilles fungiformes, les papilles corolliformes et les papilles hémisphériques.

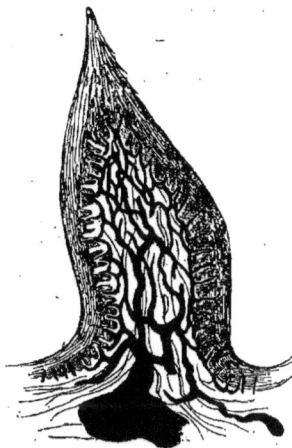

Fig. 150. — Papille composée de la langue de chien.

Ces papilles, décrites dans tous les traités d'anatomie descriptive, sont formées par une saillie de la muqueuse, couverte de papilles simples, comme celles de tout le reste de la muqueuse buccale. La couche épithéliale est généralement continue au-dessus de la rangée de ces papilles ; mais chez les carnassiers cette couche se prolonge en pointe au-dessus de la masse totale; de telle façon que l'espèce d'aiguillon qui en résulte, est formé par l'ensemble des petites papilles, réunies dans une gaine épithéliale commune.

Chez l'homme on trouve aussi, et Kolliker l'a figuré, des papilles filiformes composées de plusieurs papilles simples, réunies entre elles dans une gaine épithéliale très longue et flottante.

D'après M. Sappey, les papilles caliciformes de l'homme sont composées de plusieurs centaines de papilles secondaires. De même, les papilles fungiformes, corolliformes, etc., sont formées d'un nombre variable de papilles simples.

La muqueuse de la face inférieure de la langue ne possède que des petites papilles, qui seraient hémisphériques, d'après M. Sappey.

La couche épithéliale qui revêt les papilles linguales augmente d'épaisseur dans un certain nombre de circonstances pathologiques. Mais chez quelques animaux elle est normalement très épaisse. Ainsi, chez les félins, elle forme de longues pointes cornées très dures, avec lesquelles ces animaux peuvent déchirer la chair.

Terminaison des nerfs dans la langue. — La langue, en dehors des nerfs gustatifs, possède, comme toutes les autres portions de la muqueuse buccale, des nerfs de sensibilité générale qui se terminent de façons variables dans les papilles. D'après certains auteurs, les terminaisons du lingual se feraient par des extrémités libres. Les papilles composées reçoivent jusqu'à 10 et 12 tubes nerveux, qui s'élèvent jusqu'à leur sommet en diminuant graduellement de grosseur.

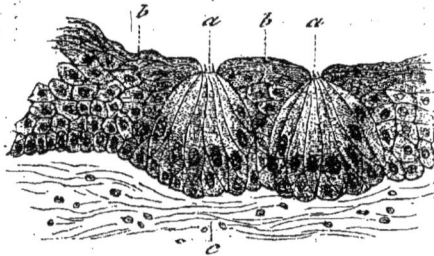

Fig. 151. — Organes du goût des papilles foliacées de la langue du lapin.
a, corpuscules du goût; *b*, épithélium pavimenteux de la muqueuse.

On sait que les parties de la langue qui servent à la gustation sont : la face supérieure de la base de la langue, en particulier la région des papilles caliciformes, les bords et la pointe de la langue. Les rameaux du glossopharyngien qui aboutissent à ces régions, se divisent en filaments très grêles, et, ces filaments portent, ainsi que Kolliker l'a figuré, de petits ganglions microscopiques, découverts par Remak.

Loven et Schwalbe, chacun de leur côté, ont découvert dans les papilles caliciformes, des groupes de cellules, auxquels Loven a donné le nom de corpuscules du goût. Ces organes ont été vus chez l'homme, le chien, le chat, le cheval, le lapin, etc.

Ces corpuscules sont situés sur les parties latérales des papilles caliciformes. Ils entourent la base de ces papilles, situées à des distances égales les uns des autres. Ils sont enfouis dans la couche épithéliale, dont ils ont à peu près toute l'épaisseur. Leur forme est celle d'une bouteille, dont le fond repose sur le derme et dont le goulot s'ouvrirait par un orifice étroit, à la surface de la couche épithéliale.

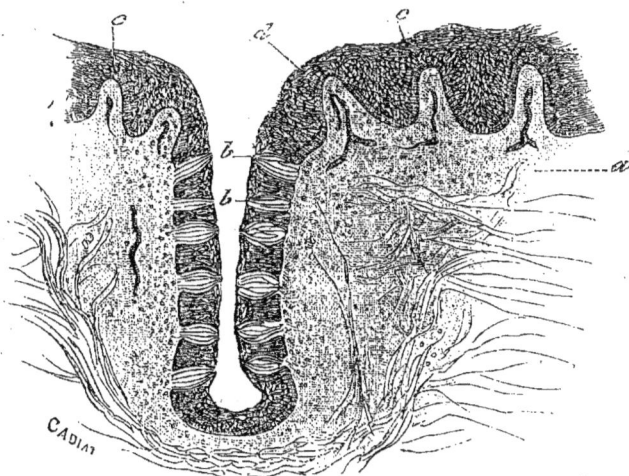

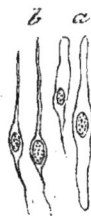

FIG. 153.

FIG. 152. — Coupe d'une papille caliciforme de la langue d'un supplicié de trente ans environ, montrant les corpuscules du goût, dans le sillon de la papille composée. — *a*, papille composée surmontée de papilles secondaires; *b*, corpuscules du goût; *d*, épithélium périphérique.

FIG. 153. — *a*, cellules de revêtement; *b*, terminaisons nerveuses.

Le diamètre de ces corpuscules, chez l'homme, est de $0^{mm},7$ à $0^{mm},8$.

Ces corpuscules sont formés de cellules disposées en long et se recouvrant réciproquement, comme un bulbe d'oignon. Parmi ces cellules, les histologistes sont disposés à reconnaître deux variétés : la première, de *cellules, dites gustatives*, en rapport avec les nerfs; la seconde, de cellules, dites de recouvrement, qui seraient de nature épithéliale.

Les cellules gustatives seraient analogues à ces éléments de la muqueuse pituitaire, qui reçoivent les terminaisons nerveuses, c'est-à-dire qu'elles se composeraient, d'un corps cellulaire ovoïde avec un noyau et deux prolongements. Le prolongement supérieur est cylindrique, chez le lapin. L'inférieur est beaucoup plus mince, et il se partage au niveau du derme en deux ou trois rameaux. Les cellules de recouvrement ressembleraient à des cellules épithéliales prismatiques. Quand elles possèdent des prolongements, ceux-ci ne sont jamais variqueux; leur longueur est à peu près égale à la hauteur des corpuscules du goût.

Muqueuse des lèvres. — La coloration rouge des lèvres tient à la minceur de la couche cornée de l'épiderme, et à la multiplicité des papilles, qui sont très serrées et longues de $0^{mm},2$ à $0^{mm},4$. Il faut dire aussi que la couche vasculaire, qui prend part à la constitution de ces replis, se trouve en rapport avec la muqueuse, tandis que les muscles se trouvent sur la face opposée.

Dans certaines régions, la muqueuse est très adhérente aux couches sous-jacentes. Ainsi, à la voûte palatine, la muqueuse buccale fait corps avec le périoste sous-jacent; mais ces deux membranes sont parfaitement distinctes, et l'on ne peut pas dire que cette région est tapissée par une fibro-muqueuse. La même observation pourrait s'appliquer aux gencives.

Glandes. — Les glandes annexées à la muqueuse linguale sont des glandes en grappes simples. Elles sont formées par des culs-de-sac réguliers, avec un épithélium clair, transparent, dont les cellules ont de $0^{mm},02$ à $0^{mm},03$, et qui remplissent presque toute la cavité de l'utricule. Ces glandes ont beaucoup d'analogie avec les glandes salivaires et avec celles du pharynx. Elles forment, depuis l'épiglotte jusqu'au larynx, une couche qui, d'après M. Sappey, a jusqu'à 4 et 5 millimètres d'épaisseur. Certaines descendent même plus profondément entre les faisceaux musculaires. Parmi ces dernières, il faut signaler toutes celles de la face dorsale, dont l'ensemble forme un fer à cheval ouvert en avant. D'autres glandes occupent la face inférieure de la langue. Parmi elles s'en trouve une plus volumineuse, à 1 centimètre en arrière de la pointe : c'est la glande de Blandin ou de Nuhn.

Les autres glandes annexées à la muqueuse buccale se divisent en :

Glandes labiales, situées entre la couche musculeuse et la muqueuse;

2° Glandes buccales, en rapport avec la muqueuse des joues et le muscle buccinateur;

3° Glandes palatines. Elles comprennent les glandes du voile du palais, qui forment une couche de près de 1 centimètre d'épaisseur à la face inférieure de ce repli. Les glandes de la face postérieure sont plus petites et ne forment pas une couche continue.

La *muqueuse des gencives* ne renferme pas de glandes. Il en est de même de la muqueuse des joues, si l'on ne tient pas compte des glandes salivaires disséminées, qui accompagnent le canal de Sténon.

La muqueuse palatine ne possède pas non plus de glandes sur sa partie antérieure; elle n'en a qu'en arrière, près du voile du palais.

MUQUEUSE DES FOSSES NASALES.

Développement. — Nous avons vu, page 118, t. I, comment se circonscrivaient les différentes cavités de la face, entre autres celles des fosses nasales. Celles-ci résultent, de deux enfoncements de l'épiderme marchant de dehors en dedans à la rencontre des deux vésicules olfactives, qui prennent naissance, comme on le sait, sur les vésicules hémisphériques du cerveau.

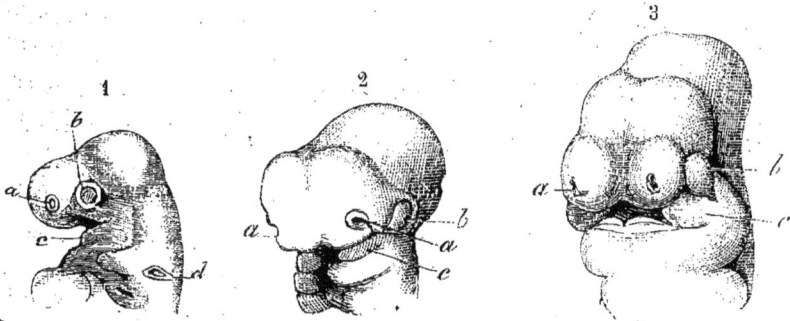

Fig. 154. — Têtes d'embryons montrant comment se circonscrivent les cavités par le développement des arcs branchiaux. (Voir l'explication pages 118 et 119, t. I.)

Nous avons vu, comment le feuillet moyen, débordant la dépression olfactive en haut et sur les côtés, se disposait de telle façon, qu'à l'époque où le bourgeon incisif commence à se former ; si l'on examine la face inférieure de l'extrémité céphalique, on voit deux gouttières, se réunissant à angle aigu en arrière et comprenant ce bourgeon, dans leur écartement. Telle est la première forme sous laquelle se présentent les fosses nasales.

Peu à peu, de la figure 1 nous passons à la figure 3, dans laquelle les gouttières nasales se sont converties en canal, au moins par leur extrémité antérieure.

La cloison des fosses nasales est donc formée par le bourgeon incisif prolongé en arrière. Le plancher des mêmes cavités, de son côté, est formé par la soudure des deux bourrelets, qui, enveloppant la dépression ectodermique en haut et sur les côtés, tendent à se réunir au-dessous d'elle. Sur la figure 2, on voit une fente très courte, réunissant en dessous la dépression olfactive à la dépression optique. Cette fente se convertira bientôt en canal. Ce sera, comme nous l'avons dit, le canal nasal.

Les faits, que nous venons d'exposer expliquent toutes les anomalies de développement caractérisant le bec-de-lièvre. Ils expliquent aussi l'imperforation de la partie postérieure des fosses nasales, signalée par

Luschka. Il suffit en effet d'imaginer, que la communication entre l'aditus anterior et la cavité bucco-nasale ne se soit faite, que par la partie inférieure.

L'organe de l'olfaction, au début, est représenté, comme l'organe de l'ouïe et de la vue, par une couche épithéliale ectodermique *c* et par un prolongement creux de la première vésicule cérébrale *b*. Le prolongement de la vésicule cérébrale forme le bulbe olfactif et ses dépendances ; la couche épithéliale ectodermique en rapport avec lui donne la *tache olfactive*. Mais il faut noter, que seulement la portion de la muqueuse correspondant à la tache, sert à l'olfaction.

Les plis et les cornets n'apparaissent qu'à une époque relativement tardive. Sur des embryons humains de 2 centimètres, la muqueuse est encore lisse ; à 8 centimètres les cornets commencent à paraître ; à 18 centimètres, ils sont bien développés et la muqueuse présente déjà des glandes. Les sinus ethmoïdaux apparaissent les premiers ; vers le quatrième mois, on voit se creuser les sinus maxillaires, et après la naissance seulement, le sinus sphénoïdal ; le sinus palatin, de trois à dix ans ; le sinus frontal, de sept à huit ans.

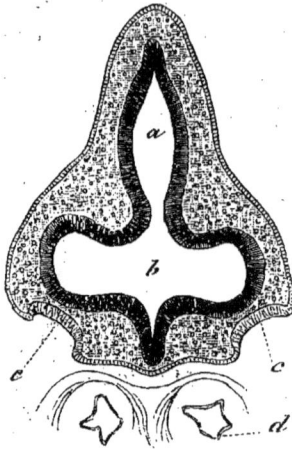

FIG. 155. — Développement des fosses nasales: Coupe transversale de la tête d'un embryon de poulet au troisième jour.—*a*, 2ᵉ vésicule ; *b*, 1ʳᵉ vésicule ; *c*, dépression épidermique au niveau de la fossette olfactive ; *d*, cœur

Description générale de la muqueuse des fosses nasales. — La muqueuse des fosses nasales présente une face externe très adhérente au périoste. Néanmoins, ainsi que nous l'avons fait voir avec M. Robin, et M. Rémy (thèse d'agrégation, *La membrane muqueuse des fosses nasales ;* 1877, a apporté de nouveaux arguments en faveur de notre opinion, il existe manifestement deux couches distinctes, dans toute l'étendue des fosses nasales et même dans ses prolongements, et nulle part une membrane, qu'on puisse appeler une fibro-muqueuse.

La face interne de la muqueuse pituitaire, toujours couverte d'un épais enduit de mucus, est rouge vif à l'état normal, violacée sur le cadavre : couleurs qu'elle doit à sa vascularité extrême. La partie supérieure de cette muqueuse correspond au cornet supérieur, au méat supérieur et à une portion du cornet moyen ; en second lieu, à la cloison des fosses nasales. Jusqu'au même niveau, elle est d'une couleur jaune, chez les animaux ; quelquefois elle est fortement pigmentée : c'est là la *tache olfac-tive*, beaucoup moins apparente chez l'homme.

Sur les cadavres, la muqueuse a, d'une façon générale, un aspect ve-louté, pulpeux. Par contre, dans les sinus, elle est tout à fait lisse. Son épaisseur est très variable. Dans les sinus, ethmoïdaux et sphénoïdaux, elle n'a que $0^{mm},2$; dans le sinus maxillaire, $0^{mm},1$. Sur la tache olfac-tive, elle est relativement considérable; car elle s'élève à 1 millimètre et demi.

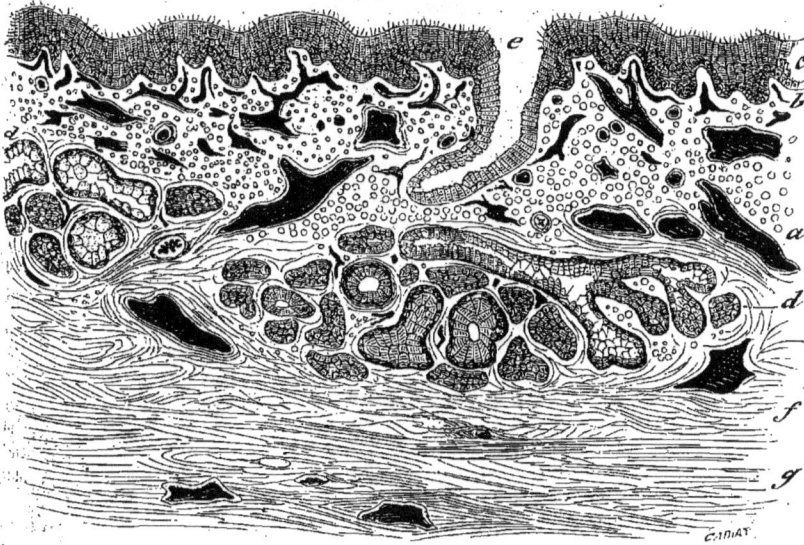

Fig. 156. — Coupe de la muqueuse des fosses nasales sur le cornet inférieur. — *a*, tissu de la muqueuse avec ses réseaux veineux et ses noyaux du tissu conjonctif; *b*, saillies pa-pilliformes; *c*, couche épithéliale de cellules à cils vibratiles; *d, d*, glandes en grappes; *e*, canal excréteur d'une glande; *f*, tissu conjonctif sous-muqueux; *g*, périoste.

Cette muqueuse est peu résistante; elle est rapidement détruite, par la putréfaction et les réactifs chimiques.

Le chorion de cette muqueuse, riche en fibres élastiques, ne présente que des saillies peu accusées, et non de véritables papilles, comme le derme.

L'épithélium de la muqueuse nasale est formé de cellules à cils vibra-tiles, sauf sur la tache olfactive, où nous trouverons des éléments spéciaux.

Les glandes sont des glandes en grappe, même sur la tache olfactive. Bowmann avait décrit dans cette région, des glandes en tube. M. Sappey a relevé avec raison cette erreur. M. Rémy est arrivé, de son côté, aux mêmes résultats que cet éminent anatomiste.

Vaisseaux. — La muqueuse olfactive, dans toute son étendue, est d'une vascularité extrême. Les plexus veineux y sont particulièrement développés.

Tache olfactive. — La muqueuse de cette région offre un chorion ne différant pas de celui des muqueuses tapissant les parties voisines. Son épaisseur seule est plus grande. En outre, il est traversé par un grand

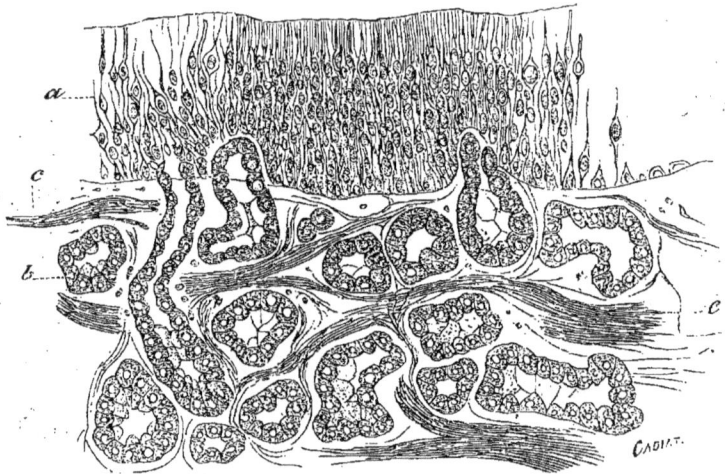

FIG. 157. — Coupe de la muqueuse des fosses nasales d'un supplicié de trente ans, au niveau de la tache olfactive. — *a*, éléments épithéliaux supposés en continuité avec les nerfs; *c*, faisceaux de tubes nerveux traversant la muqueuse en tous sens; *b*, glandes en grappes décomposées par le passage des faisceaux nerveux.

nombre de faisceaux de tubes nerveux. qui vont aboutir à la couche épithéliale. L'épithélium de cette région est particulièrement intéressant à étudier. M. Schultze en a donné le premier une description, d'après différents animaux. M. Rémy a vu les mêmes dispositions sur l'homme. Voici en quoi elles consistent :

La couche épithéliale a, chez l'homme, $0^{mm},2$ d'épaisseur; elle est formée par la juxtaposition de cellules allongées, entre lesquelles sont disséminés des cellules plus petites et des noyaux.

Les grandes cellules sont de deux sortes. Les unes ont une extrémité large, transparente, et une autre effilée. Un noyau se trouve à l'union de ces deux portions. Les autres cellules ont une extrémité terminée par une pointe mousse, une autre qui se confond avec des cellules plus petites. Aucun de ces éléments n'a de cils vibratiles.

D'autres cellules sont très allongées et se terminent en pointe à leurs deux extrémités. Elles portent de longs filaments, qui paraissent sortir du chorion et qu'on peut regarder comme des filaments nerveux. Ces cellules correspondent bien à celles, que Mac-Schultze a décrites, comme cellules spéciales de nature nerveuse. Chez le chien ces dispositions sont plus évidentes ; mais elles le sont encore davantage chez la grenouille. Chez cet animal, en effet, on voit bien manifestement deux espèces de cellules, et celles qui sont effilées à leurs deux extrémités, portent un long filament variqueux, qui a tous les caractères d'un cylinder axis. Les recherches de M. Rémy semblent donc confirmer sur ce point celles de Max Schultze, d'Ecker, d'Eckardt et de Balogh.

Les nerfs réduits à leur cylinder axis traversent la couche amorphe sous-jacente à la muqueuse et se perdent dans la couche épithéliale. Dans le chorion muqueux, ils sont

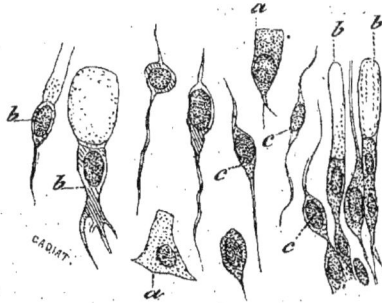

Fig. 158. — Éléments isolés de la tache olfactive chez l'homme, le même que précédemment. — a, éléments épithéliaux de la couche profonde ; b, cellules épithéliales prismatiques passées à l'état caliciforme ; c, éléments nerveux en continuité avec les nerfs.

disposés en faisceaux de 0^{mm},2 à 0^{mm},3. Ils n'ont pas de myéline. Ces nerfs montent perpendiculairement à la surface de la muqueuse, et entre eux se trouvent les glandes dites de Bowmann. Ils se divisent en un grand nombre de filets, qui manifestement traversent la couche hyaline sous-épithéliale.

Muqueuse des sinus maxillaires. — Cette muqueuse diffère peu du reste de la muqueuse nasale. Les glandes sont très écartées les unes des autres ; mais elles existent, ainsi que M. Sappey l'avait vu, et contrairement à l'opinion que nous avions émise à ce sujet avec M. Robin. L'épithélium de cette membrane est muni de cils vibratiles.

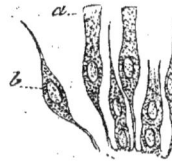

Fig. 159. — Les mêmes éléments chez le chien. — a, b, mêmes significations.

Dans les sinus frontaux, ethmoïdaux, sphénoïdaux, la muqueuse est très mince ; mais elle forme encore une couche distincte du périoste. Le chorion n'a que 0^{mm},2 à 0^{mm},3. Il renferme quelques glandes en grappes.

Canal nasal. — La muqueuse du canal nasal a 0^{mm},2 à 0^{mm},3 d'épaisseur ; elle adhère intimement au périoste. Elle ne diffère de la pituitaire que par le nombre considérable de noyaux, qu'elle présente dans sa trame. Au-dessous d'elle, dans le périoste, se trouvent des veines nombreuses et volumineuses. Il n'y a pas de glande, dans le

sac lacrymal et dans le canal nasal, si ce n'est auprès de son orifice inférieur, ainsi que nous l'avons avancé avec M. Robin.

La muqueuse des fosses nasales présente, chez un grand nombre de
mammifères, un prolongement très singulier, connu sous le nom d'*organe de Jacobson*.

Cet organe ne se présente qu'à l'état de vestige, chez l'homme adulte.
C'est un long tube ou plutôt un sac, muni d'une enveloppe cartilagineuse,
couché sur le plancher de la narine, tout près de la cloison.

Ce tube est doublé par une muqueuse, ayant la structure de la pituitaire
et possédant les mêmes glandes.

Il reçoit par son extrémité postérieure des nerfs très volumineux : les
uns, qui sortent de la lame criblée ; mais, d'après Cuvier et Jacobson, ils
n'auraient pas la même origine que les nerfs olfactifs; d'autres, viennent
du naso-palatin. L'extrémité antérieure de l'organe de Jacobson s'ouvre,
dans le canal de Sténon ou trou palatin antérieur, par une fente étroite.

Conjonctive. — La conjonctive, à part les caractères généraux du
groupe des muqueuses auquel elle appartient, présente les dispositions
suivantes :

Elle est lisse dans presque toute son étendue, sauf sur la portion qui
recouvre les cartilages tarses et les culs-de-sac palpébraux; ces régions, par
contre, sont couvertes de papilles qui s'hypertrophiant dans les conjonc-
tivites et forment des granulations entretiennent l'inflammation dans
toute l'étendue de la membrane. Cette muqueuse a une couche hyaline
épaisse de 0^{mm},008 environ. Elle se poursuit avec les mêmes caractères
dans les conduits lacrymaux. Cette membrane est douée d'une vive sensibilité qu'elle doit à des éléments spéciaux dits corpuscules de Krause,
décrits pages 98 et 230, t. II.

Muqueuse du pharynx. — La muqueuse du pharynx est mince :
elle n'a que 1/4 de millimètre. Elle est doublée par une couche de fibres
élastiques, serrée et couverte de papilles enfouies dans la couche épithéliale.

L'épithélium est pavimenteux, sauf sur l'arrière-cavité des fosses nasales, où il est prismatique et à cils vibratiles. On trouve sous cette muqueuse des glandes en grappes nombreuses, analogues à celles de la bouche.

La muqueuse du pharynx est riche en follicules.

Les amygdales, qui appartiennent au pharynx, représentent une agglomération de follicules de cette nature. On en trouve aussi en grand nombre sur la portion verticale de la langue.

Mais, sur la muqueuse qui tapisse l'arrière-cavité des fosses nasales, celle qui se trouve, par conséquent, en rapport avec l'apophyse basilaire, et entre les deux trompes d'Eustache, on trouve un tissu particulier décrit par M. Ch. Robin en 1855 et Luschka en 1860.

Dans cette région, la couleur de la muqueuse est plus foncée et plus vasculaire que dans les parties environnantes. La surface en est anfractueuse et forme des espèces de circonvolutions. Elle est tomenteuse et d'apparence boursouflée; et, sur la ligne médiane, on aperçoit un sillon se terminant par un infundibulum. Sur toute cette surface, d'une trompe d'Eustache à l'autre, l'épithélium est prismatique et cilié.

Dans l'épaisseur de la muqueuse, on aperçoit des saillies sphériques blanchâtres, formées par des follicules clos analogues à ceux qui composent les amygdales. Le tissu, qui les enveloppe, est seulement beaucoup plus riche en vaisseaux que dans ces dernières, voy. fig. 112 et 113, t. I. Luschka donne au tissu, qui compose cette muqueuse, le nom d'adénoïde, mot qui n'a pas grande signification.

Il serait important de savoir si ce sont là de véritables ganglions lymphatiques. Or, après ce que nous avons vu plus haut, il est probable qu'ils appartiennent à la même catégorie de glandes.

Ces follicules sont, en effet, formés par un réticulum de corps étoilés, dans les mailles duquel sont inclus des noyaux et des cellules sphériques, comme ceux que nous avons décrits page 152. Ils appartiennent bien au chorion de la muqueuse, et non au tissu cellulaire sous-jacent.

Muqueuse du larynx. — L'épithélium de la muqueuse laryngée est prismatique, à cils vibratiles dans certaines régions et pavimenteux dans d'autres.

Les régions où il est pavimenteux correspondent à des portions de muqueuse munies de papilles. Sur la face postérieure de l'épiglotte et sur les parties descendantes des replis aryténo-épiglottiques, la muqueuse est lisse et garnie d'un épithélium vibratile.

Sur les cordes vocales inférieures, on trouve un épithélium pavimenteux et de petites papilles assez écartées, cachées dans cette couche épithéliale. Elles sont plus développées au niveau de l'échancrure inter-aryténoïdienne. Ce sont ces régions, qui se trouvent précisément être le siège des tumeurs papillaires ou polypes du larynx.

Au-dessous des cordes vocales inférieures, commence immédiatement la muqueuse bronchique, avec ses caractères spéciaux.

La muqueuse du larynx renferme deux sortes de glandes : des petites glandes en grappes à conduit excréteur et des follicules clos.

Les glandes en grappes sont très nombreuses ; elles font défaut sur la muqueuse du bord libre des cordes vocales. Mais, d'après Coyne, et contrairement à l'opinion de Luschka, il y a des glandes, qui vont s'ouvrir sur les faces supérieure et inférieure de ces replis. Les glandes correspondant à l'épiglotte traversent le fibro-cartilage où elles sont contenues, dans une cavité offerte par ce dernier (Ch. Robin).

En plusieurs endroits, ces glandes sont réunies en groupes impairs, ou symétriquement disposées des deux côtés du larynx. Les groupes impairs sont situés sur les parois antérieure et postérieure. Les antérieures sont au-dessous des membranes hyo-épiglottique et thyréo-hyoïdienne. Les postérieures, ou interaryténoïdiennes, sont très condensées dans toute l'étendue de l'échancrure aryténoïdienne.

Ces glandes latérales sont contenues dans les replis ary-épiglottiques et dans les ligaments thyréo-aryténoïdiens supérieurs (glandes aryténoïdiennes de Morgagni).

La muqueuse du larynx contient, d'après Luschka, dans quelques conditions exceptionnelles, des follicules clos analogues à ceux que nous avons décrits dans le pharynx.

Muqueuse de la trachée et des bronches. — La muqueuse de la trachée et des grosses bronches présente à étudier deux faces :

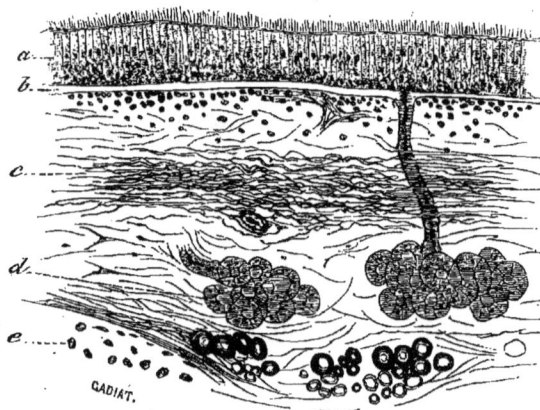

FIG. 160. — Muqueuse de la trachée. — *a*, épithélium prismatique à cils vibratiles ; *b*, couche hyaline ; *c*, trame élastique de la muqueuse ; *d*, glandes incluses dans le tissu conjonctif sous-muqueux ; *e*, cartilage.

1° la face externe, en rapport avec la couche cellulaire qui recouvre les anneaux cartilagineux et se trouve doublée par une enveloppe élastique très épaisse. Les fibres de cette couche se continuent dans le chorion, où elles sont moins abondantes, mais cependant encore très nombreuses. La plupart de ces fibres sont longitudinales et anastomosées entre elles.

Cette tunique élastique envoie d'ailleurs de nombreuses fibres, qui se mêlent au tissu conjonctif pour former l'enveloppe des cartilages de la trachée. Il n'y a point de fibres musculaires dans la muqueuse de la trachée et des grosses bronches; mais on retrouve ces éléments dans les petites, où toutes les tuniques tendent à se confondre.

2° La face interne de la muqueuse est lisse, plissée longitudinalement, mais sans papilles. Elle est couverte d'une couche d'épithélium à cils vibratiles de $0^{mm},1$ d'épaisseur.

Cet épithélium joue un rôle essentiel dans la respiration; c'est lui, en effet, qui empêche les poussières de pénétrer dans le parenchyme pulmonaire. Il a aussi pour action de chasser le mucus et les différents liquides qui pourraient s'y accumuler.

Les glandes sont étalées dans le tissu conjonctif, au-dessous de l'enveloppe élastique, au niveau des espaces qui séparent les anneaux cartilagineux. Leur volume est celui d'un grain de millet. Elles sont aplaties, larges et elles offrent un canal excréteur traversant perpendiculairement la muqueuse.

On trouve les mêmes glandes dans toute l'étendue du système bronchique; jusque sur les bronches, qui n'ont que 2 millimètres de large et moins encore.

Au niveau des dernières ramifications bronchiques, la couche musculaire, qui à ce niveau entoure entièrement le conduit aérien, fait corps avec la face externe de la muqueuse et se trouve traversée par les glandes situées en dehors d'elle.

L'épithélium cilié cesse au niveau où s'arrêtent la muqueuse et l'enveloppe musculaire. Il se continue insensiblement avec l'épithélium cubique sans cils, qui tapisse les premières branches des canalicules respirateurs. On verra, à propos du poumon, les autres particularités relatives à la structure des conduits bronchiques.

Muqueuse de l'œsophage. — La face interne de la muqueuse œsophagienne est doublée par une couche musculaire adhérente, qui la sépare du tissu conjonctif. Cette couche, épaisse de $0^{mm},3$ à $0^{mm},5$, se continue avec celle de la muqueuse gastrique. Elle est traversée par les conduits excréteurs des glandes sous-jacentes.

La surface interne est recouverte par un épithélium pavimenteux stratifié. Sous cet épithélium se trouvent des papilles minces, cylindriques, assez écartées les unes des autres. Par places, on trouve des papilles composées.

Nous avons constaté, avec M. Ch. Robin, qu'au niveau du cardia il n'y avait aucun tissu de transition entre la muqueuse œsophagienne et la

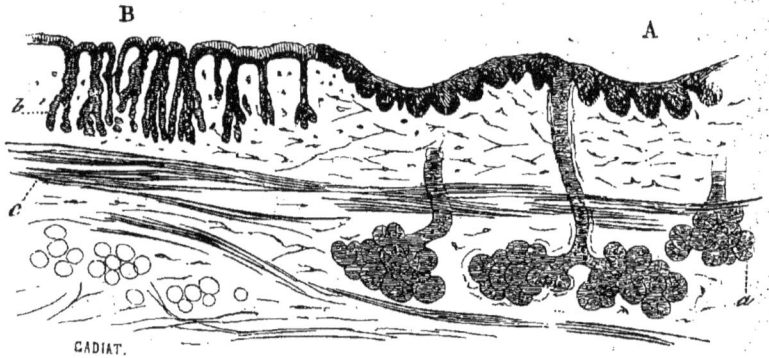

FIG. 161. — Muqueuse de l'œsophage au niveau de sa jonction avec la muqueuse de l'estomac. — A, œsophage ; B, estomac ; *a*, glandes sous-muqueuses de l'œsophage ; *b*, glandes intra muqueuses de l'estomac ; *c*, fibres musculaires de la muqueuse intestinale, se continuant dans la muqueuse de l'œsophage.

muqueuse gastrique. Une ligne circulaire parfaitement nette marque brusquement la trace de l'union des deux muqueuses, qui se poursuivent jusque là, et chacune de leur côté, avec leurs caractères propres. D'un côté, on voit l'épithélium pavimenteux, le chorion élastique, les glandes sous-muqueuses ; de l'autre, l'épithélium prismatique, le chorion et les glandes spéciales aux muqueuses intestinales.

ARTICLE II

MUQUEUSES DES VOIES GÉNITALES ET URINAIRES.

§ 143. **Développement.** — Les muqueuses des voies génitales et uri-

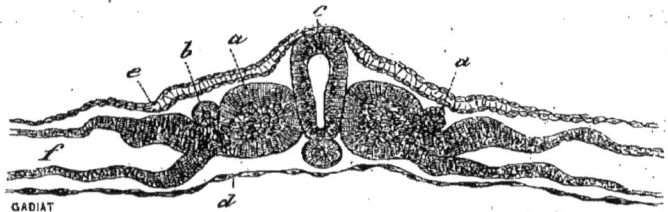

FIG. 162. — Formation des conduits de Wolff chez le poulet, au deuxième jour. — *a*, conduit de Wolff plein d'un côté, creux de l'autre ; *b*, protovertèbres ; *c*, moelle ; *d*, feuillet interne avec son épithélium aplati ; *e*, feuillet externe ; *f*, cavité pleuropéritonéales.

naires se développent sur les couches épithéliales constituant l'involution cloacale, l'allantoïde, les conduits de Wolff et de Müller. Nous avons déjà montré, page 125, t. I, comment se formaient le cloaque, l'anus et l'allantoïde. Actuellement, nous allons exposer la formation de deux canaux destinés à la trompe et au canal déférent. Mais afin de n'être pas obligé, quand nous en serons aux organes génitaux internes, de revenir sur ces questions, nous exposerons ici les principaux faits relatifs à ces phénomènes embryogéniques, considérés dans leur ensemble.

Conduit de Wolff. — L'apparition du conduit de Wolff marque le début des organes génitaux. Ce canal se forme dans le commencement

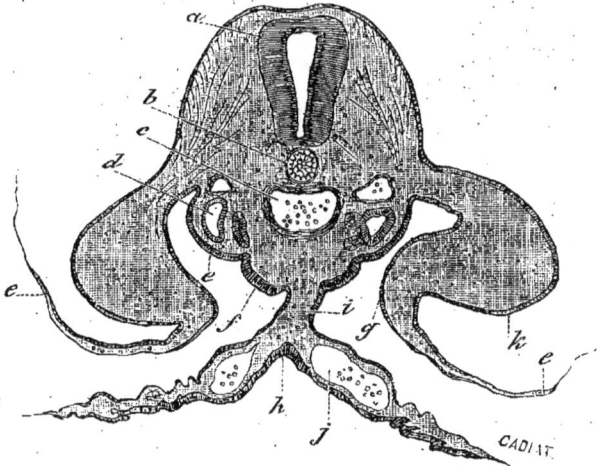

Fig. 163. — Coupe d'un embryon de poulet au troisième jour. — *a*, moelle; *b*, corde dorsale; *c*, aorte; *d*, conduit de Wolff; *e*, épithélium germinatif; *f*, éminence génitale et épithélium germinatif; *g*, cavité pleuro-péritonéale; *h*, feuillet interne; *j*, vaisseaux de la lame vasculaire; *l*, replis amniotiques.

de la troisième journée, chez l'embryon de poulet. Il se présente tout d'abord comme un cylindre formé de cellules d'apparence épithéliale, immédiatement au-dessous du feuillet externe, entre les protovertèbres et la fente pleuro-péritonéale (voy. *a*, fig. 162).

Le conduit de Wolff, une fois formé, descend verticalement, dans l'épaisseur du feuillet moyen, de chaque côté des protovertèbres. Au bout de peu de temps, il donne des branches transversales, qui, ne pouvant s'étendre, se replient et se contournent, comme des tubes glandulaires. Ces tubes se mettent en outre en rapport avec des pelotons vasculaires, formés par des rameaux capillaires, issus de branches artérielles, qui naissent directement de l'aorte. Ainsi se forment les glomérules du corps de Wolff, analogues à ceux que nous trouverons dans le rein. Tel est le mode de développement du corps de Wolff. Quant au conduit de Wolff, il est situé sur la face externe de cet organe ; il descend parallèlement au conduit de Müller et vient s'ouvrir sur les parties latérales du cloaque, en avant de l'uretère et en avant des conduits de Müller.

Les corps de Wolff naissent donc aux dépens du conduit de même

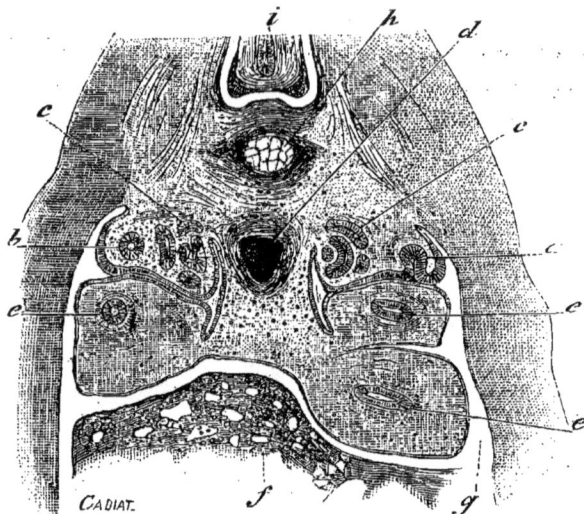

Fig. 164. — Début du canal de Müller chez un embryon de mouton de 12 millimètres. — *a*, involution de l'épithélium germinatif formant le canal de Müller; *b*, canal de Müller de l'autre côté, séparé déjà de l'épithélium germinatif; *c*, corps de Wolff *d*, aorte ; *e*, intestin ; *f*, foie ; *g*, cavité péritonéale ; *h*, corde dorsale ; *i*, moelle.

nom, en dehors des protovertèbres et sur la paroi de la fente pleuro-péritonéale. Celle-ci se trouve soulevée et elle forme une saillie en avant qui est l'éminence génitale. A cette époque, si l'on examine la coupe transversale d'un embryon, on voit de chaque côté du pédicule, qui sera plus tard le mésentère, deux saillies allongées longitudinalement, correspondant aux éminences génitales. L'épithélium, qui les tapisse, n'est autre que celui de la fente pleuro-péritonéale. Or, tandis que dans les autres régions de cette fente, il tend à s'aplatir, pour prendre la forme caractéristique de l'épithélium des séreuses, sur l'éminence génitale, les cellules deviennent prismatiques. La couche qu'elles constituent, s'épaissit peu à peu et finit par former ce que Waldeyer a appelé l'épithélium germinatif.

L'augmentation de volume du corps de Wolff sépare bientôt ce revêtement épithélial en deux portions, comme une enveloppe trop étroite, de telle façon que l'éminence génitale se décompose en trois régions ;

une interne, en rapport avec le mésentère et qui donnera naissance à l'ovaire ou au testicule; une moyenne avec épithélium mince; une externe, dans laquelle nous allons voir se former le canal de Müller.

Nous laisserons pour le moment le développement de l'ovaire et du testicule, que nous reprendrons plus loin. Il nous suffit actuellement d'avoir montré la place où ces organes prenaient naissance. Revenons à la trompe et au canal déférent.

Sur la face externe de l'éminence génitale se forme, d'après Waldeyer, un pli longitudinal de l'épithélium de revêtement (fig. 164). Ce pli, représentant une involution épithéliale, se ferme en canal par son extrémité inférieure, et reste ouvert supérieurement, dans la cavité pleuro-péritonéale; comme une

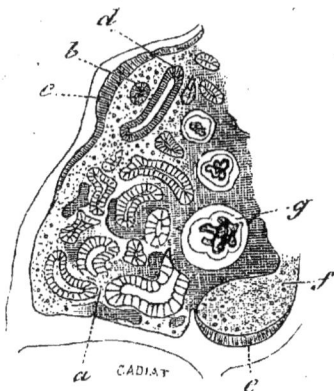

FIG. 165. — Coupe du même embryon, un peu plus bas, au niveau environ où s'arrête à cette époque le canal de Müller. — a, corps de Wolff; b, canal de Müller; c, épithélium germinatif; d, conduit de Wolff; e, éminence génitale; f, épithélium germinatif; g, glomérules du corps de Wolff.

sorte de cornet s'enfonçant par sa pointe dans le feuillet moyen de l'éminence génitale et ouvert par sa base latéralement. Waldeyer fixe au cinquième jour le début du canal de Müller, et il donne à l'appui de son opinion une figure que, depuis, tous les auteurs ont reproduite, sans chercher à la vérifier. En étudiant le développement du conduit de Müller, sur le mouton, il m'a semblé que cette figure n'était pas exacte. En effet, lorsque débute le canal de Müller, l'éminence génitale est beaucoup plus développée que ne le figure Waldeyer. Chez le poulet, j'ai cherché de même à retrouver les dispositions représentées par Waldeyer, et j'ai vu qu'en effet, elles étaient schématiques et impossibles à réaliser sur l'embryon. En effet, ce n'est qu'au sixième jour que se développe le conduit de Müller, en même temps que l'uretère, quand l'éminence génitale est très développée, et l'orifice supérieure de ce canal est sur un plan beaucoup plus élevé que l'épithélium germinatif recouvrant l'ovaire.

Peu à peu ce cône épithélial s'allonge par son extrémité inférieure. Il se creuse d'une cavité centrale et ainsi forme le canal de Müller. Le canal de Müller deviendra la trompe, chez l'adulte. Celle-ci offre, comme on le sait, les mêmes connexions avec le péritoine que le conduit décrit précédemment. L'extrémité évasée de ce dernier, ouverte dans la cavité péritonéale, représente le pavillon.

A mesure que l'extrémité caudale se développe, ces deux canaux de Wolff et de Müller descendent de plus en plus et viennent s'ouvrir dans le cloaque, de telle façon que le conduit de Wolff est en avant et celui de Müller un peu plus en arrière.

Les conduits de Wolff persistent, chez le mâle, sous la forme de canal déférent; par contre, ils s'atrophient chez la femelle, où ils sont représentés, seulement dans quelques espèces, par les canaux de Gartner qui aboutissent au vagin.

Chez le mâle aussi, les conduits de Müller s'atrophient; ils s'unissent

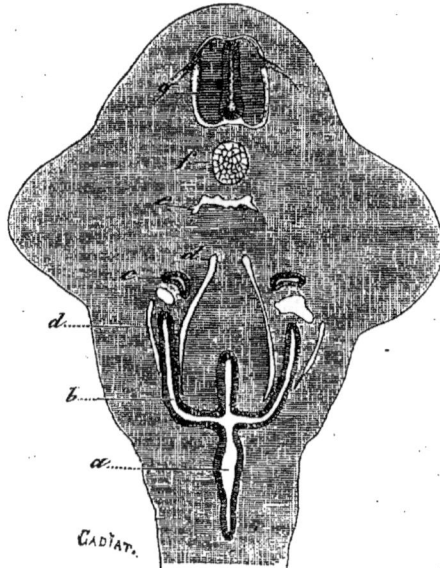

FIG. 166. — Embryon de poulet de cinq jours. Extrémité caudale. — *a*, cloaque; *b*, canaux de Wolff s'ouvrant sur le cloaque; *c*, uretères; *d*, cavité péritonéale; *e*, aorte; *f*, corde dorsale; *g*, moelle.

néanmoins par leur extrémité inférieure, pour former une cavité commune, qui est l'utricule prostatique. Or, suivant les espèces animales, cet utricule a des formes variables, qui rappellent plus ou moins celles de l'appareil utérin de la femelle. Ainsi, chez les solipèdes, l'utricule prostatique est représenté par un sac qui se divise supérieurement en deux prolongements; chez le castor, par une paire de tubes cæcaux, et chez la Viscache, par deux gros tubes ressemblant à des oviductes.

Inversement, chez la femelle, les conduits de Müller persistent, pour former la trompe.

Ces deux tubes se soudent l'un à l'autre, avant de s'ouvrir dans le cloaque, mais dans une étendue plus ou moins grande, suivant les espèces animales. Ainsi quelquefois, il existe un vestibule commun représenté par la vulve chez la femme ; puis viennent deux vagins et deux utérus ; mais la plupart du temps la fusion des deux conduits de Müller se fait au niveau du point qui formera le vagin ; de sorte qu'il existe un vagin et deux utérus. Chez la femme, la soudure se fait encore plus complètement, de façon à donner un vagin, un utérus et deux trompes. Chez l'oiseau, l'urèthre et l'oviducte ne persistent que du côté gauche. Ces mêmes organes s'atrophient du côté droit.

Ainsi, nous voyons, en résumé, que l'appareil génital et urinaire primitif ramené à sa plus simple expression, se compose :

1° Du cloaque, cavité où viennent s'ouvrir l'intestin, les voies génitales et urinaires sous la forme des canaux de Müller et de Wolff, puis de l'allantoïde, avec les uretères et la vessie ; le cloaque est formé par un enfoncement du feuillet externe (1) ;

2° Des canaux de Muller, provenant de l'épithélium de la fente pleuro-péritonéale et se soudant entre eux, dans une étendue plus ou moins grande, suivant les espèces animales, pour former la matrice.

Le cloaque correspond au vestibule des voies génitales ou vulve, à l'urèthre, dans toute sa portion pénienne et bulbaire et à l'anus, jusqu'à la ligne des godets de Morgagni.

Plus tard il se divise en deux régions : celle qui répond à l'entrée des voies génito-urinaires, et celle qui donne accès dans le canal intestinal. Il est plus ou moins complet suivant les espèces. Ainsi, chez les oiseaux, le cloaque persiste, tel qu'il est au début de la vie embryonnaire ; seulement, la portion intestinale est séparée de la portion cutanée, par un sphincter puissant, qui, au moment de la défécation, amène l'intestin à l'extérieur.

Les Monotrèmes et les Marsupiaux ont aussi un cloaque, et les Monotrèmes n'ont pas de vagin proprement dit. D'après Milne Edwards, on peut dire, que la portion du cloaque qui représente le vestibule des voies génitales, est d'autant plus courte, que l'organisation est plus perfectionnée.

Comme vestiges de la soudure du cloaque, avec les conduits de Müller,

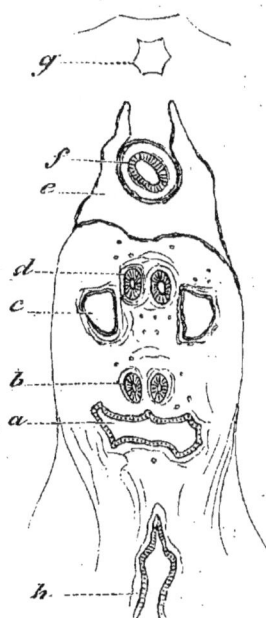

(1) Pour le développement du cloaque de l'allantoïde et de l'anus, voy. t. I, p. 124 et 125.

Fig. 167. — Coupe de l'extrémité caudale d'un embryon de mouton de 2 centimètres, montrant la vessie et les conduits de Müller. — a, vessie ; b, uretères ; c, conduits de Wolff ; d, conduits de Müller ; e, cavité péritonéale ; f, intestin ; g, colonne vertébrale ; h, aorte

il reste, à l'entrée des voies génitales de la femme, un rétrécissement plus ou moins accusé, comme chez les carnassiers, et une membrane hymen, que l'on trouve aussi chez les singes.

Les considérations embryogéniques précédentes nous amènent à comprendre comment, dans les muqueuses cloacales, génitales internes et urinaires, nous devons trouver des caractères différentiels en rapport avec la couche épithéliale dont elles dérivent. En effet, on peut diviser ces muqueuses en cloacales, comprennant : la vulve, l'urèthre, l'anus, jusqu'aux godets de Morgagni.

En génitales internes comprenant : la trompe, l'utérus, le canal déférent, l'utricule prostatique, le vagin.

En urinaires ou muqueuses de la vessie et de l'uretère, etc.

Muqueuses de la vulve et de l'anus. — La muqueuse de la vulve possède, à très peu de chose près, la structure du derme.

Elle présente des glandes sébacées volumineuses, qui cessent à 15 millimètres en avant de l'hymen. A ce niveau, commence une zone intermédiaire, qui s'étend jusqu'à l'entrée du vagin, zone ayant encore les caractères de la peau, mais absolument dépourvue de glandes d'aucune espèce. Les sinus qui entourent le méat urinaire de la femme ne sont nullement des glandes, ainsi que l'avaient bien vu d'ailleurs MM. Martin et Léger.

Au niveau de l'*anus*, se trouve la ligne d'union de la muqueuse intestinale et de la peau (voy. muqueuse intestinale, p. 322). Elle est représentée par une série d'arcades et de festons à concavité supérieure, formée par des saillies de la muqueuse dites colonnes du rectum ou de Morgagni, entre lesquelles se trouvent des espèces de dépressions en forme de godets. Cette ligne marque, d'après Cruveilhier, la terminaison du derme. Au-dessus d'elle se trouve une zone étroite, haute seulement de 5 à 8 millimètres, soulevée par les colonnes du rectum. Cette zone appartient encore au derme. Elle est très amincie et n'atteint là que $0^{mm},06$ d'épaisseur. Le chorion, muqueux à ce niveau, renferme des fibres élastiques et se continue avec la couche musculaire propre de la muqueuse intestinale. Cette zone est caractérisée par la disparition des glandes folliculaires et un revêtement épithélial qui est pavimenteux, au lieu d'être prismatique comme dans tout le reste de l'intestin.

Sur la ligne sinueuse inférieure, marquant la véritable limite de l'anus ou de l'enfoncement cloacal, la muqueuse est épaissie. Elle forme, unie au tissu cellulaire sous-jacent, une sorte de bourrelet taillé à pic, ayant 2 à 3 millimètres du côté de l'intestin. Sur les deux faces de ce pli se trouvent des papilles longues de $0^{mm},08$ et coniques. Sur cette portion de la muqueuse on ne trouve aucune glande. L'épithélium qui les recouvre est pavimenteux et il offre un peu plus de consistance que sur la zone précédente. Il possède une couche cornée, encore molle, mais avec des cellules privées de noyaux.

A partir du sommet de cet épaississement, la muqueuse prend de plus en plus les caractères du derme. Les papilles se présentent avec des formes variables, et souvent on aperçoit des espaces assez larges qui en sont totalement dépourvus.

Toute cette région, dans une hauteur de 15 à 20 millimètres, est encore dépourvue de poils.

La fin du sphincter interne correspond encore à la ligne sinueuse anale. C'est aussi à son niveau que s'établissent, d'après M. Duret, les anastomoses entre les veines de la circulation porte et de la circulation générale.

Ces distinctions entre les deux portions de l'anus ne sont pas purement anatomiques et embryogéniques. Les affections propres à chaque ordre de muqueuse restent localisées dans leur circonscription. Ainsi, les épithéliomas papillaires, les condylomes, les chancres, les fissures, ne se montrent que dans la zone dermique ou anale proprement dite. Il en est de même des lésions du rétrécissement syphilitique.

Par contre, c'est au-dessus de la ligne sinueuse, dans la muqueuse intestinale, qu'on trouve les lésions de la dysenterie et de la *fièvre typhoïde*.

Muqueuse du vagin. — La muqueuse vaginale possède un chorion épais de 1 millimètre. Elle présente des papilles cylindriques, longues de $0^{mm},2$, et enfouies dans la couche épithéliale. Sur les colonnes vaginales, elles sont très volumineuses et bi ou trilobées. L'épithélium qui les recouvre, est pavimenteux, avec une couche cornée assez épaisse, surtout au voisinage de l'hymen. Le chorion de la muqueuse est riche en noyaux du tissu conjonctif et en corps fibro-plastiques; près de l'hymen, les fibres élastiques deviennent de plus en plus abondantes. Cette membrane est absolument dépourvue de glandes de toute espèce, et cela dans toute son étendue.

Au-dessous de la muqueuse, se trouve une très mince couche de tissu conjonctif, dans lequel se trouvent des veines volumineuses. Plus en dehors enfin, on aperçoit la couche musculaire très adhérente à la muqueuse.

La muqueuse du vagin se continue, sans changer de caractère, sur toute la surface du museau de tanche.

Muqueuse utérine. — La muqueuse utérine présente des caractères très différents dans la cavité du col et dans celle du corps. Les glandes ne sont pas les mêmes sur l'une et sur l'autre. Celle du corps se détache et se régénère pendant la grossesse. Celle du col s'hypertropie à cette époque, mais reste toujours adhérente.

La muqueuse utérine est très épaisse. En moyenne elle a 7 à 8 milimètres. Sa face interne est inégale, tomenteuse, très facilement altérable, après la mort. La face externe fait corps avec le tissu musculaire de l'utérus, au point qu'il y a pénétration réciproque, sans interposition de tissu conjonctif. La muqueuse du col et du corps utérine est entièrement tapissée par un épithélium cylindrique à cils vibratiles petit et difficile à voir sur les cadavres.

La muqueuse du corps de l'utérus ne présente pas de membrane propre

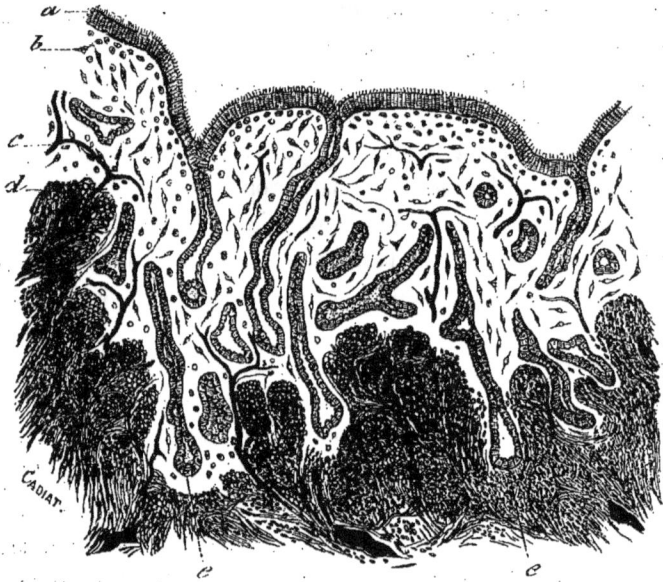

FIG. 168. — Muqueuse du corps de l'utérus d'une femme n'ayant pas eu d'enfants. — a, épithélium à cils vibratiles ; b, chórion de la muqueuse formé de corps fibro-plastiques ; c, vaisseaux ; d, fibres musculaires de la paroi utérine ; e, glandes en tube.

hyaline, au-dessous de la couche épithéliale. Elle renferme un grand nombre de follicules ; si bien que les intervalles entre ces glandes ne sont guère que 2 ou 3 fois plus larges que ces glandes elles-mêmes.

Ces follicules sont droits ou inclinés, jamais spiroïdes, avec des culs-de-sac simples ou bilobés. La plupart plongent profondément entre les faisceaux musculaires de la paroi interne, de telle sorte que, lors du décollement de la *caduque* (voy. plus loin), la partie profonde de ces utricules reste dans la couche musculaire (Ch. Robin) et sert à la régénération des glandes nouvelles, après la grossesse. L'épithélium de ces glandes est formé par une rangée de petites cellules polyédriques, qui s'hypertrophient pendant la grossesse, avec la glande qui les contient. Celle-ci peut, dans ces conditions, atteindre un volume 10 fois plus grand.

Le chorion de cette membrane est formé presque exclusivement, par de la matière amorphe, renfermant un nombre considérable de corps fibro-plastiques. Dans la grossesse, un tissu formé d'éléments de cette nature est apte à s'hypertrophier et à se régénérer facilement. Aussi est-ce aux dépens de cette membrane que se forme la caduque ; mais il résulte aussi de cette propriété, que, dans certaines conditions, on voit ces éléments se multiplier par places et former des masses volumineuses molles, ayant tous les caractères du tissu conjonctif embryonnaire. Ces tumeurs forment des noyaux sur toute la surface de la cavité utérine, considérablement dilatée. Les appeler sarcomes ou myxomes de l'utérus, c'est méconnaître leur origine véritable et le processus physiologique auquel ils doivent être rattachés.

Chez les femmes qui n'ont point eu d'enfants, la muqueuse utérine est épaisse de 2 à 4 millimètres. Vers le milieu de la cavité du corps, cette épaisseur double, pendant la période menstruelle, et dans les cas d'engorgement de l'utérus. Vers l'orifice des trompes, la muqueuse s'amincit ; il en est de même au voisinage du col. La muqueuse régénérée, après l'accouchement, est toujours plus mince que la muqueuse primitive. En outre, elle renferme beaucoup moins de follicules glandulaires.

Modification de la muqueuse pendant la grossesse. — L'ovule, après la fécondation, arrive dans la cavité utérine, alors que la muqueuse est gonflée et boursouflée par la congestion menstruelle ; il s'arrête dans un de ses plis. Cette membrane s'épaissit alors autour de lui, forme un pli circulaire, qui gagne peu à peu sur la surface libre de l'œuf et finit par l'envelopper en entier.

À l'époque où celui-ci a atteint un assez grand volume, on peut considérer alors à la muqueuse utérine trois parties : une première, qui ne s'est pas modifiée, sauf

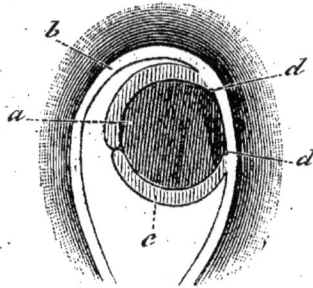

FIG. 169. — *a*, œuf ; *b*, caduque directe ; *c*, caduque réfléchie ; *d,d*, caduque interutéro-placentaire.

un léger degré d'hypertrophie : nous l'appelons *caduque directe* (*b*), parce qu'elle doit se détacher (*c*), comme le reste, pendant l'accouchement ; une seconde, *c*, enveloppant l'œuf : c'est la *caduque réfléchie.*

Enfin une troisième portion intermédiaire entre l'œuf et la paroi utérine : la *sérotine* ou muqueuse interutéro-placentaire (*dd*), parce qu'elle correspond à l'insertion du placenta.

La caduque, dans toutes ses parties, n'est en somme que la muqueuse utérine hypertophiée. Sa structure est donc identique, à celle de cette membrane. Elle est composée principalement de matière amorphe transparente et de corps fibro-plastiques volumineux. Elle ne renferme point de glandes ; de sorte que son tissu a tous les caractères des tissus de formation nouvelle, chez l'embryon : du pédicule allantoïdien, par exemple. Il est important d'avoir ces caractères bien présents à l'esprit ; ils permettent de reconnaître un débris de membrane, au milieu des caillots rendus pendant un avortement.

Lorsque l'œuf développé occupe toute la cavité utérine, sauf une petite portion voisine du col, la caduque réfléchie vient s'appliquer sur la caduque directe. Ces deux membranes se soudent l'une à l'autre, et, au moment de l'accouchement, elles tombent en même temps. Les cellules épithéliales persistent, ainsi que M. Robin l'a montré ; seulement les premières, qui sont prismatiques, tombent et sont remplacées par des cellules pavimenteuses, qu'on retrouve entre les deux feuillets de la caduque. Ces cellules ont de $0^{mm},08$ à $0^{mm},12$; quelquefois elles atteignent jusqu'à $0^{mm},1$. Elles ont un noyau sphérique et des granules jaunes réfringents. Ces éléments sont inclus, entre les fibres lamineuses, dans le point qui est situé au voisinage du col, et où les caduques n'adhèrent pas ; ils s'hypertrophient, acquièrent plusieurs noyaux, et prennent tout à fait l'aspect de ces grosses cellules, qu'on trouve dans les tumeurs, dites cancéreuses. Enfin, entre le placenta et la muqueuse utérine, sur la sérotine par conséquent, ces cellules épithéliales persistent encore, avec les caractères qu'elles ont sur toute la surface de la caduque.

Au-dessous de la caduque, se forme dans toute l'étendue de la cavité utérine une nouvelle muqueuse, destinée à remplacer celle qui doit tomber avec les enveloppes de l'œuf. Au moment de l'accouchement, la muqueuse de remplacement est en partie formée. Cinq jours après, on trouve une couche épithéliale ; après dix-huit jours, des glandes. Enfin, au bout de soixante ou soixante-dix jours, la régénération est complète.

Sérotine ou muqueuse interutéro-placentaire. — Lorsque les villosités placentaires apparaissent sur la surface adhérente de l'œuf, la muqueuse utérine s'hypertrophie et forme ainsi des prolongements qui plongent, pour ainsi dire, entre ces villosités. Il en résulte qu'en tombant, le placenta emporte avec lui une grande partie de cette membrane, qui forme à sa surface une couche blanchâtre de 1 à 2 millimètres, composée d'épithélium et d'éléments du chorion muqueux. En décollant le placenta, vers le septième ou le huitième mois, on enlève non seulement la muqueuse interutéro-placentaire, mais encore la muqueuse vraie, qui s'est déjà formée en partie.

Muqueuse du col. — La muqueuse du col diffère de celle du corps, par la nature de son chorion et de ses glandes. Elle ne prend aucune part à la constitution des enveloppes fœtales.

Cette membrane est formée en grande partie par des fibres lamineuses

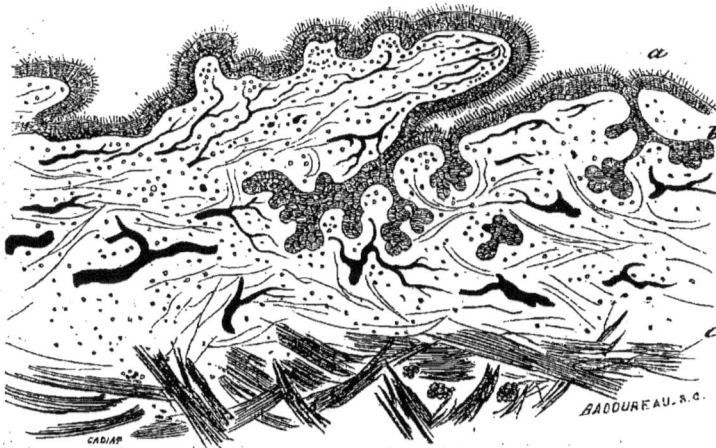

Fig. 170. — Muqueuse du col de l'utérus. — *a*, épithélium à cils vibratiles ; *b*, glandes en grappes ; *c*, fibres musculaires de l'utérus.

qui se continuent avec celles des cloisons du tissu conjonctif, interposé aux fibres musculaires sous-jacentes. Aussi est-elle fortement adhérente. Elle renferme encore un grand nombre d'éléments du tissu conjonctif, à l'état de noyaux et de corps fusiformes ou étoilés, mais bien moins que la muqueuse du corps. Celle-ci, par contre, manque de fibres lamineuses. Au voisinage des lèvres du col, on trouve quelques fibres élastiques, mais jamais de fibres musculaires ; elle possède une couche hyaline limitante.

Cette membrane offre une épaisseur variable de $0^{mm},6$ à 1 millimètre 1/2. Elle forme des épaississements réguliers, décrits sous le nom de plis de *l'arbre de vie*. Sur le sommet de ces plis, la muqueuse atteint une épaisseur de 2 à 3 millimètres.

Chez certains sujets, dans la moitié ou le quart inférieur du col, on trouve des saillies papillaires coniques ou cylindriques, qui, après l'accouchement, peuvent atteindre 1 demi-millimètre.

La muqueuse du col renferme des glandes en grappes simples, nombreuses, dont les canaux excréteurs vont, après un trajet oblique ou perpendiculaire, s'ouvrir dans la cavité du col. Aucune de ces glandes ne s'ouvre à la surface du museau de tanche. Ces glandes s'hypertrophient pendant la grossesse et sécrètent un mucus épais, qui oblitère le col. Elles forment aussi des kystes connus sous le nom d'œufs de Naboth.

Pendant la grossesse, la muqueuse du col subit aussi une hypertrophie considérable. Cette augmentation de masse est due, à la formation d'une quantité considérable de matière amorphe entre les éléments figurés. Du reste, quand la muqueuse du corps se tuméfie, dans les diverses circonstances physiologiques, on observe sur elle les mêmes modifications de texture.

Muqueuse des trompes. — La muqueuse des trompes présente des saillies lamelleuses longitudinales, qui sont très développées sur le pavillon. Ces saillies limitent des alvéoles analogues à ceux du canal déférent, mais plus larges et plus irréguliers. Ces alvéoles s'enfoncent obliquement dans l'épaisseur de la muqueuse, de façon à simuler des sinus ou des lacunes analogues à ceux de la muqueuse uréthrale. Ces enfoncements sont souvent remplis par du mucus.

La texture de cette membrane est comme celle du canal déférent. Elle est riche en noyaux du tissu cellulaire et en corps fibro-plastiques. Elle est lisse, sans papilles ni glandes. Son épaisseur est de $0^{mm},1$ à $0^{mm},2$. En dehors de cette membrane, on ne trouve pas de tunique élastique, comme dans le canal déférent, mais seulement la couche musculaire immédiatement appliquée sur elle. Ces deux tuniques représentent les seules parois de la trompe.

La muqueuse de la trompe est tapissée par un épithélium cylindrique à cils vibratiles.

Muqueuse de l'utricule prostatique. — Le tissu de cette muqueuse ressemble à celui de la muqueuse uréthrale ; seulement il est moins riche en fibres élastiques et il l'est plus en noyaux du tissu cellulaire.

Une couche hyaline limitante se trouve au-dessous de l'épithélium. Ce dernier est prismatique, sans cils, analogue à celui de l'urèthre.

Cette membrane est absolument dépourvue de papilles et de glandes, mais elle offre des enfoncements limités par des saillies, comme celle des trompes ; ce qui lui donne un aspect aréolaire. Au fond de ces alvéoles on trouve des calculs semblables à ceux des culs-de-sac prostatiques. La présence de ces calculs fait naître des expansions latérales, qui donnent à ces dépressions l'aspect de petites glandes en grappes.

Ce qui prouve bien que ces dépressions de la muqueuse, ne sont pas des glandes, c'est qu'à la naissance, les glandes prostatiques et uréthrales sont déjà bien formées, alors que cette membrane est tout à fait lisse.

Ces dispositions de la muqueuse de l'utricule rappellent exactement celles des muqueuses tapissant les vésicules séminales, la trompe de Faloppe, etc.

Dans toutes ces membranes, les sinus et alvéoles ne se montrent qu'à une époque plus ou moins tardive, après la naissance; il en est de même des sinus de la muqueuse uréthrale.

La muqueuse des canaux éjaculateurs, chez l'adulte, est épaisse de $0^{mm},1$ à $0^{mm},2$. Son tissu est mou, transparent et riche en fibres lamineuses, dont beaucoup sont encore à l'état de corps fibro-plastiques. Elle se continue directement avec la couche élastique sous-jacente, sans interposition de tissu lamineux. Sa face interne est encore couverte de plis ou de saillies, comme la précédente.

Canal déférent. — La muqueuse est épaisse de $0^{mm},1$, riche en noyaux libres, privée entièrement de fibres lamineuses ou élastiques complètement développées. Elle offre encore des alvéoles au voisinage des vésicules séminales. Plus loin, elle est seulement plissée longitudinalement. Ce sont ces alvéoles qui ont été décrits pour des glandes; mais on peut dire que cette membrane est absolument dépourvue de glandes ou de papilles d'aucune sorte.

Vésicules séminales. — La muqueuse de ces cavités a la même structure que celle des canaux déférents. Molle, riche en noyaux embryoplastiques, elle est du double plus épaisse, et les saillies limitant ses alvéoles sont plus hautes. Aussi, sur les coupes, ces saillies se présentent comme de véritables villosités. Elle ne renferme point de glandes (1).

MUQUEUSE DE L'URÈTHRE.

Le caractère le plus remarquable de cette muqueuse est l'élasticité. Sa trame est presque entièrement formée de fibres élastiques plus serrées et plus nombreuses que celles même de la muqueuse trachéale. Aussi sa coloration est-elle jaune, à l'état normal, et, lorsqu'on la coupe en travers, elle se rétracte avec énergie. Cette propriété de tissu entraîne plusieurs conséquences importantes. D'abord, la muqueuse, intimement adhérente au tissu érectile sous-jacent par une couche mince de tissu

(1) Toutes ces muqueuses présentent des sinus et des calculs comme ceux de l'urèthre et de la prostate. Ces caractères, joints à l'absence de glandes, montrent les analogies évidentes entre la trompe, l'utricule prostatique, les vésicules séminales; en un mot, toutes les muqueuses génitales.

conjonctif, peut, grâce à son élasticité, en suivre tous les changements de volume. Elle se laisse distendre facilement, et, après la miction, elle revient énergiquement sur elle-même, pour expulser l'urine qui reste dans le conduit. Mais si cette membrane a été déchirée ou lésée, et qu'une cicatrice se soit produite, comme le tissu fibreux de formation nouvelle prend alors la place des éléments élastiques, qui se régénèrent avec une extrême difficulté (voy. t. I, p. 285), et que ce tissu cicatriciel est inextensible et rétractile, il en résulte que jamais le tissu de la muqueuse ne reprendra ses propriétés primitives, et que les rétrécissements cicatriciels n'auront jamais l'élasticité de la muqueuse. Bien au contraire, ils auront une tendance invincible à se resserrer. La muqueuse, après des inflammations prolongées, perd son élasticité.

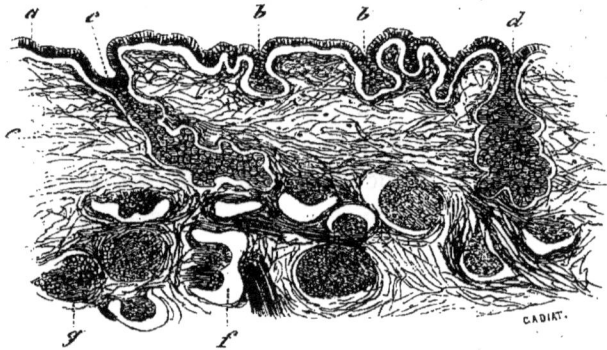

Fig. 171. — Muqueuse de l'urèthre de l'homme au niveau de la portion spongieuse. a, couche épithéliale ; b, follicules ; c, glandes en grappes à trajet oblique ; d, grosse glande en grappe à trajet perpendiculaire ; e, trame élastique de la muqueuse ; f, tissu érectile ; g, faisceaux musculaires du tissu érectile.

L'épaisseur de cette membrane est de 1 millimètre. Elle est d'un blanc jaunâtre, sauf le cas d'inflammation. Sa couleur est celle du tissu élastique.

Entre les fibres élastiques se trouvent les fibres lamineuses et quelques noyaux du tissu cellulaire. Les fibres élastiques sont en général parallèles au grand axe du canal. La muqueuse, plissée longitudinalement, adhère à tous les organes qu'elle tapisse ; de sorte qu'elle ne glisse pas sur les parties sous-jacentes et qu'elle se décolle avec difficulté.

Les fibres élastiques de sa trame se continuent avec celles du tissu spongieux et de la couche musculaire des portions membraneuse et prostatique. Ces organes sont immédiatement sous-muqueux et ne sont pas séparés de la muqueuse par une couche de tissu conjonctif. Au niveau de la prostate, la muqueuse est intimement unie au tissu de la glande. Néanmoins, sur les coupes, on peut, d'après la texture, distinguer ces deux parties l'une de l'autre.

La face externe de la muqueuse est doublée par deux plans de fibres lisses qui font corps avec elle et qui sont surtout développées, au niveau de la région membraneuse : un plan longitudinal, qui s'étend de la prostate à la région pénienne ; un plan de fibres circulaires, qui adhère en dehors à l'appareil sphinctérien de l'urèthre, et en particulier au muscle décrit improprement sous le nom de muscle de Wilson. (Voy. Des muscles du Périnée, *Journal d'anatomie*. Cadiat, 1876.)

La face interne de cette muqueuse présente beaucoup de détails intéressants à étudier.

Sur une longueur de 5 à 8 millimètres à partir du méat, on trouve le derme, avec ses papilles et un chorion mince. Au-dessus on voit un épithélium pavimenteux stratifié, avec une couche cornée passant au-dessus des papilles.

A partir du méat, l'épithélium devient prismatique ; le chorion s'amincit et les papilles deviennent plus grêles ; elles disparaissent même complètement chez certains sujets, et surtout sur la face inférieure du conduit. La couche épithéliale de l'urèthre est formée, en dehors de la région voisine de l'orifice, de plusieurs plans de petites cellules prismatiques. Elle est doublée dans toute son étendue par une paroi propre, limitante, parfaitement nette.

Papilles. — Les papilles sont rares dans les deux dernières portions de l'urèthre, et déjà parfois dans la portion bulbeuse. Cependant, chez certains sujets, il s'en développe à partir de l'âge de cinquante ans. Elles sont surtout nombreuses, de la fosse naviculaire au méat. Ces papilles sont disposées en séries longitudinales. Elles sont simples et longues de $0^{mm},10$ à $0^{mm},16$, molles et flottantes.

Chez la femme, les papilles sont plus longues et plus grêles, surtout près du méat, et elles renferment beaucoup plus de noyaux embryoplastiques que celles de l'urèthre de l'homme.

La muqueuse est lisse, sans papilles, pendant toute la vie intra-utérine, excepté auprès de la fosse naviculaire.

A la surface de la muqueuse uréthrale, on aperçoit à l'œil nu ou à la loupe des orifices de trois sortes :

1° Les orifices des sinus ou lacunes de Morgagni ;

2° Les orifices des follicules ;

3° Les orifices des glandes en grappe simple.

Sinus. — C'est à 18 ou 27 millimètres du méat que l'on commence à voir, chez l'homme, les orifices des sinus. Le premier est celui du grand sinus de la partie supérieure de la fosse naviculaire, dont la paroi superficielle forme valvule par son bord libre (A. Guérin).

Ces sinus sont de simples dépressions, ayant une profondeur de $0^{mm},9$ à $0^{mm},10$ et une largeur à peu près égale. La plupart s'enfoncent obliquement dans la muqueuse, au-dessous des papilles et des follicules.

Ces sinus sont creusés dans l'épaisseur même du chorion ; mais ils sont toujours doublés par la paroi propre limitante. Jamais ils ne pénètrent au-delà de la muqueuse. Les plus larges possèdent quelques papilles au voisinage de leur orifice.

Ces lacunes se rencontrent surtout vers la partie spongieuse du canal. Chez quelques sujets, on en trouve à la région prostatique. Ils manquent sur le verumontanum ; mais ils se retrouvent sur ses freins ou prolongements. Ils disparaissent au niveau du sphincter vésical.

L'urèthre de la femme présente des papilles rares et des sinus comme ceux de l'urèthre de l'homme. Ils renferment souvent un mucus rendu blanchâtre par la présence de cellules épithéliales, et qui sort par la pression. Ceux qui siègent autour du méat ont été décrits à tort, par certains auteurs, comme des follicules mucipares. Le vestibule et le pourtour du méat ne renferment aucune glande, contrairement à ce qu'a avancé Kolliker. De même que chez l'homme, les sinus de l'urèthre de la femme ne se développent qu'après la naissance.

La face externe de la muqueuse uréthrale est doublée de tissu conjonctif dans la portion spongieuse. Elle fait corps avec les organes sous-jacents dans les autres régions. Les fibres musculaires en rapport direct sur cette face, depuis la vessie jusqu'à un niveau variable de la région pénienne, n'appartiennent pas à la muqueuse. Elles constituent une couche indépendante, quoique intimement adhérente et doublant cette membrane en dehors. Ce ne sont pas ces fibres qui forment le verumontanum. Ce petit épaississement appartient, ainsi que nous l'avons vu avec M. Ch. Robin, à un petit système organique spécial, dépendant de l'utricule prostatique et des canaux éjaculateurs et indépendant de la prostate. Sa raison d'être se trouve dans le développement embryonnaire.

Les glandes de l'urèthre, chez l'homme et chez la femme, sont de plusieurs variétés :

On trouve : 1° des follicules simples ou bilobés, surtout chez l'homme, depuis 2 ou 3 centimètres du méat, jusqu'à la portion membraneuse,

2° Des glandes volumineuses à large ouverture, que Littre avait vues et dont il existe deux variétés : les unes, couchées obliquement sous la muqueuse et s'étendant jusqu'à 3 ou 4 millimètres, à culs-de-sac irréguliers. Ce sont les seules qui existent chez la femme.

Les autres, larges aussi, mais perpendiculaires à la muqueuse ; celles-ci n'existent guère que chez l'homme.

Toutes ces glandes sont en nombre très variable. Chez l'homme, elles commencent à 18 ou 27 millimètres en arrière du méat, et cessent au niveau du bulbe. On n'en trouve aucune dans la région prostatique.

Ces glandes, chez l'homme et chez la femme, sont formées d'une paroi hyaline, tapissée par un épithélium polyédrique, petit, offrant des analogies avec celui des glandules de la prostate. Ces glandes uréthrales renferment aussi, chez l'homme et chez la femme, des calculs identiques à ceux de la prostate. Ces calculs se trouvent aussi dans l'épaisseur de la muqueuse au niveau des régions membraneuse et bulbeuse. Le liquide des glandes uréthrales ressemble en outre au liquide prostatique. Il est aussi coulant et visqueux.

Tous ces caractères réunis justifient l'opinion avancée par M. Sappey, sur une certaine analogie, entre toutes ces glandules et les acini prostatiques. Mais il n'y a pas lieu d'accepter l'opinion inverse de Wirchow, que la prostate est une glande annexe de l'appareil urinaire. Il est bien plus logique d'admettre, que toutes ces glandes sont des dépendances de l'appareil génital analogues à la prostate et que chez la femme, elles représentent la prostate. (Voyez Structure intime de la muqueuse et des glandes uréthrales, par Ch. Robin et Cadiat. *Journal d'anatomie*, 1874.)

Muqueuse de la vessie. — Cette muqueuse ne possède pas de glandes. Elle n'a pas non plus de papilles, si ce n'est sur le trigone. Il résulte de cette disposition spéciale que cette région est souvent le siège des tumeurs végétantes papillaires, à l'exclusion des autres parties de la vessie. La surface libre de la muqueuse est tapissée par un épithélium pavimenteux sur plusieurs couches. Les cellules les plus superficielles ressemblent un peu à celles de la muqueuse buccale. Elles sont larges, aplaties, avec un noyau. Il est important de les connaître, car elles forment souvent des dépôts dans les urines des sujets atteints de catarrhe de la vessie.

ARTICLE III

MUQUEUSES DÉRIVANT DU FEUILLET INTERNE.

§ 144. Les muqueuses qui proviennent du feuillet interne sont celles de l'estomac à partir du cardia, de l'intestin grêle et du gros intestin, jusqu'à la ligne festonnée de l'anus. Il faut encore ajouter à ces muqueuses celles de la vésicule biliaire, du canal cystique et du canal cholédoque. Les muqueuses gastro-intestinales présentent des caractères très tranchés, qui les différencient des muqueuses dermiques. Ces caractères consistent dans la nature de l'épithélium, la constitution du chorion et les dispositions des glandes. Les muqueuses du feuillet interne diffèrent peu les unes des autres, depuis l'estomac jusqu'au gros intestin. Aussi nous commencerons leur description par celle de l'intestin grêle, qui nous servira de terme de comparaison.

MUQUEUSE DE L'INTESTIN GRÊLE.

La muqueuse intestinale présente deux faces : l'une externe, en rapport avec un tissu conjonctif lâche, qui lui permet de glisser sur la couche musculaire; l'autre interne, en rapport avec le contenu de l'intestin et couverte de plis et de prolongements.

Les plis de la muqueuse intestinale, connus sous le nom de valvules

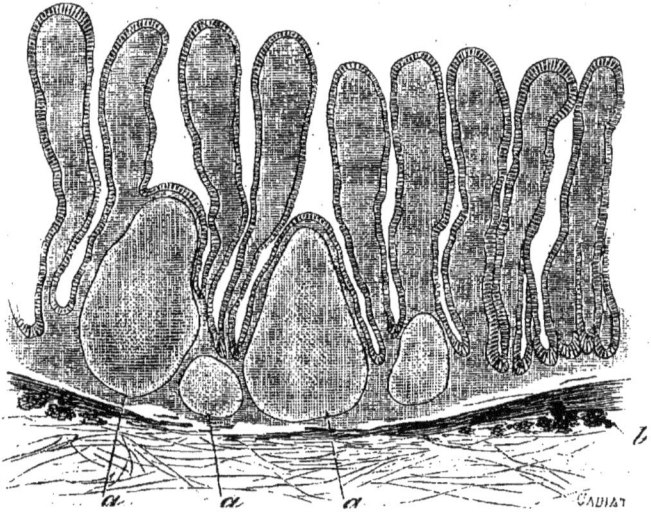

FIG. 172. — Coupe de la muqueuse intestinale du chien. — *a, a*, follicules clos; *b*, couche musculaire de la muqueuse passant au-dessous des follicules.

conniventes, commencent au niveau de la seconde portion du duodénum et finissent à 30 ou 40 centimètres de la valvule iléo-cæcale. Ils sont simplement formés par un reploiement de la muqueuse, et ils peuvent disparaître, quand on déchire la couche celluleuse sous-jacente. Ces plis ont pour effet d'augmenter considérablement la surface de la muqueuse, sur une longueur donnée d'intestin. Ils sont surtout développés au niveau des deux dernières portions du duodénum et au commencement de l'intestin grêle. Sur le duodénum et le jéjunum, la plupart de ces valvules occupent toute la circonférence de l'intestin; plus loin, ils n'en occupent que la moitié ou même le quart. M. Sappey a compté que, si l'on étalait ces plis, la muqueuse intestinale occuperait une longueur de 13 à 14 mètres, alors que l'intestin n'en aurait que 8.

Villosités. — Les villosités ne sont plus des plis, mais des saillies du chorion de la muqueuse. Elles se trouvent sur toute la surface de l'intestin depuis le pylore jusqu'au bord libre de la valvule iléo-cæcale. Leur forme est tantôt conique, cylindrique, mamelonnée, renflée en massue ou lamelleuse. Cette variété se trouve surtout dans le duodénum et dans la première portion de cette région de l'intestin.

La hauteur de ces saillies est de $0^{mm},4$ à $0^{mm},6$; quelquefois, elle descend à $0^{mm},2$. Leurs dimensions ne varient pas comme la taille de l'animal, mais

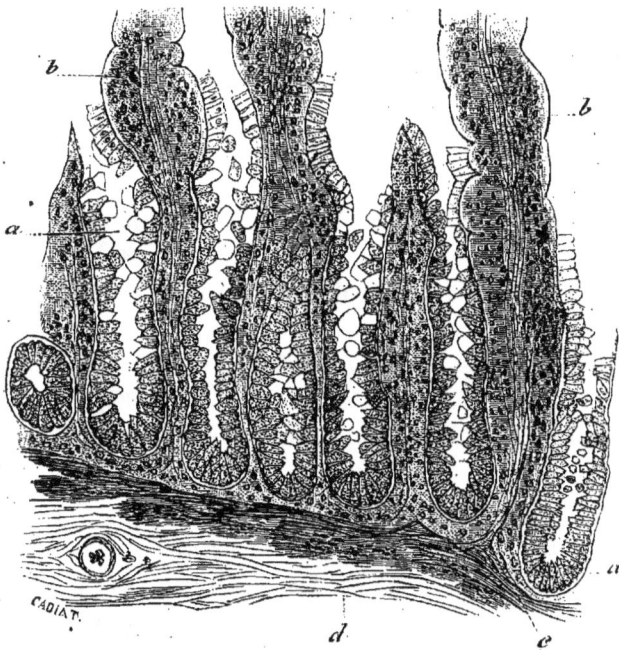

Fig. 173. — Glandes en tubes de la muqueuse intestinale d'un supplicié de vingt-deux ans. — *a*, glandes avec un épithélium irrégulier, prismatique et granuleux par places, ailleurs vésiculeux et transparent ; *b*, villosité ; *c*, couche musculaire sous-muqueuse ; *d*, tissu conjonctif sous-muqueux.

avec son alimentation. Ainsi, chez les carnassiers, elles sont très hautes et allongées. Elles sont courtes chez les herbivores.

Les villosités sont tellement nombreuses qu'elles se touchent presque pas leurs bases. Elles ne laissent entre elles que des espaces très étroits, pour les orifices des glandes.

Le chorion muqueux sous-jacent aux villosités offre une épaisseur de 0mm,25 à 0mm,30. Il est exactement limité du côté du tissu cellulaire, par une couche de fibres musculaires lisses. Cette couche forme deux plans réguliers : l'un de fibres circulaires : c'est le plus interne ; l'autre externe, de fibres longitudinales. Son épaisseur totale est de 0mm,02. C'est exactement la disposition, mais amoindrie, de l'enveloppe musculaire de l'intestin. De distance en distance, des vaisseaux et des nerfs passent au travers de cette couche, pour se rendre à la muqueuse.

Le chorion de la muqueuse est, en outre, traversé, perpendiculairement et dans toute sa hauteur, par des glandes en tubes tellement nombreuses qu'elles se touchent presque ; de telle sorte que le tissu propre de la muqueuse est réduit à un très petit volume. Les glandes descendent jusqu'au contact de la couche musculaire propre à la muqueuse, dont nous venons de parler. Depuis le cardia jusqu'à l'anus, on retrouve ces mêmes dispositions, que l'on peut considérer comme caractéristiques des muqueuses endodermiques ou du feuillet interne.

Après cette description générale de la muqueuse de l'intestin, voyons en détail chacune de ses parties.

Texture du chorion. — Le chorion est formé surtout par de la matière amorphe transparente ; au milieu de cette substance, se trouve une sorte de réticulum d'éléments fibro-plastiques anastomosés entre eux par leurs prolongements. Les auteurs allemands donnent à ce tissu le nom de cytogène : ils le donnent aussi, comme nous l'avons vu, à la trame des ganglions lymphatiques, preuve incontestable que ce réticulum n'a rien de caractéristique, puisqu'il se retrouve dans des tissus aussi différents. La matière amorphe privée d'éléments figurés forme au-dessous de l'épithélium de la muqueuse une couche hyaline continue. En outre, on rencontre dans le tissu des villosités quelques fibres lisses disposées longitudinalement. Ces fibres, découvertes par Brucke et figurées par Kölliker, auraient pour action de tasser, pour ainsi dire, la villosité, en se contractant, et de chasser les liquides absorbés, pendant la digestion intestinale. Il n'est pas rare, en effet, de trouver, chez des animaux tués pendant la digestion, des villosités aplaties, ridées transversalement, comme si elles étaient revenues sur elles-mêmes en se contractant. Le chorion de la muqueuse et ses prolongements ou villosités, renferment encore des vaisseaux sanguins et lymphatiques, que nous décrirons plus loin.

Glandes en tubes. — Les glandes en tubes de la muqueuse intestinale présentent un large orifice, situé entre les bases de deux villosités contiguës, et un fond renflé en cul-de-sac simple ou bilobé, quelquefois trilobé, appliqué sur la *musculosa mucosœ* ou couche musculaire propre de la muqueuse.

L'épithélium qui tapisse la face interne de ces glandes se continue au niveau de l'orifice avec celui qui couvre les villosités.

De même que, parmi les cellules de ce dernier, on en trouve un grand nombre qui ont pris l'aspect caliciforme ; dans les enfoncements glandulaires, beaucoup de cellules épithéliales ont subi la même altération. Mais c'est là un caractère commun à tous les éléments épithéliaux, à la surface des muqueuses ou dans les glandes, où la sécrétion est abondante, et qui, par conséquent, n'a pas grande valeur.

Épithélium de la muqueuse intestinale.—L'épithélium de la muqueuse est prismatique. Il forme plusieurs rangées de cellules, superposées régulièrement à la surface des villosités. Comme dans toutes les couches formées par cette variété d'éléments, on trouve dans les parties profondes de petites cellules en voie de développement, foncées, granuleuses, avec un mince corps cellulaire ; audessous, des cellules plus volumineuses, dont le corps cellulaire s'est allongé ; et enfin, à la surface, des cellules complètement développées. Parmi ces dernières, un certain nombre sont sur le point de se détacher ; elles se remplissent de liquide et prennent l'apparence caliciforme. Cette disposition est constante dans tous les épithéliums prismatiques. Il n'y a donc pas lieu de voir ici, avec Leitzerich, des lacunes destinées au passage des graisses. Les mêmes cellules décrites par Gruby et Delafond, sous le nom d'épithelium capitatum, ont aussi beaucoup occupé les anatomistes. Mais, ainsi que le dit Kölliker, il ne faut voir dans ces formes que l'expression de phénomènes de formation et d'évolution des éléments.

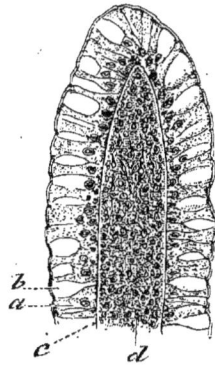

Fig. 174. — Sommet d'une villosité intestinale. — *a*, épithélium ; *b*, cellule caliciforme ; *c*, couche hyaline sous-muqueuse ; *d*, tissu réticulé de la villosité.

L'épithélium de l'intestin est couvert d'un plateau généralement strié. Les stries sont régulières et parallèles au grand axe de la cellule ; c'est à tort qu'on les considérerait comme des canaux poreux, destinés au passage des graisses. Des canaux de ce genre seraient beaucoup trop fins pour pouvoir être traversés par des liquides, et surtout des liquides à l'état d'émulsion. En admettant même que la cuticule épithéliale de l'intestin possède des ouvertures de ce genre, le problème n'est pas résolu pour cela ; car, après la cuticule, les particules graisseuses auraient encore à traverser le corps même de la cellule, puis la couche hyaline sous-

muqueuse et bien d'autres éléments, avant d'arriver au lymphatique
central de la villosité. Cette couche épithéliale n'est pas d'ailleurs spéciale
à l'intestin grêle. Elle se retrouve, avec les mêmes caractères, dans
l'estomac et dans le gros intestin, jusqu'à la ligne festonnée de l'anus.

Follicules clos. — On appelle follicules clos de l'intestin de petites
masses glandulaires, ayant la structure des ganglions lymphatiques, et
siégeant dans l'épaisseur même du chorion muqueux, de toutes les

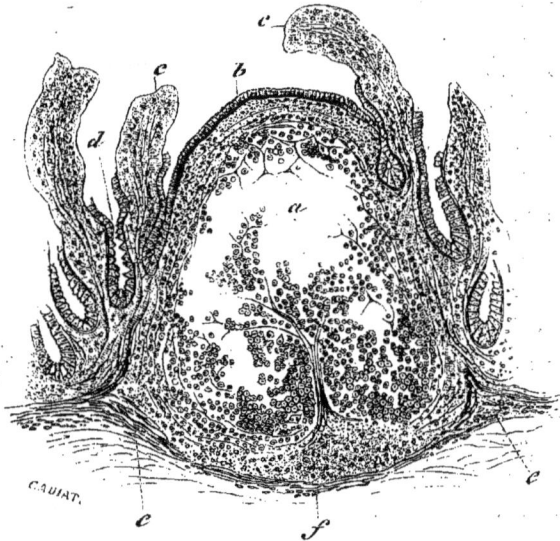

Fig. 175. — Follicule clos de l'intestin grêle de l'homme (supplicié de 22 ans) au niveau
d'une plaque de Peyer; la plupart des éléments épithéliaux du follicule sont tombés et
laissent voir le réticulum. — *a*, follicule lymphatique; *b*, couche épithéliale de l'intestin; *c*, villosités; *d*, glandes de Lieberkühn; *e*, musculosa mucosæ passant au-dessous
du follicule; *f*, tissu sous-muqueux.

membranes ayant la structure du tégument interne, depuis le cardia
jusqu'à la fin du gros intestin. Ces follicules sont très petits dans la
muqueuse stomacale; ils sont plus développés dans le gros intestin, et ils
atteignent leur maximum de grosseur dans l'intestin grêle. Tandis que
dans la première et la dernière section de la portion abdominale du tube
digestif, c'est-à-dire l'estomac et le gros intestin, ils sont disséminés et
isolés les uns des autres; dans l'iléon, au contraire, ils sont groupés sur
la face opposée à l'insertion mésentérique, de façon à constituer ce que
l'on décrit généralement sous le nom de plaques de Peyer. La muqueuse
de l'appendice iléo-cæcal est remplie de ces follicules.

Ces petits ganglions sont situés dans l'épaisseur même de la muqueuse,
à la base des villosités. Leur forme est conique, très évasée; sur leur fond

repose la *musculosa mucosæ*, qu'ils soulèvent légèrement, surtout lorsqu'ils sont hypertrophiés.

Les glandes de Lieberkuhn sont écartées, de part et d'autre, par l'interposition de ces petites masses, et au-dessus d'elles, il n'y a point de villosités. De telle sorte qu'au niveau des plaques de Peyer il y a seulement quelques rares villosités, dans les parties où les follicules sont assez écartés les uns des autres pour laisser la place à l'implantation de deux ou trois de ces prolongements.

La structure de ces follicules est celle des ganglions lymphatiques. Le réticulum de corps fibro-plastiques composant le chorion muqueux se condense à leur surface et leur forme une charpente analogue à celle des ganglions, sans qu'il y ait une enveloppe pouvant être assimilée à une paroi propre glandulaire.

Comme dans les ganglions, on trouve aussi le réseau de fins capillaires sanguins caractéristiques de ces organes. On voit encore autour de ces follicules un sinus lymphatique enveloppant. Dans ce sinus se jettent ces vaisseaux chylifères qui descendent des villosités.

Dans les régions où ces follicules sont très peu développés, comme à l'estomac, on les aperçoit seulement au-dessous des glandes en tubes, entre celles-ci et la musculeuse. L'examen microscopique de coupes faites sur des pièces durcies, permet seul de les distinguer. Ils se présentent alors comme des petites saillies piriformes, écartant les glandes entre les quelles elles sont situées.

Dans la tuberculose intestinale et la fièvre typhoïde, ces plaques et ces follicules isolés de l'intestin se tuméfient et forment des ulcérations qu'il est parfois difficile de distinguer les unes des autres. Les lésions de ces deux maladies peuvent donc souvent être confondues ; mais, si l'on prend deux types bien accusés, on reconnaît que le caractère distinctif de la lésion de la fièvre typhoïde est un gonflement considérable des follicules, par exsudation d'une substance amorphe entre les éléments figurés. Quand le follicule ainsi hypertrophié a atteint la surface de la muqueuse, cette matière amorphe se désagrège. Alors il se forme une ulcération plus ou moins profonde, qui peut atteindre toutes les couches de l'intestin, même le péritoine. Mais, en même temps que la plaque de Peyer ou le follicule isolé se vide en vertu de ce travail ulcératif, l'inflammation périphérique fait naître, un certain nombre de noyaux du tissu conjonctif, dans la muqueuse et le tissu sous-jacent. Ces noyaux, s'ils sont en grand nombre, l'inflammation ayant été vive, peuvent donner aux lésions de la fièvre typhoïde, l'apparence d'ulcérations tuberculeuses.

Mais une analyse plus attentive permet de reconnaître, dans toutes les altérations de nature tuberculeuse, que les deux faits essentiels sont : 1° la genèse d'une quantité innombrable de noyaux du tissu conjonctif, envahissant toutes les parties de la muqueuse ; 2° l'évolution de ces éléments, qui subissent l'atrophie graisseuse ou sénile et se désagrègent, à peine réunis en petites masses.

Tels sont les caractères fondamentaux des néoplasies tuberculeuses, sur les plaques de Peyer de l'intestin, aussi bien que dans tous les autres tissus. Pour déterminer si une lésion est tuberculeuse ou typhique, il ne s'agit donc pas de savoir si elle renferme beaucoup de noyaux conjonctifs ; il faut encore voir, d'après les dispositions anatomiques, quel est le mode d'évolution de ces éléments.

C'est une étude très délicate, et parfois il est fort difficile de distinguer à quel ordre de lésions on a affaire ; mais ce n'est pas une raison pour admettre que les caractères distinctifs n'existent pas.

Vaisseaux sanguins.— Les artères arrivent à la muqueuse en traversant sa couche musculaire. Elles s'anastomosent à *la base* des villosités, de façon à former un réseau d'où naissent des branches verticales qui pénètrent souvent, au nombre de deux ou trois, jusque vers le sommet d'une villosité. Du même réseau partent les

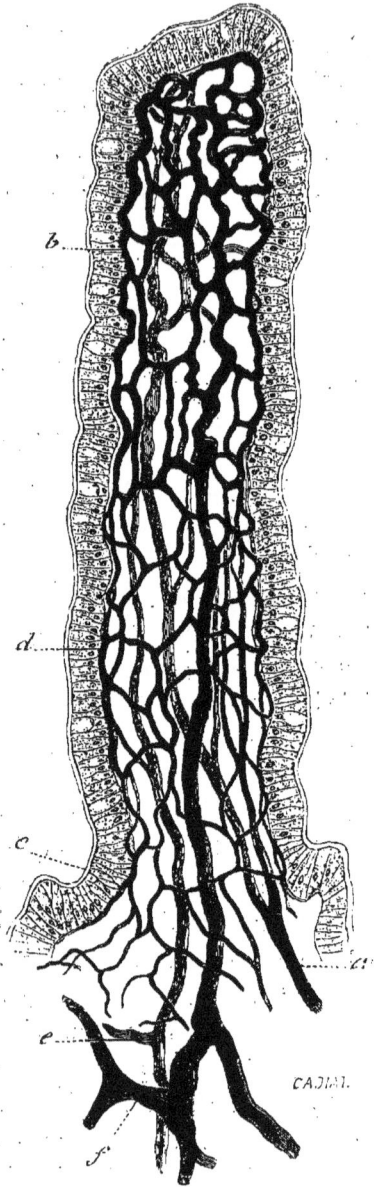

FIG. 176. — Villosité intestinale dont les vaisseaux sanguins ont été injectés. — a, a, artères ; c, veines ; b, réseau capillaire ; d, épithélium prismatique ; c, cellules caliciformes.

rameaux qui vont aux glandes en tubes. De cette artère ou de ces artères naît encore un réseau capillaire, qui est immédiatement situé au-dessous de la couche épithéliale et qui empiète souvent sur la membrane amorphe limitante. Ce réseau capillaire aboutit, d'un autre côté, à une veine occupant une région voisine de la partie centrale de la villosité et il se continue dans la couche des glandes mais en s'élargissant. Mais quand on examine avec soin des pièces faites sur des injections bien réussies, on voit que les dispositions des artères et des veines de la villosité sont loin de présenter une rigueur mathématique. Tantôt, on trouve deux branches artérielles, tantôt deux veines, que la plupart du temps on distingue difficilement les unes des autres. Enfin ces veines, qui ramènent le sang des villosités, s'anastomosent en réseau à la base de ces prolongements, et c'est de ce réseau seulement que partent les troncs collecteurs suivant le trajet des artères.

Chylifères. — Les chylifères commencent, dans les villosités, par un

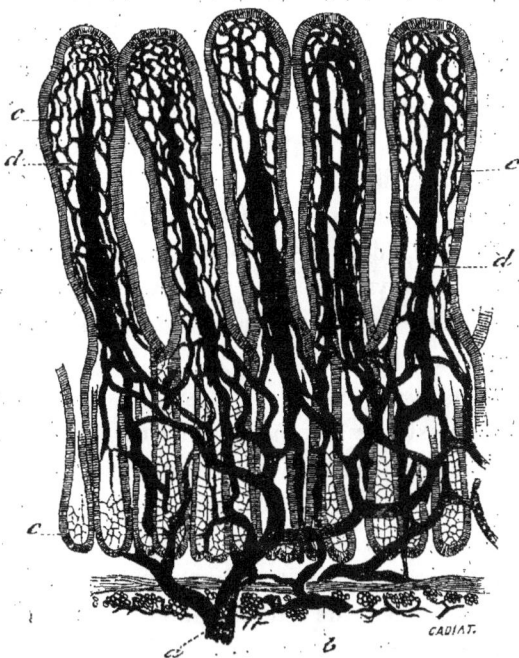

Fig. 177. — Reproduction exacte d'une double injection des vaisseaux sanguins et lymphatiques, sur la muqueuse intestinale du chien. Les vaisseaux lymphatiques, dans certaines villosités, se terminent en cul-de-sac; les autres forment des anses.— *a*, artère ; *b*, lymphatique collecteur ; *c*, réseau capillaire sanguin; *d*, lymphatique central; *e*, glandes en tube.

capillaire volumineux occupant l'axe de ces prolongements. Ce capillaire est facile à injecter sur les animaux, comme les Baudroies, qui n'ont pas de valvules dans leurs lymphatiques ; par contre, il est difficile à préparer sur la plupart des autres, car les lymphatiques collecteurs de la couche sous-muqueuse sont riches en valvules. D'après M. Sappey, il n'y aurait pas qu'un seul lymphatique dans la villosité, mais un réseau de fins capillicules qui viendraient s'y rendre. Ces faits n'ont pas encore été confirmés.

J'ai de mon côté, en injectant les lymphatiques de l'intestin, alors que les chylifères étaient bien remplis, mis en évidence un réseau de vaisseaux capillaires dans les villosités, et ces capillaires m'ont paru longtemps être des lymphatiques. M. Sappey lui-même n'a pu se prononcer sur la nature de ces vaisseaux. Mais aujourd'hui, après avoir comparé entre elles les nombreuses injections doubles, vaisseaux sanguins et lymphatiques, que j'ai faites à ce sujet, je suis encore dans le doute, et, avant de me prononcer relativement à l'existence du réseau lymphatique des villosités, j'attendrai des preuves absolument concluantes.

Les lymphatiques centraux des villosités s'anastomosent, à la base de ces dernières, par des branches horizontales qui forment un premier réseau. Plus profondément, on en trouve un autre situé au-dessus de la musculeuse. La muqueuse renferme donc deux réseaux lymphatiques.

Au niveau des follicules, les sinus enveloppants reçoivent les lymphatiques descendant des villosités. Ces sinus sont larges, et ils entourent les follicules comme le font les sinus des ganglions lymphatiques.

Ajoutons encore que, dans l'enveloppe musculaire de l'intestin, se trouve un double réseau lymphatique, uni aux précédents par de nombreux troncs munis de valvules, qui traversent l'enveloppe de tissu conjonctif sous-muqueux.

Nerfs de la muqueuse intestinale. — Les nerfs de la muqueuse intestinale viennent du plexus de Meissner, lequel est situé dans la couche celluleuse. Ce plexus est formé de faisceaux de fibres de Remak et de ganglions plus petits que ceux du plexus d'Auerbach. Nous avons figuré ce plexus tome I, page 103. De distance en distance, se détachent des rameaux très fins, qui traversent la couche musculaire de la muqueuse et se perdent dans les éléments de cette membrane, sans qu'on puisse savoir au juste où se fait leur terminaison.

Muqueuse du gros intestin. — La muqueuse du gros intestin ne diffère de celle de l'intestin grêle que par l'absence de villosités, de valvules conniventes et de plaques de Peyer. A part cela, la texture de la membrane est la même. On y trouve, un épithélium identique, les mêmes glandes de Lieberkühn et les mêmes follicules clos. Ce que nous avons dit relativement à la trame de la muqueuse de l'intestin grêle, peut s'appliquer à celle-ci. Les glandes seules présenteraient quelques différences légères, d'après M. Sappey. Elles seraient un peu plus longues, dans le gros intestin chez le lièvre, le lapin et d'autres rongeurs. Les glandes du gros intestin sont très développées, alors que celles de l'intestin grêle sont, au contraire, très petites.

Cette muqueuse se continue avec tous ses caractères dans le rectum, et elle cesse sur la ligne que nous avons indiquée, en décrivant la muqueuse anale.

Muqueuse de l'estomac. — Après la description que nous venons de faire de la muqueuse intestinale, nous n'aurons que peu de chose à dire relativement à celle de l'estomac. C'est une muqueuse lisse, sans papilles ni villosités, si ce n'est peut-être, qu'elle offre quelques prolongements de cette nature dans la région du pylore. Elle forme des plis nombreux en s'adossant à elle-même ; mais ces plis s'effacent lorsque l'estomac est distendu.

La couleur de cette muqueuse, qu'il est important de connaître, s'observe rarement sur l'homme ; car l'état cadavérique, les maladies la modifient complètement. Quelques heures après la mort, chez les suppliciés, cette muqueuse est déjà en grande partie attaquée par le suc gastrique. A l'état normal, elle est d'un gris rosé ; son aspect est velouté, et on ne saurait mieux le comparer qu'à celui de la substance grise cérébrale et en particulier des circonvolutions. La muqueuse de l'estomac possède des glandes ayant à peu près les mêmes caractères que celles de tout le tube intestinal, sauf de légères différences que nous allons voir. Elle a le même chorion, le même épithélium, les mêmes follicules clos.

On peut donc dire que le chorion de la muqueuse stomacale est formé, comme la muqueuse intestinale, de matière amorphe parsemée de corps fibro-plastiques anastomosés, qu'elle possède à sa partie profonde une

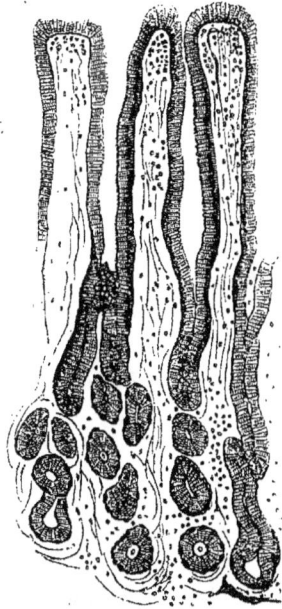

FIG. 178. — Glandes de la région pylorique de l'estomac, dites à mucus, chez l'homme.

double couche de fibres lisses, et que la couche épithéliale tapissant sa surface est prismatique.

A la surface de la muqueuse, se trouvent des orifices larges, donnant accès dans des dépressions ou conduits cylindriques descendant jusqu'à un huitième ou un sixième de l'épaisseur de la muqueuse. Au fond de ces canaux, viennent s'ouvrir les tubes glandulaires, au nombre de deux ou trois en général. Souvent, il n'y a qu'un seul tube pour un orifice, comme dans le gros intestin. Les intervalles entre les glandes sont très étroits, et l'épithélium cylindrique recouvre le sommet des cloisons de séparation et descend jusqu'au fond de ces sortes de conduits. En arrivant vers le niveau du point d'abouchement des tubes glandulaires, les cellules épithéliales deviennent plus larges, plus basses et plus granuleuses.

À partir de ce niveau, on trouve des différences très notables dans la disposition et la forme des éléments épithéliaux représentant les glandes ; ce qui en a fait admettre deux variétés : les *glandes à pepsine* et les *glandes à mucus*.

Les *glandes à pepsine* renferment des cellules volumineuses, sphériques

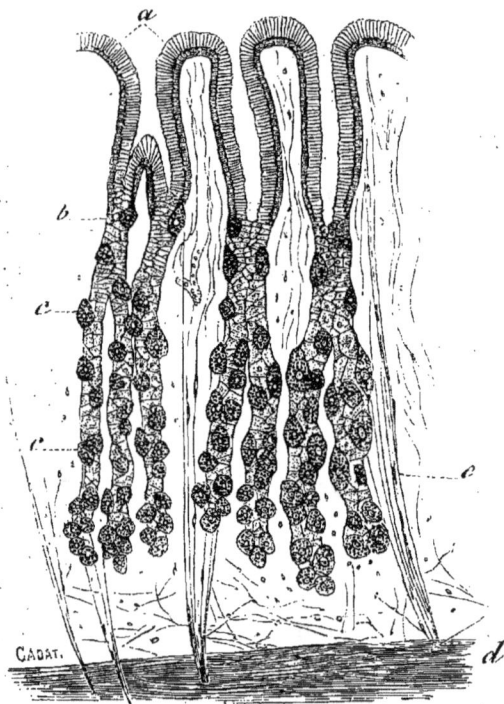

FIG. 179. — Muqueuse de la région cardiaque de l'estomac, glandes dites à pepsine. *a*, orifices des glandes tapissés d'un épithélium cylindrique ; *b*, petit épithélium des culs-de-sac ; *c*, grosses cellules foncées ; *d*, fibres musculaires fines, montant entre les glandes.

ou ovoïdes, granuleuses. Leur corps cellulaire est très large, relative-ment au noyau. Ces éléments sont disséminés dans toute la longueur du tube. Ils sont collés sur la paroi, qu'ils soulèvent de distance en distance, de telle façon que les tubes des glandes à pepsine sont irrégulièrement bosselés.

En outre de ces cellules, on trouve dans les intervalles qu'elles laissent, un épithélium petit, assez irrégulier, formé de cellules polyédriques. C'est surtout vers le fond des culs-de-sac, qu'on trouve les grandes cellules ovoïdes.

Heidenhain et Ebstein ont étudié les modifications de ces glandes pendant la digestion. Ils ont pensé qu'elles subissaient à ce moment une augmentation notable de volume; les cellules deviendraient plus granuleuses et leurs contours moins accusés. Ces faits n'ont pas grande valeur. Les observations de Cl. Bernard, par contre, sont plus intéressantes. Cet éminent physiologiste a fait voir, qu'en injectant dans le sang un sel de fer au maximum et du ferrocyanure de potassium, la réaction bleue, qui a besoin d'un milieu acide pour se produire, se faisait une fois la sécrétion à la surface de la muqueuse, et non dans la profondeur des culs-de-sac glandulaires. Ce qui prouverait, par conséquent, que le suc gastrique a son acidité, lorsque seulement il est en dehors du conduit excréteur.

Les glandes de l'estomac, dites *glandes à mucus*, diffèrent des précédentes par la nature de leur épithélium. Celui-ci est petit, régulier et prismatique, jusqu'au fond des culs-de-sac, et ne renferme pas ces grosses cellules ovoïdes, que nous avons décrites précédemment.

D'après M. Sappey, les glandes pepsinifères recouvrent toute la région splénique, toute la partie moyenne de l'estomac, les deux courbures, et s'avancent jusqu'au voisinage du pylore. Les glandes muqueuses entoureraient l'orifice pylorique, tapisseraient le cul-de-sac de la petite tubérosité, jusqu'à 4 ou 5 centimètres.

Malgré l'autorité des auteurs qui ont décrit ces deux variétés de glandes, il me paraît difficile d'admettre, sans plus de preuves, qu'elles correspondent chacune au rôle qu'on leur a assigné.

L'anatomie comparée, en effet, n'est nullement d'accord avec ces divisions.

L'estomac est simple chez l'homme, les carnassiers, la plupart des singes; mais cette disposition est exceptionnelle. Chez presque tous les mammifères, il est divisé en renflement œsophagien et renflement stomacal ou intestinal. Chez les ruminants, ce qu'on appelle les trois premiers estomacs, la panse, le bonnet, le feuillet, sont des diverticules de l'œsophage. Ils en ont la structure. Ils possèdent des papilles volumineuses, un épithélium corné, et ne servent que de réservoirs pour les aliments. La caillette seule est un estomac véritable.

Chez les rongeurs, le sac stomacal est encore divisé en deux compartiments essentiellement différents par leur structure : le premier, ayant une muqueuse dermo-papillaire, avec un épiderme corné; le second, une muqueuse offrant les caractères de la muqueuse intestinale. Les cétacés vrais ont encore plusieurs renflements stomacaux.

Chez d'autres animaux, les divisions extérieures de l'estomac disparaissent ; mais sur la muqueuse on en retrouve encore les traces. Ainsi les solipèdes ont deux muqueuses absolument différentes : l'une, qui représente la continuation de celle de l'œsophage et qui occupe la région cardiaque. Celle-ci est munie de papilles et d'épithélium pavimenteux. L'autre occupe la région pylorique. Elle offre la structure des muqueuses intestinales et un épithélium cylindrique. On peut donc admettre que l'estomac est, d'une façon générale, dans la série animale, œsophagien d'un côté, intestinal de l'autre. Comment donc pourrait-il se faire que, renversant la loi des connexions anatomiques, chez les animaux doués d'un estomac unique, on verrait justement le contraire, c'est-à-dire des glandes muqueuses sur la partie de ce renflement qui doit être stomacal, à proprement parler, et des glandes sécrétant le véritable suc digestif sur celle qui, chez tous les autres animaux, représente un simple prolongement de l'œsophage.

La *muqueuse du gros intestin* diffère de celle de l'intestin grêle, par l'absence de villosités, qui cessent complètement à partir du bord libre de la valvule iléo-cæcale ; de sorte que, sauf quelques différences de détails, elle offre au premier aspect une grande analogie avec la muqueuse de l'estomac. L'épithélium, qui la tapisse, est cylindrique, comme dans toute l'étendue du tube digestif. Les glandes sont représentées par des culs-de-sac allongés, simples, un peu plus longs que ceux de l'intestin grêle. Ils ont en moyenne de $0^{mm},4$ à $0^{mm},5$ de long sur $0^{mm},09$ à $0^{mm},1$ de large. Elles sont aussi serrées que les follicules de l'intestin grêle et de l'estomac. On les trouve dans toute l'étendue du gros intestin, y compris l'appendice vermiculaire du cæcum. Les cellules qui tapissent la paroi de ces glandes sont allongées dans le fond des culs-de-sac, de façon à ressembler un peu à un épithélium prismatique. Celles qui se trouvent au voisinage de l'orifice sont irrégulières ; beaucoup sont transparentes et vésiculeuses. Un certain nombre ont l'aspect que l'on décrit généralement sous le nom de cellules caliciformes.

Les follicules lymphatiques du gros intestin sont plus volumineux que ceux de l'intestin grêle. Ils sont isolés et ne forment pas des amas comme les plaques de Peyer.

Dans l'appendice vermiculaire du cæcum, ces follicules sont tellement serrés les uns contre les autres qu'ils se touchent presque.

Les vaisseaux sanguins de cette muqueuse offrent la même disposition que ceux de la muqueuse stomacale, c'est-à-dire que les artères se subdivisent à la face profonde de la muqueuse, pour former un réseau capillaire à mailles allongées, montant entre les glandes en tube. Les dernières ramifications, un peu plus volumineuses, forment des mailles circulaires

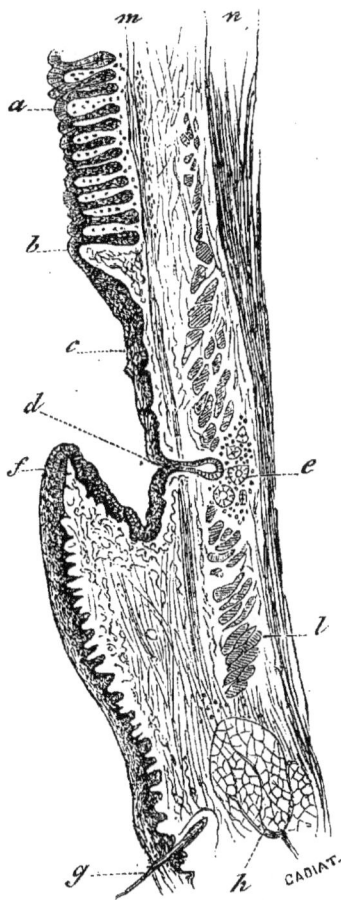

Fig. 180. — Coupe longitudinale de la muqueuse anale, montrant la disposition de la ligne festonnée. — De *a* en *b*, muqueuse intestinale, avec un épithélium prismatique et des glandes intra-muqueuses.— Ici le chorion a les caractères de celui de la muqueuse intestinale. *b*, *c*, *f*, épithélium pavimenteux, mou, facile à dissocier sans couche cornée. C'est la zone comprise entre les deux lignes circulaires. *f*, épaississement de la ligne sinueuse inférieure; de *f* à *g*, zone cutanée; *a*, épithélium corné avec papilles, mais sans glandes; *g*, premier follicule pileux; *h*, sphincter externe; *l*, sphincter interne; *d*, glandes de l'anus, décrites par Hermann; *m*, couche musculaire de la muqueuse intestinale, se continuant dans la zone cutanée; *n*, couche des fibres longitudinales de l'intestin.

autour des orifices glandulaires, sous l'épithélium prismatique et dans les intervalles qui séparent ces orifices les uns des autres.

Les vaisseaux lymphatiques sont disposés aussi comme ceux de la muqueuse stomacale. Teichmann a vu des lymphatiques entre les glandes en tube, et ces vaisseaux monteraient, d'après His, jusqu'à la couche superficielle de la muqueuse. C'est, du reste, la disposition qui a été figurée par Frey pour les glandes de l'estomac et que, de mon côté, j'ai constaté aussi pour cette muqueuse. La muqueuse du côlon est lisse ; mais chez le lapin, d'après Frey, elle présente dans son premier quart des saillies nombreuses, qui, pour cet auteur, auraient quelque analogie avec des villosités intestinales. Mais ces saillies diffèrent essentiellement des villosités, en ce sens qu'elles sont traversées entièrement par des glandes en tube.

La couche musculaire propre à la muqueuse est moins développée dans le gros intestin que dans l'intestin grêle ; elle redevient plus épaisse au niveau du rectum.

La terminaison de la muqueuse du gros intestin et sa jonction avec la peau, au niveau de l'anus, offrent des dispositions importantes à étudier. (Voy. Ch. Robin et Cadiat, *Journal d'anatomie et de physiologie*, 1874, p. 589. Herrmann, thèse de doctorat, 1880.)

Partout où existent les follicules clos et les glandes en tube, la muqueuse offre l'état mou et glissant propre à la muqueuse digestive. Cet état particulier disparaît là où cessent les follicules. Or, ces glandes cessent d'exister circulairement à une distance de 5 à 8 millimètres *au-dessus de la ligne sinueuse, offrant une série d'arcades et de festons à concavité supérieure*, ligne considérée par les anatomistes comme indiquant la ligne de démarcation entre le rectum et la peau. Au niveau où cessent les glandes, la muqueuse est plus mince. En même temps, l'épithélium change de caractère ; de prismatique, il devient brusquement pavimenteux ; mais, ainsi que l'a très bien figuré M. Herrmann, il n'a pas encore les caractères de l'épiderme ; son épaisseur est de $0^{mm},1$ à $0^{mm},12$. Les éléments superficiels sont aplatis ; quoique n'ayant pas encore la forme lamellaire, ils ont encore un noyau qui se colore par le carmin. C'est surtout sur les colonnes de Morgagni que l'on trouve l'épithélium avec ces caractères, tandis que, dans les intervalles, il est encore prismatique, comme dans le reste de l'intestin.

Il résulte de ces différences de nature entre les épithéliums et de l'amincissement de la muqueuse une ligne circulaire parallèle à la première, à celle des godets de Morgagni, et située à 5 ou 8 millimètres au-dessus d'elle. La zone circulaire, intermédiaire à ces deux lignes, est soulevée, de distance en distance, par les colonnes de Morgagni. Au-dessus de cette zone, la muqueuse a un aspect finement grenu, qui change dès qu'on arrive à la limite où cessent d'exister les follicules. Ce changement d'aspect est dû à ce que, dans la zone limitée par les deux lignes parallèles, la muqueuse est lisse, à part quelques saillies papilliformes, la soulevant de distance en distance et partiellement noyées dans l'épithélium. C'est au niveau de la ligne sinueuse supérieure que les veines siégeant dans le tissu cellulaire sous-muqueux sont particulièrement développées ; chez les hémorrhoïdaires, elles sont énormes et elles empiètent sur la trame de la muqueuse ; on n'en voit pas, ou presque pas, dans la zone des godets, qui est au-dessous de la ligne inférieure.

Chez quelques sujets même, à l'époque de la naissance, il est une disposition qui mérite d'être signalée : c'est que l'on trouve déjà les réseaux veineux sous-muqueux très développés le long des côtés de l'anus. A cet âge, par conséquent, les hémorrhoïdes s'annoncent déjà par des dilatations fusiformes.

La zone muqueuse intra-anale, à épithélium pavimenteux, représente un reste de la dépression cloacale embryonnaire du feuillet externe, au sommet de laquelle s'est ouvert le cul-de-sac postérieur ou rectal (*aditus posterior*) du feuillet interne ou intestinal. La *ligne sinueuse supérieure* de cette zone indique le lieu réel où s'établit la continuité entre les dépendances du feuillet interne et celles du feuillet externe ou dermo-papillaires.

La ligne sinueuse cutanée inférieure, d'après Cruveilhier, est la véritable ligne anale ; c'est-à-dire qu'elle trace la véritable séparation ou ligne de démarcation de la peau de cette région et de la muqueuse rectale, le siège de l'anus proprement dit.

La ligne sinueuse inférieure est due à ce que la peau, y compris l'épiderme et le tissu cellulaire sous-cutané, forme un épaississement coupé à pic du côté de l'intestin et qu'elle se continue sans ligne de démarcation, du côté opposé. Sur les sujets âgés ou amaigris, la ligne sinueuse inférieure forme même un pli saillant d'une hauteur de 3 à 5 millimètres.

Le derme est réellement épaissi au niveau de ce pli ; les faces et le sommet de ce pli portent des papilles assez rapprochées, longues de $0^{mim},8$, coniques, accompagnées chez les vieillards de petites saillies en mamelon. Sur cet épaississement ne se trouve aucune glande. Sa face supérieure est tapissée par un épithélium pavimenteux, mou, offrant les caractères que nous avons décrits plus haut, pour celui de la zone intermédiaire aux deux lignes sinueuses.

Cette région est le siège des fissures et des excoriations de l'anus, souvent aussi celui de l'orifice interne des fistules à l'anus.

A partir du sommet de cet épaississement et en allant du côté de la peau, l'épithélium prend rapidement la structure de l'épiderme. La couche cornée ne tarde pas à paraître. Les papilles sont nombreuses, coniques, hautes de $0^{mm},5$ en moyenne, mais parfois écartées les unes des autres, de façon à laisser des intervalles complètement lisses. Cette zone est dépourvue de poils, dans une hauteur qui varie de 12 à 20 millimètres. Dans toute cette étendue, la membrane possède la structure du derme.

Mais du côté de la région supérieure, là où l'anus se joint à l'intestin proprement dit, la muqueuse change de caractère ; dès les premières rangées de follicules, le chorion ne renferme plus de fibres élastiques et très peu de fibres lamineuses ; il prend la texture que nous avons décrite plus haut pour la muqueuse intestinale, c'est-à-dire qu'il n'est plus formé que de matière amorphe et de noyaux. C'est au niveau de la ligne circulaire supérieure que se fait cette modification. Quant à la couche musculaire propre à la muqueuse, elle s'épaissit pour former les colonnes de Morgagni.

A partir de la base du renflement qui forme la ligne anale dentelée, l'épaisseur du derme diminue brusquement, tout en conservant sa texture ordinaire.

Dans la région anale proprement dite, c'est-à-dire dans la zone limitée par les deux lignes courbes, M. Herrmann a signalé des dispositions anatomiques très intéressantes. Il existe d'une façon constante, chez l'homme adulte, dans cette région, des conduits muqueux aboutissant à des acini glandulaires. Les conduits de ces acini traversent le sphincter interne et quelquefois de petits follicules clos situés sur leur trajet.

Ces conduits ne sont pas des sinus, car ils se développent comme de vraies glandes pendant la vie embryonnaire, aux dépens des bourgeons épithéliaux ; tandis que les sinus sont de simples excavations, dont la formation est, d'après Ch. Robin, postérieure à la naissance.

Ces organes glandulaires sont, chez l'homme, des organes rudimentaires, analogues aux glandes qui existent chez les autres animaux, dans la même région.

D'après Herrmann, il en existe deux groupes de chaque côté, chaque groupe comprenant de deux à quatre prolongements intra-musculaires. Il est probable qu'il existe à cet égard de grandes variations individuelles.

La présence de ces conduits et des follicules clos qui les entourent paraît devoir jouer évidemment un rôle dans l'étiologie des abcès et des fistules de l'anus.

Développement de la muqueuse intestinale. — La muqueuse de l'intestin est formée par le feuillet interne du blastoderme et par la couche de mésoderme ou splanchnopleur adhérente à ce feuillet.

La couche épithéliale représentant le feuillet interne est formée, ainsi que nous l'avons vu, dès les premières heures de son développement, de grosses cellules sphériques. Plus tard, ces cellules s'aplatissent, et, chez les embryons de poulet, au bout de douze et vingt-quatre heures, on voit une couche de cellules plates, minces avec un noyau saillant, à la place de ces grosses sphères de segmentation. Cet épithélium mince, figuré en 31 et 45, tome I, est caractéristique du feuillet interne, tant qu'il est étalé sur le jaune. Mais dès que le tube intestinal est constitué, une seconde transformation s'opère sur ce revêtement de cellules, qui deviennent prismatiques et allongées. (Voir page 121, tome I, le développement de l'intestin.) Ces cellules donnent l'épithélium intestinal et les glandes qui en dérivent. Le chorion de la muqueuse est formé par le feuillet moyen.

ATTRIBUTS PHYSIOLOGIQUES DES MUQUEUSES.

Les muqueuses sont élastiques, surtout les muqueuses dermo-papillaires; mais en général elle le sont beaucoup moins que le derme. Elles possèdent en outre un certain degré de contractilité, grâce à leurs fibres musculaires propres. Malgré cela, elles se prêtent en général aux mouvements de dilatation et de retrait des cavités qu'elles tapissent, plus par écartement de leurs plis que par distension de leur tissu.

Ces membranes sont sensibles. Celles de la première classe ou dermo-papillaires renferment des nerfs de la vie animale et des terminaisons nerveuses, comme celles du derme. Deux de ces muqueuses même, celles des fosses nasales et celle de la langue, sont le siège du sens de l'olfaction et du goût. Parmi les muqueuses douées d'une vive sensibilité générale, il faut citer celles des lèvres, de la pointe de la langue, de la glotte, des replis aryténo-épiglottiques, de l'urèthre, de la vulve, de l'anus.

Par contre, les muqueuses qui tapissent les conduits splanchniques n'ont de sensibilité qu'à l'état pathologique. Ainsi, l'intestin n'est le siège de phénomènes douloureux que dans certaines maladies. La sensibilité de l'urèthre et de la vésicule biliaire n'est réveillée, que par l'inflammation ou par la présence d'un calcul.

Par contre, la muqueuse de l'intestin, innervée par de nombreux filets du sympathique, auxquels sont annexés les ganglions du plexus de Meissner, est le siège d'impressions sensitives dont la sphère d'activité ne dépasse pas ces petits centres nerveux. Mais, à mesure que la sensibilité de cette membrane est éveillée, ces impressions déterminent des reflexes plus étendus; tantôt ces reflexes comprennent seulement les différentes branches du plexus solaire, ou même se généralisent au système nerveux de la vie animale. Ainsi, le contact des matières intestinales détermine une contraction locale, dont le principe est dans les ganglions de la couche sous-muqueuse. Une impression plus vive, comme celle d'un drastique introduit par le rectum, fait contracter tout le tube digestif, et, enfin, des helminthes peuvent même déterminer des convulsions généralisées (Ch. Robin).

C'est la vive sensibilité des muqueuses dépendant du feuillet externe qui protège l'organisme contre l'introduction des corps étrangers. On sait quels efforts de toux déterminent quelques gouttes de liquide introduites dans la glotte, et comment le contact d'un corps étranger sur la muqueuse nasale cause l'éternuement. Mais, vis-à-vis des corps étrangers, les muqueuses n'ont pas seulement un rôle passif. L'épithélium vibratile de la trachée et des bronches empêche les poussières de s'introduire dans les voies aériennes. Celui de l'utérus et des trompes fait descendre l'ovule le long de ces conduits, etc.

Les muqueuses sécrètent toutes un liquide, le *mucus*, dont les propriétés ont été étudiées avec les humeurs. Le mucus est un liquide filant, ne précipitant pas par la chaleur, prenant un aspect strié avec l'acide acétique. Il est épais et forme un enduit adhérent à la surface de la muqueuse qu'il recouvre, dans les conditions normales ; mais, dans les cas pathologiques, il devient liquide et coule en abondance, ou bien encore il forme des concrétions grisâtres plus ou moins épaisses. C'est dans ces conditions, que le mucus devient blanchâtre ou puriforme, à cause des éléments anatomiques épithéliaux qu'il tient en suspension. Il est rare de voir des sujets parfaitement sains dont les muqueuses ne soient le siège d'aucun écoulement muqueux. Mais, dans ces conditions seulement, le mucus forme un véritable vernis à la surface des membranes. Au travers de cette couche, les substances solubles passent par dialyse, comme elles peuvent le faire expérimentalement à travers des couches de liquide. Les graisses en émulsion le traversent aussi pour se mélanger à lui. Mais les substances non dialysables ne peuvent pas plus le pénétrer qu'une membrane animale, de quelque nature qu'elle soit. Aussi les venins absorbés par le tube digestif n'ont aucune action, parce qu'ils ne sont pas absorbés. Robin démontre ce fait expérimentalement. On garnit un endosmomètre d'une membrane animale pourvue de son épithélium et de sa couche de mucus ; on remplit l'endosmomètre d'eau sucrée et on le met en contact avec des humeurs, renfermant des venins et des matières virulentes. L'eau montera dans le tube, mais elle ne contiendra pas de ces matières. Qu'on enlève alors avec l'ongle la couche de mucus, aussitôt elles pénétreront, et l'on pourra tuer un animal avec le liquide absorbé. (Ch. Robin, *Leçons sur les humeurs*, page 439.)

C'est la couche de mucus se renouvelant sans cesse à la surface de l'estomac qui protège cet organe contre l'action du suc gastrique. Mais, après la mort, lorsqu'elle ne peut plus se reformer, la muqueuse stomacale est attaquée aussitôt.

Les mucus eux-mêmes ne sont pas dialysables et, partant, ne peuvent être absorbés, comme il en est des liquides des séreuses. Ils sont donc rejetés de l'organisme comme produits étrangers, et quelquefois en assez grande quantité pour qu'il y ait là une cause d'affaiblissement.

Ce sont les mucus altérés, dans certaines circonstances pathologiques, qui forment l'enduit blanc de la langue, les fausses membranes de l'angine pultacée, de l'entérite pseudo-membraneuse, du croup longtemps après la guérison de la diphtérie, et que l'on connaît sous le nom de croup chronique; de la bronchite pseudo-membraneuse, etc.

Altérations des muqueuses. — Au point de vue pathologique, les muqueuses se divisent naturellement en deux groupes distincts : d'une part, les muqueuses du feuillet interne; de l'autre, les muqueuses dermo-papillaires, auxquelles il faut rattacher, comme s'en rapprochant le plus par leurs propriétés, les muqueuses dérivant des conduits de Wolff et de Müller.

Sur toutes ces membranes, on peut retrouver des lésions communes : d'une part, l'inflammation ou la congestion, avec hypersécrétion de mucus; de l'autre, les ulcérations cancéreuses, dont nous avons déjà exposé le processus, à propos du système épithélial; enfin, les altérations tuberculeuses. Mais il est d'autres affections localisées absolument sur les muqueuses dermo-papillaires. Ces dernières sont tantôt à marche rapide, comme la diphtérie, l'herpès, l'érysipèle; tantôt chroniques, comme les tumeurs papillaires, les plaques muqueuses, les chancres, etc. C'est évidemment à la constitution anatomique de ces membranes qu'il faut attribuer cette prédilection bien marquée pour le siège de ces différentes manifestations pathologiques.

Tuberculose des muqueuses. — La tuberculose peut se montrer sur toutes les muqueuses. Nous avons vu que cette maladie avait sa localisation dans le système conjonctif; aussi, partout où se trouvent des éléments de ce système, on voit se développer les ulcérations tuberculeuses sur les muqueuses. Celles-ci se présentent avec un caractère de simplicité tel que, si les auteurs qui ont étudié les lésions du tubercule en général s'étaient de prime abord adressés à ces membranes, au lieu de prendre le poumon, où les lésions anatomiques du tubercule se présentent mélangées toujours de produits accessoires, il est certain que cette question eût été singulièrement avancée. Or, j'ai examiné presque toutes les muqueuses où se développent les tubercules : la bouche, l'œsophage, l'in-

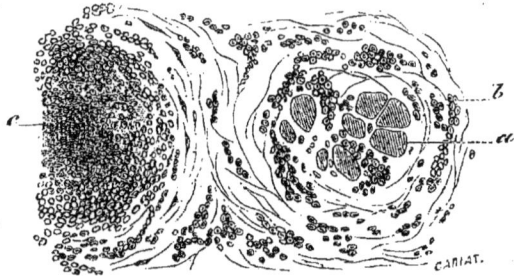

FIG. 181. — Lésions tuberculeuses de la muqueuse du pharynx. — a, faisceaux striés de la couche sous-muqueuse atrophiés et envahis par les noyaux du tubercule; b, noyaux du tissu conjonctif proliférant pour former des masses tuberculeuses; c, granulation. Le centre est déjà ramolli, la périphérie est entièrement constituée par des noyaux du tissu conjonctif.

testin, l'urèthre, la vessie, les uretères, le canal déférent, etc., et toujours j'ai rencontré une lésion identique et simple dans ses caractères. Les résultats de mes recherches ont été publiés dans deux sociétés savantes à l'époque où la question de la dualité de la phthisie était ardemment discutée. Néanmoins, ceux qui se sont occupés depuis de cette question

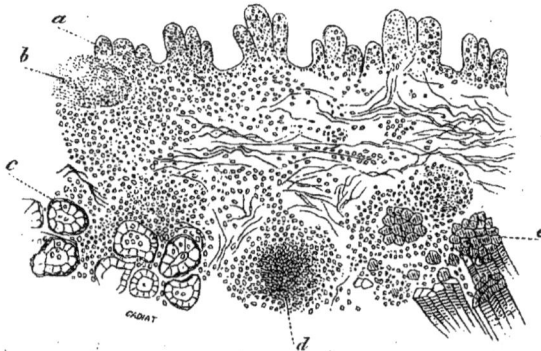

FIG. 182. — Lésions tuberculeuses de la muqueuse du pharynx. a, papilles envahies par les noyaux; b, c, glandes; d, granulation à centre ramolli; e, fibres musculaires commençant à être envahies

ne m'ont pas fait l'honneur d'une citation; et cependant les arguments que j'avais apportés, en faveur de la théorie uniciste, avaient une valeur incontestable.

Lupus. — Le lupus se rapproche un peu du tubercule des muqueuses par la nature des éléments qui le composent, qu'il soit syphilitique ou scrofuleux ; mais un caractère différentiel, que nous trouvons tout d'abord, pour le distinguer du tubercule, c'est qu'il atteint seulement les muqueuses dermo-papillaires. Il s'arrête à la limite des muqueuses endodermiques ou intestinales ; c'est seulement sur la bouche, les fosses nasales, l'œsophage qu'on le rencontre, et, inférieurement, il cesse de se montrer au niveau de l'anus, là où commence la muqueuse intestinale, c'est-à-dire au-dessus de la ligne des godets de Morgagni. La lésion est caractérisée, ainsi que nous l'avons vu à l'article *Peau,* par la genèse de noyaux du tissu conjonctif qui infiltrent toute la muqueuse ; mais tandis que, dans le tubercule, les agglomérations de noyaux subissent tous une dégénérescence graisseuse rapide, dans le lupus, ces éléments, doués de plus de vitalité, donnent, là où ils ne sont pas en masse trop grande et où, par conséquent, ils peuvent encore se nourrir, des fibres lamineuses et par suite du tissu fibreux qui a tous les caractères du tissu de cicatrice. Il y a donc dans le lupus, comme dans certaines tumeurs fibreuses qui se ramollissent par places, des amas de noyaux, parmi lesquels les uns s'atrophient et disparaissent en laissant des pertes de substance, et les autres passent à l'état fibreux en déterminant des brides cicatricielles. Ce tissu fibreux, qui se forme en abondance dans les lupus, produit des déformations de la face et les rétrécissements des conduits. Ainsi les rétrécissements syphilitiques de l'anus dus à la même lésion, ceux aussi de l'œsophage, les adhérences pharyngiennes, sont engendrés par le même processus pathologique.

Épithéliomas. — Toutes les muqueuses, à quelque feuillet qu'elles appartiennent, peuvent être le siège des tumeurs dites cancroïdes ou épithéliomas. Ces tumeurs envahissent non seulement l'épaisseur de la muqueuse, mais encore gagnent toutes les parties environnantes. Elles sont susceptibles de se généraliser et d'envahir les ganglions. On pourrait les appeler cancers des muqueuses.

Elles se présentent, en général, sous la forme d'ulcères, avec des bords relevés et indurés, avec des sortes de racines les rattachant aux tissus périphériques et une excavation centrale, remplie de détritus et d'éléments dégénérés. Ces tumeurs ou ulcères rongeants sont toutes dues au même phénomène, que M. Robin, le premier, a très clairement exposé, et voici en quoi il consiste :

En nous reportant à ce que nous avons dit, à propos du développement des glandes et de la formation de toutes les annexes des muqueuses, comme les dents, les poils, etc., nous voyons qu'à un certain moment de la vie embryonnaire se produit ce que nous avons appelé une involution épithéliale : c'est-à-dire qu'un bourgeon épithélial partant de la couche profonde de l'épiderme descend au travers des couches sous-jacentes, de façon à donner un cylindre qui se ramifie pour former une glande. Dans les conditions normales, cette involution épithéliale s'entoure d'une paroi propre ; elle est exactement circonscrite. Elle procède avec lenteur et méthodiquement. Or, à supposer que, chez l'adulte, le même phénomène se produise, qu'une involution épithéliale se fasse, mais irrégulièrement en se ramifiant dans tous les sens et en envoyant des bourgeons dans la profondeur de la muqueuse : ces bourgeons, rapides dans leur développement, traversent le chorion muqueux et même les couches sous-jacentes. Mais ces cordons épithéliaux n'ont pas la régularité qu'ils offrent lors du développement des glandes normales.

Les cellules qui les composent, douées d'une nutritilité exagérée, se segmentent rapidement, forment souvent des éléments volumineux à plusieurs noyaux et aucune membrane limitante ne vient se former à la surface de l'involution épithéliale.

Enfin les bourgeons se développant toujours, la masse de formation nouvelle augmente, les cellules s'entassent au centre, sans aucun ordre, et comme les vaisseaux ne sont pas développés parallèlement, celles qui en sont le plus éloignées meurent, se désagrègent et ainsi se fait l'ulcération de la tumeur, qui se détruit par sa partie centrale, alors que des éléments nouveaux se forment sans cesse sur la périphérie.

Des lésions de cet ordre se rencontrent, sur toutes les muqueuses. Nous allons voir maintenant celles qui sont spéciales à chaque groupe.

Sur les muqueuses dermo-papillaires, souvent les ulcères épithéliaux prennent la forme végétante. Les involutions épithéliales s'accompagnent de végétations en forme de papilles. Elles peuvent partir de la couche de revêtement ou des annexes de la muqueuse, c'est-à-dire des différentes glandes situées au-dessous et dans son épaisseur. Les cancroïdes intestinaux n'ont jamais la forme papillaire. Ils procèdent comme les premiers de la couche épithéliale ou des glandes, et ils offrent les mêmes caractères que les précédents.

Les muqueuses dermo-papillaires sont encore susceptibles de fournir des tumeurs végétantes composées de papilles, parmi lesquelles il y a de grandes distinctions à établir. Les unes sont de simples hypertrophies des papilles, sans augmentation de nombre de ces organites. Telles sont les granulations de la conjonctive, les verrues de la peau. Dans d'autres circonstances, il y a formation nouvelle de papilles ; ce qui donne de suite un plus grand caractère de gravité à la lésion. Telles sont les végétations, les condylomes, les formations polypeuses, qui peuvent se produire sur toutes les régions des muqueuses recouvertes de papilles, dans les conditions normales. Ainsi le bord libre des cordes vocales inférieures, le bas-fond de la vessie, la peau des organes génitaux de l'homme, la vulve, le col de l'utérus. Enfin, toutes les régions du tégument et des muqueuses de la même catégorie peuvent être le siège d'une production exagérée de papilles régulièrement formées, mais considérablement hypertrophiées. Ces formations papillaires sont quelquefois très volumineuses, les papilles qui les composent sont disposées sans ordre; alors la masse a les aspects d'un véritable chou-fleur et parfois les caractères des ulcères rongeants.

Les muqueuses dermo-papillaires participent aux inflammations aiguës du derme. Ainsi, nous voyons la scarlatine, la rougeole, l'érysipèle, l'herpès envahir la bouche, le pharynx, les fosses nasales, la vulve et l'anus. Par contre, ces affections ne se localisent jamais sur les muqueuses intestinales ou stomacales; parce que les conditions anatomiques ne s'y prêtent pas. Aussi est-ce une erreur grave de dire, avec certains médecins, qu'un érysipèle a envahi l'estomac, ou l'intestin, ou même le poumon. C'est confondre la maladie générale et la lésion. Sous l'influence d'une maladie de cet ordre, que la muqueuse de l'intestin soit lésée, rien de plus facile à admettre; mais que cette maladie s'y traduise par une lésion anatomiquement identique à celle qui frappe un tissu absolument différent, c'est ce qu'on cherchera en vain à démontrer. Pour la trachée elle-même, qui a beaucoup de rapports de continuité avec les muqueuses du pharynx, mais qui est privée de papilles, qui possède un épithélium cylindrique, on ne doit pas dire qu'un érysipèle, par exemple, a envahi cette membrane. Elle a pu s'enflammer par propagation, mais son inflammation n'a pas le caractère de la lésion, que nous devons appeler érysipèle. A plus forte raison, ne doit-on pas parler, comme certains auteurs, de pemphigus des bronches; car l'épithélium de ces conduits ne peut absolument pas se soulever, pour former des phlyctènes.

Une autre affection commune au derme et aux muqueuses, qui ont la même constitution, est la diphtérie. La diphtérie peut envahir la bouche, les fosses nasales, le pharynx, les voies aériennes. Elle respecte l'œsophage. Les muqueuses de l'anus, des voies génitales peuvent aussi en être affectées. Elle est caractérisée, par l'exsudation, à la surface de la muqueuse et dans la couche épithéliale, d'un dépôt de fibrine présentant l'aspect fibroïde et granuleux. Ce dépôt renferme, comme éléments accessoires, des globules du sang et du pus, et des cellules épithéliales de la région malade. Ces plaques sont d'un gris jaunâtre, adhérentes plus ou moins, suivant la nature de la muqueuse sur laquelle elles reposent. Quand elles sont de formation assez ancienne, en les arrachant on détermine une hémorrhagie. Ces fausses membranes se gonflent au contact de l'acide acétique et deviennent transparentes. Par contre, les concrétions formées de mucus deviennent plus opaques et se prennent en filaments, sous l'influence de ce réactif. La fausse membrane fibrineuse peut atteindre plusieurs millimètres d'épaisseur. Elle n'occupe pas l'épaisseur du chorion, car elle ne laisse point de cicatrices après sa guérison.

Il résulte des recherches de Wagner, de Rindfleisch, que l'exsudation fibrineuse se fait exactement dans la couche épithéliale, ce qui explique son adhérence. Mais nous ne saurions partager l'opinion de ces auteurs, quand ils affirment que la fausse membrane a une constitution cellulaire. Si l'on rencontre, dans la couche épithéliale, un grand nombre de cellules et des éléments à formes bizarres, dont le protoplasma est plus ou moins altéré, il est facile d'en trouver l'explication en considérant le siège de l'exsudation et en tenant compte de ce fait que, toutes les fois qu'un liquide est exsudé dans une couche épithéliale (eczéma, pemphigus, etc.), on trouve des éléments avec toutes les formes possibles. Ce n'est donc pas là le fait caractéristique et essentiel; mais ce qui distingue bien ces lésions, c'est la présence de la fibrine et les réactions de cette substance. Il est bien important pour la pratique que l'on soit définitivement fixé sur ce point et sur la nature exacte de toutes les exsudations qui peuvent envahir le voile du palais et du pharynx. Or, il semble qu'il reste encore beaucoup de doute sur cette question, car j'ai vu des fausses membranes fibrineuses, dans des conditions bien différentes, au point de vue de la maladie générale qui les déterminait; aussi je ne pense pas qu'on soit encore autorisé, d'après les caractères histologiques de la membrane, à affirmer la nature de la maladie correspondante.

Les plaques diphtéritiques diffèrent assez des lésions de la stomatite ulcéro-membraneuse pour qu'il ne soit pas nécessaire d'entrer à ce sujet dans beaucoup de détails. Ces dernières sont en effet caractérisées par une perte de substance de la muqueuse. Dans le fond de l'ulcération se trouve une couche grisâtre très adhérente, formée de leucocytes et de fibres lamineuses et élastiques qui s'enlèvent assez facilement.

CHAPITRE XXV

SYSTÈME PULMONAIRE

Considérations préliminaires. — Le poumon doit être considéré comme formant un système anatomique spécial, au même titre que le tissu de la couche dorsale. Si nous nous reportons en effet à la définition que nous avons donnée, en commençant, d'un système anatomique, nous voyons que le tissu du poumon n'a d'analogue dans l'économie à aucun point de vue. Formé par la réunion de plusieurs tissus, comme le tissu lamineux, les capillaires, etc., qui existent partout, l'ensemble possède néanmoins une constitution anatomique et des propriétés physiologiques qui ne se retrouvent nulle part ailleurs. Il a bien, comme propriété commune avec le rein, d'éliminer certains principes du sang, et, comme cet organe, il ne fabrique aucun produit spécial ; mais ces caractères sont insuffisants pour réunir dans une même division des tissus aussi différents. Bien plus que les muqueuses, qui représentent des individualités anatomiques définies, le poumon possède son autonomie, et si l'on en veut une preuve évidente, celle que Bichat invoquait, il suffit de considérer les lésions du parenchyme pulmonaire. La pneumonie est, en effet, une maladie qui se localise exclusivement sur le tissu pulmonaire, comme le rhumatisme sur une séreuse. Cette délimitation précise d'une lésion, qui ne se retrouve sur aucun autre organe, impose la notion d'un système anatomique distinct ; d'après l'idée que nous avons pu nous faire des systèmes envisagés au point de vue de la pathologie.

Nous avons vu d'abord les systèmes anatomiques les plus simples, comme le système des muscles, celui des tendons, des os, des cartilages. Ici, la prédominance d'un élément anatomique particulier donnait certains attributs physiologiques définis. Déjà les muqueuses, bien que formant un système à part, ne possèdent aucun élément fondamental. Il en est de même du poumon. A ce système appartient, non pas un simple attribut physiologique, mais une véritable fonction. Cette fonction résulte de la manifestation de chaque propriété individuelle des éléments composants combinés entre eux. Que faut-il de plus pour définir un système? Une structure particulière, une circulation spéciale, une fonction importante et une pathologie qui ne se trouve que dans ce tissu.

Ainsi dans ce tissu, constituant le parenchyme pulmonaire, se trouvent localisées, non seulement cette fonction essentielle, mais encore une pathologie qui lui appartient en propre. Quel système peut être mieux défini?

TEXTURE DU POUMON

§ 145. Le système pulmonaire devrait comprendre seulement la description des conduits qui servent à l'hématose. Ceux-là seuls forment un système anatomique distinct. Le poumon, en effet, tel qu'il se présente au premier examen, se compose de deux parties : 1° l'appareil bronchique ; 2° le système des canalicules respirateurs. Mais ces deux parties sont si intimement unies que, pour comprendre la forme des unes, il faut décrire les autres. Nous commencerons donc cette description, par une étude générale des canaux bronchiques et de leur terminaison. Mais auparavant il est nécessaire, je pense, pour bien faire comprendre les distinctions que nous croyons devoir établir, d'entrer dans quelques considérations générales sur l'organe de l'hématose, tel qu'il se présente dans la série animale.

Le lecteur qui ne veut étudier que l'anatomie descriptive pure et simple trouvera plus loin tous les détails de texture relatifs au poumon.

L'organe de la respiration, chez les différents animaux, doit être figuré par une membrane pouvant servir de paroi endosmométrique et interposée entre le sang de l'animal et le milieu dans lequel il vit. Quant aux dispositions accessoires, à la façon dont le milieu extérieur et le sang sont mis en contact avec cette membrane, elles peuvent varier d'une foule de façons. Mais si nous considérons seulement les invertébrés supérieurs et les vertébrés, nous voyons deux espèces d'organes : des branchies et des poumons. Si l'animal est aquatique, il porte simplement sur les côtés de son corps des sortes de bourgeons vasculaires, qui plongent dans l'eau ; dans le cas contraire, si sa respiration est aérienne, il offre des cavités plus ou moins compliquées, dans lesquelles l'air pénètre et qui sont baignées extérieurement par le sang.

Or, pour amener l'air et le sang en contact l'un avec l'autre, que la respiration se fasse dans l'air ou dans l'eau, les moyens employés varient et se compliquent suivant le degré de développement de l'animal.

Tantôt la branchie, simplement suspendue au corps de l'animal, flotte librement, comme chez l'Axolote ; chez les poissons, les mollusques aquatiques, comme les céphalopodes, il existe déjà une chambre branchiale et un appareil plus ou moins compliqué, pour faire entrer et sortir l'eau de cette cavité. C'est là la première trace de l'appareil bronchique.

Chez les vertébrés supérieurs, ceux qui ont une respiration aérienne, il atteint son maximum de développement. Là, il est représenté par des conduits de structure compliquée, se ramifiant jusque dans la profondeur du corps et amenant l'air au contact de la membrane endosmométrique. Mais, malgré les perfectionnements qu'a subis cet appareil, on retrouve encore dans ses dispositions la trace de sa forme primitive.

Chez le poisson, le conduit bronchique, si l'on peut employer cette figure, est un simple diverticulum de la cavité pharyngienne, s'ouvrant sous les opercules et protégé par les rayons branchiostèges.

Chez les vertébrés à respiration aérienne, le canal des bronches prend encore naissance dans la cavité pharyngienne ; mais il s'est allongé de toute la longueur du cou, qui n'existe pas chez les poissons ; le sternum s'est redressé ; il s'est séparé de l'hyoïde et les rayons branchiostèges se sont réunis, pour former une cage thoracique, osseuse et résistante, susceptible d'ampliation et de retrait, sous l'action de muscles énergiques, et presque exclusivement disposée en vue des actes importants de l'organe qu'elle est destinée à contenir. Toute cette cage thoracique des mammifères et des oiseaux, avec les muscles énormes qui la recouvrent, représente donc les pièces operculaires et les rayons branchiostèges des poissons.

En même temps que l'appareil sternal s'est séparé de l'appareil hyoïdien, pour arriver aux animaux à respiration aérienne, un organe nouveau s'est placé sur le trajet des conduits aériens. Cet organe, c'est le larynx, qui représente bien le plus haut degré de perfectionnement de l'appareil bronchique.

Chez les oiseaux, cet appareil se complique encore de nombreux diverticulums, formant les conduits aériens des os et les réservoirs thoraciques cervicaux et abdominaux. Il est bien évident, en effet, que ces réservoirs ne servent pas, comme l'ont dit quelques physiologistes, à alléger le poids de l'animal qui vole. Autant vaudrait dire qu'un bateau s'allège en se remplissant d'eau. Mais il est bien certain que, vu le poids du sternum et des gros muscles de l'épaule, la dilatation du thorax et la pénétration de l'air ne peuvent s'effectuer pendant les grands efforts du vol.

Les réservoirs doivent servir par conséquent à accumuler de l'air dans les moments où la cage thoracique n'est pas immobilisée complètement, par les contractions des muscles pectoraux. Du reste, la structure des membranes qui composent ces sacs aériens ne permet pas de supposer qu'ils puissent avoir un rôle dans l'hématose.

Ces considérations d'anatomie comparée, sur lesquelles nous ne voulons pas insister, n'ont d'autre but que celui de nous montrer comment, avec un appareil de l'hématose uniforme, disposé de la même façon à peu près dans toute la série animale, celui qui sert à mettre l'air ou l'eau en contact avec lui se modifie et se perfectionne, en affectant une foule de dispositions différentes (1).

Lobule pulmonaire. — Lorsqu'on examine le poumon de l'homme et des mammifères, mais surtout celui du bœuf, on voit immédiatement qu'il est décomposable en parties plus petites, ayant toutes la même structure et suspendues chacune à une ramification bronchique terminale. Sur les poumons des bœufs qui sortent des abattoirs, où on les soumet à l'insufflation sous-cutanée, on voit des bulles d'emphysème, qui ont pénétré jusqu'au poumon, dessiner à la surface de cet organe des polygones réguliers, représentant la base des lobules superficiels.

Chez ces animaux, par conséquent, les lobules sont séparés les uns des autres par des couches de tissu cellulaire lâche, qui permettent un isolement facile. On peut donc, en disséquant, isoler un lobule, sous forme d'une petite masse spongieuse, pyramidale, haute de 2 centimètres environ, et dont la base offre 1 centimètre à 1 centimètre 1/2 de diamètre. Au sommet de cette pyramide se trouve un rameau bronchique.

Structure des rameaux bronchiques. — Le lobule ainsi délimité ne représente pas un élément de l'organe, contrairement à ce que pensent quelques auteurs. Les bronches, en effet, se poursuivent et se ramifient jusqu'à une certaine profondeur dans le lobule, au point qu'on peut retrouver ces conduits jusqu'à une assez grande distance, avec leur muqueuse et leur couche musculaire.

Les bronches, à partir du point où elles sont cylindriques, sont fournies par trois couches :

1° Une muqueuse. Cette muqueuse a les mêmes caractères, que dans la trachée et les grosses bronches ; elle possède un chorion élastique, des

(1) C'est M. Ch. Robin, en 1858, dans un travail lu à la Société de biologie (*Note sur les causes de l'indépendance de la bronchite par rapport à la pneumonie*), qui a le premier établi ces différences entre l'appareil bronchique et le parenchyme pulmonaire.

glandes en grappe sous-muqueuses et un épithélium cylindrique à cils vibratiles.

2° Une couche musculaire. Celle-ci, au lieu de s'attacher sur les anneaux cartilagineux, comme au niveau de la trachée et des premières bronches, fait tout le tour du conduit. Elle est épaisse de $0^{mm},1$ à $0^{mm},2$.

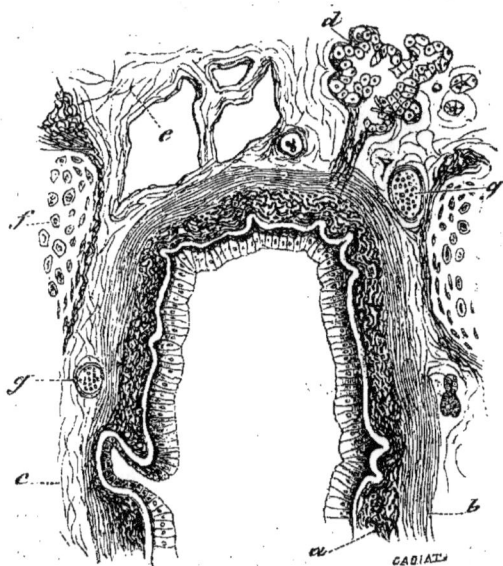

Fig. 183. — Coupe d'une bronche au voisinage du lobule. — a, trame élastique de la muqueuse; b, couche de fibres lisses; c, tissu conjonctif sous-muqueux; d, glande sous-muqueuse; e, vaisseaux sanguins; f, noyaux cartilagineux de la paroi bronchique; g, g, nerfs.

3° Couche fibro-élastique. — Celle-ci comprend dans son épaisseur les anneaux cartilagineux qui se fragmentent peu à peu, à mesure que l'on s'approche des petites bronches.

Sur les premières subdivisions, les segments d'anneaux se touchent par leurs extrémités, de façon à former à la bronche un squelette cartilagineux, enveloppant tout le conduit. Plus loin, ils diminuent de longueur, et, au voisinage du lobule, ils sont réduits à de petits noyaux cartilagineux, compris dans la tunique fibro-élastique.

Ces noyaux, se sont en même temps modifiés dans leur structure et ils sont passés, à l'état de tissu fibro-cartilagineux.

En dedans de cette gaine fibro-élastique, se trouve la couche musculaire, qui, à partir du hile du poumon, fait le tour complet du conduit aérien.

On voit d'après cela, à mesure qu'on se rapproche du lobule, que la structure de la bronche se modifie ; mais, jusqu'au bout, elle conserve ses caractères fondamentaux. C'est seulement, ainsi que nous le verrons, dans une très faible étendue, que l'on trouve des conduits, ayant une structure intermédiaire, entre la bronche et les cavités respiratoires du lobule, et encore ces conduits de transition, se rapprochent-ils beaucoup plus des bronches, que des cavités respiratoires.

La trachée et ses deux subdivisions ont une structure, qui ressemble beaucoup à celle que nous venons de donner. La disposition des anneaux cartilagineux et de la couche musculaire est exposée dans tous les traités d'anatomie descriptive ; aussi nous n'insisterons pas sur ce point.

Terminaison des bronches. — La bronche se ramifie, dans l'intérieur du lobule, en conservant tous ses caractères. Les bronches intra-lobulaires, chez le bœuf, possèdent encore des noyaux cartilagineux. Ces noyaux cessent à une distance variable du point de terminaison. A ce niveau, la bronche offre un diamètre de 0ᵐᵐ,1 à 0ᵐᵐ,2 chez le mouton, et de 0ᵐᵐ,4 chez le bœuf adulte (1).

La bronche s'ouvre dans les premiers conduits intra-lobulaires, par une multitude d'orifices, si bien, qu'il

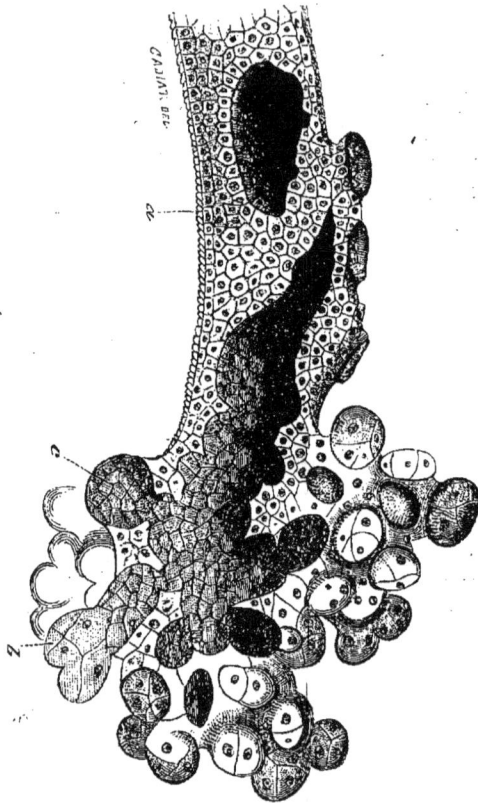

Fig. 184. Terminaison d'une bronche. — *a*, terminaison de la couche musculaire indiquant la fin de la bronche et le commencement du conduit intermédiaire ; *b*, utricules respirateurs ; *c*, conduit alvéolaire coupé.

est impossible d'en donner une description. A supposer que l'un de ces

(1) Pour voir le mode de terminaison des bronches, il faut prendre le poumon d'un enfant qui n'a pas encore respiré. Les bronches sont formées, mais les cavités du lobule ont encore de très minces parois. On injecte les bronches avec de la gélatine unie au nitrate d'argent. Quand le poumon est rempli et pris en masse par le refroidissement, on fait une section transversale, puis, avec la lame d'un scalpel, on râcle la surface de section sous l'eau. Immédiatement on voit se soulever des touffes arborescentes qui représentent les branches isolées. Le râclage a séparé presque toutes les parties lobulaires.

conduits fût bouché et plongé dans l'eau et qu'en soufflant par l'extrémité libre, on le fasse éclater par une infinité de points, les bulles d'air, en

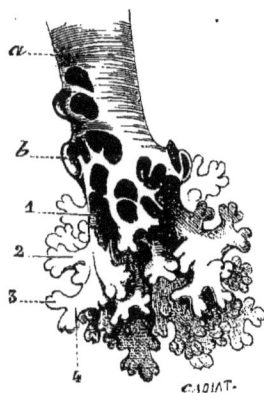

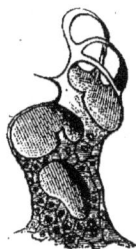

FIG. 185. — Orifices terminaux d'une ramification bronchique intra-lobulaire ou de transition. — *a*, bronche intra-lobulaire ; *b*, orifices de communication avec les canaux alvéolaires ; 1, canaux alvéolaires ; 2, première subdivision de ces canaux ; 3, deuxième et troisième subdivisions.

FIG. 186. — Orifices terminaux d'un petit canal de transition.

sortant, représenteraient assez bien le mode d'implantation des premiers conduits lobulaires.

Terminaison de la muqueuse. — Jusqu'au voisinage des orifices mul-

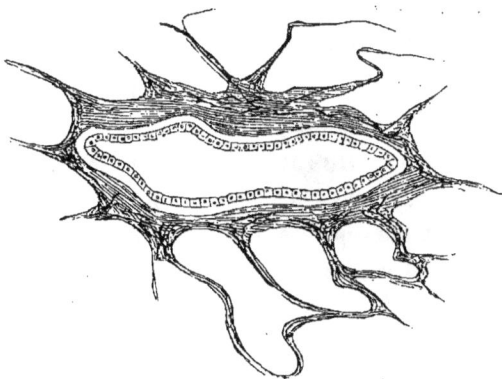

FIG. 187. — Coupe transversale d'un canal de transition, montrant sa couche hyaline et son épithélium cubique.

tiples, la bronche conserve les mêmes caractères. Mais, là, ses tuniques commencent à se modifier.

La muqueuse s'amincit progressivement et sa couche choriale se

trouve bientôt remplacée par une membrane hyaline épaisse de $0^{mm},005$
à $0^{mm},006$, sans noyaux. L'épithélium prismatique à cils vibratiles a aussi
cessé d'exister. A sa place, on voit d'abord une mince couche d'épithélium de même forme, mais sans cils, et à la
fin on ne trouve plus qu'une rangée unique de
petites cellules cubiques régulières, qui se prolongent sur le conduit collecteur des canalicules (voy. t. II, fig. 187) ou canal de transition.

La structure de ces derniers conduits a été
donnée, pour la première fois, par Küttner, dans
les archives de Wirchow (1876), à l'époque même
où je publiais mes recherches sur cette question. Mais cet auteur fait cesser les cellules à
cils vibratiles au même niveau que les cartilages. Ces éléments descendent plus loin. Ils
persistent, tant qu'il existe des fibres musculaires, autour du conduit. Dès que la muqueuse
est remplacée par une couche hyaline et que ces
fibres disparaissent, on trouve le petit épithélium
cubique.

Fibres musculaires. — La couche des fibres
musculaires cesse, en se réduisant progressivement et d'une façon continue. Le point où elle
cesse exactement n'est pas absolument fixe. Dans
tous les cas, nous n'avons rencontré en aucun
point, quoi que ce soit pouvant être assimilé à
un sphincter. L'enveloppe de fibres lisses est
toujours parfaitement régulière.

*Du rôle physiologique joué par les fibres lisses
dans l'acte de la respiration.* — Les expériences
de Williams, qui ont été répétées dernièrement par M. P. Bert, montrent
bien que le poumon est contractile, et, d'après ce dernier auteur, la contractilité du poumon serait sous la dépendance du pneumogastrique.
Mais à quoi peut servir cette contractilité qui réside dans les bronches?
Telle est la question que se sont posée bien des physiologistes et qui n'a
pas reçu jusqu'ici de solution bien satisfaisante.

Il nous semble néanmoins qu'on peut tenter de la résoudre, et nous
allons présenter une théorie contestable sans doute, mais qui semble
réunir bien des probabilités en sa faveur.

Lorsqu'on injecte un liquide dans la bronche d'un enfant, qui n'a pas

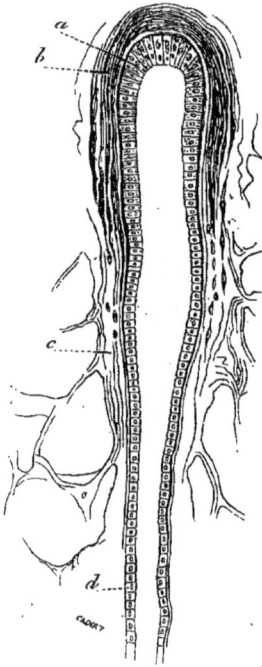

FIG. 188.   Coupe longitudinale d'une bronche au
voisinage de sa terminai-
son. — *a*, dernières cellules prismatiques; *b*, couche de fibres musculaires
lisses; *c*, canal de transition, fin de la tunique
musculaire; *d*, épithélium
cubique de ce canal.

encore respiré ou qu'on y souffle de l'air, il est facile de voir que la répartition du gaz ou du liquide dans le poumon correspondant, se fait d'une façon très inégale. Certains lobules sont complètement distendus, alors que d'autres se soulèvent à peine.

Dans l'acte de l'inspiration, bien que la force qui fait pénétrer l'air dans le parenchyme pulmonaire, n'agisse pas de la même façon, ne peut-il pas en être de même? Les lobules superficiels, par exemple, ne doivent-ils pas tendre à se dilater plus rapidement, que les lobules du centre de l'organe?

Pour éviter une distribution forcément inégale, les fibres musculaires des bronches auraient justement pour effet, de répartir uniformément, par leurs contractions, l'air qui pénètre dans la trachée. Elles se laisseraient distendre, pour un lobule encore fermé, et reviendraient sur elles-mêmes, à l'entrée d'un lobule déjà trop dilaté.

A supposer en effet que ces fibres n'existent pas, comment comprendre que des cavités aussi irrégulièrement disposées, aussi compliquées que le sont les cavités du parenchyme pulmonaire, puissent se remplir toutes à la fois et de la même quantité d'air?

Si l'on voulait remplir également un poumon, avec de la matière à injection, que ferait-on? On pincerait chaque bronche successivement, pour empêcher le liquide d'y entrer, lorsque le lobule, auquel cette bronche correspond, serait rempli, et ainsi on forcerait le liquide à entrer dans les autres lobules. La tunique musculaire des bronches n'agit pas autrement.

Or, c'est là un fait qui n'a pas suffisamment attiré l'attention des physiologistes; c'est que le poumon, dans toutes les conditions où l'inspiration s'opère, se remplit avec une parfaite égalité. Dans le type de respiration costale supérieure, le sommet devrait se remplir à l'exclusion de la base, et dans le type abdominal l'inverse se produire, s'il n'y avait pas un mécanisme réglant la distribution de l'air. Or, il n'en est rien, car l'auscultation nous montre qu'à l'état normal, l'air pénètre également dans toutes les cavités du poumon. L'absence de bruit respiratoire en un point de la poitrine, n'est-il pas un signe certain d'une altération de l'organe?

Comment donc cette répartition égale de l'air, qui pénètre par les bronches, pourrait-elle se produire, dans toutes les conditions diverses où la poitrine est placée, chez des individus qui ont un mode respiratoire essentiellement différent, si le poumon se dilatait passivement; si les bronches n'agissaient pas par leurs contractions, afin de régler la distribution de l'air destiné aux lobules?

Que voyons-nous lorsqu'une partie du poumon ne peut se dilater, pour remplir le vide de la plèvre? Une autre portion se distend à sa place : il se produit alors de l'emphysème. Ainsi, autour des noyaux de broncho-pneumonie des enfants, autour des productions tuberculeuses, etc., on trouve de l'emphysème. Ce phénomène se produit, chaque fois que l'air est inégalement réparti dans le poumon.

Or, cet emphysème se trouve après les sections du pneumogastrique chez les animaux (Bernard, *Physiologie du système nerveux*). Que prouve cette lésion, sinon que certaines parties du poumon se sont distendues pendant l'inspiration, d'une façon excessive. Il est bien facile d'en comprendre la raison. Le pneumogastrique anime les fibres musculaires des bronches. Après sa section, ces fibres sont paralysées. Le poumon de l'animal vivant se trouve donc, par conséquent, dans la même situation que celui d'un animal mort, dans les bronches duquel nous poussons une injection. Aucune force ne venant régler la distribution du fluide dans les cavités où s'ouvrent les bronches, les unes se dilateront à l'excès, les autres resteront affaissées.

La section du pneumogastrique supprime donc le régulateur, qui présidait à l'entrée de l'air. Mais que ce régulateur, au lieu d'être détruit, soit plus ou moins altéré, on aura tous les accidents des asthmatiques.

C'est ainsi que les bronchites spasmodiques, que les accès d'asthme déterminent à la longue de l'emphysème, comme la section du pneumogastrique, chez les animaux.

Nous venons de voir, que les fibres musculaires des bronches devaient avoir pour action, de régler l'entrée de l'air dans le poumon et que la section du nerf, qui les animait, produisait en peu de temps des désordres graves, et en particulier l'emphysème. Mais ces fibres peuvent être paralysées autrement, que par la section du pneumogastrique. Une inflammation peut abolir leur contractilité, comme elle le fait, pour les fibres de l'intestin, lors de péritonite, par exemple. Et si, dans le cas de bronchite, la respiration ne s'entend plus dans certaines parties du poumon, cela ne pourrait-il pas tenir à ce que, la distribution de l'air n'étant plus réglée, ce fluide ne pénétrerait plus dans ces parties? Mais que l'inflammation se prolonge un temps suffisant ou qu'elle se répète souvent, l'emphysème se produira, comme dans les expériences des physiologistes. C'est ainsi que, très probablement, les bronchites simples produisent l'emphysème.

Avant de quitter l'étude des bronches, nous signalerons encore une expérience que nous avons faite sur ces conduits.

Si l'on cherche à faire le vide, dans l'intérieur du poumon, par la trachée ; on arrive bien à retirer l'air des grosses bronches et des petites, jusqu'à celles qui ont des noyaux cartilagineux. Mais au delà, le vide est impossible ; les canaux s'aplatissent sous l'action de la différence de pression, et l'air ne sort pas des canalicules. Nous avons fait cette expérience avec un vide de $0^m,60$ de mercure, sans aplatir le poumon en aucune façon. Lorsqu'on connaît la structure des bronches, on comprend très bien la raison de ce fait. Là où cessent les noyaux cartilagineux, rien n'empêche ces canaux de s'aplatir, sous l'effet de la pression atmosphérique, et l'action du vide ne s'étend pas jusqu'aux lobules. Mais si nous tenons à le signaler, c'est que, sur cette idée fausse, Bichat fonde une de ses expériences relatives à la circulation pulmonaire, et Kölliker ne craint pas de recommander le procédé du vide, pour enlever l'air qui gêne tant, dans les préparations de poumon.

L'expérience de Bichat reposait sur une erreur anatomique. Il croyait faire le vide dans le poumon et il enlevait seulement l'air des grosses bronches. Gréhant et un de ses élèves, M. Ducroz, ont démontré, contrairement à Bichat, que l'état de distension ou de retrait des lobules, avait une influence considérable sur la circulation. Nous avons reproduit ces expériences. Or, nous avons vu, qu'en arrêtant seulement le soufflet qui sert à la respiration artificielle dans les laboratoires, après deux tours seulement, la pression veineuse dans la jugulaire, montait de 2 centimètres de mercure. Gréhant avait constaté qu'avec une pression mercurielle de 6 centimètres dans les bronches, on arrêtait complètement la circulation. La pression intra-veineuse devient alors égale à la pression artérielle.

Des conduits lobulaires ou canalicules respirateurs. —

Lorsqu'on a séparé les bronches par le procédé que nous avons indiqué, on voit, à l'extrémité de la plupart d'entre elles, une masse d'apparence vésiculeuse, représentant une portion plus ou moins grande du lobule. Cette masse, qui rappelle assez un petit paquet de bulles de savon suspendu à l'extrémité de la bronche, est formée de petits conduits à parois très minces. On peut suivre le mode de ramification de ces conduits, soit simplement, sur les pièces traitées par le procédé que nous avons indiqué précédemment, ou bien sur des coupes heureuses des poumons, dont les bronches ont été injectées avec de la cire blanche. Ch. Robin, le premier, donna une bonne description générale de ces conduits ; il fit remarquer ce fait important pour l'acte de la respiration, que les cavités des lobules, qui n'agissent que passivement dans l'expiration, ne vont pas en se dilatant à mesure qu'elles se ramifient, contrairement à l'opinion générale-

ment admise. S'il en était ainsi, jamais ces cavités ne pourraient se vider
régulièrement et rapidement de l'air vicié par l'hématose. Cet auteur donna
aux cavités du lobule le nom de *canalicules respirateurs*. La seule erreur de sa description consistait, dans le mode de terminaison des bronches, qui n'était pas exact, et dans le nombre des cavités lobulaires, qui
était trop petit, ses descriptions étant faites d'après des poumons de fœtus
qui n'étaient pas à terme.

F. Schültze (1876) a bien décrit ces ramifications. Je les avais figurées
comme lui la même année, sans connaître son travail. MM. Charcot et
Gambaud, de leur côté, avaient vérifié les faits avancés par l'auteur alle-

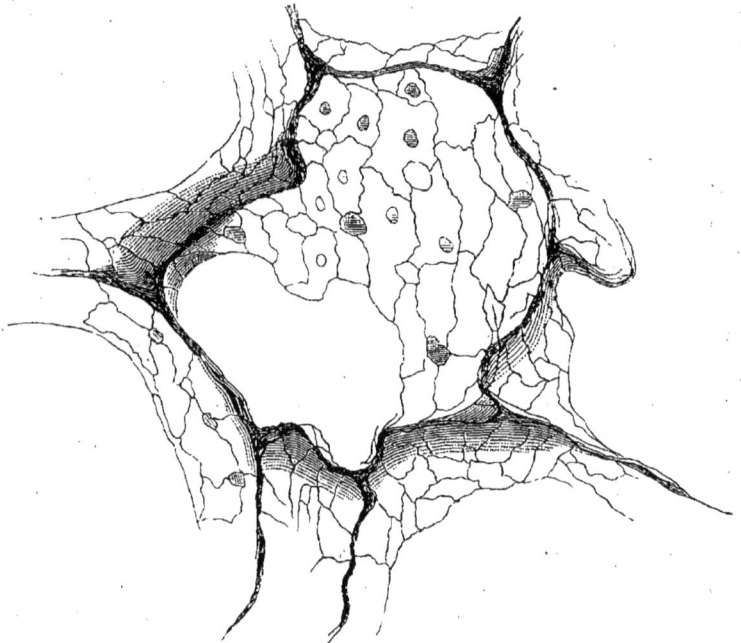

Fig. 189. — Cellules épithéliales lamellaires de la paroi propre des canalicules mises en
évidence au moyen d'une injection au nitrate d'argent, chez un supplicié de cinquante ans.

mand. On peut donc, par conséquent, accepter entièrement la description
que nous allons donner.

Les canalicules respirateurs commencent, par un conduit volumineux,
implanté sur l'un des orifices bronchiques. Ce conduit, désigné quelquefois sous le nom de conduit alvéolaire (Charcot), est plutôt une sorte
de carrefour, qu'un véritable canal. Il donne accès, dans d'autres conduits plus étroits qui forment la masse vésiculeuse du lobule. Ces con-

duits secondaires se ramifient deux et trois fois, pour arriver enfin à de petits culs-de-sac terminaux. Ce sont ces utricules, situés tout à fait à l'extrémité des conduits lobulaires, que les auteurs décrivent, après Rossignol et M. Sappey, sous le nom impropre d'*alvéoles*. Leur diamètre varie avec l'âge, avec l'état normal ou pathologique.

Voici les chiffres donnés par M. Sappey :

Chez les enfants nouveau-nés, il est

de	0, 05
à 1 an	0, 10
de 5 à 6 ans	0, 14
de 18 à 20 ans	0, 23
de 50 à 60 ans	0, 30
de 70 à 89 ans	0, 34

On voit, d'après ces chiffres, que ces canalicules sur l'adulte sont visibles à l'œil nu.

Structure des canalicules respirateurs. — La structure des canalicules respirateurs est la même, depuis les plus gros, qui prennent naissance sur

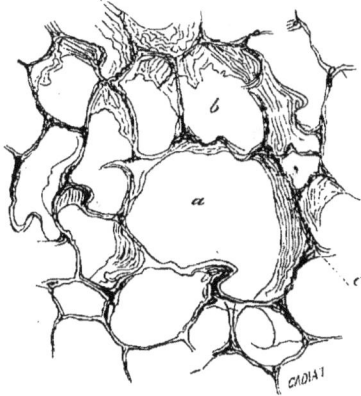

FIG. 190. — Coupe du parenchyme lobulaire. — *a*, gros conduit alvéolaire ; *b*, conduit correspondant à ce que les auteurs décrivent sous le nom d'alvéole ; *c*, cloison intermédiaire formée par l'adossement de deux parois de canalicules et des vaisseaux sanguins.

les bronches intra-lobulaires, jusqu'aux ramifications ultimes, qui sont en contact avec la surface extérieure du lobule. On peut l'étudier, au moyen de coupes minces, pratiquées sur le tissu du poumon desséché ou durci par certains réactifs. Mais, pour bien comprendre la nature des diverses parties qui entrent dans leur composition, il est nécessaire de recourir à l'embryogénie et à l'histogénie.

Sur une coupe de poumon on aperçoit des cavités inégales, dont les dimensions sont indiquées ci-dessus. Elles sont séparées les unes des autres par de minces cloisons. Les unes, correspondent aux premiers conduits lobulaires, les autres, à leurs divisions. La surface interne de ces cavités paraît sur les coupes parfaitement lisse, sans aucun élément épithélial et aucun noyau dépassant la surface des cloisons. Les canalicules respirateurs sont donc constitués (1°) par une couche hyaline, dont l'épaisseur varie depuis $0^{mm},001$ jusqu'à $0^{mm},008$, suivant les animaux.

Cette membrane hyaline est parsemée de noyaux ovoïdes, longs de $0^{mm}01$ et qu'on met facilement en évidence, sur les animaux adultes, en les colorant avec l'hématoxyline (voy. t. II, fig. 191).

Elle représente la paroi propre des canalicules respirateurs. Deux couches semblables adossées, avec des vaisseaux capillaires, des fibres élastiques intermédiaires, représentent donc les cloisons qui, sur les coupes de poumon, séparent les différentes cavités les unes des autres. Ces cavités épithéliales sont improprement appelées alvéoles. On voit, par conséquent, que la paroi des canalicules respirateurs est essentiellement représentée par une membrane, dont la formation est très intéressante à suivre, ainsi que nous le verrons.

Avant d'être homogène, en effet, elle a eu une constitution cellulaire. Les noyaux qu'elle renferme, sont les noyaux des cellules épithéliales qui se sont soudées, pour former une membrane continue. Plus loin, nous étudierons les phases successives que traversent ces conduits, dans leur formation embryonnaire.

Il est d'autant plus intéressant d'étudier avec détail, la constitution des parois utriculaires que, dans certaines conditions pathologiques, on voit leurs noyaux donner naissance à des éléments nouveaux.

Pour démontrer la constitution cellulaire de la paroi propre des canalicules chez l'adulte, il suffit d'injecter dans les bronches d'un poumon frais une solution de nitrate d'argent.

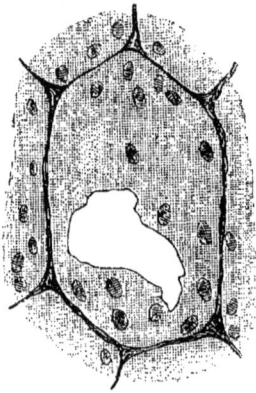

FIG. 191. — Paroi propre d'un canalicule respirateur dont les noyaux ont été mis en évidence par la coloration avec l'hématoxyline.

Après cette opération, on voit se dessiner dans l'épaisseur de la membrane, qui représente la paroi hyaline des canalicules, des lignes noires, sinueuses, délimitant des cellules, comme celles que l'on trouve à la surface des séreuses et que la plupart des auteurs appellent mal à propos, des endothéliums.

Cette expérience, nous l'avons faite sur l'homme et elle a pleinement réussi. Le dessin que nous donnons de cet épithélium a été fait sur le poumon d'un supplicié. Les polygones limités par ces lignes correspondent aux noyaux colorés par l'hématoxyline. Or, si l'on examine maintenant le poumon d'un jeune animal, on voit très facilement que ces cellules, intimement soudées chez l'adulte, sont alors parfaitement distinctes.

Sur les veaux, les parois des canalicules se présentent, comme formées de cellules épithéliales polyédriques, aplaties, avec un noyau relativement petit et facilement séparables par dissociation (voy. t. II, fig. 199).

En étudiant le développement du poumon, nous montrerons que cet épithélium, qui constitue la paroi propre des utricules, n'est nullement une production du tissu conjonctif, comme le prétend Ranvier. Il provient du bourgeon épithélial, formant la trachée, les bronches et toutes les cavités pulmonaires. Or, comme nous le verrons, ce bourgeon procède de l'épithélium pharyngien, c'est-à-dire du feuillet externe du blastoderme. C'est donc une erreur anatomique commise par Frey, Ranvier, etc., que de considérer la paroi propre des canalicules, comme étant de nature conjonctive.

En dehors de la paroi propre, que nous venons de décrire, se trouvent des fibres élastiques nombreuses, tantôt isolées, tantôt réunies en faisceaux. Entre deux utricules voisins, ces fibres sont surtout abondantes et serrées.

Le fond des utricules, par contre, en est presque entièrement dépourvu. Dans cette région, on trouve seulement des fibres isolées très minces, de $0^{mm},001$ à $0^{mm},002$ d'épaisseur et souvent anastomosées, de façon à constituer un réseau très délicat.

Entre les utricules correspondant à un même conduit alvéolaire, on trouve quelques rares éléments du tissu conjonctif; et encore leur existence ne m'est pas démontrée d'une façon très positive. Par contre, entre les groupes utriculaires, qui correspondent à des conduits alvéolaires différents, se trouvent de minces travées de tissu conjonctif. Ce tissu est formé de fibres lamineuses fines, de noyaux de corps fibro-plastiques comme celui que l'on trouve habituellement dans les parenchymes, le foie, le rein, etc. C'est ce tissu qui, s'hypertrophiant dans certaines circonstances, forme les indurations scléreuses du poumon. Il renferme dans les conditions habituelles de la vie, chez l'homme, des dépôts d'une matière noire inattaquable par tous les réactifs. Cette matière, très abondante chez les ouvriers fondeurs, charbonniers, n'est autre que du charbon. Nous aurons l'occasion de revenir sur ce sujet, à propos de l'anthracosis.

Vaisseaux sanguins du lobule. — La circulation du lobule est à la fois sous la dépendance de la circulation générale et de la petite circulation.

Elle dépend de la circulation générale, par les derniers rameaux des artères bronchiques, pénétrant dans le lobule avec la bronche. Elle dépend de la petite circulation, par l'artère pulmonaire qui se distribue à presque toute la masse du lobule, c'est-à-dire aux utricules respirateurs.

Il y a donc, dans le lobule, un petit rameau artériel bronchique qui pénètre avec la bronche, et un vaisseau plus volumineux, allant irriguer les riches réseaux capillaires des cavités respiratoires. Ces petits départements artériels sont complètement isolés les uns des autres. Il n'y a point d'anastomoses entre eux. Seuls, les capillaires s'unissent sur les limites des deux départements ; mais pour quiconque a un peu l'expérience des injections capillaires, il est évident que ces anastomoses n'ont aucune influence, sur la circulation et que l'on doit considérer les deux départements artériels, bronchiques et pulmonaires, comme complètement séparés.

Les veines, n'ont pas une distribution parallèle à celle des artères. Les radicules, qui naissent du réseau des canalicules, serpentent dans les cloisons minces du tissu conjonctif et se réunissent dans les cloisons, plus épaisses, qui séparent les lobules les uns des autres. Là, elles constituent des rameaux assez volumineux, sur les facettes des lobules. Ces rameaux reçoivent les veinules émanant des lobules voisins, de façon à constituer des branches larges, qui se jettent dans les troncs plus importants accompagnant la bronche correspondant au lobule. On voit donc, d'après cela, que les anastomoses sont très larges entre les rameaux veineux de deux lobules voisins. Là circulation veineuse des canalicules respirateurs n'est pas complètement indépendante, comme la circulation artérielle. En effet, les dernières veines bronchiques s'anastomosent avec quelques fins rameaux des veines pulmonaires. Mais au point de vue physiologique et surtout pathologique, ces anastomoses veineuses sont insignifiantes ; car les phénomènes vaso-moteurs ne correspondent pas dans leurs manifestations normales et leurs troubles, aux départements veineux, mais aux départements artériels.

C'est en cela, que cette notion de l'indépendance des deux circulations du lobule : la circulation bronchique et la circulation artérielle, est d'une si haute importance pour l'interprétation des phénomènes pathologiques.

Nous n'avons pas à décrire la distribution des capillaires bronchiques ; ils se ramifient, dans la muqueuse des bronches, jusqu'à ses dernières limites, sans aucune disposition particulière relativement à cette membrane.

Les réseaux sanguins des canalicules que nous avons figurés sont particulièrement intéressants à étudier. Ils sont formés par des capillaires de première variété (voy. système capillaire), c'est-à-dire à une seule tunique Leur diamètre est de $0^{mm},007$ à $0^{mm},01$. Ces réseaux sont tellement serrés, que leurs mailles sont plus étroites que les conduits limitants. C'est grâce à cette vascularité si grande, que les échanges gazeux, entre l'air et le sang, se font aussi rapidement.

En beaucoup de points, les capillaires pénètrent un peu dans l'épaisseur de la paroi propre des canalicules, de telle sorte que le sang n'est guère séparé de l'air, que par l'épaisseur de la paroi capillaire : soit de $0^{mm},001$ à $0^{mm},002$ à peine.

Lorsque les utricules sont gonflés par l'air, les capillaires sont un peu aplatis. Mais, dans le cas contraire, les capillaires font saillie dans les cavités respiratoires. Il en résulte, qu'il y a antagonisme très marqué, entre

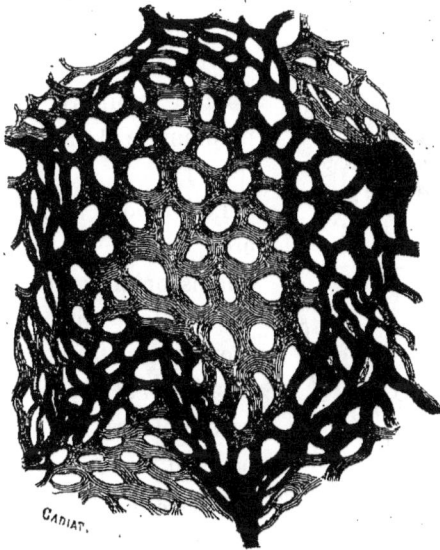

Fig. 192. — Réseaux capillaires des canalicules respirateurs.

la circulation de l'air dans les canaux aériens et du sang dans les vaisseaux. La pression de l'air empêche le sang de circuler dans les capillaires, et réciproquement, lorsque le poumon se congestionne fortement, il chasse l'air des conduits respiratoires.

Les *lymphatiques* sont abondants dans le poumon. On les distingue en superficiels et profonds.

Les premiers, situés sous la plèvre, se voient, même sans aucune préparation, dans beaucoup d'altérations de l'organe. Ils forment des réseaux périlobulaires, composés de conduits collecteurs visibles à l'œil nu et entourant la base des lobules superficiels. De ces mailles part un réseau très fin, qui pénètre dans le lobule et enveloppe les canalicules respirateurs parallèlement aux vaisseaux sanguins. Le lobule possède donc des vaisseaux lymphatiques profonds et nombreux. Ceux-ci vont se réunir au niveau du point où la bronche pénètre dans les lobules, en formant quelques rameaux plus volumineux, aux lymphatiques périlobulaires, situés dans les cloisons périlobulaires et correspondant au large réseau superficiel sous-séreux. Ainsi se constituent, au sommet du lobule, quelques troncs assez gros, qui marchent parallèlement aux bronches, en recevant sur leur trajet les rameaux de la muqueuse bronchique.

Les *nerfs* du poumon, émanant du grand sympathique et du pneumogastrique, accompagnent les bronches et les ramifications de l'artère pulmonaire. On en rencontre également, mais en nombre moindre, le long de la veine pulmonaire et des artères bronchiques (Frey).

Le long des bronches, on trouve, d'après Remak, de nombreux ganglions microscopiques. Au-delà, dans les canaux qui leur font suite, on n'a pas encore démontré l'existence des nerfs, d'une façon positive. Parmi ces nerfs, les uns sont vaso-moteurs, surtout ceux qui accompagnent les branches de l'artère pulmonaire. La plupart des filets, qui suivent les bronches, se distribuent à la muqueuse, pour lui donner la sensibilité. Ce sont ceux qui proviennent du pneumogastrique. Les autres, provenant aussi du même nerf, animent la tunique musculaire, par l'intermédiaire des petits ganglions décrits par Remak. Nous avons vu de quelle importance étaient les contractions de ces conduits bronchiques dans l'acte de l'inspiration; or, ces mouvements sont certainement sous la dépendance de ces ganglions.

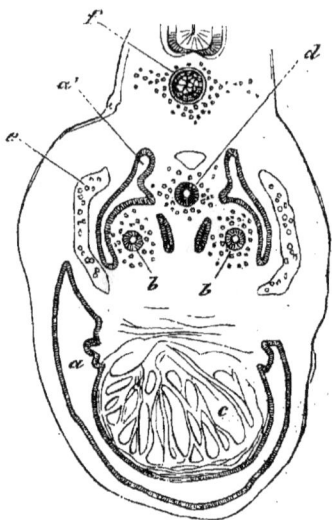

FIG. 193. — Embryon de poulet au sixième jour, coupe au niveau du thorax. Le péricarde est fermé et le bourgeon pulmonaire (*b*) fait saillie dans la cavité péritonéale. Il est adhérent à la cloison médiastine en avant. — *a*, péricarde à cavité péritonéale; *b*, bronches; *c*, cœur; *d*. intestin; *e*, vaisseaux, etc.

Développement du poumon. — Le poumon naît aux dépens d'un double bourgeon épithélial, partant de la cavité pharyngienne, au niveau de la deuxième fente branchiale.

Les recherches embryogéniques que j'avais faites sur ce sujet, m'avaient montré, que le bourgeon pulmonaire prend naissance sur la fente branchiale qui donne naissance au conduit auditif externe, à l'oreille moyenne et à la trompe d'Eustache, c'est-à-dire la deuxième fente, qu'il serait plus exact de considérer comme la première. Ce mouton monstrueux dont j'ai déjà parlé m'a donné la démonstration de ce fait. Il était caractérisé, en effet, par un arrêt de développement des arcs branchiaux : de telle façon

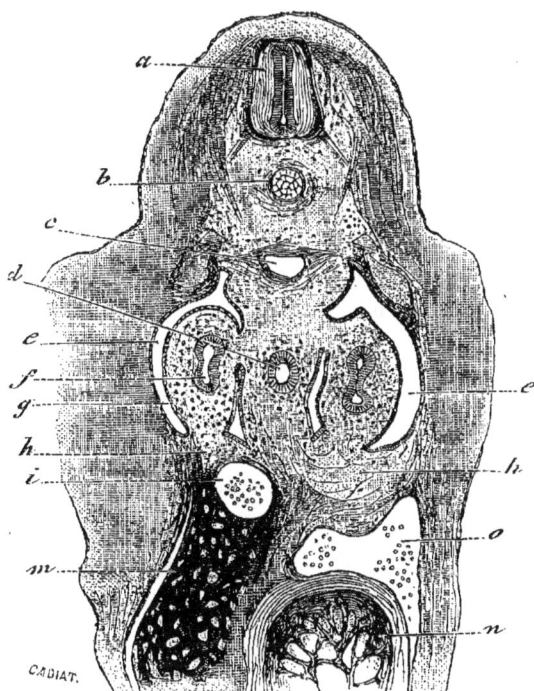

Fig. 194. — Développement du poumon chez un embryon de poulet de six jours. — a, moelle ; b, corde dorsale ; c, aorte ; d, intestin ; e, fente pleurale entourant le poumon sur la face postérieure et interne, et le laissant adhérent à la cloison médiastine ; f, bourgeon pulmonaire épithélial ; g, épithélium de la cavité pleuro-péritonéale ; h, cloison médiastine adhérente au poumon, en arrière ; au foie et au cœur en avant ; i, o, gros vaisseaux de la base du cœur ; m, foie adhérent à la cloison médiastine ; n, cœur.

que la première fente branchiale était restée complètement ouverte. A la région sus-hyoïdienne, il existait une large fente tapissée par la peau, ouvrant toute la paroi antérieure du pharynx et se continuant latéralement avec le pavillon de l'oreille. Sur la lèvre inférieure de cette fente, se trouvait l'orifice supérieur du conduit laryngien et, dans l'épaisseur de l'arc branchial, tout l'arc hyoïdien limitant cet orifice. Ces dispositions prouvent donc manifestement que l'arc hyoïdien est l'appareil de suspension de l'organe respiratoire et que l'orifice supérieur des voies aériennes est exactement sur la lèvre inférieure de la première fente branchiale.

Ce bourgeon descend verticalement en arrière du cœur, dans l'épaisseur de la cloison médiastine. A la partie supérieure de la cavité péritonéale (la plèvre n'étant pas encore formée), il donne deux branches qui se développent d'avant en arrière ; de sorte que le poumon, ainsi que nous l'avons vu dans la formation des séreuses, est primitivement adhérent à la cloison médiastine (voy. fig. 193). Le bourgeon pulmonaire est, à cette époque, formé de deux tissus : d'une couche de tissu conjonctif embryonnaire provenant de la cloison médiastine et de tubes épithéliaux ramifiés. L'épithélium qui compose ces tubes, dont il est très important de préciser l'origine, provient manifestement du feuillet externe, d'après ce que nous avons dit sur le développement de la cavité pharyngienne et sur les muqueuses de cette région (voy. t. I, p., 115 et 118), et d'après ce que nous venons d'exposer plus haut.

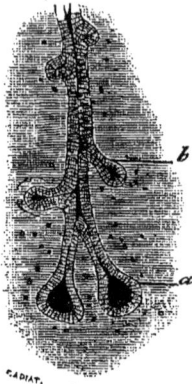

FIG. 195. — Conduits ramifiés du poumon sur un embryon de mouton de quatre centimètres. — a, extrémité renflée du conduit ; b, conduit plein représentant une branche plus nouvellement formée que a.

Quand on examine le poumon, au moment où il vient de paraître, on voit que les conduits qui le composent ont la forme représentée fig. 195, c'est-à-dire celle de canaux cylindriques, presque pleins d'épithélium et terminés par de petites ampoules avec une cavité centrale. Ces

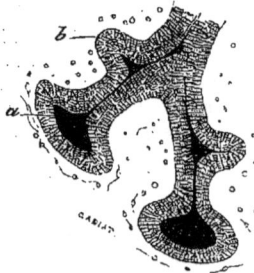

FIG. 196. — Mêmes bourgeons pulmonaires à un grossissement triple. — a, ampoule terminale ; b, ramification latérale.

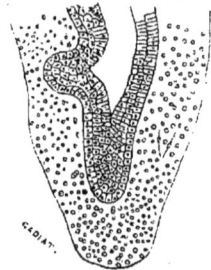

FIG. 197. — Extrémité d'un bourgeon épithélial pulmonaire en voie de développement.

dispositions ont fait croire à certains auteurs que, par une exception aux règles générales du développement, le poumon se développait par des involutions creuses. Or, il n'en est rien. Si l'on examine en effet les parties latérales du conduit terminé en ampoule et destiné à former la bronche, on voit, un peu au-dessus de sa terminaison, un ou plusieurs bourgeons épithéliaux pleins. C'est ce dernier qui représente le véritable bourgeon de développement et non l'ampoule terminale, comme G. Pouchet le pensait.

D'après cela, il faut en conclure que les bronches sont d'abord, comme toutes les involutions épithéliales, à l'état de cylindres pleins. Quand elles ont atteint une certaine longueur, elles se creusent d'une cavité accusée surtout à leur extrémité. Dans ce point, l'accroissement s'arrête alors ; mais, en même temps, on voit naître sur les parties latérales du conduit une involution épithéliale secondaire, qui ne tarde pas à donner un rameau au tronc principal.

Ainsi s'expliquent les dispositions des ramifications bronchiques de l'adulte, qui vont en se subdivisant dans tous les sens et ne marchent jamais longtemps dans la même direction. Ces premières ramifications du poumon se voient sur l'embryon de mouton de 18 millimètres.

Plus tard, sur des embryons de 12 centimètres, on distingue déjà les lobules. Ces derniers sont formés d'abord par une bronche qui en occupe la partie centrale et dont la muqueuse et la couche musculaire sont parfaitement reconnaissables ; puis, par des cylindres épithéliaux prenant naissance sur cette bronche et très écartés les uns des autres. Parmi ces cylindres, les uns sont pleins, les autres sont creusés déjà d'une cavité centrale.

Lorsque l'embryon atteint 35 centimètres, ces cylindres épithéliaux se sont tellement multipliés, par bourgeonnements successifs, qu'il ne reste que très peu de tissu conjonctif intermédiaire. Presque tout ce qui représente le lobule, sur les coupes, est formé de cellules épithéliales, dont la

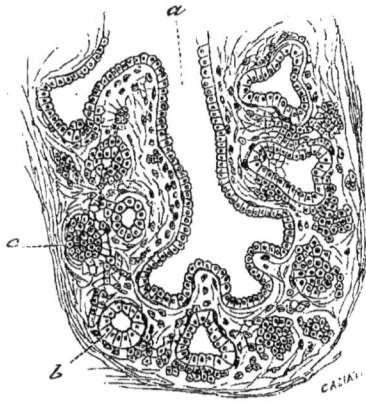

FIG. 198. — Lobule d'un poumon d'embryon de mouton de trente-cinq centimètres de long. — *a*, bronche intralobulaire ; *b*, conduit alvéolaire ; *c*, masses épithéliales résultant du bourgeonnement des conduits.

majorité appartiennent à des conduits creux ou pleins, coupés de différentes façons.

Enfin, à la naissance, on ne voit plus, dans le lobule, que les bronches intralobulaires, et à leur suite des cavités anfractueuses pénétrant au milieu d'amas épithéliaux.

Les bourgeonnements épithéliaux successifs, qui sont allés en se ramifiant et en se serrant de plus en plus, ont fini par faire disparaître le tissu conjonctif, dont il ne reste plus que de minces cloisons. En dehors des conduits, les amas épithéliaux offrent des dispositions très compliquées au premier abord, mais qui peuvent se comprendre facilement, lorsqu'on les étudie avec soin ; les cavités anfractueuses qui font suite aux bronches se continuent elles - mêmes dans les amas des cellules épithéliales par des fissures étroites, qu'on peut suivre très loin, là où ces éléments ne sont pas soudés entre eux. Ces cellules proviennent de bourgeonnements des conduits bronchiques primitifs.

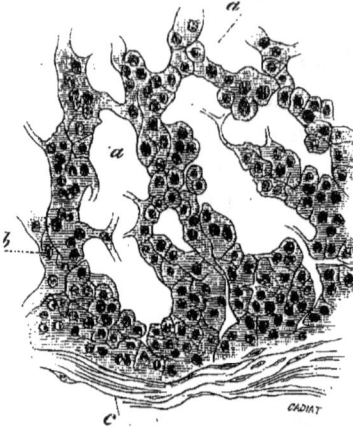

Fig. 199. — Poumon de fœtus n'ayant pas encore respiré. — a, canaux alvéolaires ; b, masses de cellules épithéliales résultant du bourgeonnement des parois des conduits et destinées à former les parois des utricules respirateurs.

Elles sont libres sur leurs faces, mais soudées entre elles par leurs bords, de façon à délimiter ainsi des cavités virtuelles qui s'ouvriront à la naissance. Quand l'air pénètre dans les bronches, il dilate les premiers conduits lobulaires, suit les fissures, qui passent entre les cellules épithéliales périphériques et les écartent les unes des autres, partout où elles ne sont pas accolées et soudées entre elles. Alors le lobule se transforme en une masse vésiculaire extrêmement compliquée dans ses dispositions. La première inspiration ne change rien dans les rapports des cellules épithéliales ; elle ne fait que les écarter.

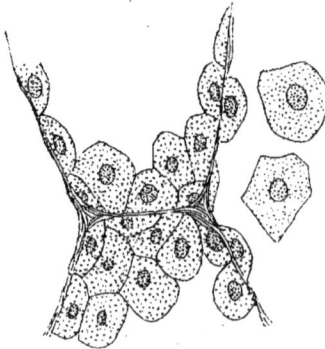

Fig. 200. — Cellules épithéliales provenant de la paroi d'un canalicule respirateur chez un veau. Ces cellules sont encore séparables les unes des autres.

Lorsque ce phénomène se passe et que la première inspiration se produit, les cellules épithéliales des bourgeons épithéliaux sont rejetées latéralement, tout en restant soudées par leurs bords. Il en résulte qu'en suivant les canaux ramifiés qui prennent naissance sur la bronche on rencontre une série de canalicules, dont les parois sont uniquement formées par des cellules épithéliales. Ces petits canaux sont tellement rapprochés les uns des autres, que le lobule, dès que l'écartement des cellules s'est effectué, présente une texture vésiculaire. Les cellules composant les parois utriculaires sont au début faiblement unies ; elles sont encore séparables par dissociation. Voy. fig. 200.

Ce n'est que plus tard qu'elles se soudent en lames continues.

En résumé, le même bourgeonnement épithélial qui part du pharynx, et par conséquent du feuillet externe, donne la trachée, les bronches, les ramifications bronchiques du lobule et même les utricules respirateurs. L'épithélium de ces derniers conduits appartient donc au feuillet externe.

DÉDUCTIONS PATHOLOGIQUES.

Pathologie des poumons. — Dans la pathologie pulmonaire, il faut distinguer deux ordres d'affections très différentes : celles des bronches et celles du parenchyme lobulaire, ainsi que Ch. Robin l'a montré le premier.

Envisagées ainsi, les maladies du poumon se présentent avec la plus grande clarté.

Par contre, les auteurs allemands et en France ceux qui ont accepté leur opinion ont, par une anatomie de convention, troublé toutes les idées. La paroi des canalicules fut en effet considérée par eux comme une *muqueuse*. Alors la pneumonie, par exemple, devint une inflammation croupale ; par opposition avec une autre maladie, dite improprement encore pneumonie catarrhale. Ainsi, une erreur anatomique amena ces auteurs à la conception la plus fausse de la nature de toutes les affections pulmonaires.

Quelles que soient les complications survenant à la fin des maladies, et dans leur cours, les altérations de l'organe empruntent leurs caractères fondamentaux à la nature du système qui a été lésé primitivement. Si l'affection a son origine dans les bronches, sa distribution périphérique, dans le cas où elle gagnera les lobules, se fera suivant l'ordre de distribution des conduits aériens et les troubles circulatoires porteront sur les territoires dépendant des vaisseaux bronchiques, c'est-à-dire sur ceux de la circulation générale.

Si, au contraire, c'est le système des canalicules qui est primitivement atteint, les lésions seront diffuses, sans aucun ordre déterminé et les troubles circulatoires porteront sur les branches de l'artère pulmonaire.

Au point de vue de la distribution de l'air et du sang, les lobules sont isolés les uns des autres, puisqu'ils correspondent à une extrémité bronchique et que les artères qui y pénètrent ne s'anastomosent pas d'un lobule à l'autre. Il est donc facile de concevoir que, si une lésion bronchique finit par gagner le lobule, celui-ci sera envahi dans toute son étendue. Mais la lésion restera localisée dans ce département et n'envahira pas les autres lobules.

Il n'en est point de même si un trouble vaso-moteur atteint la circulation de l'artère pulmonaire et frappe ainsi tous les lobules d'un seul coup. C'est ainsi que se forment les lésions lobaires.

Anthracosis. — La plus simple des lésions bronchiques est l'anthracosis et nous commencerons par elle, parce que nous y voyons, dans sa plus simple expression, une lésion ayant son origine dans les bronches et envahissant consécutivement les lobules.

Les poussières de charbon pénètrent peu à peu par les bronches, sans jamais traverser la muqueuse de ces canaux. Quand elles ont pénétré jusqu'à un lobule, celui-ci est lésé, perd son élasticité et ne peut plus alors revenir sur lui-même et chasser l'air comme à l'état normal.

Alors, les poussières nouvelles s'y accumulent et le lobule finit par se transformer en une masse noire aréolaire. Dans cette masse, il est facile de voir que, par places, les cavités respiratoires sont aplaties et ont disparu ; tandis que d'autres, à côté, ont décuplé de volume. La distribution de ces lésions pulmonaires est lobulaire, et, quand elle a atteint un degré assez prononcé, les lobules finissent par se transformer en noyaux durs et noirs, comme des truffes disséminées dans l'organe.

La pénétration des poussières ne se fait jamais au travers de la muqueuse des bronches.

Dans les inflammations des bronches, les sécrétions purulentes, si elles ne sont pas expulsées, peuvent de même, pendant l'inspiration, être attirées vers les lobules et s'y accumuler (1).

La seule force, en effet, qui chasse les corps étrangers des conduits aériens est le mouvement des cils vibratiles de l'épithélium des bronches.

Si cet épithélium est tombé par le fait de l'inflammation, le vide qui se fait à chaque inspiration tend à faire descendre les poussières ou les liquides purulents vers le lobule.

Bronchite. — La bronchite est une maladie rare chez l'adulte et qu'on n'observe guère que chez l'enfant et le vieillard ; à l'âge moyen, chez les albuminuriques et les tuberculeux.

En dehors de ces conditions, la propagation de l'inflammation, depuis

(1) Ainsi s'explique la distribution lobulaire des lésions de la bronchite capillaire.

le larynx, la trachée jusqu'au poumon., ne se fait que dans des cas exceptionnels et chez des sujets profondément débilités.

On parle souvent de bronchites causées par le froid ; mais, en dehors des causes prédisposantes que nous avons signalées, les véritables bronchites sont très rares.

Chez l'enfant, on observe, à la suite des bronchites capillaires, plusieurs espèces de lésions. Ces lésions suivent, comme nous l'avons dit, la distribution des bronches ; elles sont lobulaires.

Lorsque la congestion du lobule est poussée assez loin, comme il y a toujours antagonisme entre la réplétion par le sang et par l'air, dans les cavités du poumon, la dilatation des vaisseaux amène le retrait des canalicules.

Il en résulte une première forme d'altération, dite état fœtal, parce que, dans ces conditions, le lobule se présente tel qu'il était avant la première inspiration : les cavités respiratoires sont affaissées par le fait de la dilatation des vaisseaux, mais le poumon peut encore reprendre ses dispositions primitives, lorsqu'on insuffle de l'air dans les bronches.

A un degré plus avancé de la congestion, une exsudation amorphe de matière liquide se produit en dehors des canalicules. Les lobules ont alors, sur la coupe, un aspect rouge foncé brillant.

Ils sont indurés, le déplissement est impossible, le liquide ensudé comprime les canalicules de dehors en dedans ; c'est là ce qu'on a appelé avec raison *carnification* du poumon. Enfin, l'inflammation peut aller assez loin dans le lobule pour engendrer la suppuration. Alors on voit se former de petits abcès, correspondant à la distribution des bronches. Abcès lobulaires, comme les noyaux d'anthracosis et toutes les lésions d'origine bronchique.

Ceux-ci se présentent sous la forme de granulations purulentes, qu'à un examen très superficiel, on a pu prendre parfois pour des tubercules et dans lesquels on retrouve des cloisons représentant les parois des canalicules élargies.

La genèse de ces lésions est facile à suivre, en s'appuyant sur les données anatomiques. L'inflammation, qui commence par les bronches, se distribue dans le parenchyme pulmonaire, exactement comme les poussières, c'est-à-dire par lobules. C'est là leur caractère essentiel et fondamental, et, quelle que soit la période de la maladie, on le retrouve toujours. Quand les lésions lobulaires sont multipliées, que la forme primitive de la maladie est masquée par les désordres consécutifs, alors leur caractère bronchique peut ne pas se montrer, à première vue, pour le médecin qui n'aurait pas de connaissances précises sur les dispositions anatomiques du poumon.

Faute de ces notions préliminaires, des auteurs, qui ont longuement étudié les maladies d'enfants, sont arrivés à s'en faire une idée assez inexacte pour admettre l'existence de deux types : la *pneumonie catarrhale* et la *bronchio-pneumonie*. Ils écrivent encore que l'anatomie du poumon n'est pas bien connue, que la *muqueuse* bronchique se prolonge *peut-être* dans les cavités respiratoires, que les circulations bronchiques et pulmonaires ne sont point séparées, etc.

Or, il est incontestable qu'au point de vue clinique pur et simple, l'observation la plus élémentaire montre, chez l'enfant, deux formes d'affections pulmonaires très différentes dans leur marche et dans leur nature : d'une part, une inflammation des bronches s'étendant souvent, jusqu'au parenchyme pulmonaire; mais ayant jusqu'au bout le caractère d'une bronchite, malgré les symptômes indiquant l'envahissement du parenchyme pulmonaire ; de l'autre, des inflammations d'emblée du parenchyme pulmonaire accompagnées quelquefois d'une sécrétion bronchique abondante et ne jouant là qu'un rôle accessoire. Les lésions anatomiques correspondant à ces deux formes d'affections sont parfaitement distinctes, à un examen approfondi; ici, l'anatomie sera toujours parfaitement d'accord avec la clinique, pour quiconque abordera l'étude du poumon avec des connaissances histologiques suffisamment précises.

La distribution des lésions par lobes, dans un cas; par lobules, dans un autre, la forme extérieure de ces lésions, la nature des produits exsudés dans l'intérieur des canalicules, lors de pneumonie franche, au lieu des désordres péricanaliculaires de la bronchite capillaire, permettront toujours de différencier ces deux ordres d'affections. Ainsi, dans un cas, dans la pneumonie franche, on trouve une exsudation compacte de fibrine, mélangée de nombreuses cellules épithéliales détachées des parois. Dans la broncho-pneumonie, l'exsudation intra-canaliculaire est *liquide;* elle renferme encore un grand nombre de cellules épithéliales de la paroi, qui se retrouvent dans toutes les inflammations du poumon ; mais elle est formée surtout de leucocytes. Ce qui domine aussi, ce sont les lésions péricanaliculaires, la réplétion extrême des réseaux capillaires et l'exsudation demi-liquide comprimant les cavités du poumon.

Les lésions, débutant d'emblée par le parenchyme pulmonaire, peuvent se présenter sous plusieurs formes différentes. Nous avons d'abord : les états congestifs du poumon, congestion hypostatique des états adynamiques ; les congestions des affections du cœur. Cet état est caractérisé par la réplétion des vaisseaux de la petite circulation. Au premier degré, le tissu est rouge-foncé, la pression fait écouler un liquide mousseux chargé d'air. L'insufflation est encore possible. Au second degré, et cet état se voit, dans les maladies typhoïdes, la puerpuéralité, etc., des portions de lobes sont rouges, indurées, privées d'air. Ils tombent au fond de l'eau ; l'insufflation ne les dilate plus. C'est là un état inflammatoire confirmé ; mais il lui manque, pour faire de la pneumonie, l'exsudation caractéristique.

Dans les états adynamiques et cachectiques, dans ce qu'on a appelé les pneumonies secondaires, en outre de la congestion, on voit le tissu du poumon prendre une teinte grisâtre qui le fait ressembler à la pneumonie franche. Cette altération est caractérisée par la réplétion des lobules, par un liquide gris-jaunâtre purulent, qui s'écoule facilement par la pression. On peut appeler aussi cette altération du nom de suppuration aiguë du poumon. Elle est très commune chez l'enfant ; on l'a souvent désignée du nom de pneumonie catarrhale, terme très impropre, comme nous avons déjà eu l'occasion de le dire.

Pneumonie franche. — La lésion la plus intéressante de la pneumonie franche est celle qui caractérise ce qu'on appelle le deuxième degré de cette maladie. On rencontre, à cette période, dans les canalicules respirateurs, une exsudation fibrineuse abondante, solide, résistante, formée de fibrine striée. Cette exsudation forme des blocs qui remplissent les canalicules. MM. Cornil et Ranvier, page 693, ont très bien figuré ces masses épaisses, qui peuvent s'isoler complètement et sortir tout d'une pièce des cavités du poumon. Dans les plus petites bronches, on trouve aussi des masses concrètes analogues à celles dont nous parlons. A un degré plus avancé, la fibrine devient granuleuse et diminue beaucoup de quantité. En même temps, l'épithélium de la paroi propre se multiplie et forme un nombre considérable d'éléments nouveaux. L'exsudation, à cette période, commence à devenir liquide et renferme un grand nombre de leucocytes.

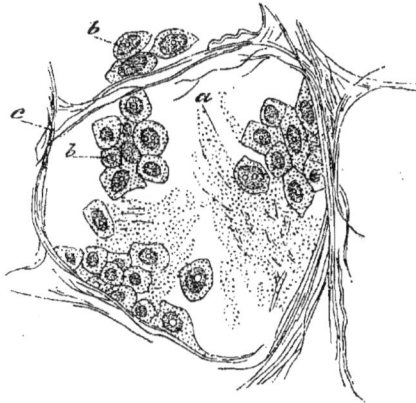

Fig. 201. — Lésions de la pneumonie. — *a* fibrine granuleuse ; *b*, cellules épithéliales de formation nouvelle détachées de la paroi des canalicules.

Pneumonie chronique d'emblée des vieillards. — Le tissu du poumon est transformé en une sorte de masse dure, résistante, ayant la consistance et la couleur du caoutchouc. Cette altération a pour cause une exsudation de matière amorphe demi-liquide, en dehors des canalicules qui, par cela même, sont aplatis. En même temps que cette substance, on voit se former des éléments du tissu conjonctif nouveau, marquant un début de sclérose du parenchyme pulmonaire.

Sclérose du poumon. —La sclérose du poumon peut se produire à la suite des inflammations prolongées des bronches et, suivant le processus que nous avons exposé page 286, t. I, à propos des scléroses en général. Le parenchyme pulmonaire se transforme alors en une masse dure, ayant la consistance du tissu fibreux et présentant, sur la coupe, les orifices des bronches dilatées qui lui donnent un aspect caverneux. Dans le cas d'épanchement pleurétique ancien, la couche sous-séreuse de tissu conjonctif passe à l'état fibreux et le poumon ne se déploie plus par l'insufflation. Les liquides qui s'accumulent dans les bronches les dilatent alors et forment des sortes d'ampoules qui peuvent quelquefois, dans les efforts de toux, se rompre et déterminer l'expectoration albumineuse. La sclérose du poumon est généralement consécutive aux bronchites chroniques. Dans ce cas, on voit se former encore une lésion qui a été signalée par M. Charcot : c'est une sorte de bourgeonnement de l'épithélium des bronches dans la direction du lobule, de telle sorte qu'on voit le petit épithélium cubique des derniers rameaux intra-lobulaires s'étendre peu à peu sur les cavités respiratoires. La même lésion se retrouverait, d'après le même auteur, dans toutes les lésions analogues des parenchymes.

CHAPITRE XXV

SYSTÈME DU REIN ET DU CORPS DE WOLFF

§ 146. Le rein et le corps de Wolff forment un système anatomique spécial, qu'on ne doit pas comprendre avec le poumon, comme l'a fait Ch. Robin, sous la dénomination de système des parenchymes glandulaires, pour cette raison que l'un et l'autre ne forment aucun produit spécial.

La partie essentielle du poumon, en effet, c'est la paroi hyaline du canalicule doublée du réseau vasculaire et servant à des échanges gazeux.

Dans le rein, la partie fondamentale est le glomérule, dont l'attribut physiologique est de servir de dialyseur pour l'excrétion de l'eau et des substances solubles du plasma sanguin. Tout diffère de l'un de ces systèmes à l'autre, la texture, les propriétés physiologiques et les lésions.

Il n'est donc pas permis de mettre dans une seule et même classe des tissus qui ont si peu de rapports, pour cette seule raison qu'ils ne fabriquent aucun produit spécial. La négation d'une propriété serait alors suffisante pour caractériser un tissu. A ce titre, combien de tissus différents pourraient rentrer dans la même section? Mais, en raisonnant, comme nous l'avons fait jusqu'ici pour les autres systèmes, nous voyons que le rein forme à lui seul un système à part. Ce n'est pas une raison parce que le système est très complexe, pour lui refuser les attributs d'un système. Ici, comme dans le poumon, nous voyons donc, en suivant la méthode que nous avons adoptée, qu'un système anatomique peut être simple et ne représenter qu'une composante dans les manifestations vitales; mais qu'il peut aussi être bien plus complexe, acquérir un plus grand nombre de propriétés et même s'élever jusqu'à l'état d'organe, dans lequel se localise une fonction.

Le corps de Wolff présente avec le rein de très grandes analogies. Chez certains animaux, c'est ce corps même qui forme le rein. Il est donc absolument logique de ranger ces deux organes dans la même division.

Structure du rein.—Le rein existe chez tous les vertébrés. On ne sait pas bien ce qui le remplace chez les mollusques. On suppose, pour cette seule raison qu'on y a trouvé des cristaux d'urates, que les tubes malpighiens des insectes, destinés déjà à la sécrétion de la bile, sont affectés aussi à l'excrétion urinaire.

Le rein est formé de lobes plus ou moins intimement unis, suivant

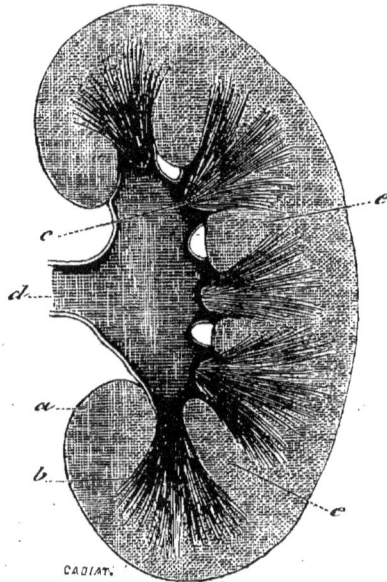

FIG 202. — Coupe longitudinale du rein de l'homme. — *a*, substance corticale; *b*, substance médullaire avec ses irradiations formant les pyramides de Ferrein; *c*, papille: *d*; uretère ; *e*, colonnes de Bertin et substance corticale.

l'âge et les espèces animales. Chez le fœtus, ils sont facilement séparables. Chez le veau, il en est de même. Chez les cétacés, les otaries, etc., la division en lobes est tellement accusée, que cet organe paraît formé d'une foule de petits reins accolés les uns aux autres. Chez le chien, il y a, par contre, fusion intime de tous les lobes. L'homme adulte présente un état intermédiaire. Chez lui, les lobes sont fusionnés; mais on peut néanmoins les distinguer les uns des autres; aussi la texture du rein peut-elle être ramenée à celle d'un de ses lobes.

Lobes du rein. — Un lobe rénal considéré isolément a la forme d'une pyramide dont le sommet ferait saillie au fond du bassinet, en formant ce qu'on appelle la papille et dont la base reposerait sur la surface externe de l'organe.

A première vue, cette pyramide paraît composée de deux couches bien nettes. L'une centrale ou médullaire (pyramide de Malpighi), l'autre extérieure coiffant la première (substance corticale.)

La substance médullaire a une couleur rouge foncé; elle est striée dans le sens de rayons partant de la papille. La substance corticale est gris rosé, d'aspect granuleux.

La séparation entre les deux substances n'est pas marquée par une ligne droite. La substance médullaire, en effet, envoie dans la corticale des prolongements coniques (pyramide de Ferrein), regardés aussi par les auteurs allemands comme des lobules, de sorte qu'on pourrait ramener la texture du lobe, et par suite celle du rein, à celle du lobule.

Lorsqu'on dissocie un fragment de tissu rénal, on voit immédiatement que les parties essentielles sont des tubes et des glomérules, dits de Malpighi, que l'on trouve seulement dans la substance corticale.

Les tubes, dont nous verrons la structure en détail, se trouvent dans les deux substances. Ils sont formés d'une paroi hyaline, homogène, très facilement isolable, qui a environ $0^{mm},001$ d'épaisseur. Les acides, qui attaquent le tissu conjonctif, sont sans action sur elle. Quand les tubes

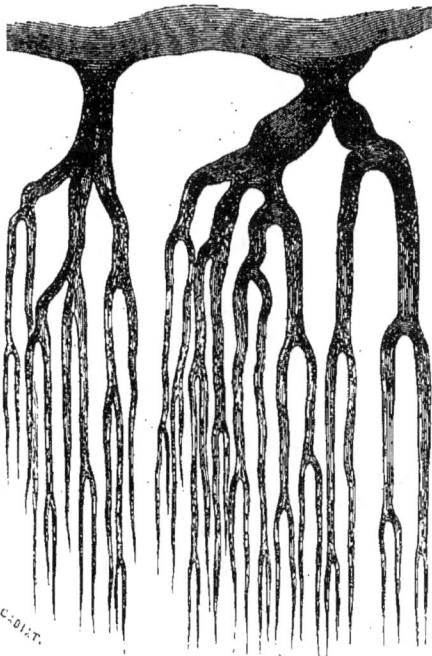

Fig. 203. — Injection des conduits urinifères par l'uretère. Mode de ramification des tubes de Bellini montrant une foule de bifurcations en anses ressemblant à des anses de Henle.

rénaux ont été vidés de leur contenu, elle se présente comme une membrane chiffonnée. C'est sur cette couche que repose l'épithélium des tubes.

Il est encore facile de constater, par un examen superficiel, que les tubes de la substance corticale sont contournés sur eux-mêmes, tandis que ceux de la substance médullaire sont rectilignes.

Les *glomérules* se présentent à l'œil nu comme de petits points rouges, tranchant sur la couleur grise de la substance médullaire. Malpighi les considérait comme de petits pelotons vasculaires. En réalité, c'est bien ainsi qu'ils sont constitués; mais, par-dessus le paquet de vaisseaux, il existe une membrane d'enveloppe, dite de Müller, du nom de l'anato-miste qui l'a découverte. Le diamètre du glomérule est chez l'homme de $0^{mm},2$ à $0^{mm},3$. Nous verrons plus loin sa structure.

Trajet des tubes rénaux.—Au sommet de chaque papille, on aperçoit à la loupe de 12 à 20 orifices ayant de $0^{m},1$ à $0^{m},4$ de diamètre. Les papilles, composées, présentent jusqu'à 30 ori-fices, d'après M. Sappey.

De ces orifices partent de gros tubes rectilignes, véritables confluents des canaux urinifères, qui montent dans la substance médullaire et se divi-sent rapidement en un grand nombre de branches. Aussi le diamètre de ces tubes, qui est tout d'abord égal à celui des orifices papillaires, sur lesquels ils viennent s'ouvrir, ne tarde pas à se réduire et, au niveau de la base des papillaires, il descend déjà à $0^{mm},05$, ou à $0^{mm},08$.

A ce niveau, en effet, chacun d'eux a fourni déjà de 20 à 30 branches, qui montent par groupes vers la surface du rein, pour former les pyramides de Ferrein.

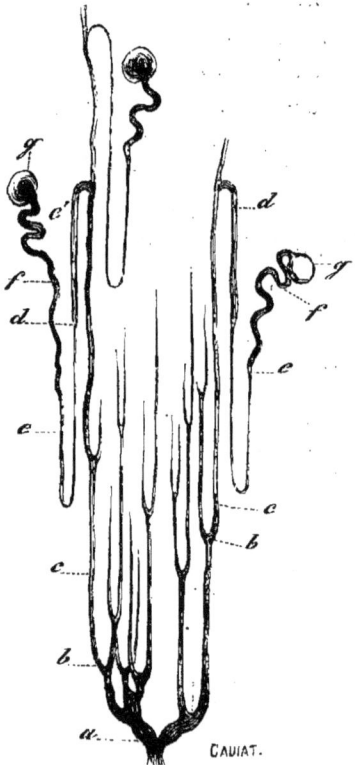

FIG. 204. — Trajet des tubes du rein. — *a*, tubes de Bellini; *b*, tubes droits col-lecteurs; *c*, tubes droits des pyramides de Ferrein; *d*, anse de Henle, tube mince; *e*, tube large de l'anse de Henle; *f*, tube contourné de la substance mé-dullaire; *g*, glomérule de Malpighi.

Si l'on considère maintenant un de ces tubes rectilignes, dits de Bellini, s'abouchant sur le gros conduit collecteur à la base de la papille, on voit qu'il monte dans toute la hauteur de la pyramide, qu'il s'engage, avec d'autres tubes semblables, dans une pyramide de Ferrein, et qu'il arrive enfin jusqu'à la limite extrême de la substance médullaire. Là, il se recourbe, pénètre en redescendant à travers toute cette substance, vient former une anse (dite anse de Henle) tout près de la papille; remonte, encore une fois, en droite ligne dans la substance médullaire. Enfin, il quitte définitivement les faisceaux de tubes rectilignes, pour aller, après une série de circonvolutions qu'il forme dans l'écorce de la pyramide, aboutir au glomérule.

Dans sa portion rectiligne, le tube que nous venons de décrire donne encore d'autres branches, formant des anses de Henle et aboutissant, après le même trajet descendant et ascendant, à un glomérule de Malpighi.

La portion de tube rectiligne qui occupe la pyramide de Ferrein représente donc un tronc collecteur, auquel viennent aboutir un certain nombre de conduits contournés de l'écorce.

Il est important de remarquer que les tubes à direction rectiligne, ascendants ou descendants, occupent toujours la substance médullaire et ses irradiations et que les tubes contournés sont toujours dans l'écorce, entre les pyramides de Ferrein.

Étude du tube dans les différents points de son parcours. — Si l'on considère un tube du rein, dans toute l'étendue du trajet que nous venons de décrire, nous voyons d'abord que son diamètre change d'une région à l'autre.

Les canalicules tortueux ont, chez l'homme, de 0ᵐᵐ,04 à 0ᵐᵐ,05, leur lumière est étroite, l'épithélium occupant à ce niveau une grande partie de la cavité. Les tubes de Henle, dits tubes minces, c'est-à-dire la partie de l'anse de ce nom qui fait suite au canalicule tortueux, ont une lumière très large relativement à leur diamètre, qui est très étroit. Ces tubes n'ont que 0ᵐᵐ,009 à 0ᵐᵐ,015.

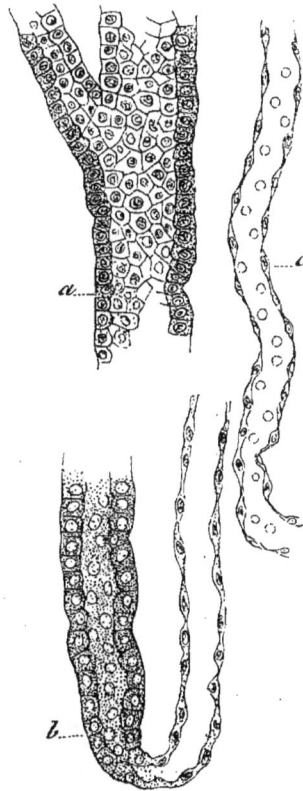

FIG. 205. — *a*, gros tube collecteur de la substance médullaire; *b*, anse de Henle; *o*, tube mince de Henle isolé.

La portion ascendante de l'anse s'élargit immédiatement du double après la courbe qu'elle décrit. Cette portion du canalicule atteint 0ᵐᵐ,025 à 0ᵐᵐ,028.

Ces tubes possèdent, dans toute l'étendue de leur parcours, la paroi propre que nous avons décrite, sauf dans toute l'étendue de la papille.

L'épithélium des tubes rénaux est prismatique, sans cils, dans les gros conduits de la papille. Sur les troncs rectilignes, qu'on trouve un peu plus loin, il est formé de petites cellules cubiques, très transparentes, avec un noyau volumineux relativement. En pressant sur les pyramides, on fait sortir un liquide jaunâtre, dont la coloration est due à la présence de ces cellules. Elles sortent en masses, sous forme de lambeaux, moulées sur le tube, dont elles tapissaient la paroi interne. Il arrive souvent, dans les

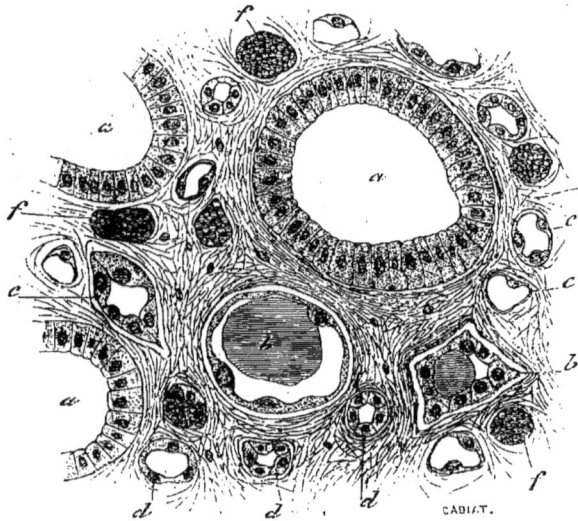

Fig. 206. — Coupe au sommet d'une papille, chez l'homme à l'état normal. — a, gros tubes de Bellini avec des cellules prismatiques ; b, tubes droits de la substance médullaire, les uns avec un épithélium polyédrique, les autres avec un épithélium aplati; c, tubes collecteurs volumineux ; d, tubes droits plus fins ; e, anses descendantes de Henle ; f, vaisseaux sanguins pleins de globules.

conditions normales, que ces cellules sont mal délimitées, suivant la façon dont la segmentation s'est opérée ; alors on voit sortir des tubes des masses de substances granuleuses, parsemées de petits noyaux ovoïdes.

Les tubes du rein de la substance médullaire et ceux aussi de la substance corticale renferment, d'après Ch. Robin (voyez Leçons sur les humeurs, page 733), des filaments d'une substance amorphe, qui se présente, tantôt avec un aspect hyalin, homogène, uniformément granuleux, tantôt comme parsemées de granulations inégales, grisâtres ou jaunes.

Ces filaments se trouvent dans une foule de conditions pathologiques autres que l'albuminurie. Ils remplissent les tubes de la substance médullaire, dans la fièvre typhoïde, le choléra ; ils s'avancent dans l'écorce, mais sans atteindre le glomérule. Ceux que l'on rencontre dans les sédiments urinaires appartiennent à la seconde variété.

Ces filaments ne sont pas caractéristiques de l'albuminurie, puisqu'on les trouve même dans les reins d'animaux de boucherie. Mais, dans cette dernière maladie, ils sont plus abondants que dans d'autres et que dans l'état normal. Ils sont surtout éliminés avec l'urine, dans tous les troubles de l'excrétion urinaire, quelle qu'en soit la cause. Chez un supplicié, nous n'en avons pas trouvé un seul dans les tubes de la substance médullaire et le liquide jaune qui s'écoulait des papilles renfermait, au lieu de cellules régulières, une matière granuleuse avec des noyaux.

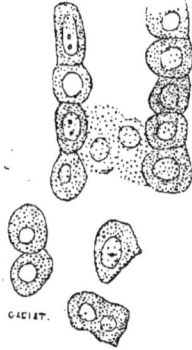

FIG. 207. — Cellules des tubes contournés de l'écorce.

La matière qui compose ces filaments n'est pas de la fibrine. Elle n'est, d'après Ch. Robin, jamais striée, comme cette dernière, ni jamais aussi finement granuleuse. Aussi ne peut-on concevoir comment Henle, Scherer, Wirchow et d'autres auteurs allemands aient pu considérer ces filaments comme de nature croupale.

Dans l'empoisonnement par le phosphore, avec albuminurie ou non, on trouve encore des cylindres formés par des granulations graisseuses, maintenues agglutinées par une substance amorphe. On retrouve des fragments de ces cylindres dans les urines.

Sur la partie large de l'anse de Henle, on aperçoit les mêmes cellules que sur les tubes de l'écorce. Elles se prolongent jusqu'au point où le tube change de direction. A ce niveau, elles s'aplatissent peu à peu, de façon que, dans toute la portion ascendante de l'anse, elles deviennent minces et forment un épithélium pavimenteux lamellaire, avec des noyaux saillants. Cet épithélium se présente, sur les coupes, avec un aspect tel qu'on a pu prendre les tubes de l'anse de Henle pour des vaisseaux.

Les cellules des tubes contournés de l'écorce ont un diamètre de 0^{mm},009 à 0^{mm},02. Les unes sont cubiques et régulières, comme celles des tubes collecteurs. Les autres sont irrégulièrement délimitées, difficiles à bien voir.

D'après Heidenhain, le corps cellulaire de ces éléments serait formé de bâtonnets, dans toute la portion qui n'est pas attenante au noyau. Il résulte de là un aspect strié pour l'ensemble de l'épithélium.

Sur des suppliciés encore, nous avons vu en effet que les cellules des tubes de l'écorce avaient un aspect granuleux et strié ; mais il n'y a pas lieu d'attribuer une grande importance à ces dispositions, qui sont transitoires, qui disparaissant sous l'influence des réactifs et dont on ne peut tirer aucune conséquence, au point de vue physiologique.

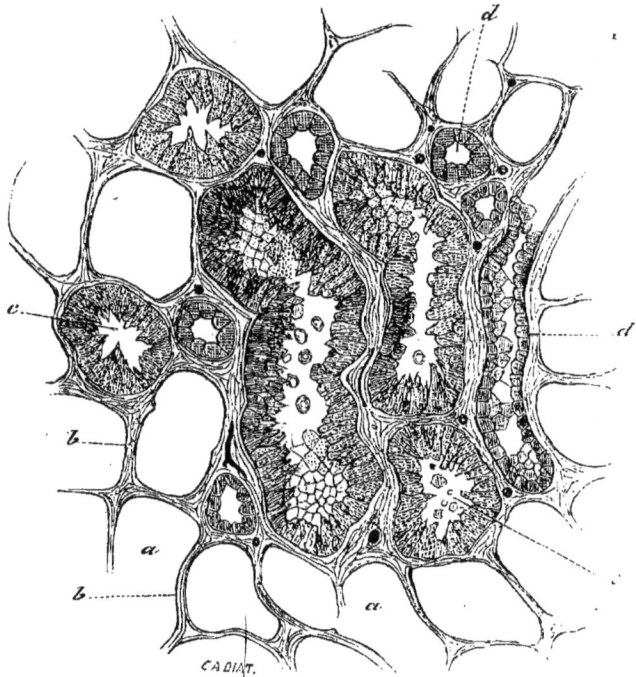

FIG. 208. — Coupe portant sur les tubes contournés de la substance corticale chez l'homme adulte, supplicié de vingt-deux ans. — *a*, tubes contournés vidés de leur contenu ; *b*, cloisons conjonctives intertubulaires ; *c*, épithélium strié des tubes contournés ; *d*, petit épithélium homogène des tubes collecteurs.

Chez les vieillards, on trouve souvent les cellules épithéliales des tubes contournés vésiculeuses, remplies de gouttelettes graisseuses, quelquefois elles renferment aussi des granules colorés.

Corpuscules de Malpighi. — Les corpuscules de Malpighi sont formés par un renflement, en forme de capsule, des tubes contournés, dans lequel se trouve un lacis de capillaires. Ce renflement est sphérique et il occupe l'extrémité du tube rénal. Le peloton vasculaire occupe la partie centrale de la capsule, laissant un certain intervalle entre lui et cette enveloppe.

L'enveloppe du corpuscule ou capsule de Muller est la continuation directe de la paroi hyaline du tube rénal correspondant.

La structure du corpuscule est encore un sujet de discussion. Certains

auteurs (Frey) comparent avec raison la disposition de la capsule de
Muller à celle d'une séreuse. Ils lui attribuent, par conséquent, deux feuillets ; l'un, viscéral, appliqué immédiatement sur les vaisseaux du glomérule ; l'autre, pariétal, représenté par la capsule dite de Muller. D'après
Kolliker, au contraire, la capsule serait per-
cée d'un trou, par lequel passerait l'artère
glomérulaire et à la surface du peloton vasculaire se trouverait une couche de cellules
épithéliales, mais différentes de celles qui,
par leur union, constituent la capsule. Il
est difficile de mettre en évidence les cellules qui recouvrent les capillaires du glomérule, et les auteurs sont encore dans
l'incertitude à ce sujet. Cependant, en
regardant, à un fort grossissement, un rein
injecté par les vaisseaux, on peut voir
que le paquet vasculaire du glomérule est
complètement enveloppé d'une membrane
transparente, parsemée de noyaux. Cette
membrane correspondrait au feuillet viscéral du glomérule ; mais il est très difficile de démontrer sa constitution cellulaire. Or, en étudiant le développement
des corpuscules de Malpighi, on voit que
le peloton vasculaire émanant de l'aorte,
une fois au contact du tube épithélial qui

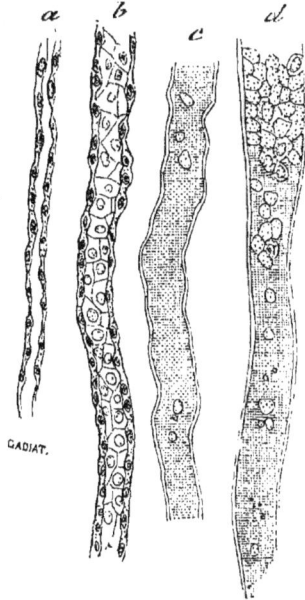

FIG. 209.— a, portion ascendante de
l'anse de Henle ; b, tube droit des
pyramides ; c, tube contourné de
l'écorce ; d, tube descendant de
l'anse de Henle.

provient de l'uretère, s'en coiffe pour ainsi dire de façon à se constituer
deux feuillets séreux formés l'un et l'autre de cellules épithéliales (voy.
développement du rein, fig. 213, tome II). En examinant en outre, à un
grossissement assez fort (5 ou 600 diamètres), les glomérules du rein de
l'homme injecté, on peut voir, sur certains d'entre eux, la paroi propre
se replier sur l'artère, pour envelopper le peloton vasculaire du glomérule.
Cette disposition nous a paru des plus évidentes sur le rein d'un supplicié
injecté deux heures après la mort (voy. fig. 211, t. II) ; on la constate,
mais plus ou moins nette, chez d'autres animaux. Le fait capital ici,
c'est que les vaisseaux sont séparés de la cavité du glomérule par une
paroi propre, épaisse de 0^{mm},007 à 0^{mm},008, parsemée de noyaux, et qui
offre la disposition du feuillet viscéral d'une séreuse. Elle est d'accord avec
les phénomènes embryogéniques ; peu importe après cela de savoir si les
cellules sont soudées ou non en lame continue. S'il peut être intéressant

de montrer à présent la constitution cellulaire des deux feuillets de la capsule de Müller, sans aucun artifice de préparation, on peut les voir chez les batraciens. Chez ces animaux, le feuillet viscéral est resté tel qu'il est aux premières périodes embryonnaires, c'est-à-dire formé de cellules séparées. L'autre, le feuillet pariétal, sur les préparations au nitrate d'argent, paraît composé de cellules plates lamellaires dont on retrouve les

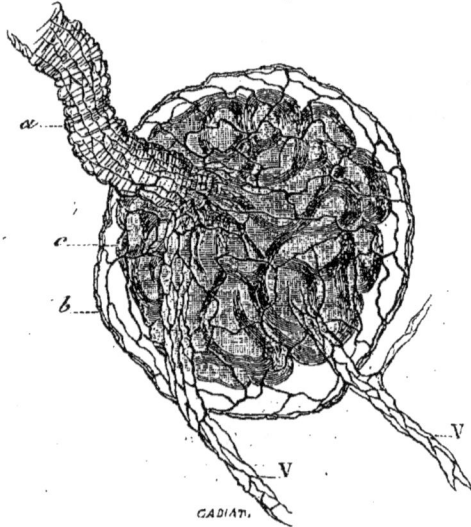

Fig. 210. — Glomérule de Malpighi injecté au nitrate d'argent par les artères. — *a*, artère du glomérule ; *b*, capsule avec son épithélium ; *c*, glomérule vu par transparence ; *v, v*, veines efférentes.

noyaux, sans aucun artifice, sur l'homme et la plupart des animaux. Mais, nous le répétons, le fait important est l'existence du double feuillet ; le reste est une question intéressante comme vérification et au point de vue de la technique histologique.

En injectant les vaisseaux du rein avec le nitrate d'argent, on peut montrer que la capsule est décomposable, comme beaucoup de membranes de ce genre, et peut-être comme les tubes rénaux eux-mêmes, en cellules plates de $0^{mm},02$ à $0^{mm},03$ de diamètre. Sur la figure 209, t. II, on voit la disposition de ces cellules d'après un rein de lapin injecté au nitrate d'argent.

L'épithélium du tube contourné s'arrête juste à la limite de la capsule de Müller.

Les vaisseaux qui composent le glomérule offrent des dispositions variables, suivant les espèces animales. Chez l'homme, ce sont de fins capillaires contournés en réseau et ayant $0^{mm},009$ à $0^{mm},01$ de largeur. Chez les reptiles, les batraciens, les poissons osseux et les oiseaux, le vaisseau afférent se replie sur lui-même, en décrivant des anses régulières et élégantes et sort du glomérule sans s'être ramifié. La plupart du temps, il n'y a qu'un vaisseau afférent, mais souvent deux ou trois, chez l'homme et le lapin.

Ce petit peloton vasculaire est recouvert par une couche de cellules épithéliales de $0^{mm},01$ de diamètre, assez difficiles à distinguer, parce qu'elles se soudent en lame continue chez l'adulte. Chez l'embryon de

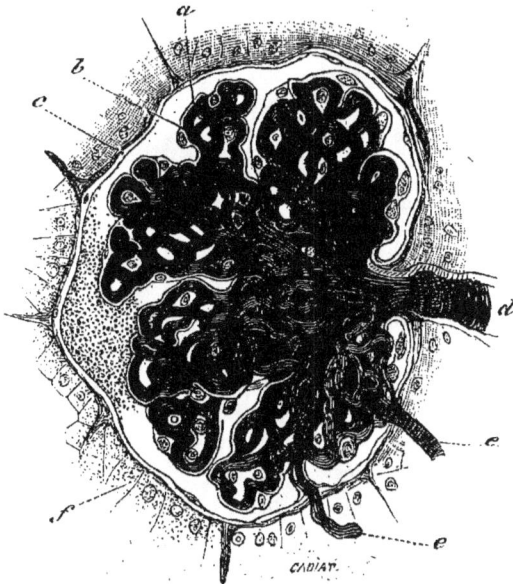

Fig. 211. — Glomérule de Malpighi d'un rein de l'homme injecté par les artères avec la gélatine colorée. — a, vaisseaux du glomérule; b, capsule du glomérule; c, capsule antérieure; d, artère du glomérule; e, veines efférentes; f, épithélium des tubes.

six mois, Schweiger, Seidel, Kölliker ont démontré son existence sans difficulté. Chez les reptiles, le col de la capsule est garni de cellules à cils vibratiles, qui se continuent dans toute l'étendue du premier tiers du canalicule (Leydig). Chez les poissons, d'ailleurs, une partie des cellules des canalicules sont aussi garnies de cils. Mais dans aucune espèce il n'y a d'élément de ce genre dans la capsule elle-même.

Vaisseaux sanguins. — Les artères rénales se divisent en quatre branches en arrivant au hile. Ces branches se placent de façon à former, par leur ensemble, une surface embrassant la partie cylindrique du bassinet. Au niveau du sommet des papilles, ces artères se subdivisent et donnent des branches qui montent en rayonnant autour de chaque pyramide, dans la substance corticale (chez l'homme). Quand ces artères ascendantes ont atteint la base des pyramides, elles se divisent encore en branches anastomotiques, qui forment par leur ensemble un réseau. Les pyramides sont ainsi entourées, au niveau de leur base, par une sorte de réseau auquel on donne le nom de voûte artérielle du rein.

De ce réseau partent les artères interlobulaires. Ce sont des branches ascendantes qui entourent chacune des pyramides de Ferrein et donnent de distance en distance de petits rameaux aboutissant aux glomérules.

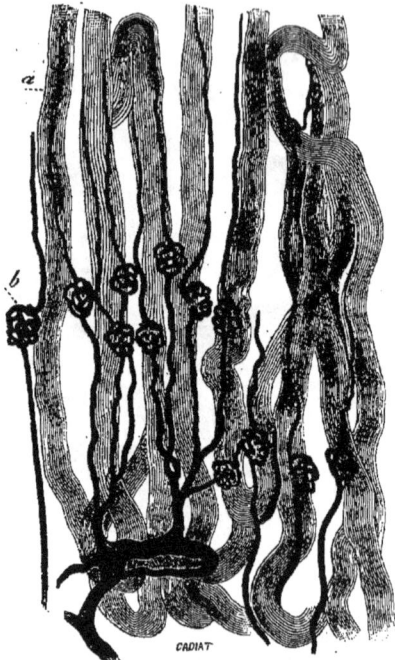

FIG. 212. — Vaisseaux du rein chez la couleuvre. — *a*, tubes; *b*, glomérules avec leurs vaisseaux afférents et efférents.

Sur les pièces injectées, ces artères, avec leurs petits rameaux, ont l'aspect d'arbres chargés de fruits, suivant la comparaisen de Malpighi. En général, autour de chaque pyramide de Ferrein, il existe quatre artères interlobulaires. Ces artères, avec leurs branches transversales, correspondent aux glomérules, terminant tous les tubes droits de la pyramide de Ferrein, qu'elles entourent.

L'artère interlobulaire continue son trajet dans la portion de substance corticale qui n'a point de glomérules, arrive jusqu'à la surface du rein et là donne quelques rameaux à la capsule.

Pour achever la description des vaisseaux artériels du rein, il ne nous reste plus qu'à voir comment se fait la circulation du glomérule, en particulier, et celles des tubes droits et contournés.

Le glomérule est, ainsi que nous l'avons dit plus haut, formé de capillaires dont les dispositions varient suivant les espèces animales, et qui font suite à la petite branche transversale de l'artère interlobulaire. De ce réseau part le vaisseau efférent du glomérule, affectant exactement les disposions d'une petite veine-porte. Ce vaisseau, en effet, très facile à suivre sur les reptiles et en particulier sur la couleuvre, va se jeter après un trajet plus ou moins long, suivant les animaux, dans des réseaux capillaires qui enveloppent les tubes de la substance médullaire et ceux de la substance corticale. D'après Virchow, il y aurait encore des artérioles naissant des artères interlobulaires et se jetant directement dans ces réseaux capillaires péritubulaires ; ce qui établirait ainsi une circulation collatérale, par rapport au glomérule. Ce fait n'a pas encore été confirmé d'une façon positive.

Veines du rein. — La plupart des veines du rein suivent le trajet des artères. Ainsi, il existe des veines interlobulaires parallèles aux artères du même nom et un réseau veineux correspondant à la voûte artérielle. De ce réseau partent de gros troncs, qui vont former la veine rénale.

Les veines aboutissant aux artères interlobulaires et au réseau

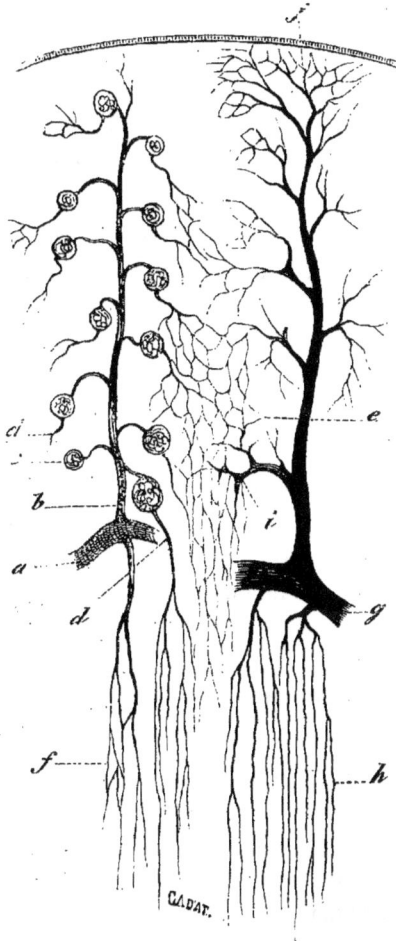

Fig. 213. — *a*, branche de la voûte artérielle du rein ; *b*, branche interlobulaire ; *c*, glomérule ; *d*, vaisseau efférent du glomérule, allant aux tubes droits ; *e*, réseau capillaire de la substance corticale ; *f*, réseau capillaire de la substance médullaire ; *g*, veine de la voûte veineuse ; *h*, veine de la substance médullaire ; *j*, origine des étoiles de Verheyen.

de la base des pyramides naissent des capillaires, entourant les tubes droits de la substance médullaire, des tubes contournés de l'écorce et même de la capsule fibreuse. Les veines des pyramides sont rectilignes, très nombreuses et parallèles aux tubes ; leur disposition est caractéristique, sur les injections veineuses. Elles se jettent dans la voûte sus-pyramidale. Les veines de l'écorce se jettent dans les veines interlobulaires.

Ces veines droites interlobulaires naissent à la surface même du rein, par de petits rameaux convergents, de façon à former des étoiles, que l'on voit facilement en enlevant la capsule. Ce sont ces veines que l'on désigne généralement du nom d'étoiles de Verheyen. Les veines interlobulaires s'anastomosent encore avec celles de la capsule fibreuse et celles-ci communiquent avec les veines de l'atmosphère celluleuse, de sorte qu'il existe ainsi des relations, entre la circulation veineuse du rein et la circulation veineuse générale.

Chez les deux dernières classes de vertébrés, les reptiles et les poissons, les communications entre les veines du rein et le système veineux général sont encore beaucoup plus développées. Nous avons vu, en effet, à propos du système veineux, que le rein se trouvait soumis à une véritable circulation porte, comme le foie. Chez les batraciens, par exemple, le rein reçoit une branche de la veine iliaque externe, une autre de la veine ischiatique ; avant que celles-ci ne se soient réunies, pour former le tronc commun de la veine abdominale, laquelle se jette dans la veine porte hépatique. Il reçoit, en outre, les veines des oviductes. Tous ces affluents du système veineux, se jettent dans le réseau capillaire, excepté chez les ophidiens et les chéloniens, chez qui ils ne font que traverser le rein, sans s'y ramifier. Les veines efférentes vont, en partie, dans la veine cave inférieure et, en partie, dans la veine porte hépatique.

Lymphatiques. — D'après M. Sappey, le rein ne possède pas de lymphatiques superficiels. Par contre, les lymphatiques profonds sont nombreux. On trouve, en général, deux troncs pour chaque artère un peu volumineuse. Ces vaisseaux existent dans la substance corticale et ils forment un réseau autour du glomérule.

Les *nerfs* du rein sont formés par les branches du grand sympathique qui constituent le plexus rénal. Ces filets nerveux accompagnent les artères jusqu'au hile. Là, on les perd de vue. Il est probable que ce sont tous des nerfs vasomoteurs.

Tissu conjonctif. — Le tissu conjonctif du rein forme, dans toute l'étendue de la substance corticale, des cloisons si minces qu'à peine peut-on les distinguer entre les parois des tubes contigus. Dans les points seulement, où se trouvent de gros vaisseaux, en particulier les artères des glomérules, on voit facilement des éléments du tissu conjonctif. Au niveau de la substance médullaire, entre les faisceaux parallèles des tubes de Bellini, se trouvent des cloisons qui vont en s'épaississant à mesure qu'on se rapproche de la papille et qui, au voisinage de cette région, ont une épaisseur presque égale au diamètre des gros tubes de Bellini. A la surface du rein, les cloisons de tissu lamineux se prolongent jusqu'à la capsule fibreuse, à laquelle elles n'adhèrent que faiblement, si bien que, dans les conditions normales, on peut arracher cette capsule, sans déchirer le parenchyme rénal. Ce tissu conjonctif, comme celui des parenchymes, ne renferme pas de fibres élastiques. Il est composé de fibres lamineuses fines et de corps fibroplastiques, prêts à se segmenter et à former du tissu fibreux, dans les cás pathologiques.

Attributs physiologiques de chaque partie constituante du rein. — Le glomérule paraît être la partie essentielle du rein. Il existe d'une façon constante dans toute la série des vertébrés, seuls animaux qui aient un rein, à proprement parler. Dans le développement embryonnaire, il se forme avant le tube. Plus on s'éloigne des mammifères et plus la structure du rein se rapproche de celle qu'il a chez l'embryon ; mais le glomérule possède toujours à peu près les mêmes caractères. Ainsi, chez les reptiles et les poissons, les tubes des reins sont beaucoup plus courts et moins contournés. Chez les cyclostomes, l'artère longe le rein et chaque conduit urinifère provenant d'un glomérule malpighien vient s'ouvrir isolément dans le conduit excréteur commun. Cette disposition a été vue par G. Müller, chez le Bellostoma Forstieri (Milne Edwards).

Cette existence constante du glomérule, son uniformité de structure tendent à prouver, qu'il représente évidemment la pièce principale de l'organe et que les autres sont accessoires. Chez les vertébrés inférieurs, qui ont des tubes garnis de cellules à cils vibratiles, il est bien certain, que ce ne sont pas ces éléments qui peuvent servir au passage des matériaux de l'urine. Les épithéliums de cette nature ont peu de propriétés endosmotiques. Il ne reste donc plus que le glomérule qui puisse être employé à cet usage.

Avant d'arriver à une conclusion physiologique, relativement au rôle de telle ou telle partie, il faut commencer par étudier les produits. Or, cette étude nous amène à conclure, depuis les recherches de Prévost et Dumas, de Wurtz, de Gréhant, que l'urée, le principal corps renfermé dans l'urine, ne se forme pas dans le rein ; que cet organe sépare seulement du sang, ce produit accumulé en excès ; que, de même, les autres principes cristallisables d'origine minérale et organique sont éliminés avec l'urée, en vertu d'un simple phénomène physique et non en vertu de dédoublements chimiques, comparables à ceux qui se passent dans les glandes. Le procédé appliqué par Graham et par Mialhe à la séparation des principes cristallisables et des albuminoïdes en dissolution, a été appliqué par Marcet au sang, qui, avec un simple dyaliseur, a pu obtenir les principes en dissolution dans l'urine.

Le rein est donc un dialyseur. Aussi, loin de chercher, avec la plupart des auteurs allemands et à la suite de Hoppe, Seyler et Zalesky, parmi les éléments du rein, quels sont ceux qui se rapprochent des épithéliums glandulaires et auxquels on devrait attribuer un rôle actif dans l'élimination de l'urine, il faut au contraire chercher ici, comme au poumon, où se trouve la paroi homogène pouvant servir de dialyseur. Il est évident qu'elle est au glomérule. Là, en effet, se trouve un de ces réseaux capillaires serrés, comme il s'en trouve partout, où doivent se produire des échanges rapides, et ces réseaux ne sont séparés du liquide contenu dans les tubes urinifères, que par leur paroi propre et la couche hyaline viscérale du glomérule. Heindenhain, toujours guidé par cette idée que le rein était un organe sécréteur, a cherché, en injectant du bleu d'indigo dans le sang, quelles étaient les parties où l'élimination était la plus abondante. Il se basait sur la coloration plus ou moins vive des éléments, sous l'influence de ce réactif, pensant qu'elle indiquait exactement les éléments, où s'opéraient *la sécrétion*. Ces expériences, variées de plusieurs façons, ne prouvent qu'une chose : c'est que les différents éléments anatomiques qui composent le rein, sont plus ou moins sensibles à l'action du réactif colorant. S'il eût employé une autre substance, il aurait obtenu des résultats différents. Exactement, comme dans les préparations histologiques, une couleur donnée se fixe tantôt sur certains éléments, tantôt sur d'autres. En général, les cellules nouvelles renfermant beaucoup de protoplasma sont, nous le savons, plus facilement colorables. Celles qui sont à l'état de lamelles, n'absorbent plus la couleur. Or les cellules des *tubuli contorti* présentent justement les caractères des éléments qui se colorent aisément. La membrane du glomérule n'est formée que d'épithélium lamellaire et par conséquent ce n'est pas là, ni sur les tubes minces de Henle, que devra se fixer l'indigo.

En outre du fait, que certains éléments auraient une sorte d'affinité pour cette matière colorante, est-il permis d'en tirer une conclusion quelconque au sujet des autres substances en dissolution dans l'urine? Si les choses se passaient comme le dit Heidenhain, il y aurait dans le rein une véritable sécrétion et toute la physiologie de cet organe, considérée dans ses résultats généraux, prouve le contraire. Il y a seulement dialyse ou excrétion. Ce qui le prouve encore, c'est que le rein élimine une proportion de sels toujours en rapport avec la quantité d'eau, étant données les mêmes conditions physiologiques.

Quant à l'hypothèse de Küss, d'après laquelle l'urine sortirait du glomérule, avec une certaine quantité de matières albuminoïdes ; puis, que, dans le parcours des tubes contournés et des tubes droits, ces matières seraient résorbées, elle est absolument insoutenable. Les albuminoïdes en effet ne sont pas dyalisables. Si elles sortaient du glomérule, ce ne serait que grâce à un excès de pression, facile à réaliser expérimentalement. Mais quelle serait donc la force qui les ferait traverser à nouveau la paroi des tubes et rentrer dans le sang, dont elles sortent ? Ce serait admettre que la même cause peut produire des effets diamétralement opposés.

Si nous envisageons la circulation rénale à un autre point de vue, nous trouvons encore de nouveaux arguments pour localiser la fonction, principalement dans le glomérule.

En effet, l'excrétion urinaire est entièrement sous la dépendance de la tension artérielle. Si l'on augmente celle-ci d'une façon quelconque, et nous ne parlerons pas ici des expériences de Magendie, qui consistaient à injecter de l'eau dans les veines, de celle de Kiéruf, qui injectait du sang défibriné, opérations qui changeaient trop la composition du plasma pour offrir tant soit peu de confiance, mais de celle de Ludwig, qui augmentait la tension artérielle en liant les artères des membres, on obtient un résultat constant : l'élimination d'une plus grande quantité d'eau ; et, si la pression est très forte, l'albumine du plasma sort en même temps que l'eau. On peut encore augmenter la pression sanguine dans le rein, en sectionnant le grand nerf splanchnique, en excitant le bout central du pneumo-gastrique au-dessous du foie (Ludwig), en sectionnant le bulbe, et on arrive aux mêmes résultats, relativement à la composition de l'urine; c'est-à-dire que, chaque fois que le rein est congestionné, soit par une action vaso-motrice réflexe, comme celle que produit la lésion du bulbe, soit par la section des nerfs moteurs qui se rendent directement à l'organe, on obtient une augmentation dans la quantité de l'urine rendue. Si donc l'excrétion urinaire est dans un rapport aussi immédiat avec la pression sanguine, et si en même temps il existe dans l'organe, une partie où cette pression se fasse sentir plus que partout ailleurs, il est évident que c'est là que devra s'accomplir presque toute la fonction. Le glomérule se trouve justement dans ces conditions, selon la remarque de Küss, puisque les réseaux capillaires ne sont pas en communication directe avec le système veineux général, et il faut encore que le sang du glomérule traverse un système porte, avant d'arriver à la veine rénale. Nous voyons encore là une raison pour faire du glomérule de Malpighi la partie essentielle de l'appareil d'excrétion.

Mais ce ne sont là, il faut le reconnaître, que des inductions fondées sur l'anatomie et des expériences physiologiques indirectes et non des démonstrations véritables.

Développement du rein. — Le rein se développe en arrière du corps de Wolff, de chaque côté des masses cartilagineuses des vertèbres et de l'aorte. Son apparition se fait du cinquième au sixième jour chez le poulet, à peu près en même temps que les conduits de Müller. Le rein débute par l'uretère, qui se présente d'abord comme un diverticulum de l'extrémité cloacale du conduit de Wolff. Ainsi, au début, l'uretère et le conduit s'ouvrent par un tronc commun. Partant du cloaque, l'uretère monte directement, en arrière du corps de Wolff, sous forme de tube épithélial. Arrivé à un niveau variable, suivant les animaux, il envoie des branches transversales, qui s'avancent isolément dans l'épaisseur du feuillet moyen. Ces conduits primitifs, destinés à former les tubuli, n'ont aucun rapport avec le corps de Wolff; c'est pourquoi il n'y a pas lieu de considérer à ce dernier organe, une portion urinaire.

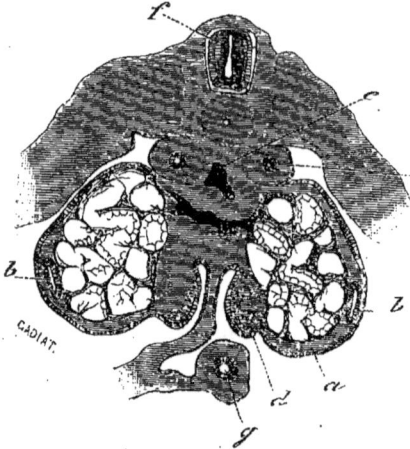

Fig. 214. — Début de l'uretère chez un embryon de poulet de cinq jours. — *a*, corps de Wolff; *b*, conduit de Wolff; *c*, uretère; *d*, éminence génitale; *e.* aorte; *f.* moelle; *g*, intestin.

Les tubes urinifères, dès leur sortie de l'uretère, se mettent en rapport, par leur cul-de-sac terminal, avec un peloton de vaisseaux capillaires émanant de l'aorte. Le tube continuant à se développer, il en résulte, que sa paroi est refoulée par les capillaires qui s'en coiffent, et alors, se trouve constitué un glomérule, tel que nous l'avons décrit plus haut. Le peloton vasculaire est donc enveloppé par un double feuillet épithélial, comme tout organe plongeant dans une séreuse. Le feuillet pariétal formera la capsule de Bowmann, et le feuillet viscéral, l'épithélium, ou plutôt la paroi hyaline du glomérule. On voit maintenant quel intérêt il y avait à retrouver une couche épithéliale dans la capsule de Bowmann, puisque cette couche est la transformation directe de l'épithélium qui formait le tube primitif, et on comprend aussi pourquoi

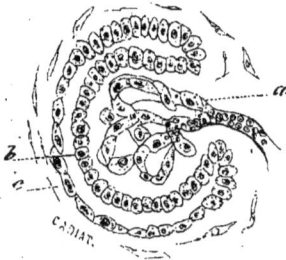

Fig. 215. — Formation d'un glomérule du rein chez un embryon de poulet. — *a*, vaisseaux capillaires du glomérule; *b*, feuillet viscéral de la capsule à l'état cellulaire; *c*, feuillet pariétal.

le glomérule doit, d'une façon générale, être enveloppé d'une couche de cellules.

Le rein peut rester sous cette forme simple, c'est-à-dire composé seulement de tubes rectilignes, courtes avec un glomérule à une extrémité, et s'ouvrant par l'autre dans l'uretère. Telle est la disposition de certains Cyclostomes.

Chez les autres vertébrés, il se complique par l'allongement graduel du tube. Celui-ci, ne pouvant se développer, se contourne, se replie sur lui-même, pour former les anses de Henle et les tubuli contorti.

Enfin, l'uretère peut se renfler supérieurement et donner le bassinet. Chez les poissons, animaux qui n'ont point d'allantoïde et partant point de vessie urinaire proprement dite, l'uretère se renfle inférieurement, de façon à constituer un réservoir urinaire simple ou bicorne, suivant les cas. Chez les tritons et les salamandres, les uretères forment plusieurs conduits séparés, allant s'ouvrir isolément dans le cloaque. Ces canaux reçoivent, en outre, des conduits séparés du testicule.

Lésions de la maladie de Bright. — Les lésions des reins susceptibles d'engendrer l'albuminurie, se présentent sous plusieurs formes distinctes au point de vue anatomique. Il paraît bien démontré aujourd'hui que ces formes ne sont pas, comme Bright le pensait et Rayer ensuite, une transformation de l'une dans l'autre, mais qu'elles correspondent, à des états pathologiques distincts. Les altérations du système portent tantôt sur un des sous-systèmes composants, tantôt sur un autre. Ainsi il semble que, dans certains cas, ce soit le tissu lamineux de cloisonnement qui soit atteint primitivement et alors on constate la sclérose du rein, improprement nommée néphrite interstitielle. D'autres fois, les lésions sont surtout accusées sur l'épithélium des tubes, le glomérule, etc. Ce sont des dégénérescences graisseuses, des dépôts amyloïdes, etc. Un certain nombre de ces altérations ont été groupées artificiellement par les médecins, sous le nom de néphrites parenchymateuses.

Mais quand on lit avec soin les descriptions des auteurs de pathologie, on voit combien ils sont encore loin de s'entendre sur la nature des maladies, auxquelles il faut rapporter non seulement les différents caractères anatomiques, mais même les symptômes observés; au point que l'histoire des néphrites paraît encore un des chapitres les plus obscurs de la pathologie; si l'on ne veut pas se payer de mots et d'explications banales. Si tant de difficultés entourent encore la question de l'albuminurie, on en comprend aisément la raison. En effet, le passage de l'albumine dans l'urine est un phénomène si facile à obtenir expérimentalement que la moindre altération du filtre rénal, le moindre changement de pression dans les vaisseaux ou dans la composition du sang peut la déterminer. Bien des causes différentes, par conséquent, devront amener le même résultat, et on est à se demander même pourquoi l'albuminurie n'est pas plus commune. Quant à saisir sur le cadavre la lésion qui est la cause immédiate de l'albuminurie, il est évident que c'est là une entreprise à laquelle il faut nécessairement renoncer. Nous devons donc nous borner, en étudiant les maladies du rein (et pour presque tous les autres systèmes nous en sommes là), à constater des symptômes et à voir seulement quelle est la caractéristique anatomique qui leur correspond. Ainsi, nous pouvons déterminer des espèces morbides et faire une classification naturelle.

Or, on comprend qu'une lésion de tissu suffisante pour permettre le passage de l'albumine, puisse parfaitement échapper à l'observateur le plus attentif; de telle sorte que les véritables caractères anatomiques de l'affection rentrent au second plan. L'autopsie, en outre, ne nous montre que des lésions grossières, des éléments altérés et des phénomènes ultimes. Le tout est hors de proportion, avec ce qui est nécessaire pour engendrer le symptôme fondamental.

Nous avons déjà eu l'occasion de dire, qu'à part la goutte, l'intoxication plombique, phosphorique, arsénicale, etc., les fièvres éruptives et toutes les affections aiguës, presque toutes les albuminuries chroniques rangées sous la dénomination de maladie de Bright étaient des manifestations de la scrofule, ainsi que Rayer l'avait soutenu. A cette cause, il faut ajouter la syphilis, qui est trop souvent oubliée, comme étiologie de ces affections et au grand préjudice des malades. Or, les cas d'albuminurie sont assez communs pour qu'il soit facile de voir que la scrofule, — et nous entendons ici une maladie bien caractérisée, à longue évolution, ayant donné des manifestations cutanées, osseuses, ganglionnaires, à différentes époques, — peut amener l'ensemble symptomatique correspondant tantôt, aux lésions de la *néphrite interstitielle*, tantôt, à celles de la *néphrite parenchymateuse*. Nous avons rencontré de nombreux exemples de ces faits.

Nous avons vu des sujets ayant eu toute la série des manifestations scrofuleuses et atteints consécutivement d'albuminurie sans œdème, avec tous les symptômes que l'on rapporte à la sclérose rénale, alors que l'autre forme d'altération du rein est considérée avec raison comme la plus commune, dans cette maladie.

Si donc on voulait classer méthodiquement l'une de ces albuminuries, le ferait-on d'après son étiologie, qui en montre la nature véritable et même le traitement, ou d'après un caractère anatomique dont nous ne pouvons saisir la valeur, au point de vue de la physiologie de l'organe urinaire?

Nous avons vu encore des malades avec des albuminuries abondantes, des œdèmes énormes et ayant, par conséquent, les symptômes correspondant à la dégénérescence des tubuli. A l'autopsie, que trouve-t-on? Un rein petit, rétracté et sclérosé. Mais nous ne citerons pas les cas dans lesquels, au lieu de trouver les lésions de la *néphrite* parenchymateuse telles qu'on les décrit, on tombe sur des altérations amyloïdes ou des dégénérescences graisseuses des épithéliums.

Ainsi, les caractères anatomiques établis jusqu'ici n'impliquent pas d'une façon absolue, un ensemble symptomatique spécial et une certaine nature de la maladie. Quoi de plus différent, à tous les points de vue, que des lésions se rattachant à la goutte ou à la scrofule? Est-il jamais permis au médecin de les confondre, quand même elles paraîtraient se ressembler anatomiquement?

Si les divisions anatomiques ne correspondent pas à des maladies, ou tout au moins, à des manifestations symptomatiques différentes, il est permis de penser qu'elles ne sont pas suffisamment précises et qu'au delà de ce qui a été déjà vu, il reste encore beaucoup à chercher.

Cela nous paraît évident pour le rein ; il doit y avoir pour ce système, comme pour tous les autres, des lésions qui expriment réellement la nature même des maladies, auxquelles ces lésions correspondent. Faisons donc abstraction de la maladie générale et ne considérons que l'état pathologique que l'autopsie nous révèle. Pour le moment, nous savons qu'il existe deux ordres de lésions : les premières, ont pour caractère essentiel la sclérose du rein ; les secondes, la dégénérescence graisseuse des éléments épithéliaux. On leur donne communément les noms de [néphrites interstitielles et parenchymateuses. Déjà cette désignation est mauvaise, car elle s'applique aux états inflammatoires. Or, les lésions dont nous nous occupons, sont des lésions lentes, chroniques, et elles n'ont nullement le caractère des inflammations.

Dans la sclérose du rein, on trouve, comme dans celle du foie et du poumon, les cloisons de tissu conjonctif épaissies, et, dans ces cloisons, on peut constater les traces d'une formation plus ou moins active d'éléments lamineux. Les vaisseaux sanguins et les tubes restent encore perméables. Quelquefois, on trouve des hémorrhagies dans les glomérules. Le rein, d'après Lancereaux, est d'abord hyperhémié et plus volumineux qu'à l'état normal ; plus tard, l'envahissement du tissu fibreux amène son atrophie, qui débute en général par la substance corticale. L'altération enveloppe les tubes contournés, les glomérules, et pénètre même dans le peloton vasculaire.

Les épithéliums des tubuli sont altérés consécutivement : ils subissent une dégénérescence graisseuse ou colloïde, dans certains cas. Souvent le glomérule est rempli d'une substance colloïde, comme les cellules épithéliales des tubes. En même temps, on voit se former des kystes, dont le mode de développement n'est pas très bien connu.

On signale aussi, dans la sclérose rénale, une altération généralisée du système artériel, et certains auteurs seraient disposés à voir la lésion de l'organe, comme consécutive à celle des artères. Il est certain que l'hypertrophie avec sclérose du ventricule gauche a été signalée. D'autres fois, on a vu des lésions athéromateuses généralisées. Mais nous n'accordons que peu de confiance à ces descriptions ; on y rapporte en effet que les tuniques artérielles portent des *signes d'artérite*, qu'elles sont épaissies, au point que *la membrane interne est plissée*, etc.

Dans une certaine forme de maladie de Bright, dite néphrite parenchymateuse, la lésion est caractérisée extérieurement, par l'hypertrophie du rein, l'absence de sclérose et d'adhérences de la capsule, une teinte blanche mate de la substance corticale ; d'après les différents auteurs, on trouverait alors une modification primitive des *épithéliums du tubuli*, *qui se tuméfient et s'infiltrent de granulations protéiques*, en même temps que se produit un exsudat *fibrino-albumineux dans l'intérieur du canalicule....* souvent les *épithéliums tuméfiés s'infiltrent de granu-*

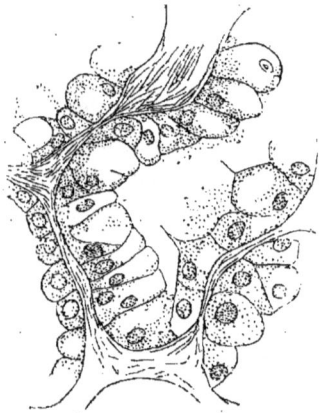

FIG. 216. — Altérations des épithéliums des tubes contournés du rein dans une néphrite parenchymateuse. Les tubes sont doublés de diamètre et les cellules sont en partie remplies de liquide et passées à l'état vésiculeux.

lations graisseuses, donnant une teinte jaune au parenchyme rénal (Lancereaux). L'épithélium des tubes contournés offre des modifications tellement minimes, qu'elles ne s'éloignent des conditions normales que par des nuances. Au premier degré, c'est une tuméfaction trouble de l'épithélium. M. Gairdner est allé jusqu'à dire que les résultats de l'examen microscopique étaient négatifs.

Quelquefois, les épithéliums sont remplis de granulations graisseuses (Charcot).

Tels sont les seuls caractères histologiques invoqués par les auteurs les plus autorisés. Or, nous n'hésitons pas à croire qu'ils sont absolument insuffisants. Encore, si les examens anatomiques étaient faits immédiatement après la mort, pourrait-on s'appuyer sur ces légères différences de structure ! Mais quand on songe à toutes les modifications qu'entraîne dans les cellules épithéliales l'état cadavérique, on peut dire qu'ici tout est à faire pour découvrir la lésion véritable.

Dégénérescence graisseuse des éléments du rein. — Cette altération est caractérisée par l'infiltration graisseuse des épithéliums. La substance corticale est augmentée de volume. Les tubes sont remplis de cylindres de matière amorphe, englobant des cellules épithéliales infiltrées de gouttes de graisse. En général, les glomérules ne paraissent pas altérés. Il en est de même de la trame conjonctive. Telles sont les lésions qui caractérisent l'alcoolisme, l'ictère grave, la fièvre jaune, l'empoisonnement par le phosphore et par l'arsenic. Elles s'accompagnent d'albuminurie avec diminution de l'excrétion urinaire.

Infiltration amyloïde. — L'infiltration amyloïde, ici comme au foie et à la rate, est caractérisée par le dépôt d'une matière azotée homogène, d'aspect cireux, qui envahit les cellules épithéliales des tubes, les glomérules et les parois vasculaires. Cette substance se reconnaît facilement au simple examen microscopique, sans qu'il soit nécessaire d'employer des réactifs iodés. En général, ce sont les glomérules qui sont atteints les premiers. De là, l'altération envahit le vaisseau afférent et efférent (Lancereaux), et elle peut s'étendre sur les artères et les veines d'un certain volume.

CORPS DE WOLF

§ La première partie des corps de Wolff qui apparaisse est le conduit. Celui-ci se montre chez l'embryon de poulet, dans la seconde journée. Il se présente sur les coupes transversales, sous la forme d'un petit cercle rempli par des cellules. Ce cercle représente la coupe d'un cylindre qui est placé immédiatement sous l'ectoderme, en dehors de la protovertèbre et dans l'angle qu'elle fait avec la lame du feuillet moyen qui va s'unir à l'ectoderme. Peu à peu ce cylindre se creuse d'une cavité centrale et devient le canal de Wolff. (Voyez pages 292, 293, tome II.)

Quant à l'origine de ce canal, ou plutôt du petit cylindre qui le précède, elle n'est pas encore bien connue. Certains auteurs, avec His, voyant sa situation immédiatement sous l'ectoderme, l'ont fait provenir d'une involution en forme de gouttière partant de ce feuillet. Remak, au contraire, le faisait naître du feuillet moyen. Romiti, Kowalesky, Waldeyer pensaient qu'il provenait d'une involution de la cavité pleuro-péritonéale. Néanmoins, tous ces auteurs sont d'accord pour reconnaître que le canal de Wolff se développe de haut en bas, pour venir s'aboucher avec le cloaque, quand ce dernier sera formé.

Lorsque le tube intestinal est constitué, les corps de Wolff se présentent sous la forme de deux masses allongées, de chaque côté de la colonne vertébrale et de l'intestin, allant du cloaque au niveau du cœur, jusqu'aux derniers arcs branchiaux. Les corps de Wolff ont la forme de fuseaux ou plutôt de deux graines de haricots.

Ils présentent extérieurement : 1° une bandelette externe longitudinale contenant deux canaux, celui de Wolff et celui de Müller, à laquelle aboutissent les stries transversales qui se voient sur la face antérieure de l'organe; 2° une bandelette interne, qui se renfle bientôt pour former une saillie : l'éminence génitale. Lorsque le corps de Wolff s'atrophie, il reste toujours accolé à la glande génitale (ovaire ou testicule) et partage ses rapports.

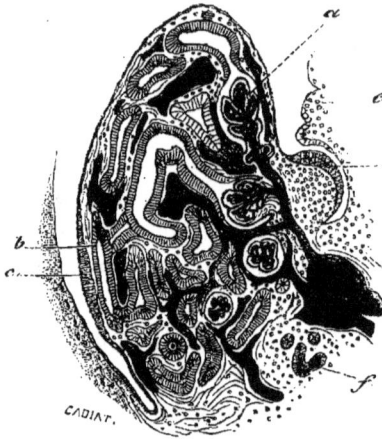

FIG. 217. — Corps de Wolff chez un embryon de mouton de 2 cent. — *a*, glomérules; *b*, conduit de Wolff; *c*, épithélium germinatif, portion destinée au conduit de Müller; *d*, éminence génitale avec l'épithélium destiné à l'ovaire; *e*, mésentère; *f*, premiers tubes du rein en voie de développement.

La conformation intérieure du corps de Wolff est, à peu de chose près, celle des reins définitifs.

Il est essentiellement constitué par des glomérules vasculaires s'abouchant avec des tubes contournés qui se rendent dans un canal excréteur commun. De même que les tubes du rein, ceux du corps de Wolff se divisent, avant d'arriver aux glomérules, ainsi que Dursy, Bornhaupt l'ont observé. Les glomérules sont situés vers le hile de l'organe, c'est-à-dire vers la face interne; mais, ici, le hile est du côté opposé au canal excréteur.

Les tubes du corps de Wolff présentent une portion ampullaire contenant le glomérule, plus une portion cylindrique contournée et une portion rectiligne s'ouvrant dans le canal de Wolff. L'épithélium est différent dans ces dernières portions. Dans les tubes larges contournés, on trouve un épithélium aplati, rempli de granulations foncées; dans les tubes étroits et rectilignes, les cellules sont cylindriques et plus claires, moins granuleuses. Lorsque le corps de Wolff se transformera en épididyme ou organe de Rosenmuller, une partie de ces cellules acquerront des cils vibratiles.

L'épithélium qui tapisse le canal de Wolff est aplati, pavimenteux, ce qui permet de le reconnaître aisément sur les coupes. La zone des glomérules située au bord interne de l'organe est plus riche en vaisseaux et en tissu conjonctif. Ce tissu est peu abondant, entre les glomérules et les tubes ; il est parcouru par des vaisseaux capillaires qui forment des réseaux autour des tubes.

Les vaisseaux du corps de Wolff se divisent en artères et en veines. Les artères sont d'abord des branches des vertébrales postérieures. Plus tard, quand l'aorte est formée, elles proviennent directement de ce vaisseau. Ces branches sont courtes, parallèles entre elles, et elles pénètrent dans l'organe, par le hile. Elles se dirigent vers le glomérule, où elles se résolvent en un réseau capillaire.

Le sang veineux du corps de Wolff se jette d'abord dans les veines cardinales, qui vont de la région caudale au cœur. Quand la veine cave intérieure est formée, c'est elle qui reçoit le sang du corps de Wolff, par deux branches, chez les oiseaux et les reptiles ; par quatre, chez les mammifères.

La plupart des embryogénistes avaient distingué deux sortes de tubes dans le corps de Wolff : des tubes larges et des tubes étroits. Ils admettaient, de même, que les tubes larges disparaissaient entièrement. Waldeyer admet aussi deux portions dans le corps de Wolff : une inférieure, à tubes larges, ou urinaire, qui se réduit chez l'adulte au corps de Giraldès ; une supérieure, à tubes étroits, destinée à former l'épididyme. Cette distinction de Waldeyer n'est justifiée que si l'on considère ces organes chez les batraciens, où l'épididyme se confond avec le rein, qui n'est, chez eux, que le corps de Wolff persistant, et chez qui l'uretère se confond avec le canal déférent, ou bien encore les poissons et les vertébrés anallantoïdiens, chez qui le corps de Wolff sert à la fois de rein et d'épididyme ; mais, chez l'homme, il n'y aucune portion du corps de Wolff annexée à l'appareil urinaire. Cet organe s'unit entièrement au testicule.

C'est au troisième mois, chez l'embryon humain, que, d'après Kölliker, s'établissent les rapports entre le corps de Wolff et le testicule. Les canalicules supérieurs du corps de Wolff s'unissent au testicule pour former les cônes, alors que les canalicules inférieurs s'atrophient.

CHAPITRE XXVI

SYSTÈME TESTICULAIRE.

§ Les dispositions générales du testicule sont assez bien décrites dans tous les traités d'anatomie descriptive pour que nous puissions nous dispenser de décrire ici la forme, la longueur des canaux, la façon dont ils s'unissent en lobes, leur abouchement par les *tubes droits* dans le réseau du corps d'Highmore. Nous renvoyons, pour ces détails, au savant ouvrage du professeur Sappey (voy. 3e volume, art. *Testicule*) et nous nous bornerons à donner ici la structure des tubes, la description des éléments qu'ils renferment et le tissu conjonctif intermédiaire.

Les tubes du testicule ont de $0^{mm},15$ à $0^{mm},25$ de diamètre ; leur paroi est formée de deux couches : une externe, qui, sur les coupes, paraît formée de lamelles concentriques.

Elle est striée dans le sens de la longueur. Lorsqu'on traite les tubes du testicule par la solution de nitrate d'argent, on détermine dans cette couche des lignes noires indiquant des cellules épithéliales lamellaires (voy. planches 150, tome I).

L'épaisseur de cette couche est en moyenne de $0^{mm},005$.

Sur la face interne de cette tunique, s'en trouve une autre, hyaline, transparente, sans noyaux et qui est gonflée par la potasse. C'est sur cette dernière que repose directement l'épithélium testiculaire. Son épaisseur est variable suivant les animaux. Elle est à peu près égale à celle de la précédente.

Les tubes du testicule sont séparés les uns des autres par un tissu conjonctif très lâche, qui permet, chez l'homme et beaucoup d'animaux, de les isoler parfaitement. Chez d'autres, au contraire, le cheval par exemple, ce tissu conjonctif est plus résistant et forme de tout le testicule une masse compacte.

Dans ce tissu, se trouvent des capillaires nombreux appartenant à la première variété et qui rampent à la surface des tubes testiculaires. Lorsqu'on veut isoler des capillaires, on en obtient très facilement en enlevant, avec des pinces, les couches lâches qui enveloppent ces conduits.

Les *lymphatiques* du testicule sont extrêmement nombreux. Ils naissent par des réseaux capillaires, qui embrassent les conduits et qui se jettent dans d'autres réseaux plus larges, entourant les lobes. Ceux qui sont sur la base des lobes s'appliquent à la tunique albuginée et s'anastomosent avec les conduits très nombreux, de même nature, que renferme cette membrane; de telle façon qu'en piquant dans l'albuginée, on peut injecter tout le testicule. D'après Frey, quelquefois les vaisseaux sanguins sont enveloppés par les lymphatiques collecteurs.

Les lymphatiques, suivant M. Sappey, suivent les cloisons, traversent le corps d'Highmore, se réunissent là à ceux de l'albuginée, pour se

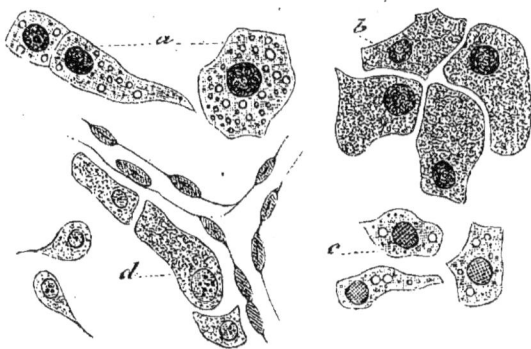

Fig. 218. — Cellules fibro-plastiques du testicule, d'après Tourneux. — *a*, cellules du testicule du rat; *b*, cellules du testicule du chien; *c*, cellules du testicule de l'homme; *d*, cellules du rat autour d'un capillaire.

mêler à ceux de l'épididyme, lesquels forment 5 ou 6 troncs accompagnant le plexus veineux.

Le tissu conjonctif du testicule renferme encore des éléments très intéressants à étudier, et dont on trouve une excellente description dans la thèse de Tourneux (Paris, 1879. Des cellules interstitielles du testicule).

Ces éléments appartiennent à la variété fibro-plastique; seulement, ils ont pris la forme de cellules épithéliales, ce qui n'est pas rare, ainsi que nous l'avons vu, dans cette catégorie d'éléments.

Ils sont munis d'un noyau volumineux, mais ils sont surtout caractérisés par la présence de gros granules sphériques, d'une matière très réfringente et colorée en jaune ou en brun. Nous avons déjà parlé de ces éléments (page 198), et nous les avons décrits sous le nom de cellules de l'ovisac. C'est qu'en effet ces cellules du testicule sont les mêmes que celles qui ont été décrites par Ch. Robin dans l'ovaire, dans la muqueuse utérine et qui forment les corps jaunes.

Beaucoup d'animaux ont le testicule pigmenté, coloré en jaune orangé. Cette teinte spéciale, ici comme pour l'ovaire, est due à la présence de ces éléments. Il est intéressant de remarquer ces détails, qui montrent des analogies nouvelles entre l'ovaire et le testicule.

Frey considère à tort ces cellules comme étant en voie de dégénérescence graisseuse. Elles forment, d'après lui, de véritables gaines autour des vaisseaux. Chez l'homme, elles constituent des amas de 2, 3 à 10 cellules.

Lorsque les tubes droits du testicule se jettent dans le réseau du corps d'Highmore, leur enveloppe de tissu conjonctif se soude avec le tissu fibreux de la tunique albuginée. A ce niveau, on trouve une couche de fibres lisses disposées circulairement et se continuant sur les tubes des cônes efférents de l'épididyme, où une autre lui est superposée. Cette disposition est décrite par Frey et j'ai eu l'occasion d'en constater l'exactitude.

Les canaux du testicule renferment les éléments que nous avons décrits page 247, tome I, sous le nom de spermatoblastes. L'étude de ces éléments est très délicate. Aussi beaucoup d'opinions différentes règnent encore dans la science, au sujet de leur nature véritable.

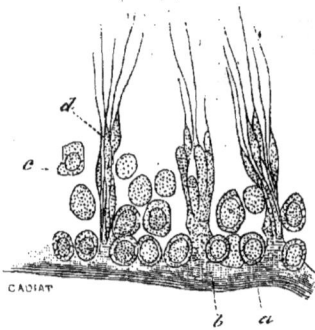

FIG. 219. — Spermatoblastes implantés sur la paroi du testicule chez l'homme. — *a*, paroi striée; *b*, couche hyaline; *c*, épithélium testiculaire; *d*, spermatoblastes.

Cependant, depuis les recherches de Ebner, qui a fait connaître les spermatoblastes, la question a fait un progrès considérable. Si elle est obscure, c'est en grande partie pour cette raison que beaucoup d'auteurs qui s'en sont occupés donnent aux éléments des désignations impropres. C'est ainsi que des cellules qui n'ont ni paroi ni noyau vésiculeux, ni nucléole sont décrites, on ne sait pourquoi, sous le nom d'ovules, par Egli, Balbiani, Rouget, Duval, etc.

Or, nous venons de voir que dans l'ovaire même, l'ovule véritable n'apparaît qu'à une époque très tardive.

Pour l'organe mâle, nous verrons ce qu'il faut penser de ces prétendus ovules. Du reste, ce n'est pas là la seule hypothèse mise en avant à propos de la formation des éléments testiculaires, puisque Ebner lui-même, qui a tout fait pour éclairer la physiologie de cet organe, a été jusqu'à supposer que la partie liquide du sperme provenait de leucocytes du sang, qui auraient émigré à travers les parois des tubes.

Sur la face interne des tubes testiculaires, on trouve deux espèces d'éléments, que MM. Pouchet et Tourneux décrivent exactement, après Von Ebner, en leur donnant les noms de spermatoblastes et de cellules testiculaires (voy. t. I, p. 247, la description de ces éléments).

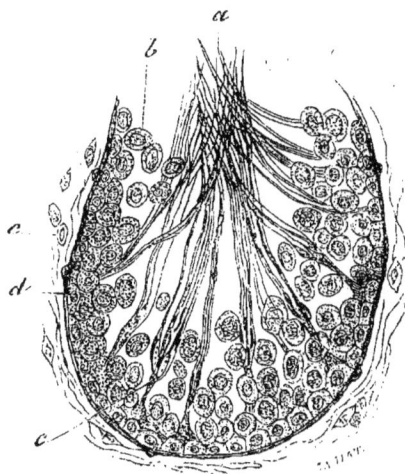

Fig. 220. — Coupe d'un tube du testicule chez le rat. — *a*. spermatozoïdes; *b*, épithélium testiculaire; *c*, spermatoblastes auxquels les spermatozoïdes sont encore adhérents; *d*, paroi propre du tube; *e*, éléments fibroplastiques du tissu conjonctif.

Chez certains animaux, le rat en particulier, les spermatoblastes s'élèvent de distance en distance, à des intervalles égaux, perpendiculairement à la paroi. Ils reposent, par leur base élargie, directement sur cette dernière. Entre eux sont des espaces remplis par les cellules testiculaires. Celles-ci sont disposées sur plusieurs couches et elles s'élèvent plus ou moins haut, vers l'axe du conduit.

Elles sont sphériques ou polyédriques, mesurant en moyenne $0^{mm},020$ à $0^{mm},030$ de diamètre.

Elles offrent un ou deux noyaux fortement granuleux, ayant jusqu'à $0^{mm},015$ de diamètre, sphériques ou ovoïdes, souvent recourbés en bissac, indiquant que ces éléments sont probablement le siège d'un travail actif de prolifération. Le volume des cellules testiculaires diminue à mesure qu'on s'avance de la paroi vers le centre du canalicule; en même temps leur noyau devient plus clair, plus homogène. On n'est pas fixé sur les rapports des cellules testiculaires et des spermatoblastes (Pouchet et Tourneux).

En étudiant ces éléments, sur un supplicié de cinquante ans environ,
dont les vésicules séminales ne renfermaient que très peu de spermatozoïdes et dont les tubes testiculaires n'avaient point de spermatoblastes,
j'ai vu que l'aspect de ces éléments était digne d'être noté.

Chez ce sujet, ils remplissaient presque toute la lumière du canal. Dans
les coupes perpendiculaires à l'axe du conduit, ils étaient rangés les uns

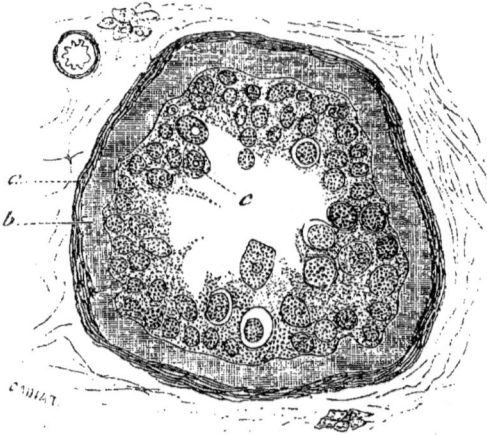

FIG. 221. — Coupe d'un tube testiculaire chez un supplicié de cinquante ans. — a, paroi striée ; b, couche
hyaline ; c, épithélium testiculaire.

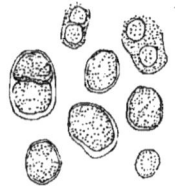

FIG. 222. — Éléments iso-
lés du même testicule.
On voit sur cette figure
l'analogie avec les élé-
ments de l'ovaire dits
ovoblastes.

au-dessus des autres, sans ordre régulier, disséminés dans une matière
amorphe granuleuse. Les plus petits noyaux, contrairement à MM. Pouchet
et Tourneux, se trouvaient en rapport avec la paroi. Ces éléments, séparés
par dissociation, offraient un aspect tel, qu'immédiatement nous avons été
conduit à les rapprocher des ovoblastes (voy. *Ovaire*). Ils possèdent, en
effet, une mince paroi, un corps cellulaire légèrement granuleux et point
de noyau, pour la plupart, mais généralement ils ont un nucléole. Il
semble donc que les premiers éléments qui, dans l'ovaire et le testicule,
président à la formation des ovules et des spermatozoïdes offrent des analogies très grandes. Mais il n'en résulte pas, qu'on soit autorisé avec la
plupart des auteurs qui ont étudié depuis peu la spermatogenèse,
Max Braun, Waldeyer, Balbiani, Duval, à considérer certains de ces
éléments, plus ou moins modifiés par l'état cadavérique ou les réactifs,
comme des ovules.

Jamais en aucun point du testicule, nous n'avons rencontré d'éléments
ayant les caractères d'un ovule. Dans l'ovaire lui-même, nous avons fait
voir comment cet élément prenait sa structure caractéristique, à une

époque tardive et alors seulement, que son volume dépassait de beaucoup celui d'aucune cellule des tubes testiculaires.

Ces cellules ont été considérées par Kölliker, en 1846, comme des cellules mères des spermatozoïdes, dont ces derniers dériveraient par génération endogène; plus tard, par Ch. Robin, comme des ovules mâles. Les spermatozoïdes, d'après ce dernier auteur, se formeraient sur les sphères de segmentation de l'ovule mâle.

Les faits découverts par Ebner, relativement aux spermatoblastes, faits qui ont été depuis confirmés par tous les histologistes, ne permettent plus de soutenir de semblables théories; mais, comme une erreur n'est jamais perdue dans la science, l'idée d'ovule a continué à se développer. C'est alors que, se fondant sur des apparences et des analogies très éloignées, ou plutôt sur les observations des premiers auteurs qui ont prononcé le mot d'ovule, à propos du testicule, ceux que nous avons cités plus haut continuent à décrire des ovules, en même temps que des spermatoblastes, dans les tubes testiculaires.

D'après Balbiani, les ovules mâles n'existent que chez l'embryon et les jeunes sujets jusqu'à la puberté.

Mathias Duval (recherches sur la spermatogenèse de quelques gastéropodes pulmonés) (1), décrit de grosses cellules, sur les parois tubulaires de la glande hermaphrodite de l'Helix, et il considère ces éléments comme des cellules mères des spermatozoïdes. Il leur conserve, en conséquence, le nom d'ovules mâles. Ce travail, fait d'ailleurs avec soin et dans lequel on peut précisément suivre l'évolution de chaque élément, ne prouve pas précisément ce que l'auteur avance; en un mot, il ne fait pas voir qu'il y ait un rapprochement à faire entre les cellules dont dérivent les spermatoblastes et les ovules. En effet, les cellules mères qu'il figure sont simplement de grosses cellules, avec un noyau volumineux. Rien dans leur aspect ne rappelle un ovule. Où sont, dans ces éléments : la paroi, le vitellus granuleux, la vésicule germinative? Hors de ces caractères précis, il n'y a point d'ovules. Ajoutons encore que l'évolution de cet élément est toute différente de celle de l'ovule. L'ovule se développe par segmentation, chez les mollusques, segmentation portant sur le noyau et toute la masse du vitellus. Ici, au contraire, que voyons-nous? Un grand nombre de noyaux naissent autour du noyau principal, par formation endogène, et deviennent le centre de bourgeons supportés par la cellule mère. Quel rapprochement peut-on établir entre ces deux ordres de phénomènes évo-

_____

(1) *Revue des sciences naturelles*, de Montpellier, 1880.

lutifs, pour être autorisé à considérer ces cellules de la glande herma-phrodite comme des ovules mâles ?

Les éléments qui remplissent les intervalles laissés par les spermato-blastes ont, chez l'homme, quelquefois la forme d'un noyau, avec une mince paroi. Celle-ci s'isolant souvent, par retrait du contenu, sur les pièces durcies, la cellule prend la forme d'une vésicule transparente avec un noyau au centre. Balbiani figure ainsi les ovules mâles ; or, nous savons que les véritables ovules ont une disposition inverse ; car c'est le corps cellulaire ou vitellus qui est granuleux, et la vésicule germinative qui est transparente.

Chez le rat, dans les parties des tubes où les spermatozoïdes sont for-més ou dans celles où les spermatoblastes sont en voie de formation, on peut voir ; que les éléments dont nous parlons ont les formes de cellules épithéliales, avec un noyau sphérique granuleux et un corps cellulaire variable. On observe toutes les transitions entre les cellules qui bour-geonnent en spermatoblastes et les éléments à forme sphérique. Il est donc bien probable que tous ces éléments sont de même nature ; seule-ment, ils ne subissent pas tous un développement aussi complet; ils arri-vent plus ou moins à se rapprocher de la forme de spermoblastes, suivant les conditions de milieu où ils se trouvent, suivant que l'organe est plus ou moins dans une période d'activité fonctionnelle.

Balbiani prétend encore que les ovules mâles existent chez l'embryon, chez les jeunes animaux et qu'ils disparaissent chez l'adulte. J'ai cherché à vérifier le fait et j'avoue que, sur des embryons de mouton de 8, 10, 25 centimètres, il ne m'a jamais été donné de voir aucun élément qu'on puisse assimiler à un ovule.

La structure des conduits testiculaires ne se modifie qu'au niveau du corps d'Highmore. A ce niveau, comme on le sait, les tubes se rétré-cissent considérablement. La couche épithéliale diminue de hauteur ; elle n'est plus représentée que par une rangée de *cellules cubiques*. Enfin, on voit déjà apparaître, mais plus ou moins développée suivant les animaux, une enveloppe de fibres musculaires lisses, qui existe autour des canaux des cônes efférents et du canal de l'épididyme.

A partir des cônes efférents, l'épithélium change de nature. Dans ces conduits et dans l'épididyme, il est prismatique, à cils vibratiles.

Structure de l'épididyme. Organe de Giraldès. — Le canal de l'épidi-dyme a de 0^{mm},35, à 0^{mm},40 de diamètre environ. Les parois du conduit ont la même structure que celles des tubes testiculaires, sauf qu'à partir du corps d'Highmore, une tunique musculaire leur est surajoutée. L'épithélium est représentée, dans les cônes droits, par de petites cellules à cils vibratiles de $0^{mm},02$ à $0^{mm},03$ de longueur. Mais plus loin, au milieu du conduit épididymaire, les cellules ciliées deviennent très longues et atteignent jusqu'à $0^{mm},04$ ou $0^{mm},05$.

Le testicule se développe à la même place que l'ovaire, c'est-à-dire sur la face interne du corps de Wolff. Au début, tant que les organes génitaux externes n'ont pas commencé à se développer, rien ne permet de les distinguer l'un de l'autre. L'épithélium germinatif épaissi, au niveau du point où doit se former l'ovaire ou le testicule, ne tarde pas à être soulevé, vers le 4e jour, chez le poulet, par le mésoderme de l'éminence génitale. Chez les oiseaux, on voit de bonne heure que ces deux saillies de la partie interne des corps de Wolff restent égales entre elles, lorsqu'on a affaire à des mâles, tandis que, chez les femelles, la saillie du côté droit ne subit pas un développement parallèle et finit par disparaître.

Sur un embryon mâle de mouton, ayant de 4 à 5 centimètres de long, on voit dans l'éminence génitale, des dispositions qui permettent de la reconnaître de suite pour le testicule. En effet, tandis que l'ovaire est recouvert, à cette époque, par la couche de cellules dite de l'épithélium germinatif, et que des cylindres composés des mêmes éléments partent de cette couche pour se ramifier dans le mésoderme sous-jacent, le testicule, au contraire, est, à cette époque, composé de deux parties distinctes : d'une enveloppe fibreuse représentant l'albuginée et de cylindres épithéliaux, nettement limités, occupant toute l'épaisseur de l'éminence génitale. L'épithélium germinatif n'existe plus alors ; il est remplacé par l'enveloppe fibreuse. On ne sait pas encore comment se sont formés ces tubes testiculaires. Viennent-ils de l'épithélium germinatif, par des involutions épithéliales, comme les traînées de Pflüger ou des tubes du corps de Wolff, ainsi que le prétend Waldeyer ? Kölliker n'a pas encore d'opinion arrêtée à ce sujet.

Mais il est bien probable, étant données les analogies si grandes qui existent dans le développement et la constitution de l'ovaire et du testicule, que, pas plus pour ce dernier organe que pour l'organe femelle, le corps de Wolff n'a d'influence. La formation de l'albuginée est un phénomène probablement consécutif, se faisant après que des involutions de l'épithélium germinatif ont constitué à peu près toute la masse des cellules testiculaires.

Le corps de Wolff, qui s'atrophie chez la femelle, forme chez le mâle l'épididyme. Le conduit excréteur de cet organe formera le canal déférent. Il est facile de comprendre, comment les tubes de ce corps de Wolff peuvent se mettre en rapport avec ceux du testicule ; ces deux organes étant en contact intime. Ce sont les anastomoses établies dans la cloison de séparation qui donnent le rete testis.

Or, dans le cas où le corps de Wolff persiste chez certains animaux sous forme de reins permanents, comme chez les poissons et les batraciens, il en résulte que les voies spermatiques vont s'ouvrir entièrement ou en partie dans les voies urinaires.

Chez le triton tæniatus (Balbiani), le corps de Wolff se décompose en deux parties, l'une inférieure, exclusivement urinaire, l'autre supérieure, spermatique, composée de canaux, qui vont s'unir à ceux de la première partie et qui s'abouchent avec les conduits testiculaires.

Chez les batraciens anoures, chez le crapaud, les canaux séminifères se réunissent dans un rete testis, lequel est en communication avec un canal longitudinal qui envoie des branches transversales dans le rein. L'union se fait sur les corpuscules de Malpighi eux-mêmes, de sorte qu'on voit les spermatozoïdes passer dans l'intérieur de la capsule de Müller.

L'*organe de Giraldès* est une petite masse allongée, située dans le cordon sur l'extrémité supérieure du testicule et du côté opposé au canal déférent. Il est blanc et paraît composé de tubes enveloppés d'un tissu très vasculaire. Les tubes sont droits ou contournés, simples ou garnis de prolongements ; souvent même, on rencontre des vésicules isolées formées probablement par des tubes segmentés. L'organe de Giraldès, d'après cet auteur, présente son maximum de développement, chez les enfants de six à dix ans. Les conduits, à cette époque, sont formés d'une paroi propre et d'un épithélium pavimenteux ; d'après Pouchet et Tourneux, cet épithélium serait au contraire prismatique et à cils vibratiles. L'organe de Giraldès est en effet une dépendance de l'épididyme, en tant que reste du corps de Wolff.

L'organe de Rosenmüller est l'analogue de l'organe de Giraldès. Il se trouve chez la femme, au hile de l'ovaire, dans l'épaisseur du ligament large. Il se compose de canaux larges de $0^{mm},3$ à $0^{mm},4$, formés d'une membrane striée, épaisse de $0^{mm},04$ à $0,^{mm}05$, sur laquelle repose un épithélium cylindrique à cils vibratiles, sur une seule rangée. L'organe de Rosenmüller représente encore un reste du corps de Wolff.

Les tumeurs du testicule sont fréquentes. Tantôt elles naissent dans les tubes testiculaires eux-mêmes, et alors elles sont constituées par des agglomérations d'éléments sphériques, semblables à ceux qui remplissent ces tubes dans l'état normal. Jamais jusqu'ici on n'en a signalé, qui aient une ressemblance quelconque avec les spermatoblastes, à une époque plus ou moins avancée de leur développement.

Le cancer, qui se forme directement aux dépens du testicule, diffère de celui qui a pris naissance dans l'épididyme, en ce que ce dernier est constitué par des cellules épithéliales prismatiques. Il débute sous forme de granulations disséminées dans le tissu conjonctif des cloisons intertubulaires et souvent, d'après Malassez, ces granulations se forment dans la paroi même du tube qu'elles enveloppent progressivement. Dans le testicule se développe encore le tubercule avec les mêmes caractères et le même mode d'évolution, que dans les autres tissus où nous avons déjà signalé sa présence.

Une altération fréquente aussi dans cet organe, et que l'on confond quelquefois avec le cancer, est la transformation fibreuse des travées de tissu conjonctif, avec dégénérescence graisseuse des éléments épithéliaux. Il en résulte la sclérose de l'organe et des masses jaunes d'aspect phymatoïde, au milieu de noyaux indurés. Ces masses jaunes, formées d'un liquide graisseux en grande partie, peuvent donner l'aspect de tumeurs cancéreuses. Il est nécessaire de faire avec soin l'analyse de ces productions pathologiques, pour ne pas les confondre entre elles.

Les tumeurs du testicule, celles que l'on désigne généralement du nom d'encéphaloïdes et qui sont les plus communes, sont formées de cellules sphériques ou ovoïdes analogues à celles que nous avons décrites sous le nom d'épithélium testiculaire. Jusqu'à présent on n'a signalé aucune production, composée par ces éléments pigmentaires qui existent dans la trame conjonctive enveloppant les tubes testiculaires.

L'enchondrome se rencontre assez fréquemment dans le testicule. Il débute par le testicule et s'étend consécutivement à l'épididyme, pouvant se généraliser comme tous les enchondromes. Le tissu qui forme cette variété de tumeur est le cartilage hyalin.

Le testicule est aussi le siége de tumeurs kystiques appelées souvent sarcomes kystiques. M. Malassez a étudié des productions de ce genre. Selon lui, elles ne seraient pas dues à des transformations des tubes testiculaires normaux, mais à des formations nouvelles de tubes testiculaires, exactement suivant la loi de développement des kystes appartenant aux tumeurs adénoïdes. Il leur donne le nom d'épithéliomes myxoïdes.

On a signalé dans le testicule des lymphadénomes ; reste à savoir d'une façon précise quelles sont les tumeurs qu'on a désignées de ce nom.

Les productions les plus curieuses existant quelquefois dans le testicule sont les kystes dermoïdes, qui se trouvent aussi dans l'ovaire ; leur formation n'a encore pas reçu d'explication plausible.

CHAPITRE XXVII

SYSTÈME OVARIEN.

Considérations préliminaires (1). — L'ovaire, au même titre que le poumon et le rein, doit être considéré comme un système anatomique dont les propriétés de tissu sont assez élevées pour être assimilées à une fonction, et cette fonction est la plus importante de l'économie. Nous avons déjà eu l'occasion de montrer, qu'il n'y avait pas en réalité de distinction à établir entre l'organe et le système, et qu'il était impossible de dire où commençait l'organe et où cessait le système, de même qu'on ne peut marquer la limite entre des propriétés de tissu d'un ordre élevé et des fonctions. L'exemple de l'ovaire est tout à fait remarquable, car ce qui fait la fonction ovarienne, ce n'est pas une résultante physiologique complexe formée par des propriétés de tissu multiples, mais les seules propriétés d'un élément, d'une cellule.

Tous les autres phénomènes de la génération sont accessoires à côté de ce fait si important. Dans l'ovaire, nous ne voyons pas, comme dans une muqueuse ou une autre membrane, les attributs physiologiques d'un grand nombre d'éléments divers se combinant entre eux, pour arriver à constituer un tissu déterminé, jouant un rôle spécial dans l'économie. C'est l'élément seul qui fait le système ovaire. Si, chez les animaux élevés en organisation, le concours d'une trame lamineuse, de nerfs, de vaisseaux est indispensable à la fonction ovarienne, chez ceux qui occupent les derniers degrés de l'échelle animale, chez les infusoires, qui se reproduisent par des œufs, certains vers, les hydraires, etc., l'ovaire est seulement représenté par une agglomération d'ovules. Les seules propriétés de l'élément font toute la fonction.

Ces considérations sont nécessaires, pour bien faire comprendre quelles raisons nous font considérer l'ovaire, comme un système anatomique, expression qui a pour nous un sens bien déterminé, tandis que celle d'organe est purement arbitraire. La présence de l'élément fondamental de l'ovaire suffit à caractériser ce système, qui n'a d'analogue nulle

(1) Ces considérations générales sont applicables au testicule.

part. Il est absolument différent des glandes, avec lesquelles on a voulu le confondré et, nous ne pensons pas non plus qu'on doive le faire rentrer, avec Ch. Robin, dans la classe qu'il appelle des parenchymes non glandulaires, classe qui renferme des tissus très différents par leurs éléments, leur texture et leurs propriétés. L'absence d'une propriété n'est pas un caractère de classification naturelle.

L'ovaire doit être défini comme : *le système anatomique destiné à la formation des germes.*

Le *germe* est une partie de l'animal, susceptible de se développer après la fécondation, pour reproduire un animal semblable au premier.

Alors que, chez les végétaux, la propriété de reproduction peut appartenir à toutes les portions de la plante, aussi bien qu'au germe ; que chez les hydres, ainsi que l'ont montré les expériences de Trembley, en 1744, une portion quelconque du corps, divisé en petits fragments, peut reproduire l'animal entier ; que les infusoires, les paramécies, les kolpodes, les stentors se reproduisent sans germes, par la division longitudinale de leur corps ou par scission ; que les méduses même pouvaient avoir le même mode de reproduction, par scission transversale ; tandis que d'autres animaux plus élevés en organisation, et ceux mêmes que nous venons de citer, se reproduisent par des bourgeons : tels sont les hydres, les rhyzopodes, les noctiluques, etc., les acalèphes, les polypes et même certains annélides, chez lesquels, en un point variable du corps, se forme une saillie qui se pédiculise peu à peu, se sépare et forme un animal entier ; chez les animaux supérieurs, au contraire, les propriétés de reproduction, qui permettent à l'espèce de se perpétuer, sont localisées sur un élément unique et dans un tissu déterminé.

L'ovule, une fois fécondé, devient le germe qui, à son état de développement complet, aura toutes les facultés des êtres dont il dérive. Or, quel que soit l'animal auquel il appartient, que ce dernier soit même susceptible de reproduction par bourgeons ou par scission, l'ovule ne manifestera ses propriétés que par la fécondation. Chez tous les animaux où l'on a pensé voir la parthénogenèse ou reproduction virginale, et en particulier chez les pucerons, des recherches approfondies, surtout celles de Balbiani, ont montré la présence des deux éléments mâle et femelle, c'est-à-dire l'hermaphrodisme.

Nous avons déjà décrit l'ovule, avec les éléments anatomiques, tome I, page 236 et suivantes. Nous aurons encore l'occasion de revenir sur ce sujet, qui est inséparable du développement de l'ovaire. Mais, actuellement que nous connaissons l'élément fondamental de ce système, étudions les différentes parties qu'il renferme.

TEXTURE DE L'OVAIRE; PARTIES CONSTITUANTES

Vésicules de de Graaf. — Les vésicules de de Graaf, qu'on a cru, jusqu'aux recherches de Prévost et Dumas, en 1825, représenter de véri-

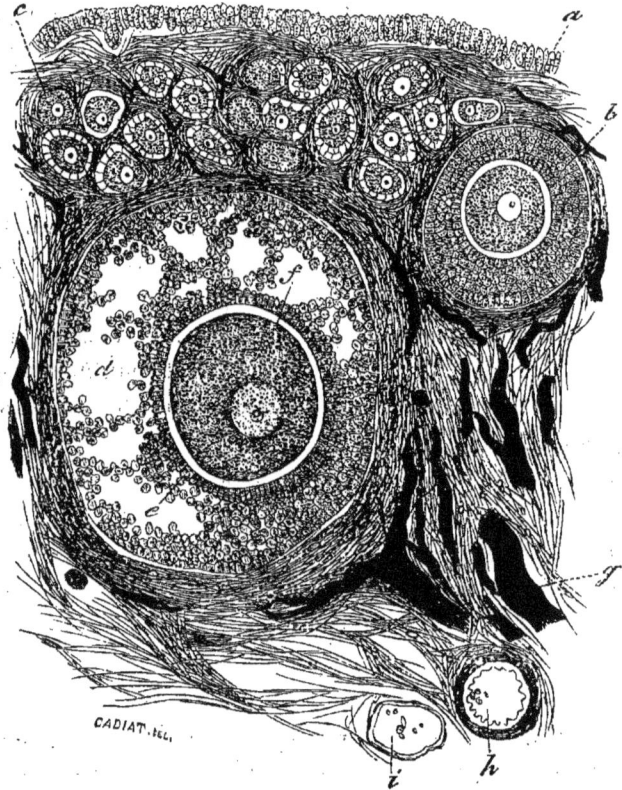

FIG. 223. — Coupe de l'ovaire d'une chatte montrant des vésicules de de Graaf à différentes périodes de leur développement. — *a*, épithélium germinatif: *b*, petite vésicule de de Graaf; *c*, premier degré de la vésicule de de Graaf, avant la formation de l'épithélium folliculaire; les groupes de vésicules qui sont à ce niveau correspondent à ces vésicules en voie de développement; *d*, vésicule de de Graaf très développée, renfermant du liquide; au centre est l'ovule entouré de *e*, la couche épithéliale prismatique; *f*, la membrane vitelline; *g*, vaisseaux veineux; *h*, *i*, artérioles.

tables œufs, sont de petits kystes de volume variable, ayant depuis $0^m,1$ environ jusqu'à 1 centimètre et 1 centimètre 1/2 chez la femme et renfermant les ovules.

La vésicule de de Graaf, à son état de complet développement, présente
à étudier :

1° La paroi ;

2° Un liquide contenu dans la cavité kystique ;

3° Des cellules épithéliales au milieu desquelles se trouve l'ovule ;

4° L'ovule.

Paroi. — La paroi de l'ovisac, à l'état de développement complet, est
épaisse de 0,1 à 1 millimètre. Elle est formée d'une couche hyaline, très
mince, dont nous verrons plus loin l'origine, et d'une couche extérieure
de tissu conjonctif. Ce tissu conjonctif est serré, et se continue avec
celui de la trame ovarienne sans démarcation précise. Les vaisseaux
capillaires y sont abondants ; on y rencontre en outre des cellules spéciales, que nous avons déjà décrites parmi les éléments du tissu lamineux, page 198, tome I.

La paroi hyaline est très difficile à mettre en évidence et on ne se
rend bien compte de sa présence qu'en suivant les progrès du développement.

L'enveloppe conjonctive (*theca folliculi*), épaisse de $0^{mm},1$ à $0^{mm}2$
sur des follicules de 1 à 2 millimètres, se compose de deux couches
distinctes : l'une, externe, dite fibreuse ; l'autre, que certains auteurs
appellent à tort muqueuse. La première, plus épaisse, se continue sans
démarcation précise avec la trame même de l'ovaire. La seconde offre
$0^{mm},05$ à $0^{mm}06$ d'épaisseur.

Elle est, d'après MM. Pouchet et Tourneux, presque exclusivement formée de ces cellules que Ch. Robin a décrites sous le nom de *cellules de
l'ovisac* et par des capillaires abondants. Chez la brebis, ces cellules sont
intimement appliquées les unes contre les autres, sans interposition de
fibres. Les capillaires rampent au milieu de ces éléments, dessinant des
mailles étroites qui ont 5 à 6 fois leur propre diamètre.

L'épithélium, appelé, on ne sait pourquoi, par quelques auteurs, couche
ou membrane granuleuse, tapisse toute la face interne du follicule. Il est
épais de $0^{mm}02$ à $0^{mm}03$. Mais, dans la région où se trouve l'ovule et qui est
en un point opposée à la surface de l'ovaire, il forme un épaississement
considérable, appelé généralement *cumulus proligère* et que Kolliker
appelle disque ovigère. C'est au centre de cet amas de cellules que se
trouve l'ovule.

Les cellules de l'épithélium folliculaire ont de $0^{mm},006$ à $0^{mm},009$ de diamètre. Elles sont disposées suivant plusieurs couches. Leur forme est
polyédrique. Elles présentent un gros noyau et quelques granulations
graisseuses, jaunâtres. Les cellules, qui sont immédiatement en contact

avec l'ovule sont prismatiques et leur grand axe est perpendiculaire à la surface de la membrane vitelline.

Au centre de la vésicule de de Graff, se trouve encore un liquide qu'il est important de bien connaître. Dans les kystes uniloculaires de l'ovaire formés par l'hypertrophie de la vésicule de de Graaf, on rencontre un liquide offrant à peu près les mêmes caractères. On comprend dès lors toute l'importance de ce fait ; car dans les kystes multiloculaires le contenu est tout différent.

Le liquide de la vésicule de de Graaf est alcalin, jaunâtre, transparent. Il n'est pas filant ni visqueux ; il ne renferme qu'une petite proportion de matières albuminoïdes, coagulables par la chaleur, les acides ou l'alcool.

On trouve maintenus en suspension dans ce liquide : un épithélium nucléaire sphérique et des cellules complètes de même forme, qui se sont détachées de la paroi de l'ovisac. Chez les rongeurs, on trouve même dans ce liquide des cellules à cils vibratiles.

Ovule. — Au centre du disque proligère se trouve l'ovule, qui ne se présente pas avec les mêmes caractères, à toutes les périodes de développement de l'ovisac. Primitivement à l'état de simple cellule chez les embryons, les jeunes animaux et dans les vésicules de de Graaf qui ne sont pas encore développées ; chez les animaux adultes, il ne prend progressivement les caractères qui le font reconnaître que sur les vésicules de de Graaf presque à maturité.

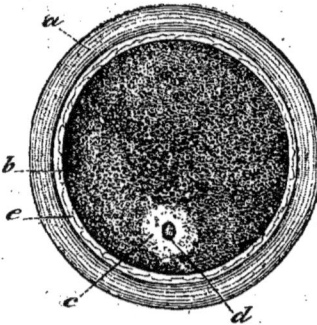

FIG. 224. — Ovule de femme (*d'après Ch. Robin*). *a*, membrane vitelline ; *b*, vitellus ; *c*, vésicule germinative ; *d*, tache germinative ; *e*, espace laissé par le retrait du vitellus.

Nous avons décrit cet élément dans le premier volume, page 236. Nous avons montré de quelles parties il se composait, à l'état de développement complet.

Nous devons étudier maintenant sa constitution pendant toutes les phases qu'il traverse. Nous verrons ainsi en même temps la structure des vésicules de de Graaf et leur mode de développement. C'est ainsi seulement que nous pourrons arriver à des notions précises sur la signification de toutes les parties que renferme l'ovaire.

La plupart des auteurs pensent que, dès le début de l'apparition de l'ovaire chez l'embryon, dans la couche même de l'épithélium germinatif, on peut reconnaître de véritables ovules. Or, c'est là une erreur commise par Waldeyer et répétée depuis par tous les anatomistes, qui conduit à une compréhension très fausse de la structure de l'organe.

Au moment où j'écrivais le premier volume de cet ouvrage, j'émettais déjà des doutes sur les opinions ayant cours généralement sur ce sujet. Mais depuis, des recherches nouvelles, me permettent d'affirmer que l'opinion de Waldeyer, admise par tous les embryogénistes, est erronée et qu'il n'existe point d'ovules primordiaux.

L'ovule dérive, ainsi que je vais le démontrer, d'une cellule qui donne en même temps naissance à l'ovisac.

Ainsi, la théorie de Pflüger relativement à cette question est encore inexacte ; car ce dernier auteur, admettant l'existence de véritables ovules dans l'épithélium germinatif, fait provenir directement toutes les parties de la vésicule de cette couche épithéliale.

L'ovule se présente donc, chez la femme adulte et dans les vésicules de de Graaf à maturité, avec la forme que nous avons décrite page 236, tome I. Mais, dans un ovaire, on trouve des ovules à toutes les périodes de développement. On en voit successivement, qui manquent de paroi ou de nucléole ou de tache germinative. Quant à la vésicule de de Graaf, avec toutes ses parties, y compris l'ovule, elle provient d'un élément spécial, auquel j'ai donné le nom d'ovoblaste.

DISPOSITION DES COUCHES DE L'OVAIRE

L'ovaire se présente avec les aspect les plus variables, suivant les différents animaux. Chez la femme, il forme une masse unique, aplatie d'avant en arrière, avec un hile par lequel pénètrent les vaisseaux. Aux deux extrémités du bord correspondant au hile, s'attachent : d'une part, le ligament de l'ovaire ; de l'autre, le ligament de la trompe. La surface de cet organe est inégale et couverte de cicatrices représentant la place des vésicules de de Graaf, qui se sont rompues.

Sur une coupe transversale de l'ovaire on peut voir de dehors en dedans : 1° une couche superficielle, de couleur blanche, ferme et homogène, en apparence ; 2° une partie centrale, rougeâtre, spongieuse, paraissant très vasculaire. Dans la couche superficielle, et seulement là, se trouvent les vésicules ovariennes, qui se présentent à des états variables de développement, suivant l'âge de l'animal. Cette couche a en général 1 millimètre d'épaisseur sur la femme adulte. La portion centrale ou bulbeuse de l'ovaire représente les 7/8 du volume de l'organe, d'après M. Sappey.

Pour en finir avec cette partie, voyons immédiatement sa texture. Elle est de consistance molle, de couleur rouge foncé, brune par places, grise dans d'autres. La trame de cette substance est représentée surtout par des vaisseaux, des artères provenant des utéro-ovariennes et par des veines larges et multipliées. Elles s'anastomosent fréquemment et forment des plexus développés, surtout au niveau du hile.

Le tissu conjonctif intermédiaire à ces vaisseaux est très lâche. Il renferme des fibres musculaires nombreuses, disposées en faisceaux. Ces fibres arrivent au hile de l'ovaire, avec le ligament de la trompe, le ligament de l'ovaire, le ligament rond postérieur et l'aileron postérieur du ligament large. Au hile, ces fibres s'étalent et se dirigent dans toutes les directions, entre les éléments de l'ovaire.

Rouget, étant donné cette structure, a rangé le hile de l'ovaire au nombre des organes érectiles. Mais ce n'est là qu'une analogie apparente, ainsi que nous le verrons en étudiant en détail le tissu érectile.

Le bulbe de l'ovaire n'est remarquable que par sa vascularité extrême. C'est de lui, que partent les vaisseaux destinés à la nutrition des vésicules de de Graaf en voie de développement.

La couche dite fibreuse ou corticale de l'ovaire est de beaucoup la plus importante. C'est elle qui renferme les éléments essentiels de la reproduction. A l'examen microscopique, elle se présente comme constituée par des parties que nous allons étudier en détail. Avant d'entrer dans l'examen de ces parties, nous dirons de suite que la trame du bulbe de l'ovaire, les fibres lisses, les vaisseaux et un grand nombre de corps fibro-plastiques se prolongent dans la substance corticale, pour former de minces cloisons de séparation, entre les éléments fondamentaux de cette couche. Ces cloisons lamineuses sont de moins en moins épaisses, à mesure qu'on se rapproche de la surface de l'organe.

Parmi les éléments fibro-plastiques, il faut signaler encore des cellules qui ont tout à fait l'apparence de cellules épithéliales. Elles sont larges, aplaties, avec un gros noyau, et elles offrent comme caractère essentiel de posséder des granules jaunes ou bruns. Nous avons déjà rencontré les mêmes éléments dans le testicule ; nous les avons décrits sous le nom de cellules interstitielles du testicule et ailleurs sous le nom de cellules de l'ovisac.

La couche corticale de l'ovaire est composée de parties, sur la nature desquelles règne encore beaucoup d'obscurité, parce que les auteurs qui ont traité de ces questions, n'ont pas tenu compte suffisamment des phénomènes embryogéniques. Cette question méritait donc encore des recherches. Je les ai poursuivies et les résultats que j'ai obtenus sont en désaccord avec ceux de mes devanciers.

L'idée émise par Waldeyer, que l'ovule préexistait à l'ovaire, qu'il se formait dès les premiers jours de l'incubation, au milieu des éléments de l'épithélium germinatif, pouvait séduire certains esprits. Aussi eut-elle un grand succès et personne ne songea à la contester. Elle donnait satisfaction à ceux qui, en vertu de certaines idées philosophiques préconçues, veulent ramener la constitution de toute partie vivante, à celle de leur propre organisme, et pensent toujours retrouver dans le germe, tous les organes composant un être parfaitement développé. Or, de même que l'observation la plus élémentaire montre, que la vie réside dans la cellule indépendamment de tout organe, sous quelque forme qu'elle se présente, l'embryogénie nous fait voir que jamais les éléments, les tissus, les organes n'apparaissent brusquement, sans passer par la série des transformations successives, qui s'enchaînent fatalement et se subordonnent les unes les autres, pendant toute la durée du développement.

A première vue, il ne nous paraissait pas logique d'admettre qu'un élément aussi important que l'ovule pût ainsi se former d'emblée, sans passer par des états intermédiaires, qu'il pût être parfait de si bonne heure, à une époque où aucun des éléments nerveux, musculaires, n'a encore acquis ses caractères définitifs. Il était donc naturel de penser que, suivant les lois générales de l'histogénie, cet élément était précédé par un autre et qu'avant d'arriver à ce qu'on peut appeler un ovule, il y avait des séries de formes intermédiaires. Mais toute difficulté et toute discussion cessent, si l'on veut appeler ovule, non seulement l'élément définitif, mais encore ceux qui l'ont précédé et surtout, si pour concilier tout le monde, on ajoute au mot ovule l'adjectif primordial. Mais cette manière de tourner la difficulté n'est pas scientifique. Ici, comme partout, les mots hybrides consacrent des erreurs ; ou plutôt une étude incomplète des phénomènes. Le langage anatomique ne peut s'établir que sur des idées précises, quand des objets sont nettement déterminés dans leur nature intime ; et, lorsqu'il a recours à des subterfuges, c'est que la lumière n'est pas faite et qu'il y a encore à chercher.

Partant de là, je me suis appliqué à chercher un ovule, soit dans l'épithélium germinatif d'embryons peu avancés dans leur développement, soit dans la trame même de l'ovaire en dehors des vésicules, et j'avoue n'avoir jamais rencontré cet élément tel qu'on le figure. Ce n'est que très tard, à une époque voisine de la naissance et chez les animaux adultes, que l'on trouve en réalité de pareils ovules. Mais, par contre, on rencontre, dès le début de la vie embryonnaire, des éléments dont il est facile de suivre la généalogie et qui offrent, avec les véritables ovules, des analogies éloignées. C'est en étudiant le développement de ces éléments, à partir du moment où existe la première trace de l'épithélium germinatif, jusqu'au moment où l'ovaire est définitivement constitué, que nous avons vu d'où provenaient, les différentes parties prenant part à la constitution de la vésicule de de Graaf.

Les résultats que nous avons obtenus diffèrent, comme on pourra en juger, de ceux que l'on accepte généralement.

Les auteurs allemands, Valentin, Pflüger et surtout Waldeyer, n'en ont pas moins le mérite incontestable, d'avoir découvert la couche de cellules, au milieu desquelles se formaient les ovaires et d'avoir suivi son développement, depuis les premières périodes de la vie embryonnaire jusqu'à l'âge adulte.

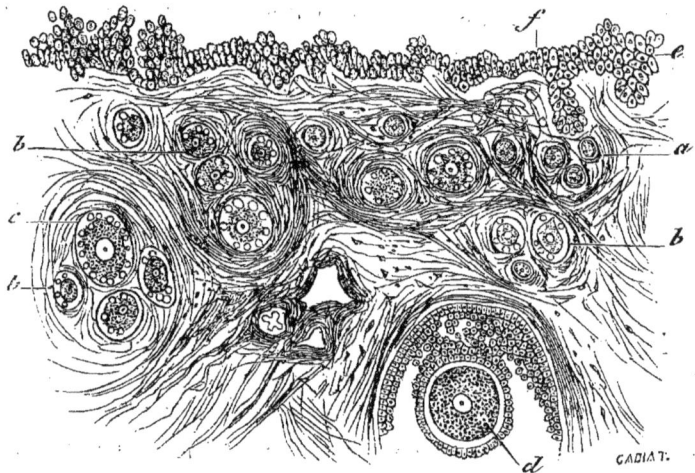

Fig. 225. — Coupe de la couche corticale d'un ovaire de jeune fille de douze ans non réglée. — a petits ovoblastes isolés ; b, petits ovoblastes chez lesquels débute l'épithélium folliculaire ; e, ovoblastes passés à l'état de vésicule de de Graaf ; l'ovule n'a pas encore de membrane vitelline ; d, ovule complètement formé au centre d'une vésicule de de Graaf ; e, Couche dite de l'épithélium germinatif ; f, involution de la couche épithéliale superficielle.

La couche corticale de l'ovaire est composée des parties suivantes chez l'adulte :

1° Une couche d'apparence épithéliale ou épithélium germinatif ;

2° Des vésicules de de Graaf, isolées les unes des autres dans leurs parois et séparées par des vaisseaux et des cloisons de tissu conjonctif.

3° Des amas ou groupes de petites vésicules, incomplètement développées, formant des traînées ou cordons ;

4° Des amas de cellules disposées encore sous forme de cordons et sépa-rées les unes des autres par de fines cloisons de tissu conjonctif. Ce sont des ovoblastes en voie de développement. (Voyez plus loin.)

A. Couche épithéliale de l'ovaire. — La couche épithéliale de l'ovaire n'est bien connue dans sa nature que depuis les travaux de Wal-deyer. Cet auteur a fait faire un progrès considérable à la question, en montrant que l'ovaire était tapissé par un épithélium cylindrique, abso-lument différent de celui qui tapisse la séreuse péritonéale ; mais surtout en remontant à l'origine embryonnaire de cet épithélium et en faisant voir, qu'il représentait la véritable couche ovigène.

Chez les animaux adultes, cet épithélium forme une couche régulière, continue, de petites cellules prismatiques peu allongées, reposant im-médiatement sur la trame conjonctive de l'ovaire, sans interposition de *basement membrane* ou de paroi propre. Elle est parfaitement distincte du tissu sous-jacent chez les animaux adultes, mais il n'en est pas de même sur les nouveau-nés et surtout chez les embryons. Chez ces derniers, elle est difficile à distinguer et l'on ne voit pas, d'une façon précise, la ligne qui marque sa limite inférieure. Sur les embryons de moutons qui ont atteint 12 centimètres de long, on commence seulement à la reconnaître comme couche distincte de revêtement.

Parmi les éléments qui composent cet épithélium, on aperçoit des cel-lules à bords nets, foncés, sphériques, qui ont un volume variable, suivant l'époque que l'on considère. Ces éléments sont les *ovoblastes*, dont nous parlerons plus loin en détail.

La couche épithéliale de l'ovaire n'a pas les mêmes dispositions chez tous les animaux. Alors que, chez la femme, elle est à peu près régulière, chez d'autres espèces, on la voit, de distance en distance, envoyer des pro-longements plus ou moins longs, dans la trame conjonctive sous-jacente. Ces prolongements sont formés de cellules épithéliales accumulées, au milieu desquelles on remarque souvent un élément sphérique, comme ceux dont nous avons parlé précédemment. Chez le lapin, ces prolonge-ments sont courts, mais nombreux ; ils se voient sur toute la surface de l'ovaire. Chez la chienne, on les trouve surtout sur les parties latérales de l'ovaire. Ils forment des enfoncements profonds, qui ressemblent beau-coup à des glandes tubuleuses et qui contiennent des éléments volumi-neux, munis de parois propres très nettes et remplis de grosses granula-tions.

Depuis les recherches de Pflüger, confirmées par celles de Waldeyer, les éléments renfermés dans ces tubes sont destinés, au moins pour un certain nombre, à formuler des ovules. Mais les auteurs qui ont figuré ces éléments et les tubes qui les renferment, ne disent pas, si chaque élément correspondra plus tard à un ovule ou à une vésicule de de Graaf. Ils ne disent pas non plus, d'où provient l'épithélium de l'ovaire accompagnant l'ovule, question que nous étudierons plus loin.

Chez les Plagiostomes, cette couche épithéliale de l'ovaire est formée de cellules plus volumineuses que chez les mammifères. Elle présente des enfoncements nombreux du côté de sa face adhérente et beaucoup d'éléments sphériques ou ovoïdes.

Il n'est point douteux que cette couche épithéliale ovarienne ne continue à jouer, chez l'adulte, le même rôle que chez l'embryon, et qu'elle ne préside, au moyen de ces involutions épithéliales, à former les ovules et les vésicules de de Graaf inclus dans la trame de l'ovaire, ainsi que l'ont démontré les auteurs allemands et en particulier Kölliker. En étudiant cette couche dès son apparition, sur un embryon, nous allons exposer toute son histoire et celle des éléments qui la composent.

Ovoblastes. — Sur des embryons de poulet, au cinquième jour, on

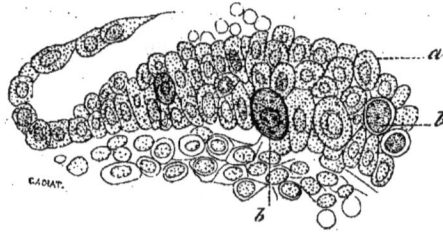

Fig. 226. — Épithélium germinatif à la surface de l'ovaire d'un embryon de poulet de cinq jours. — *a*, petits ovoblastes; *b*, ovoblastes avec une paroi; *c*, les mêmes, plus développés avec un noyau. Tous ces éléments offrent des caractères communs. Ils représentent manifestement les mêmes cellules plus ou moins développées, Gross. 1/650.

peut déjà apercevoir, dans la couche de l'épithélium germinatif, des éléments un peu plus volumineux que les autres, avec une paroi propre, épaisse relativement, et un contenu granuleux et un ou deux nucléoles. Le diamètre de ces éléments est de $0^{mm},01$ à peu près. Nous leur donnons le nom d'*ovoblastes*. Ce sont eux qui formeront à la fois les ovules et les vésicules de de Graaf.

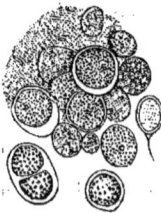

Fig. 227. — Ovoblastes isolés d'un embryon de mouton de deux centim. Gross. 1/650.

Si l'on considère une époque plus avancée du développement, alors que les sexes sont différenciés, chez les embryons de brebis et de vache, que les organes génitaux externes sont apparents, on voit que la couche superficielle de l'ovaire a pris l'aspect figuré en *a* (fig. 227). Ici la couche de cellules tapissant la trame lamineuse de l'ovaire, s'est considérablement accrue et elle se prolonge, vers la profondeur de l'organe et sans ligne de démarcation précise, par des traînées de cellules semblables à celles de la surface. Ce sont là, les premières traces de ces cordons dits improprement glandulaires, découverts par Valentin et étudiés par Pflüger sur l'ovaire des animaux adultes.

Ces sortes de cordons ou d'involutions sont séparés les uns des autres

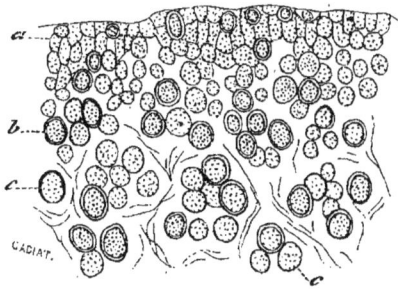

Fig. 228. — Surface de l'ovaire d'un embryon de mouton de quatre à cinq centimètres. — *a*, couche d'ovoblastes formant l'épithélium germinatif; *b*, traînées, dites de Pflüger, formées par des cordons d'ovoblastes; *c*, ovoblastes déjà développés, commençant à être séparés par des cloisons lamineuses. Gross. 1/350.

par une trame de tissu conjonctif qui diminue d'épaisseur à mesure qu'on se rapproche de la surface. Les éléments qui composent ces traînées sont tous des *ovoblastes* plus ou moins développés. Les uns ont une paroi très nette ; d'autres, plus petites, semblent en être privées. Leur corps cellulaire est granuleux, comme le sera plus tard le vitellus.

Cette opinion, facile à démontrer, est en opposition, comme on le voit, avec celle de la plupart des auteurs allemands, qui considèrent les cordons de Pflüger comme formés de cellules épithéliales. D'après eux, les ovules dits primordiaux naîtraient, au milieu de ces cellules comme des éléments étrangers. Nous considérons, au contraire, ces cordons et l'épithélium germinatif, chez l'embryon, comme représentant des amas d'ovoblastes, ou, si l'on veut, comme une couche de cellules destinées toutes à donner naissance à des ovules, suivant les conditions de milieu où elles se trouvent placées, par le fait du développement de l'ovaire. Les cordons de Pflüger ne sont formés aussi que d'ovoblastes, et les éléments ayant les véritables caractères d'épithélium se forment plus tard, soit à la surface de l'ovaire, soit dans l'intérieur des vésicules.

Sur des embryons plus âgés, les ovoblastes sont plus volumineux, la

paroi propre qui les entoure s'est amincie; mais en même temps ces
éléments ont acquis un ou deux noyaux formés autour de leurs nucléoles.

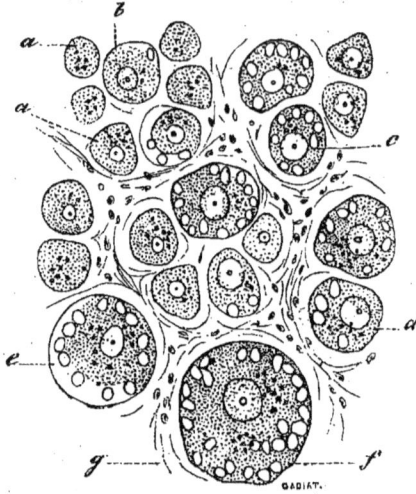

Fig. 229. — Couches superficielles de l'ovaire d'un embryon de mouton de vingt-trois à
vingt-cinq centimètres. Ces cordons d'ovoblastes sont dissociés par l'interposition de
cloisons conjonctives. On voit que chaque ovoblaste se transforme progressivement en
vésicule de de Graaf. — a, petit ovoblaste avec paroi; b, ovoblaste plus gros avec un
noyau d'épithélium folliculaire; c, d, l'épithélium folliculaire commence à se former;
e, f, ovoblastes passés à l'état de vésicules de de Graaf. La membrane vitelline de la
cellule ovulaire n'est pas encore formée.

Les cordons qu'ils forment sont un peu plus écartés par le tissu conjonctif

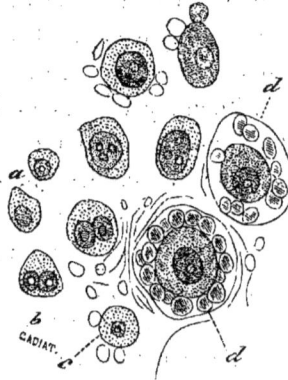

Fig. 230. — Éléments isolés par dissociation de l'ovaire figuré ci-dessus, petites ovoblastes; b, ovoblastes en voie de segmentation; c, ovule avec l'épithélium folliculaire;
d, d, gros ovoblastes ayant subi leur évolution. La paroi est conservée, la cellule centrale
est passée à l'état d'ovule sans paroi et l'épithélium folliculaire est en partie formé

intermédiaire, et la couche de revêtement de l'ovaire est plus nettement délimitée. Enfin, sur des embryons de mouton ayant déjà 23 à 25 centimètres de long, on voit un phénomène intéressant se produire. Chaque ovoblaste se transforme en vésicule de de Graaf et de la façon suivante :

La cellule primitive donne, sous sa paroi propre, des expansions de son corps cellulaire, au milieu desquelles, se forment des noyaux, exactement comme les noyaux qui se forment chez les insectes, après la fécondation, dans les globules polaires. Autour de ces noyaux, se fait un travail de segmentation délimitant des cellules très petites, presque entièrement remplies par leur noyau. Ces cellules s'isolent les unes des autres ; en même temps qu'elles se multiplient avec rapidité par segmentation, de façon à constituer une couche de revêtement à la surface de l'ovoblaste primitif, couche séparant la paroi folliculaire du corps cellulaire de l'ovoblaste. Ainsi se forme l'épithélium folliculaire. Cet épithélium ne préexiste donc pas à l'ovule, ainsi que le pensaient les auteurs allemands ; il est de formation secondaire. C'est le corps cellulaire de l'élément, destiné à former l'ovule, qui l'engendre tout entier, et en vertu d'un processus fréquent en histogénie. La plupart du temps, les noyaux qui sont nés ainsi à la surface de l'ovoblaste ne sont pas entourés d'un corps cellulaire. Ils se multiplient rapidement par segmentation, de façon à repousser la paroi et à l'écarter de la cellule centrale.

Lorsqu'on isole par dissociation les éléments d'un ovaire d'embryon à cette période du développement, on trouve un grand nombre d'ovoblastes dont la paroi a été rompue. Ils offrent un noyau central correspondant à la vésicule germinative et quelques noyaux périphériques encore adhérents au corps cellulaire. On peut voir encore, qu'à cette époque, les ovoblastes sont en voie de segmentation, car on en trouve souvent deux renfermés dans une même paroi.

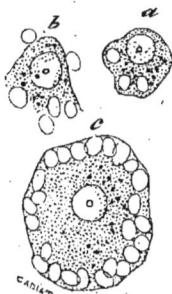

FIG. 231. — Éléments du même ovaire préparés par dissociation. Les noyaux de l'épithélium folliculaire sont encore inclus dans le corps cellulaire de l'ovoblaste dont ils dérivent. — a, petit ovoblaste dont la paroi est rompue avec trois noyaux ; b, c, ovoblastes peu développés.

Ils ont été figurés par Kölliker, comme représentant des ovules en voie de segmentation. Au lieu d'ovule, il faut dire ovoblaste, et le fait avancé par Kölliker est à l'abri de toute contestation.

Maintenant que nous sommes fixés sur la nature de la couche, dite de l'épithélium germinatif (ou couche des ovoblastes), nous pouvons procéder à l'étude de la structure de l'ovaire.

Couche corticale de l'ovaire. — La trame de la couche corticale de l'ovaire, sur laquelle repose l'épithélium germinatif, est formée par un grand nombre de noyaux du tissu conjonctif et par des corps fibroplastiques fusiformes ou étoilés. Sur les ovaires adultes, cette trame enveloppe les vésicules de de Graaf, situées dans les parties profondes de la couche corticale. Elle passe entre les amas d'ovisacs en voie de développement, sépare ces derniers les uns des autres et forme, à la surface de l'ovaire de certains animaux, une couche continue. Dans cette couche on voit les tubes dits de Pflüger, avec des éléments plus ou moins développés, disséminés de distance en distance. Sur les embryons, cette trame lamineuse est très peu développée. Elle n'existe, pour ainsi dire, que dans la partie centrale de l'ovaire et elle se perd dans la couche corticale, entre les groupes de cellules. Ainsi, on peut voir sur la figure 228 que toute la portion superficielle de l'ovaire est formée par des cellules juxtaposées, entre lesquelles ne passe aucun élément du tissu conjonctif. Elle se confond avec ce qu'on appelle l'épithélium germinatif.

Les éléments du tissu conjonctif se développeront plus tard, en procédant de la profondeur vers la surface.

Chez l'adulte, les ovisacs, qui sont disséminés dans la trame ovarienne, offrent des dimensions très variables entre $0^{mm},1$ et 1 millimètre et plus. Les plus petits, ceux qui ont des dimensions inférieures à $0^m,1$, n'ont pas encore tous les caractères des vésicules de de Graaf. Ils n'ont ni ovule véritable, ni liquide, ni épithélium folliculaire. Ils ne sont constitués que par une paroi, une cellule centrale et parfois quelques petits noyaux sous la paroi. Ils sont disposés par groupes ou amas, rappelant la disposition des cordons de Valentin et de Pflüger. Autour de ces amas se trouvent des couches épaisses de tissu conjonctif, qui les circonscrivent assez exactement à l'époque déjà où les traînées d'ovoblastes sont bien évidentes, c'est-à-dire chez l'embryon. Quelques éléments appartenant à ce tissu pénètrent entre les petits ovisacs entassés dans ces cordons et forment ainsi, entre ces éléments, de très minces cloisons, qui s'épaississent plus tard et les isolent complètement les uns des autres. Il est important de rappeler ces dispositions, qui se rattachent à la façon dont se développent les éléments de l'ovaire.

Les plus petits ovisacs, sur des *ovaires d'adulte*, sont composés d'une paroi propre, d'une cellule centrale, avec un noyau quelquefois apparent, première trace de la vésicule germinative; enfin, de petites cellules en nombre variable, depuis 2, 3, 4, 5, jusqu'à une quantité illimitée, se confondant avec le corps cellulaire de la cellule centrale et recouvertes par la paroi propre. Nous reconnaissons là tous les caractères des ovoblastes que nous avons étudiés chez l'embryon.

On peut aussi reconnaître comme ovisacs, des cellules composées d'une paroi nette, d'un corps cellulaire, d'un noyau et d'un nucléole, sans

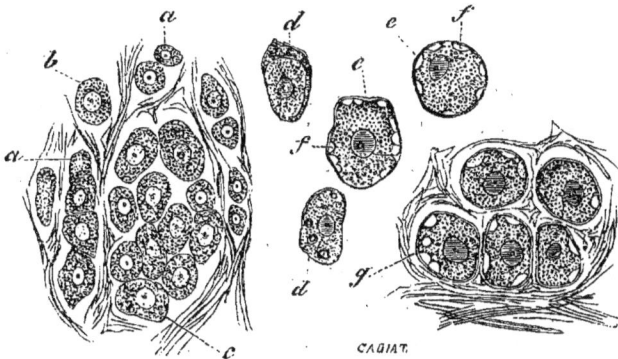

Fig. 232. — Ovisacs de l'ovaire de la chatte adulte isolés. — *a*, petits ovoblastes disposés par groupes séparés par des cloisons de tissu conjonctif; *c*, ovoblastes plus volumineux; *d*, ovoblastes avec une paroi *e* et l'épithélium folliculaire *f* qui commence à se former; *g*, amas d'ovoblastes affectant les mêmes rapports que les précédents, *a*, *b*, et passés à l'état de vésicules de de Graaf; l'ovule n'a pas encore de paroi vitelline.

qu'il y ait sous la paroi cette couche de petites cellules. Nous verrons, en effet, que ces éléments forment à la fois l'ovule et toutes les parties de l'ovisac.

Dans les ovisacs qui ont atteint $0^{mm},1$ et $0^{mm},2$ de diamètre, la cellule centrale de l'ovisac n'a pas encore acquis de paroi propre ou de membrane vitelline; mais elle offre tous les caractères de l'ovule. Elle possède un gros noyau clair, nucléolé, et un vitellus rempli de granulations réfringentes. Les grosses vésicules de de Graaf renferment les mêmes éléments; seulement, la couche de petites cellules, séparant le corps de l'ovule de la paroi du follicule ou épithélium folliculaire, a pris un développement considérable. Quant à la paroi propre, bien qu'elle soit intimement unie à la couche de tissu conjonctif de la vésicule de de Graaf, elle persiste encore; Kölliker, d'ailleurs, signale aussi son existence sur les œufs à maturité.

Cet exposé succinct de la structure de l'ovaire d'un animal adulte nous donne encore une idée des différents états, par lesquels passent les vésicules de de Graaf, dans leur développement après la naissance. Chez les animaux qui ne font pas un grand nombre d'œufs à la fois, il est difficile de saisir, chez l'adulte, l'état primitif de la vésicule de de Graaf : le nombre de celles qui sont au début de leur formation étant relativement très restreint ; mais, en prenant des animaux d'âges différents et en descendant jusqu'à des embryons, on arrive à saisir tous les états par lesquels passent les vésicules. L'histoire de leur développement est intimement liée à celle de l'ovule, puisque c'est en effet une cellule unique qui produit l'un et l'autre.

D'après ce que nous avons vu plus haut, les noyaux de l'épithélium folliculaire naîtraient à la surface de l'ovoblaste et sous la paroi propre, comme naissent les noyaux du feuillet externe du blastoderme chez certains insectes (les tipulaires culiciformes). (Voy. Ch. Robin, *Anat. et physiol. cellul.*)

Au moment où ces noyaux périphériques commencent à se former, l'ovule se délimite à la partie centrale. Il acquiert un gros noyau transparent, qui correspond à la vésicule germinative, et l'on voit se déposer de grosses granulations réfringentes dans son corps cellulaire, comme celles qui caractérisent le vitellus.

Cette manière de voir n'est pas conforme aux opinions qui ont généralement cours. Celles-ci offrent d'ailleurs de grandes différences : ainsi Waldeyer, admettant la théorie de Pflüger, pense que les cordons glandulaires renferment, à la fois, *des ovules primordiaux* et des éléments épithéliaux, que la segmentation de ces cordons isole les ovules les uns des autres, avec les éléments épithéliaux qui les entourent, et qu'ainsi se trouvent constituées les vésicules de de Graaf. Mais cet auteur ne nous paraît pas donner des raisons suffisantes, pour différencier les deux espèces d'éléments qu'il reconnaît dans les cordons glandulaires ; il dit même qu'on observe entre eux tous les états intermédiaires. La présence des granulations serrées dans ces éléments, leur volume, leur paroi très facile à voir, surtout chez la truie, prouvent, au contraire, que tous ces éléments des cordons de Pflüger sont de même nature et n'ont aucun rapport direct avec l'épithélium folliculaire. Waldeyer a vu et figuré aussi des éléments comme ceux que nous avons décrits plus haut, c'est-à-dire des ovoblastes, enveloppés par une couche de cellules épithéliales tenant au corps cellulaire. Seulement, il donne de ces dispositions une interprétation, qui, pour nous, n'est pas exacte, en disant que ces cellules périphériques, appartenant à l'épithélium folliculaire, travaillent à la formation du vitellus.

A *priori* même, il serait difficile d'accepter une pareille opinion, car il n'y a point d'exemple de cellules fabriquées de cette façon.

Kölliker, de même, a figuré, dans son *Traité d'histologie*, des ovules dont toute la surface est remplie de noyaux encore enveloppés par des granulations qui sont identiques à celles du vitellus.

Kölliker assigne une origine différente à l'épithélium folliculaire ; il le fait provenir de prolongements épithéliaux partis du mésovaire. Cette opinion nous paraît bien difficile à soutenir. Les tubes épithéliaux du mésovaire sont, en effet, très éloignés des ovisacs les plus profonds de l'ovaire ; les éléments qui les tapissent ne ressemblent pas à l'épithélium folliculaire. Enfin, il est impossible de comprendre, comment ces cellules, partant du mésovaire, pourraient traverser les parois des ovoblastes. D'autres auteurs ont attribué au tissu conjonctif de l'ovaire, la formation de cet épithélium. Mais cette hypothèse, qui se présente à propos de toutes les formations cellulaires, n'a plus besoin d'être discutée.

Un des animaux les meilleurs à l'étude des ovoblastes et de leur développement, est certainement le chat. Lorsqu'on étudie les ovisacs chez la chatte au moment de la naissance, on leur trouve la structure que nous avons donnée plus haut, à l'état adulte ; c'est-à-dire, qu'ils sont formés d'une paroi très nette et d'un corps cellulaire granuleux, avec un noyau transparent, nucléolé. En dissociant des fragments de la couche corticale de l'ovaire, on arrive à isoler, non seulement des ovisacs bien développés, mais encore des ovoblastes avec leur paroi propre ; souvent, dans les préparations, cette paroi se rompt, le contenu s'en échappe, de telle façon qu'on en rencontre des lambeaux isolés. Quelquefois même cette paroi, vidée de son contenu, se présente entièrement isolée, comme le serait un petit ballon revenu sur lui-même. Les ovoblastes, que l'on trouve en grand nombre dans l'ovaire de la chatte adulte, ont, pour la plupart, un noyau correspondant à la vésicule germinative et quelques noyaux disséminés au-dessous de cette paroi. Ces noyaux, destinés à l'épithélium folliculaire, sont d'autant plus nombreux, que l'ovisac est plus avancé dans son développement.

Lorsqu'on examine comparativement, des ovaires d'embryons de différents âges et d'animaux après la naissance, on voit que les éléments qui sont destinés à engendrer des ovisacs et des ovules, ne se présentent pas avec la même structure. Sur les embryons peu développés, nous avons vu qu'il n'y avait pas un seul élément dans l'ovaire, ayant les véritables caractères d'ovules, mais seulement des ovoblastes, tels que nous les avons décrits. A mesure que l'embryon grandit, on aperçoit, au centre des ovisacs en voie de formation, des ovules, qui commencent à être reconnaissables à leur vésicule germinatrice. A la naissance, ils sont encore en petit nombre ; mais, chez l'animal adulte, presque toutes les cellules qui occupent le centre des ovisacs primitifs, bien qu'elles n'aient pas atteint encore leur volume définitif, ont pris tout à fait le caractère d'ovules. Ils ont une vésicule germinative, une tache germinative. Quant à la paroi vitelline, elle est tardive dans son apparition.

Si l'on examine, par contre, les couches successives de l'ovaire d'un animal adulte, on y voit des vésicules de de Graaf à toutes les périodes de leur développement. Or, ce qui manque à ces ovisacs, ce n'est pas l'ovule, mais l'épithélium folliculaire. Partout, en effet, on rencontre des ovules complètement formés, ou peut s'en faut, remplissant toute la paroi de l'ovisac ou de l'ovoblaste et sans épithélium folliculaire. On peut donc dire que l'âge d'un embryon est, à peu près, indiqué par celui de ses ovules. Il n'y a pas parallélisme, entre le développement des ovules, chez le même animal adulte, et leur évolution, envisagée sur différents termes de la série. On comprend la raison de ce fait. Au début de la vie embryonnaire, il y a une formation extrêmement active d'ovoblastes qui naissent presque tous à la fois. Peu à peu cette formation se ralentit jusqu'à devenir nulle. Chaque ovoblaste formé suit ses phases évolutives, suivant les conditions dans lesquelles il est placé. Quand il peut encore se développer excentriquement, il fournit les expansions de l'épithélium folliculaire. Mais si, au centre d'un ovaire adulte, il est enserré dans une trame conjonctive épaisse, les expansions périphériques ne se produisent pas, et c'est alors la cellule centrale seule qui subit son évolution complète. Ce n'est que plus tard, quand l'ovisac est dans des meilleures conditions de développement, que se forme l'épithélium folliculaire.

Cette étude des œufs des mammifères nous conduit naturellement à étudier ceux des vertébrés ovipares. On sait que ces œufs sont composés d'une partie essentielle : le jaune, à laquelle sont superposées des enveloppes dont nous n'avons pas à tenir compte; ainsi chez la poule, nous trouvons une mince membrane autour du jaune, que Kölliker appelle déjà membrane vitelline ; au-dessous de cette enveloppe se trouvent les deux vitellus : 1° le vitellus *plastique* ou de segmentation, sous forme d'un disque blanc, à contours vagues de 2 à 3^{mm} de diamètre. C'est la cicatricule ou disque proligère. La cicatricule forme un petit disque blanc à la partie supérieure du jaune et sur son équateur. Au-dessous et plongeant dans la profondeur du jaune, se trouve le vitellus blanc. Il forme la latebra, partie accessoire dont on ne sait pas la signification. (Voy. tome I, p. 79.)

Eufin, presque toute la cavité de la membrane vitelline est remplie par le vitellus jaune ou nutritif, formé par des sphères demi-liquides, sans noyaux, de 0^{mm},2 à 0^{mm},01 de grosseur.

Nous nous sommes demandé si, chez ces derniers animaux, le développement de l'œuf ainsi constitué se faisait en partie comme chez les premiers, et s'il était possible de montrer ainsi les analogies entre ces deux sortes de formations.

Notre étude a porté sur les œufs du squale Griset et sur la poule. Sur ce squale, nous avons rencontré dans un même ovaire des cellules isolées, avec un noyau et un protoplasma granuleux qui nous ont paru en tous points comparables aux ovoblastes des mammifères. A côté de ces cellules, se voient des sortes de petits kystes épithéliaux renfermant une cellule centrale mal délimitée, volumineuse, et quelques petits éléments nucléaires ou cellulaires périphériques tenant au corps de la première. Le tout est enveloppé dans une paroi propre distincte. On peut reconnaître dans ces dispositions, celles que nous avons décrites à propos des mammifères. Les cellules périphériques sous-jacentes à la paroi, représentent manifestement l'épithélium folliculaire en voie de développement.

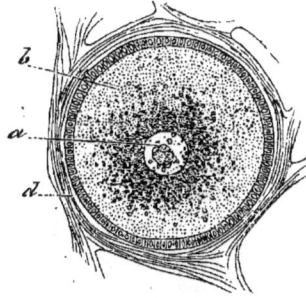

FIG. 233. — Vésicule de de Graaf de la poule avant l'apparition du jaune nutritif et de la membrane vitelline. (Voir l'explication page 237 tome 1). L'épithélium folliculaire intermédiaire à la membrane vitelline et à la paroi de l'ovoblaste forme une couche unique.

A une période plus avancée, la cellule centrale s'est considérablement agrandie ; elle est alors manifestement formée des parties suivantes :

1° Une vésicule germinative très grosse atteignant $0^{mm},1$, claire, transparente, avec une paroi nette et deux ou trois nucléoles représentant autant de taches germinatives ;

2° Un corps cellulaire opaque, composé de fines granulations, ayant le même aspect que le vitellus des ovules de mammifères ;

3° Des granules vitellins réfringents, jaunâtres, volumineux occupant une région limitée du vitellus de segmentation. Ces granules sont d'autant plus abondants, que l'ovule est plus près de sa maturité. Plus tard, on trouve tout autour du vitellus granuleux que nous devons considérer comme le vitellus de segmentation, une couche homogène, réfringente, jaunâtre, se colorant en rose par le carmin. C'est là le vitellus nutritif.

Avant que cette masse de vitellus nutritif n'ait envahi toute la cavité de l'ovisac, on trouve sous la paroi, entre elle et le vitellus de nutrition, une couche de cellules irrégulières, nucléées, représentant l'épithélium folliculaire.

Dans le premier volume de notre *Anatomie générale* nous avons admis l'opinion des auteurs (Pflüger, His, Reichert) qui considèrent la paroi de l'œuf ou du jaune, chez les animaux qui ont un vitellus nutritif,

CADIAT. Anatomie générale.   27 comme un produit de sécrétion, une sorte de cuticule formée par l'épithélium folliculaire. Ainsi se trouvait expliquée, d'après Waldeyer, la formation des micropyles, c'est-à-dire des trous dont elle est percée chez beaucoup d'animaux. Cet auteur pense, en effet, que les micropyles représentent la place des prolongements de cellules appartenant à l'épithélium folliculaire. Cette cuticule, qui deviendra plus tard la membrane vitelline ou membrane du jaune, se forme assez tard dans des ovisacs déjà visibles à l'œil nu, de 1 et 2 millimètres de diamètre. Elle se forme donc exactement comme la membrane vitelline des œufs de mammifères, c'est-à-dire qu'elle représente une sorte de formation cuticulaire enveloppant le vitellus, y compris le jaune quand l'œuf est suffisamment développé. A partir de l'époque où la membrane vitelline est formée, les coupes d'ovisacs montrent, en rapport avec la paroi de ces derniers, paroi parfaitement distincte et qui représente l'enveloppe de l'ovoblaste primitif, une couche épithéliale sur une seule rangée. Ces cellules sont pavimenteuses, régulières chez la poule (voyez fig. 232). On peut, chez cet animal, les retrouver encore sur des œufs presque à maturité et qui ont atteint 1 centimètre 1/2; chez les squales ces cellules sont moins régulières, mais elles forment une couche continue sur une seule épaisseur séparant la paroi vitelline de la paroi de l'ovisac.

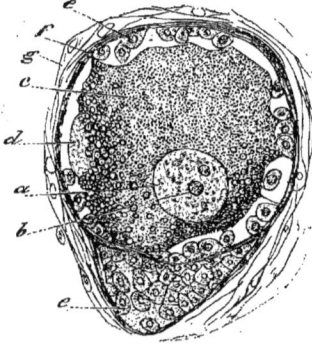

FIG. 234. — Œuf de squale. (Voyez tome 1 page 242). La membrane vitelline n'est pas encore formée. Elle se formera au dessous de l'épithélium folliculaire *e, e*.

Ainsi, chez ces animaux l'ovule est enveloppé par la paroi de l'ovoblaste, l'épithélium folliculaire et la membrane vitelline. Chez eux l'épithélium de l'ovisac est réduit à une seule couche épithéliale interposée à la membrane vitelline ou membrane du jaune et à la paroi propre de l'ovisac.

C'est là une preuve évidente, ainsi que l'ont démontré les recherches de Gegenbauer, Cramer et de Waldeyer, que le jaune nutritif n'est pas produit par les cellules de l'ovisac puisqu'il en est séparé par la membrane vitelline.

Résumé du développement de l'ovaire et des vésicules de de Graaf. — Du quatrième au cinquième jour d'incubation chez le poulet, l'épithélium de la fente pleuropéritonéale s'épaissit, sur la face interne du corps de Wolff, de part et d'autre de l'insertion mésentérique. On voit alors se développer sur ces points une couche épithéliale, formée de plusieurs rangées d'éléments superposés. Bientôt le mésoderme sous-jacent s'épaissit et forme une petite saillie à laquelle on a donné le nom d'éminence génitale. C'est là que va se développer l'ovaire ou le testicule (voy. fig. 213, tome I). Chez les mammifères, les deux éminences génitales se développent également pour la femelle. Mais il n'en est pas de même chez les oiseaux, qui, on le sait, n'ont qu'un seul ovaire. L'un des ovaires s'arrête dans son développement et il n'en reste pas de trace chez l'adulte.

Sur des embryons de poulet, au cinquième jour, on peut déjà apercevoir des ovoblastes. Ces éléments, à mesure que l'ovaire se développe, forment des cordons pleins qui s'enfoncent dans la trame de l'ovaire, séparés les uns des autres par la trame conjonctive intermédiaire. Tous sont successivement aptes à passer à l'état de vésicules de de Graaf. Ainsi un seul ovoblaste donne naissance à un ovule, à l'épithélium folliculaire et à la paroi de l'ovisac.

Évolution des vésicules de de Graaf. — Les vésicules de de Graaf ne commencent à se remplir de liquide qu'à la puberté. Ce phénomène indique, par conséquent, la maturité de l'œuf. Il ne se produit pas sur toutes les vésicules à la fois, mais successivement; de sorte qu'on ne trouve dans un ovaire qu'un petit nombre relativement de vésicules à maturité. Chez l'adulte des vésicules nouvelles se forment aux dépens des ovoblastes préexistants ou d'ovoblastes de génération récente.

Après la ménopause l'ovaire s'atrophie, les vésicules cessent de se développer et les ovules disparaissent.

Corps jaunes. — Lorsque la vésicule s'est rompue, après la chute de l'ovule, on voit se développer ce qu'on a appelé le corps jaune. Celui-ci se présente dans deux conditions différentes, lorsque la fécondation n'a pas eu lieu et lorsqu'il y a fécondation.

Dans le premier cas, une fois la vésicule rompue, les parois déchirées s'hypertrophient, forment des plis d'aspect cérébroïde qui comblent la cavité laissée par l'écoulement du liquide ; ainsi se forme une petite saillie qui s'accroît pendant une huitaine de jours et qui s'atrophie peu après cette période. Si, au contraire, la fécondation a eu lieu, le corps jaune se développe jusqu'au 3ᵉ mois; il atteint alors le volume d'un gros pois ou d'une noisette. A partir de cette époque, il commence à décroître insensiblement, jusqu'à la fin de la grossesse.

Le développement des corps jaunes est dû à la multiplication de ces éléments spéciaux, que nous avons décrits dans la trame conjonctive de l'ovaire et auxquels nous avons donné le nom de cellules de l'ovisac ou de l'ovariule. En même temps que ces cellules se multiplient et s'hypertrophient, elles se remplissent de granulations jaune orange, très réfringentes, qui donnent au corps jaune sa couleur spéciale. Les corps jaunes finissent par se résorber et disparaître entièrement, en laissant à leur place ces cicatrices étoilées qu'on voit à la surface de l'ovaire.

La plupart des auteurs d'histologie ont discuté la question de savoir, s'il se produisait encore des ovules après la naissance. Le fait est certain pour les animaux comme les poissons, qui, à chaque ponte, produisent des œufs par milliers; il est encore très probable chez les plagiostomes, les reptiles et les oiseaux. Mais chez les mammifères, il est certain que le nombre d'ovoblastes que renferme l'ovaire est suffisant pour fournir à toutes les pontes.

Néanmoins, il est bien permis de penser; étant donné que, chez ces animaux, il existe dans la couche épithéliale de l'ovaire des éléments ayant les caractères plus ou moins accusés des ovoblastes, que d'ailleurs chez le chien, on peut voir de véritables tubes de Pflüger, et enfin qu'on trouve des ovules et des ovisacs à toutes les périodes de leur développement, on peut penser, dis-je, que chez les mammifères, le mouvement de génération des ovules ne s'arrête pas à la naissance et qu'il se continue jusqu'à une période avancée de la vie.

Tumeurs de l'ovaire. — Après ce que nous avons vu sur l'anatomie normale de l'ovaire et surtout sur le développement de ce système, l'histoire des tumeurs ovariennes se présentera naturellement, comme un corollaire des propositions précédentes.

Le développement des différents produits pathologiques que l'ovaire renferme dans des conditions anormales, est facile à déterminer après ce que nous avons vu sur la formation des éléments normaux de cet organe. Ici encore, nous venons de dire que ce qui fait la maladie, en effet, ce n'est pas l'existence d'un produit morbide surajouté, mais bien parce que ce produit, au lieu de rester stationnaire, marche, évolue suivant une certaine loi qui reste à déterminer.

Dans l'ovaire, on trouve d'abord des *kystes uniloculaires*, qui peuvent atteindre des dimensions considérables. Ces kystes sont remplis par un liquide transparent, non coagulable, offrant de grandes analogies avec celui de la vésicule de de Graaf. Rokitansky prétend même avoir rencontré des ovules sur les plus petits. Ces kystes représentent une simple hypertrophie de la vésicule de de Graaf. Tel est le premier degré de la tumeur ovarienne. A un degré plus avancé, le kyste peut atteindre de très grandes dimensions, tout en conservant la même texture. Mais toujours les caractères du liquide restent les mêmes, et les parois de ces kystes sont formées d'une couche de tissu fibreux et d'une couche de cellules épithéliales, comme celles qui composent les parois des vésicules de de Graaf.

La plupart des auteurs, entre autres MM. Cornil et Ranvier, considèrent ces kystes uniloculaires comme formés par la fusion des kystes multiloculaires. Or, jamais on ne constate les traces de cette fusion. En outre, dans les kystes multiloculaires on trouve un liquide absolument différent. C'est sur ces caractères et aussi sur la constitution des grands kystes uniloculaires, qui ont toujours une paroi lisse revêtue d'épithélium pavimenteux, que Ch. Robin s'est fondé, pour établir une différence absolue entre ces deux classes de produits.

Les tumeurs aréolaires ou kystes multiloculaires de l'ovaire ne peuvent se concevoir qu'en se rapportant au développement de cet organe. Leurs aspects sont très variables. Tantôt elles ne contiennent que deux ou trois loges, d'autres fois, elles ont un nombre illimité de kystes inclus les uns dans les autres. Souvent ces cavités sont remplies de masses végétantes qui renferment elles-mêmes de nouveaux kystes.

Le contenu de ces kystes est coagulable par la chaleur, il est épais, visqueux, filant comme du mucus. Il renferme une quantité plus ou moins abondante de cellules épithéliales chargés de granulations graisseuses avec des vacuoles.

Le développement de ces kystes n'est pas comparable à l'hypertrophie simple d'un élément préexistant. Il y a ici genèse d'éléments nouveaux, et ces éléments se forment comme dans le développement normal, par des traînées de cellules procédant de l'épithélium germinatif. Ces traînées de cellules forment des cylindres qui bourgeonnent successivement en se multipliant indéfiniment. Ces masses épithéliales passent à l'état kystique et ainsi se forment comme dans les tumeurs glandulaires, ces séries de kystes emboîtés les uns dans les autres. Néanmoins, la relation entre la constitution de ces kystes emboîtés et les phénomènes normaux qui se produisent dans l'ovaire, n'est pas parfaitement établie.

En admettant la théorie de Pflüger sur la formation des vésicules de de Graaf, il est facile de comprendre comment les bourgeons successifs ramifiés des tubes de Pflüger se développant en ovisacs pouvaient donner des kystes, en communication plus ou moins directe les uns avec les autres ; mais cela n'explique pas encore comment ces kystes peuvent se superposer réciproquement.

En admettant la théorie que nous avons donnée, relativement à la formation des vésicules de de Graaf, qui procèderaient d'un élément unique, l'ovoblaste, il serait peut-être plus facile de comprendre la formation des kystes multiloculaires. Or, j'ai cherché déjà à deux reprises sur les tumeurs de l'ovaire, une vérification de cette théorie, et, jusqu'à présent, je n'ai pu saisir la relation exacte entre ces deux ordres de phénomènes. Peut-être dans l'avenir serai-je mieux favorisé.

La troisième variété de tumeurs ovariennes est formée par des masses végétantes molles, pulpeuses, sur lesquelles on trouve une couche épithéliale et des vaisseaux sanguins occupant le centre des végétations. Ces tumeurs passent aussi à l'état kystique ; elles forment des kystes du volume du poing et une foule de petits. Mais les végétations épithéliales n'ont aucune tendance à se limiter. Elles dépassent l'ovaire, les ligaments larges, et elles peuvent envahir tout le péritoine. On trouve alors des masses végétantes de même nature à la surface de l'intestin. C'est là ce qu'on peut appeler, à proprement parler, le cancer ovarien. Il est formé de végétations épithéliales envahissantes et qui n'ont aucune tendance à se limiter. C'est le dernier terme de la série des tumeurs ovariennes.

Des tumeurs exceptionnelles, mais bien plus fréquentes dans l'ovaire que dans le testicule, sont les kystes dermoïdes dits inclusions fœtales. Ces kystes renferment de la matière sébacée, des poils très longs, des follicules pileux, des dents quelquefois en nombre bien supérieur à celui qui se trouve normalement chez l'homme, de la substance cérébrale des muscles de la vie animale et des os. La théorie embryogénique de ces formations kystiques est encore à découvrir.

CHAPITRE XXVIII

SYSTÈME ÉRECTILE

Le système érectile forme chez l'homme : le gland, le tissu spongieux de l'urèthre, le bulbe de l'urèthre. Chez la femme, le bulbe du vagin, le gland et les racines du clitoris. Chez les oiseaux les crêtes, les caroncules des joues; il forme aussi ces tubercules érectiles qui représentent le pénis chez les animaux. Chez les sélaciens mâles, les appendices volumineux situés de chaque côté de l'anus, les saillies érectiles qui existent chez les salamandres (1).

Tissu érectile. — Le tissu érectile est mou, extensible, sa coupe pré-

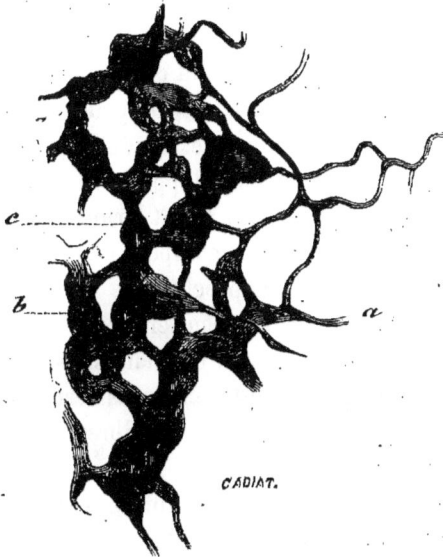

Fig. 235. — Tissu érectile chez l'enfant, d'après Ch. Legros. — *a*, artères; *b*, capillaires volumineux du tissu; *c*, espaces entre les conduits.

sente un aspect aréolaire. Il est blanc quand il est vide de sang, gris rou-

(1) Il ne faut pas confondre avec le tissu érectile certains tissus très vasculaires, comme le bulbe de l'ovaire; d'autres qui sont susceptibles de s'ériger par le simple fait de la contraction musculaire, comme le mamelon chez la femme.

geâtre avant l'action de l'eau. Le tissu érectile est essentiellement composé par un réseau d'énormes capillaires disposé de façon à contenir une masse considérable de sang. Ces capillaires sont plus larges que les artères et les veines. avec lesquelles ils sont en continuité, néanmoins ce ne sont pas des sinus, c'est-à-dire des cavités creusées dans le tissu lamineux. Ce ne sont pas non plus des veines. Ils ont tous les caractères de capillaires, ainsi que Ch. Legros l'a bien démontré. Cet auteur décrit, à la face interne des cavités du tissu érectile, une paroi propre, transparente, fortement adhérente aux tissus voisins et parfaitement lisse. Elle est parsemée de noyaux longs de $0^{mm},007$ à $0^{mm},010$.

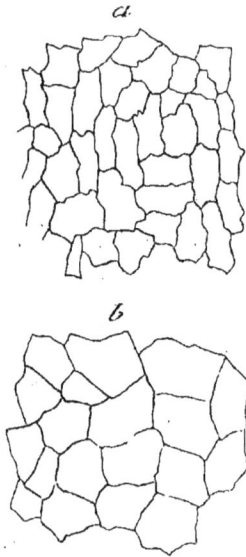

FIG. 236. — Épithéliums des conduits du tissu érectile mis en évidence par le nitrate d'argent. — *a*, E. chez le cheval ; *b*, chez l'homme, d'après Legros.

Au moyen de nitrate d'argent on peut, comme Legros l'a fait, montrer que cette couche est composée de cellules aplaties, intimement soudées par leurs bords, comme le sont les parois des capillaires. A défaut de ce mode de préparation des capillaires, on pourrait encore montrer la nature des conduits qui composent le tissu érectile, en tenant compte de leur développement. En effet, ce n'est qu'à son achèvement complet que ce tissu paraît formé d'aréoles ; car pendant toute la période embryonnaire, il est composé de capillaires volumineux anastomosés en réseau et qui se rapprochent de plus en plus, jusqu'à se toucher, à mesure que les sujets avancent en âge.

La trame interposée aux vaisseaux capillaires, est plus ou moins développée, suivant la place qui reste entre ces derniers. Elle est composée de fibres lamineuses et élastiques, de fibres musculaires lisses et même de fins capillaires de nutrition.

Ainsi qu'on peut le voir, sur les coupes du tissu spongieux de l'urèthre ou des corps caverneux, les fibres musculaires lisses, disposées en faisceaux, forment des sortes de colonnes épaisses, qui passent entre les gros capillaires et font saillie dans l'intérieur de ces derniers. Ces faisceaux de fibres atteignent jusqu'à $0^{mm},1$.

Les tissus érectiles, dans les organes où ils sont complètement développés, sont recouverts par une enveloppe qui joue un rôle important dans le phénomène de l'érection. Dans les crêtes des gallinacés, où les capillaires érectiles sont assez écartés les uns des autres, la trame inter-médiaire peut suffire à maintenir ces conduits; mais sur les organes génitaux, ils sont recouverts par une membrane plus ou moins inex-tensible. Sur le gland, c'est la muqueuse dermique renforcée de fibres lamineuses serrées. Déjà le tissu spongieux de l'urèthre est nettement

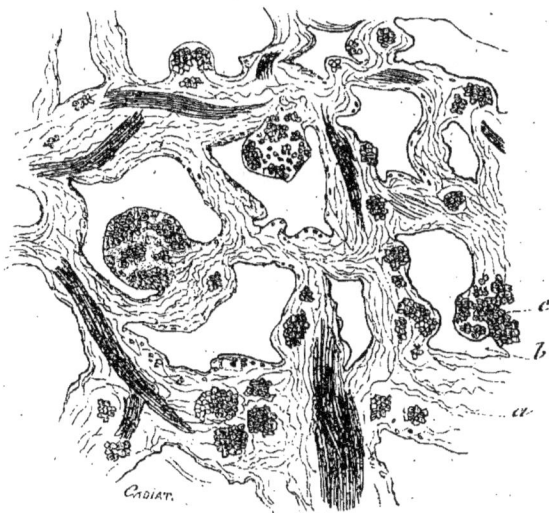

Fig. 237. — Coupe du tissu érectile chez l'homme. — *a*, travées conjonctives et élas-tiques avec des capillaires ordinaires; *b*, coupe des gros capillaires du tissu érectile; *c*, faisceaux de fibres musculaires lisses.

séparé de la muqueuse par une couche de tissu conjonctif et une enve-loppe fibreuse. Il est important de tenir compte de ces dispositions au point de vue chirurgical. J'ai constaté, en effet, que des incisions pro-fondes de plus de 1 millimètre, faites par l'uréthrotomie, sur un urèthre atteint de rétrécissement, n'avaient en aucun point dépassé la couche de tissu conjonctif ni touché au tissu spongieux érectile.

Sur les corps caverneux, il existe une paroi fibreuse, véritable aponé-vrose inextensible, composée de faisceaux de fibres lamineuses entre-croisées et de quelques fibres élastiques.

Cette enveloppe est plus ou moins épaisse, suivant les animaux. Sur le cheval elle atteint 1 millimètre 1/2 d'épaisseur.

Elle est d'autant moins épaisse, que le tissu érectile lui-même est plus riche en fibres musculaires et par conséquent peut atteindre par lui-même un degré de rigidité suffisant. Cette coque fibreuse envoie dans la profondeur du tissu érectile, des prolongements en forme de cloisons ou de faisceaux épais se ramifiant du centre à la périphérie. Ainsi, chez le lapin, le tissu spongieux du corps caverneux est traversé, d'une paroi à l'autre, par des faisceaux divergents, volumineux, qui unissent les faces opposées.

Les artères du tissu érectile sont remarquables par l'épaisseur de leur tunique musculaire. Aussi sont-elles très résistantes, au point que, d'après Legros, on peut leur faire supporter une pression douze fois plus considérable que la pression normale. Elles sont hélicines, comme celles de tous les tissus qui sont soumis à de grandes variations de volume ; de cette disposition, on ne peut donc rien inférer, au point de vue des phénomènes de l'érection.

Les veines ne présentent rien de particulier. Au lieu d'être disposées de façon à ce que la circulation y soit facilement entravée, elles s'abouchent à plein canal avec les gros capillaires du tissu érectile. Quant aux prétendus muscles du périnée, qui devraient par leurs contractions arrêter le cours du sang veineux, nous savons ce qu'il en faut penser. Nulle part en effet, ainsi que je l'ai démontré dans mes recherches sur les muscles de Wilson et les transverses, on ne voit une veine passer entre des faisceaux musculaires. Au niveau de l'aponévrose moyenne les veines du bulbe et des corps caverneux passent dans une couche spéciale de tissu conjonctif auquel n'est mêlé aucun élément musculaire (1).

Les nerfs du tissu érectile sont fournis par le grand sympathique. Ils sont nombreux et se ramifient sur les artères (Ch. Legros).

Le tissu érectile n'a d'autres attributs physiologiques que les phénomènes mécaniques, qui se passent dans l'intérieur de ses réseaux capillaires. Lorsque ces réseaux se remplissent de sang, en vertu d'un mécanisme que nous allons étudier, comme l'enveloppe extérieure est à peu près inextensible, la masse liquide incompressible renfermée dans les mailles du réseau forme une masse dure et résistante. Les contractions des fibres lisses des trabécules serrant les parois des cavités sur le liquide contenu, tendent encore à augmenter la rigidité. La consistance qu'elles prennent elles-mêmes en se contractant augmente encore la densité de l'organe érectile.

Les causes de la réplétion du réseau érectile sont de même ordre que celles de la congestion active physiologique, la congestion qui se produit dans la glande sous-maxillaire, quand on électrise la corde du tympan, ou dans la face, quand on excite l'auriculo-temporal.

Actuellement ces phénomènes sont bien connus. On sait que, pour

---

(1) Voy. recherches sur les muscles du périnée, et en particulier sur les muscles de Wilson et de Gathrie, *Journal d'anatomie*, 1876.

chaque tissu, il existe des nerfs, dont l'excitation détermine un afflux sanguin considérable et une suractivité de la circulation, que dans ces tissus congestionnés, le sang est rutilant, contrairement à ce qui se passe lors de stase veineuse. La réplétion sanguine des tissus érectiles rentre dans la loi générale, sans qu'il soit nécessaire d'invoquer l'arrêt de la circulation veineuse ou la seule contraction des trabécules musculaires, etc.

Legros s'était borné à démontrer que la paralysie des nerfs du sympathique ou la section de ces nerfs n'amenait pas l'érection, bien loin de là. Le premier il montra, qu'il fallait supposer, non une paralysie des vasomoteurs, mais, au contraire, leur excitation et des contractions énergiques des parois artérielles. Il expliquait l'action vaso-motrice par la théorie du péristatisme. Depuis, les recherches de M. Eckhard ont montré qu'il existait deux nerfs naissant du plexus sacré et se rendant au plexus hypogastrique, puis de là aux corps caverneux et dont l'excitation déterminait la turgescence des organes génitaux. Ce sont des nerfs vaso-moteurs qui agissent comme la corde du tympan.

Quant au mécanisme intime de cette action, il est encore à discuter. C'est une question de physiologie que nous n'avons pas à traiter ici et qui rentre dans la théorie générale des vaso-moteurs.

Tumeurs érectiles. — Les tumeurs érectiles ne sont pas constituées par du tissu érectile véritable, mais par de simples dilatations capillaires. Il leur manque, pour faire un véritable tissu érectile, l'enveloppe fibreuse avec ses prolongements et les trabécules musculaires.

Il n'y a donc, dans ces tumeurs, qu'une simple congestion, mais non une érection véritable.

Les tumeurs érectiles bleuissent quand le sang y arrive en abondance. Il n'en est pas de même des tissus érectiles vrais ; car, tandis que dans les tumeurs congestionnées le sang traverse le réseau avec peine, dans le tissu érectile normal, la circulation est continue et régulière.

CHAPITRE XXIX

SYSTÈME PLACENTAIRE.

Pour comprendre la structure du placenta, nous devons nous reporter à ce que nous avons dit, sur la formation des membranes qui enveloppent l'embryon dans la cavité utérine.

La première membrane qui recouvre l'embryon est l'enveloppe même de l'ovule ; c'est-à-dire la membrane vitelline. Coste l'a désignée du nom de premier chorion, par opposition avec celles qui se formeront plus tard.

Elle n'a aucune importance dans la constitution du placenta, elle disparaît quand l'œuf a subi un développement suffisant.

La seconde membrane, qui se forme au-dessous de la précédente, provient du feuillet externe du blastoderme, au moment de la formation de l'amnios. Nous avons assez longuement décrit le développement de l'amnios (pages 98 et 108, tome I), pour n'avoir plus besoin d'y revenir. Or, en faisant l'étude de cette membrane, nous avons fait voir que le feuillet externe de l'embryon se séparait en deux portions : l'une qui restait entièrement fixée au corps de l'animal sous forme de feuillet épidermique et d'amnios ; que l'autre, au contraire, s'en séparait entièrement, pour s'appliquer à la face interne de la membrane vitelline et constituer ce que Coste a appelé le deuxième chorion.

Ce deuxième chorion, comme toutes les productions du feuillet externe du blastoderme, comme l'amnios en particulier, a une constitution cellulaire.

Il est formé de cellules pavimenteuses, larges, nettement segmentées, dont les dispositions et le volume varient suivant l'époque du développement que l'on considère. Ce feuillet épithélial persiste, jusqu'à la fin de la grossesse ; il tient une place importante dans la constitution des enveloppes fœtales. C'est lui qui représente la couche épithéliale des villosités placentaires.

Le troisième chorion est formé par l'allantoïde. Voy. tome I, p. 121 et 123, comment se forme cette membrane. Dans la description que nous en avons donnée, nous l'avons considérée, seulement au point de vue des rapports qu'elle affectait avec l'embryon. Nous allons voir maintenant ce qu'elle devient relativement aux enveloppes fœtales.

L'allantoïde, nous l'avons vu, après s'être montrée comme une petite saillie située sur l'extrémité caudale de l'embryon, en dehors du sac amniotique qui couvre ce dernier et juste au-dessus du point où s'arrête le feuillet externe et où commence l'épithélium de la fente pleuro-péritonéale (voy. fig. 64, tome I), se développe dans la cavité innominée, sous le deuxième feuillet chorial appliqué à la membrane vitelline. Peu à peu, elle prend l'aspect d'une membrane transparente, d'une vésicule de plus en plus développée, couverte de nombreuses ramifications vasculaires.

Chez l'oiseau, l'allantoïde ne tarde pas à remplir toute la cavité ovulaire. Elle forme un sac transparent couvert d'arborisations de vaisseaux sanguins et que l'on aperçoit dès que l'on casse la coquille. Chez les mammifères, elle s'insinue peu à peu entre le sac amniotique et le deuxième chorion, s'étale à la face interne de ce dernier, et finit par le tapisser en entier, de façon à constituer autour de l'embryon un sac complètement clos, con-

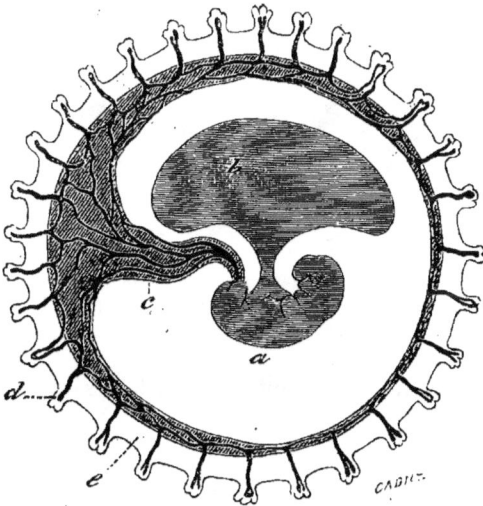

FIG. 238. — a, embryon; b, vésicule ombilicale; c, allantoïde; d, vaisseaux des villosités allantoïdiennes; e, deuxième chorion.

centrique à la membrane vitelline et au deuxième chorion. Coste lui a donné le nom de troisième chorion.

L'embryon avec son sac amniotique et sa vésicule ombilicale est donc au centre du chorion allantoïdien.

Ce troisième chorion est formé par le feuillet moyen du blastoderme, accompagné des ramifications de l'aorte. Il est constitué, par conséquent, par du tissu conjonctif embryonnaire et par une mince couche épithéliale qui disparaît plus tard. C'est l'épithélium extérieur de l'allantoïde qui fait suite à celui de la fente pleuro-péritonéale.

Ces deux dernières enveloppes fœtales vont continuer à se développer pour former le placenta.

Le deuxième chorion envoie d'abord, dans la profondeur de la cavité utérine, au niveau de la caduque réfléchie et sur la surface de l'œuf adhérente à la caduque directe, celle qui formera la muqueuse inter-utéro-placentaire, des bourgeons réguliers de cellules épithéliales qui s'enfoncent dans le tissu muqueux. Ces bourgeons ne tardent pas à être remplis par les ramifications vasculaires et le tissu conjonctif allantoïdien. Il en

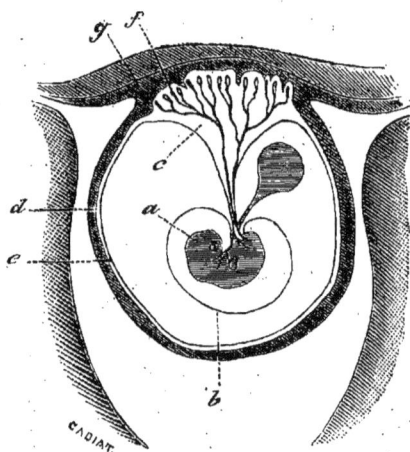

Fig. 239. — Embryon humain au moment où le placenta commence à se former. — a, embryon; b, amnios; c, vaisseaux du placenta; d, caduque réfléchie; e, allantoïde; f, villosités placentaires; g, muqueuse inter-utéraplacentaire.

résulte la formation d'un nombre infini de véritables villosités, hérissant la face externe de l'œuf.

Ces saillies sont d'abord simples et n'ont que $0^m,1$ à $0^m,2$. Peu à peu, elles se développent par des ramifications successives.

En même temps, les saillies de la muqueuse utérine se développent et forment des mailles qui entourent chaque villosité placentaire.

Tant que ces saillies n'ont pas dépassé $0^m,1$ à $0^m,2$, elles sont circonscrites par une maille ou deux des vaisseaux superficiels de la muqueuse. Mais, ces villosités ne tardent pas à grandir en se ramifiant, et alors chacune de leurs ramifications s'entoure, en pénétrant dans la muqueuse, d'une maille vasculaire. Ces ramifications continuent à croître en donnant des rameaux secondaires, tertiaires, etc., et en même temps, les vaisseaux de l'embryon correspondant à chacune des saillies primitives augmentent de volume.

En continuant leur développement, les villosités ramifiées s'enfoncent de plus en plus dans la profondeur de la muqueuse, et déterminent la résorption des éléments anatomiques de cette membrane.

Les dispositions générales de la surface ovulaire ne changent pas, jusqu'au deuxième mois ; mais du deuxième au troisième, l'œuf en grandissant, distend la caduque réfléchie et détermine l'atrophie des vaisseaux de cette membrane.

Alors, toutes les villosités correspondant à cette portion de muqueuse cessent de grandir et conservent une longueur de 1 à 2 centimètres. Leurs vaisseaux s'atrophient et elles se remplissent de tissu fibreux.

Pendant que les villosités s'atrophient sur la caduque réfléchie, au niveau de la portion de muqueuse adhérente, on voit se produire des phénomènes tout différents. Les villosités et leurs vaisseaux ne cessent de se développer, jusqu'à la fin de la grossesse.

Elles arrivent à constituer des masses, ayant environ chacune le volume d'une noix, et auxquelles on donne le nom de cotylédons. Il y a environ cinquante cotylédons, dans le placenta de la femme.

En se développant, chaque villosité reste indépendante de celles qui l'entourent, de telle façon, que sur la glande à terme, il n'y a aucun rapport vasculaire entre tous les cotylédons qui le composent.

Lorsqu'on examine les villosités placentaires, on voit qu'elles possèdent toutes la même structure. Elles sont composées d'un tissu filamenteux, mou, facile à déchirer et dans lequel on reconnaît un grand nombre de fibres lamineuses flexueuses et très fines. Au milieux de ces éléments se trouvent des capillaires volumineux, de $0^{mm},04$ à $0^{mm},15$ et à mailles serrées. Ces capillaires n'ont qu'une seule tunique ; à la surface des villosités placentaires se trouve une couche régulière, nettement limitée en dehors et dont l'épaisseur varie de $0^{mm},07$ à $0^{mm},01$. Cette couche est hyaline par places, granuleuse dans d'autres ; elle est parsemée de petits noyaux ovoïdes, couchés tantôt en long, tantôt perpendiculairement par rapport à la villosité. Elle représente l'ensemble des cellules choriales soudées entre elles, pour former ces prolongements creux, dans lesquels se sont enfoncés les vaisseaux allantoïdiens, au début de la formation du placenta. Jusqu'au deuxième mois, ces cellules sont indépendantes les unes des autres ; mais à partir de cette époque, les lignes de juxtaposition disparaissent et à la fin de la grossesse, on ne peut les démontrer qu'en employant le nitrate d'argent.

Le diamètre des plus fines villosités placentaires est de 0^{mm},05 à 0^{mm},06.

Muqueuse inter-utéro-placentaire.— En même temps que le placenta, nous devons étudier les dispositions qu'affecte la muqueuse utérine en rapport avec lui. Nous avons vu que pendant que les villosités placentaires pénétraient dans le tissu de la muqueuse, celle-ci devenait plus

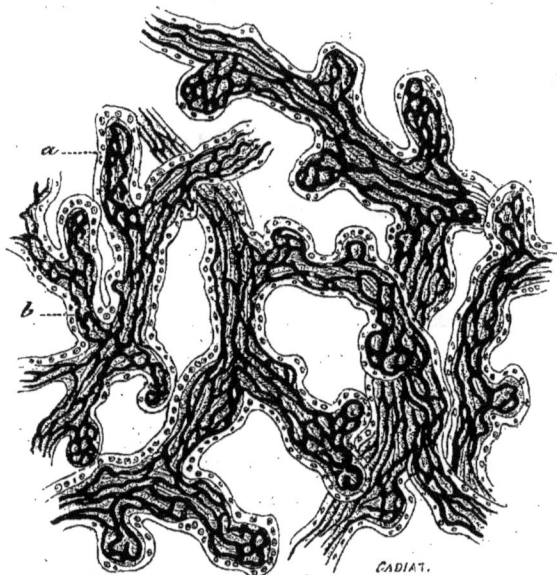

FIG. 240. — Villosités placentaires chez la femme — *a*, couche amorphe parsemée de noyaux ; *b*, tissu conjonctif allantoïdien.

vasculaire et envoyait une maille capillaire circonscrivant chaque villosité. Ces capillaires, qui au début ont 0^{mm},01 à 0^{mm},02 de diamètre, ne tardent pas à acquérir 1 millimètre de largeur. En même temps ils perdent leur forme cylindrique, deviennent polyédriques, irréguliers et offrent tous les caractères de ces vaisseaux, que l'on désigne habituellement du nom de sinus. Ce réseau de volumineux capillaires continuant à se développer, atteint la couche sous-épithéliale de la muqueuse utérine ; de telle sorte, qu'il vient un moment où le sang de la mère n'est plus séparé de celui du fœtus, que par la couche épithéliale de cette membrane et la couche épithéliale des villosités choriales ; c'est-à-dire que l'intervalle qui les sépare est d'environ de 0^{mm},01 à 0^{mm},02.

Ces gros capillaires utérins forment ce qu'on a appelé les lacs sanguins du placenta. Or, il n'y a pas de lacs à proprement parler, mais des vaisseaux volumineux et serrés qui, injectés, paraissent faire une couche continue. Tous ces vaisseaux aboutissent à une veine volumineuse, qui longe la circonférence du placenta et qu'on appelle le sinus circulaire.

« Les lacs sanguins se continuent directement avec les sinus veineux de la couche musculaire, plus large à ce niveau que dans le reste de la paroi contractile de l'utérus. Il en résulte, pour la sérotine disséquée, un aspect caverneux ou érectile aréolaire tout particulier. En coupant les larges conduits anastomosés en tous sens qui les parcourent, on est conduit graduellement jusque dans l'épaisseur des parois musculaires parcourues par des sinus analogues. Ils sont, comme eux, à parois fort minces, intimement adhérents au tissu musculaire de l'utérus et lisses à leur face interne. Si l'on suit les sinus maternels du côté du placenta, dans la couche molle, grisâtre, glutineuse qui les touche immédiatement, on les voit devenir de plus en plus aplatis, irréguliers, rampant à la surface convexe des cotylédons et se glissant obliquement dans les interstices de ces derniers avec les artères utéro-placentaires, vers la face fœtale du placenta. Là ils communiquent largement, les uns avec les autres ; de manière à former dans toute l'étendue de cette face, un véritable lac sanguin non cloisonné, qui baigne d'une même nappe de sang toute la partie placentaire du chorion, au niveau de l'attache du pédicule de chaque villosité.

» Cette nappe s'étend dans les étroits interstices spongieux qui laissent dans l'épaisseur de chaque cotylédon leurs ramifications entrecroisées et contiguës d'une manière immédiate, sans interposition d'aucun autre élément. »

(Ch. Robin, *Mémoire sur les modifications de la muqueuse utérine pendant et après la grossesse.*)

Le placenta, en se détachant, entraîne avec lui une couche molle, filamenteuse, blanchâtre, qui passe à la surface des cotylédons. Cette couche est formée, pour sa presque totalité, par l'épithélium utérin de la muqueuse utérine et quelques éléments de la couche la plus superficielle de cette membrane. Les cellules épithéliales entraînées ainsi sont devenues pavimenteuses. Elles ont acquis plusieurs noyaux et un volume énorme ; quelques-unes ont jusqu'à $0^{mm},05$ à $0^{mm},08$ et $0^{mm},09$ de diamètre. Certaines renferment 2, 4, 5 noyaux. Ces noyaux atteignent eux-mêmes $0^{mm},01$ à $0^{mm},15$ de diamètre, et ils renferment pour la plupart, des nucléoles. On trouve aussi des noyaux libres. Ces caractères sont ceux que l'on retrouve dans les tumeurs d'origine épithéliale.

Altérations du placenta. — Les altérations du placenta ont été très bien étudiées par M. Ch. Robin et nous ne pouvons mieux faire que d'emprunter sa description.

Môles hydatiformes. — Les môles hydatiformes du placenta sont formés par des villosités qui, en grandissant, se sont remplies de sérosité, par suite de la mort du fœtus et constituent ainsi des amas de vésicules très considérables. Ces vésicules sont disposées en grappes, ayant la forme des ramifications de chaque villosité placentaire.

Les villosités passées ainsi à l'état kystique continuent à grandir, en empruntant, par imbibition, des matériaux de nutrition à la caduque utérine, bien qu'elles n'aient pas de communications vasculaires directes avec elles et qu'elles ne renferment pas de vaisseaux du fœtus.

La masse expulsée peut être d'un volume considérable et l'expulsion se fait en général avant le terme de 9 mois, que le môle hydatiforme ait atteint ou non le volume du produit de la conception, à la fin de la grossesse.

Ces vésicules ne renferment jamais d'echinocoques,

Il n'est pas rare de voir des femmes avoir plusieurs fois de suite des grossesses dont le produit est un môle de ce genre. Dans les cas de monstruosités ou de grossesse anormale, le placenta peut offrir partiellement l'altération hydatiforme des villosités.

Des produits du même genre peuvent se former sur des portions de placenta restées adhérentes après la délivrance et rejetées plusieurs mois plus tard, avec la portion du caduque à laquelle elles adhéraient.

Oblitération fibreuse des villosités. — L'oblitération fibreuse des villosités est un phénomène normal, dans toute la portion du chorion qui correspond à la caduque réfléchie ; mais cette oblitération peut s'étendre sur la portion placentaire et produire alors une véritable altération pathologique.

En même temps que se produit cette altération du tissu propre de la villosité, on voit s'y déposer des granulations graisseuses, quelquefois même s'y former des plaques calcaires. Le placenta tout entier peut subir ce genre d'altération et déterminer ainsi la mort du fœtus. On a donné différents noms à ce genre de lésions : certains auteurs les considérant à tort comme de nature *cancéreuse, squirrheuse* ou *tuberculeuse*, etc.

Quelquefois, au moment où les anses vasculaires commencent à pénétrer dans les villosités choriales, l'embryon meurt. Alors, les prolongements allantoïdiens se résorbent. Les villosités en rapport avec la muqueuse continuent néanmoins à grandir, pendant 5 et 12 mois et finissent par former un œuf humain réduit à son chorion.

Les apoplexies placentaires se produisent aux dépens de la circulation maternelle et au voisinage des villosités qui ont subi l'altération fibreuse. Les caillots atteignent dans certains cas le volume d'une noix et l'aspect de la gelée de groseille. Ils subissent toutes les modifications que l'on observe sur les foyers hémorrhagiques dans les autres tissus.

Quelquefois, la muqueuse utérine au contact du placenta reste dure et tendue, au lieu de se ramollir. Il en résulte qu'elle ne se déchire qu'avec difficulté et que le placenta contracte des adhérences très difficiles à vaincre au moment de la délivrance (voy. Ch. Robin, Leçons d'histologie à la Faculté de médecine de Paris).

CHAPITRE XXX

VÉSICULE OCULAIRE

DÉVELOPPEMENT ET STRUCTURE DES DIFFÉRENTS ORGANES PREMIERS DU GLOBE OCULAIRE

§ 147. Le globe oculaire se compose d'organes premiers appartenant à des systèmes anatomiques différents, que nous aurions dû par conséquent décrire avec ces systèmes, pour suivre le plan général que nous nous sommes tracé. Ainsi la rétine aurait dû être décrite avec le système nerveux, la cornée avec le système fibreux. Or, il suffit de rappeler la place que ces organes doivent occuper dans un traité d'anatomie générale pour éviter toute confusion. Aussi nous croyons-nous autorisés à rapprocher dans une même description des tissus qui concourent à un acte physiologique bien déterminé, dont l'importance est capitale et qui se développent parallèlement. Le lecteur qui étudie l'œil au point de vue de la physiologie, se ferait difficilement à l'idée de chercher la cornée ou le cristallin dans un chapitre et la rétine dans un autre. Nous croyons donc devoir faire ici une légère concession aux principes sur lesquels s'appuie cet ouvrage.

L'organe de la vision apparaît dès le second jour, chez l'embryon de poulet; à cette époque, on voit la vésicule cérébrale antérieure donner deux prolongements latéraux. Ces prolongements sont creusés d'une cavité comme celle de la vésicule dont ils dérivent et ils constituent les vésicules oculaires primitives. Ces vésicules se dirigent vers la surface externe de l'extrémité céphalique et ne tardent pas à se mettre en rapport, avec un épaississement du feuillet externe qui commence à se former et qui est destiné au cristallin.

Au moment où ce dernier commence à paraître, le pédicule de la vésicule oculaire primitive se rétrécit peu à peu et le fond de cette sorte de sac est refoulé par l'épaississement de l'ectoderme. Il en résulte qu'au troisième jour d'incubation, si l'on examine la constitution de l'organe de la vision, on voit de dehors en dedans : 1° l'épaississement cristallinien de l'ectoderme ; 2° la vésicule oculaire secondaire, qui diffère de la primitive seulement parce que son col est rétréci et que sa partie évasée a pris en se retournant la forme d'un fond de bouteille, dans lequel serait logé le cristallin. De là, deux feuillets bien distincts, représentés par les parois de la vésicule oculaire : l'antérieur, appliqué sur le cristallin, formera la rétine ; le postérieur donnera naissance à la couche épithéliale pigmentaire de la choroïde.

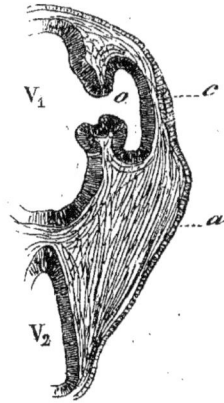

FIG. 241. — Début de l'involution épithéliale destinée à former le cristallin, chez un embryon de poulet, au commencement du troisième jour.— a, épiderme et épaississement correspondant au cristallin ; o, vésicule oculaire primitive destinée à la rétine ; V¹, 1ʳᵉ vésicule cérébrale ; V², 3ᵉ vésicule cérébrale.

Le cristallin ne pénètre pas directement du dehors en dedans, dans la vésicule oculaire, mais obliquement et par la partie inférieure, de telle sorte que cette vésicule se trouve appliquée sur toute la surface supérieure de la lentille qu'elle coiffe entièrement, et que ses bords, repliés, restent écartés l'un de l'autre, en laissant à la partie inférieure du cristallin, une fente plus ou moins large, qui a un sort variable, suivant les animaux. Chez l'homme et les mammifères, elle se ferme entièrement ; chez les oiseaux, c'est sur cette ligne que se développent les bourgeons vasculaires qui constituent le PEIGNE. On donne à cette fente le nom de coloboma.

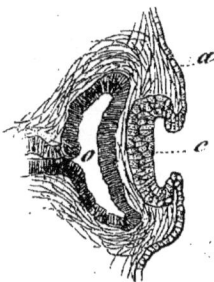

F.G. 242. — Coupe de l'involution cristallinienne à une époque un peu plus tardive, trois jours. — a, épiderme ; c, épaississement cristallinien ; o, vésicule oculaire refoulée par le cristallin.

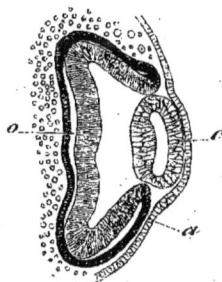

FIG. 243. — Embryon de quatre jours. Le cristallin est séparé de l'ectoderme ; a, ectoderme ; c, cristallin ; o, vésicule oculaire refoulée avec son feuillet rétinien et son feuillet pigmentaire.

Le cristallin, se développant de très bonne heure, occupe d'abord presque tout le globe oculaire. Mais bientôt on voit le mésoderme s'insi-

nuer entre la rétine ou le feuillet antérieur de la vésicule oculaire, et le cristallin, pour former le corps vitré. En même temps, le même mésoderme
fournit les vaisseaux et les éléments conjonctifs de la choroïde, puis ceux
de la sclérotique.

La choroïde s'arrête primitivement au niveau du pli où commence le
feuillet rétinien. C'est à ce niveau, qu'on voit paraître un bourgeon en
forme de membrane circulaire, qui s'agrandit peu à peu, pour former
l'iris. Enfin une couche mésodermique épaisse recouvre tout l'ensemble du
globe oculaire ; c'est la sclérotique, qui se décomposera plus tard en cornée
transparente et en sclérotique proprement dite, mais qui au début a la
même texture dans toutes ses parties.

**Vaisseaux du globe oculaire pendant la période embryon-
naire.**—La vésicule oculaire primitive est accompagnée d'une artère qui

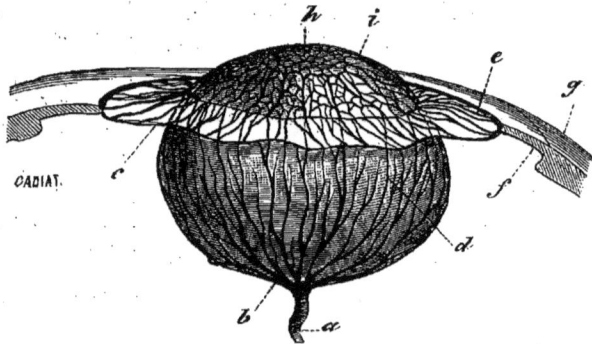

Fig. 244. — Vaisseaux capsulo-pupillaires, d'après Ch. Robin. — *a*, artère hyaloïde;
b, vaisseaux de la capsule du cristallin; *c*, membrane capsulo papillaire; *d*, branches
artérielles de l'artère hyaloïde allant se distribuer sur la membrane capsulo-pupillaire
et dans l'iris; *e*, bord de l'iris, sclérotique; *f*, *g*, *h*, *i*, réseaux capillaires de la membrane
capsulo-pupillaire.

vient se jeter sur la face postérieure du cristallin. Cette artère est logée
dans le coloboma, de sorte qu'au moment où les bords de cette fente se seront soudés, elle sera enveloppée de tous côtés par la substance nerveuse,
traversant toute la vésicule oculaire, pour se jeter sur le feuillet rétinien,
qui se produit d'arrière en avant et se trouve achevé vers la septième semaine, chez l'homme. Avant la fermeture du coloboma, elle atteignait déjà,
sans traverser ce feuillet, l'espace où doit se développer le corps vitré et
la face postérieure du cristallin. Quand le coloboma se ferme, il résulte de
ces dispositions, que l'artère de la vésicule oculaire va directement du
pédicule de cette dernière, à la face postérieure du cristallin. Sur ce trajet,

elle donne des rameaux à la face antérieure du feuillet rétinien. Telle est l'artère hyaloïdienne, dont il ne restera chez l'adulte que la portion correspondant à l'artère centrale de la rétine. Pour achever la description de ces vaisseaux, il est nécessaire de connaître une membrane qui n'existe que pendant la vie embryonnaire : c'est la membrane pupillaire, dont la description a été donnée exactement pour la première fois par Ch. Robin, dans le *Dictionnaire de médecine.*

§ 148. **Membrane pupillaire.** — La membrane pupillaire est une fine membrane très vasculaire, qui clôt la pupille jusqu'au septième mois de la grossesse. A cette époque, elle disparaît en perdant ses vaisseaux et en se perforant du centre à la circonférence. Elle est formée d'une substance amorphe ou à peine striée, ferme, parcourue par un réseau de capillaires à une seule tunique et à noyaux longitudinaux. Sa circonférence adhère à la petite circonférence de l'iris. Chez l'homme on peut voir, au sixième mois, lorsque la membrane pupillaire commence à s'atrophier, les vaisseaux qui se recourbent sur eux-mêmes, au voisinage du centre de la pupille.

Cette membrane possède des vaisseaux nombreux, qui vont en convergeant de la circonférence vers le centre. Elle représente la continuation de la couche mésodermique qui double en dehors le prolongement annulaire destiné à former l'iris et émanant du bord de la vésicule rétinienne.

Nous pouvons, dès à présent, comprendre comment se fait la circulation dans le globe oculaire, chez l'embryon. L'artère hyaloïde, que nous avons laissée sur la face postérieure du cristallin, couvre cette lentille de ses rameaux. Arrivé au cercle équatorial, le réseau ainsi formé passe directement de cette ligne à la petite circonférence de l'iris. Ce sont ces vaisseaux auxquels on donne le nom de vaisseaux capsulo-pupillaires. Ils forment par leurs anastomoses un cercle sur la petite circonférence de l'iris, auquel on donne le nom de cercle artériel de l'iris, et ils envoient des branches, qui marchent en convergeant sur le centre de la membrane pupillaire et forment des réseaux capillaires, dans l'épaisseur de cette membrane.

Le réseau pupillaire reçoit les subdivisions de l'artère hyaloïde, et il communique lui-même avec les veines irido-choroïdiennes. Cela nous explique pourquoi l'artère hyaloïde n'a pas de veine correspondante.

Ce réseau capillaire émanant de l'artère hyaloïde, et qui couvre la surface du cristallin de ses mailles, n'appartient pas à la capsule. Les vaisseaux sont couchés sur elle, mais ne la pénètrent pas. En avant comme en arrière, par des coupes et par simple dissection, il est toujours facile de séparer la membrane vasculaire de la cristalloïde.

Sclérotique. — La sclérotique est une membrane de tissu fibreux qui, au début du développement, n'est pas distincte de la cornée, avec laquelle elle se continue, et qui n'en devient séparable qu'au moment où celle-ci subit des modifications de texture qui la rendent transparente. Mais ces deux membranes, par leurs rapports, la nature des éléments qui les composent, attestent une origine commune.

La sclérotique, ou albuginée, cornée opaque, est une membrane blanche, nacrée, très dense, très résistante, épaisse environ de 1 millimètre. Son épaisseur diminue d'arrière en avant, depuis le nerf optique jusqu'à l'insertion de la cornée. Cette membrane fournit par la coction de la gélatine et aussi de la chondrine, comme la cornée, ce qui n'est pas étonnant, étant donné ce fait, que les oiseaux ont de larges plaques cartilagineuses, dans l'épaisseur de la sclérotique. La sclérotique est beaucoup plus vasculaire que le tissu fibreux en général. En cela elle partage les dispositions de la dure-mère, qui renferme, comme on le sait, de larges vaisseaux veineux dans son épaisseur. Chez les animaux plongeurs, ces dispositions de la sclérotique sont très remarquables. Elle est presque aussi vasculaire que l'albuginée du testicule. Les vaisseaux de cette membrane proviennent des mêmes branches, qui fournissent à la choroïde des ciliaires antérieures et des ciliaires courtes postérieures. Il existe un cercle artériel entourant l'insertion du nerf optique à la face externe de la sclérotique, et duquel partent des branches qui s'anastomosent dans l'épaisseur du nerf avec des rameaux de l'artère centrale de la rétine. (*Leber, in Kolliker*, page 833.)

§ 149. **Cornée**. — La cornée est formée de plusieurs couches de tissus différents. La première, représente manifestement un prolongement de la conjonctive. La seconde appartient au système fibreux et fait suite à la sclérotique. La troisième est épithéliale.

L'ensemble de ces trois couches forme une membrane épaisse en moyenne de $0^{mm},9$ à 1 millimètre.

Nous renvoyons aux traités d'anatomie descriptive pour les questions de forme, les rayons de courbure, etc.

La couche épithéliale antérieure de la cornée présente à peu près les mêmes caractères que sur la conjonctive. Elle a environ $0^{mm},08$ d'épaisseur. Les cellules les plus profondes sont prismatiques, les plus superficielles sont aplaties parallèlement à la surface de la membrane. Elles n'ont pas les caractères des cellules cornées de l'épiderme et elles renferment des noyaux.

Au-dessous de cette couche, se trouve la lame élastique antérieure de

Bowman, qui a de $0^{mm},006$ à $0^{mm},009$ d'épaisseur. Elle est difficile à distinguer exactement du tissu cornéen sous-jacent. L'eau bouillante l'attaque et finit par la dissoudre.

Sur l'autre face de la cornée, se trouve une autre couche analogue, mais mieux délimitée et plus épaisse : c'est la membrane de Descemet ou de Demours. Elle offre sur les bords une épaisseur de $0^{mm},01$ environ, et en moyenne de $0^{mm},006$ à $0^{mm},008$. On peut la détacher facilement de la

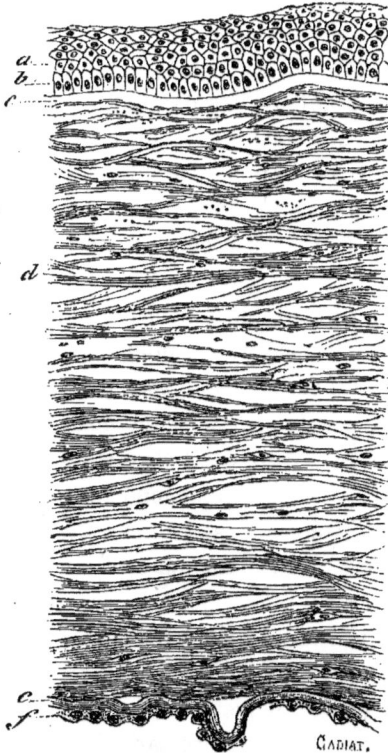

Fig. 245. — Coupe perpendiculaire de la cornée. — *a*, *b*, couche épithéliale; *c*, lame élastique antérieure; *d*, tissu propre de la cornée; *e*, lame de Descemet; *f*, couche épithéliale postérieure.

cornée; elle est élastique et se roule sur elle-même. Au niveau de la grande circonférence de l'iris, elle se continue sur cette membrane, pour former le ligament pectiné. La face postérieure de cette membrane est doublée par une couche de cellules épithéliales pavimenteuses, aplaties, et sur un seul plan.

Entre ces deux couches élastiques, se trouve le tissu propre de la cornée, sur une épaisseur de $0^{mm},8$ à $0^{mm},9$, suivant les points. Ce tissu, nous

l'avons dit, est une variété de tissu fibreux ; seulement, la matière amorphe
interposée aux éléments qui le composent, possédant le même indice de
réfraction que ces éléments, il en résulte que la membrane est transparente. Ce tissu est formé de faisceaux de fibres lamineuses entrecroisées
dans un même plan et disposées de façon à constituer des nappes parallèles. Ces faisceaux font suite à ceux de la sclérotique. Entre ces nappes
de faisceaux fibreux, se trouvent de nombreux corps fibro-plastiques
étoilés, sur la nature desquels les histologistes ont beaucoup discuté, et
des noyaux allongés parallèles aux fibres lamineuses. Ces corps étoilés,
qui se présentent avec une foule de formes différentes, ne sont autres
que ceux du tissu conjonctif, tendineux, fibreux, que nous avons déjà
décrits. La plupart des auteurs les ont figurés et longuement décrits
comme des espaces vides, des confluents de canaux, répétant ici toutes les
hypothèses émises à propos des tendons. Entre ces éléments, et suivant les
animaux, se trouvent des prolongements anastomotiques plus ou moins
longs. Les uns ont considéré ces prolongements, comme des canalicules
auxquels ils cherchaient à démontrer une membrane d'enveloppe (voyez
Recklinghausen) pour en faire une dépendance du système lymphatique.
Mais, pour Kölliker, la théorie de cet auteur est inexacte ; tout d'abord,
parce que ces canalicules et leurs renflements ne sont pas vides. La disposition des cellules cornéennes pourrait être celle des éléments de
l'ivoire et des os. Il est très possible même, qu'il se produise dans la
cornée, sur ces cellules et leurs prolongements, les mêmes phénomènes
que dans l'os et dans l'ivoire : de façon à constituer au sein de ce tissu,
comme dans ces derniers, de fins canalicules. Ces canalicules, comme ceux
des ostéoplastes, serviraient non à une véritable circulation, mais à l'imbibition progressive d'un tissu privé de vaisseaux. Mais il est bien démontré
que ce sont des variétés de corps fibro-plastiques, et qu'il n'y a aucun
conduit, aucun vide, dans quelque point de la cornée que l'on considère,
qui soit en rapport avec des vaisseaux sanguins ou des vaisseaux lymphatiques. Du reste, il est facile de se rendre compte de la nature des
éléments cornéens, en suivant leur développement. On peut voir de cette
façon, qu'ils ont tous les caractères des éléments qui président à la formation du tissu fibreux.

La cornée, traitée par l'eau bouillante, donne de la chondrine, comme
les cartilages, et non de la géline, comme le tissu conjonctif. C'est probablement à cette substance, dans laquelle sont englobés les éléments,
que la membrane doit sa transparence.

La cornée ne renferme pas de vaisseaux, ni sanguins ni lymphatiques.
Elle possède des nerfs très nombreux, dont l'étude offre un grand intérêt,

car on sait combien cette membrane est sensible au moindre contact. Ces nerfs, qu'on ne peut apercevoir dans les conditions habituelles, se distinguent très facilement en traitant la cornée par le chlorure d'or. Ils proviennent du plexus ciliaire et pénètrent au niveau de la circonférence

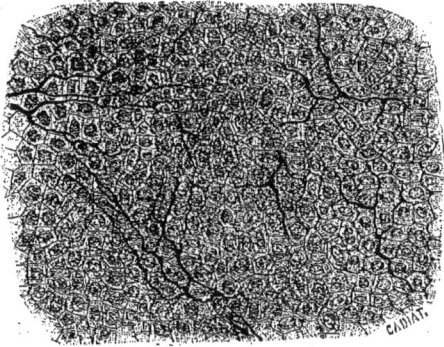

FIG. 246. — Nerfs de la cornée, réseau intra-épithélial.

de la cornée, en sortant de la sclérotique. Ils sont dans la couche intermédiaire, disposés par faisceaux au nombre de cinquante à soixante,

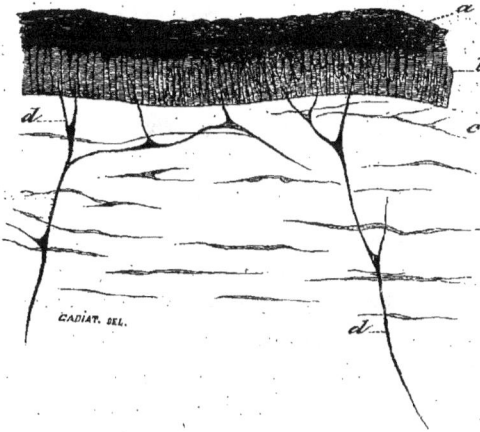

FIG. 247. — Nerfs de la cornée mis en évidence avec le chlorure d'or. — a, couche superficielle de l'épiderme; b, couche profonde; d, nerfs pénétrant dans la couche épithéliale.

munis encore de myéline et de gaines de périnèvre. Ces faisceaux ont, d'après Hoyer, de $0^{mm},2$ à $0^{mm},05$ d'épaisseur. Peu à peu ces faisceaux se dissocient, la myéline disparaît, et les nerfs sont réduits à des filaments pâles, portant des renflements de distance en distance et montant perpendiculairement jusque sous la couche épithéliale. Au niveau de la lame élastique antérieure, ces filaments nerveux s'anastomosent entre eux, de façon à constituer un réseau avec des renflements aux points d'entrecroisement. De ce réseau partent des filets excessivement fins, qui traversent la lame élastique antérieure et vont se répandre entre les cellules épithéliales, en se divisant en un grand nombre de rameaux encore anastomosés entre eux sous forme de réseaux. Ces réseaux, très fins, se trouvent dans la couche de cellules la plus superficielle, au niveau des cellules plates de l'épithélium.

Tel est le mode de terminaison des nerfs de la cornée, tel qu'il a été figuré depuis longtemps par Kölliker, et tel qu'il a été vu aussi par tous les anatomistes qui se sont occupés de cette question. A part les terminaisons nerveuses des organes des sens, c'est là le seul fait bien avéré de terminaisons nerveuses pénétrant dans l'épiderme.

La *nutrition de la cornée* se fait par l'intermédiaire des vaisseaux de la sclérotique et le cercle vasculaire qui se trouve au niveau de son insertion. Peut-être ces vides, qu'on suppose existant autour des corps fibroplastiques, dont nous avons parlé, jouent-ils un rôle, non pour faire circuler des liquides, mais pour aider à la pénétration des substances solubles.

Quand la cornée est malade, elle l'est donc d'une façon consécutive. Sa sensibilité si vive peut faire, qu'elle soit le point de départ d'actions reflexes et vaso-motrices très violentes, portant sur l'iris, la sclérotique et les procès ciliaires, d'où des troubles vasculaires qui retentiront sur elle. Mais il n'y a pas de kératite à proprement parler, pas plus que de chondrite et d'inflammations primitives des tissus privés de vaisseaux.

Dans les altérations dites kératites, on constate la dilatation des corpuscules cornéens et des prolongements qui les réunissent. Au bout d'un certain temps, de véritables canaux unissent ces corpuscules, qui se remplissent, ainsi que ces canaux, de granulations moléculaires. Dans d'autres circonstances, ils se remplissent de leucocytes, qui se forment par genèse dans le protoplasma des corpuscules. Bientôt se forment des noyaux de tissu conjonctif, des fibres lamineuses et des leucocytes en grand nombre, qui envahissent les faisceaux cornéens.

Les lésions de la cornée sont divisées, d'après leur siège dans les diverses couches de la membrane, en plusieurs catégories, bien étudiées dans tous les traités de chirurgie.

CHAPITRE XXXI

SYSTÈME IRIDO-CHOROIDIEN

§ 150. La choroïde et l'iris constituent, par leur ensemble, un système particulier. Les analogies de structure de ces membranes, en continuité l'une avec l'autre, leur mode de développement, font qu'on ne peut les séparer. Aucune autre membrane ne possède les mêmes propriétés, à tous les points de vue.

Ces raisons, qui nous ont fait faire du poumon et du rein des systèmes spéciaux, nous devons les invoquer au même titre, pour le système irido-choroïdien.

La choroïde, les procès ciliaires, qui en sont une dépendance et l'iris se développent, chez l'embryon, comme une seule et même membrane enveloppant le globe oculaire. L'iris apparaît comme une sorte de bourgeon de la choroïde.

Aussi n'est-il pas étonnant de voir, que ces membranes qui représentent les membranes vasculaires, servant à la nutrition des milieux de l'œil, présentent à peu près les mêmes propriétés.

Elles sont formées d'un tissu mou, friable, renfermant des cellules fibro-plastiques pigmentaires et une proportion considérable de vaisseaux sanguins. Les cellules épithéliales qui prennent part à leur constitution se présentent presque avec les mêmes caractères sur la choroïde, les procès ciliaires et l'iris.

Texture de la choroïde. — La première couche de la choroïde est représentée par des cellules épithéliales pigmentaires, qu'on a tantôt décrites, comme appartenant à la rétine et tantôt comme appartenant à la choroïde. Ces cellules résultent en effet d'une transformation du feuillet postérieur de la vésicule oculaire. C'est à ce titre qu'on les considère comme des dépendances de la rétine.

Cependant, quand on tient compte de ce fait, qu'on trouve à peu près les mêmes éléments à la surface des procès ciliaires et sur la face postérieure de l'iris, dans des régions où la rétine n'est pas en cause et qui dépendent manifestement du systèmo irido-choroïdien ; on est bien forcé, au point de vue anatomique pur et simple, de ranger cette couche épithéliale parmi les couches de la choroïde.

Les éléments de la couche épithéliale choroïdienne sont de belles cellules polyédriques, parfaitement régulières et dont les bases, reposant sur

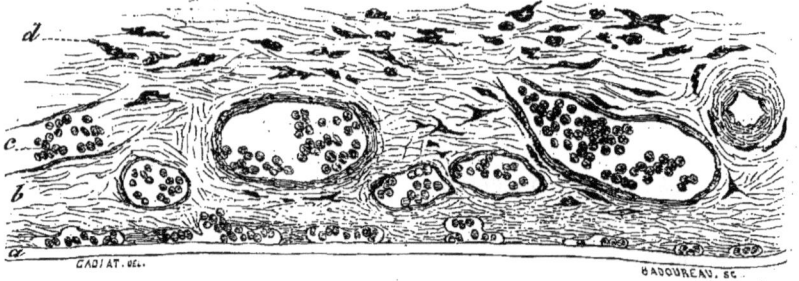

FIG. 248. — Coupé de la choroïde de l'homme. — *a*, membrane de Ruysh avec son réseau capillaire qui lui est superposé ; *b*, tissu propre de la choroïde avec ses gros vaisseaux (*c*) remplis de globules sanguins ; *d*, lamina fusca avec ses corps pigmentaires.

le tissu propre de la membrane, ont une forme exactement hexagonale.

Le diamètre de ces cellules varie de $0^{mm},014$ à $0^{mm},02$ de diamètre. Leur épaisseur, en dehors des régions tapissées par la rétine, est de $0^{mm},008$ à $0^{mm},009$.

Dans celles qui sont en contact avec la rétine, par contre, la hauteur de ces éléments est difficile à préciser à cause des prolongements qu'ils envoient, dans la couche des bâtonnets.

Ces cellules possèdent un noyau transparent de $0^{mm},005$ à $0^{mm},007$ de diamètre, qui apparaît comme une tache brillante au milieu de la cellule. Bien souvent, il est masqué par des granulations.

Ces éléments, en effet, sont remplis de granulations pigmentaires, noires ou brun très foncé, granulations de matière mélanique plus ou moins abondantes. Cette matière, d'après Ch. Robin, est de toutes les substances de l'organisme la plus réfractaire aux agents chimiques. Elle est insoluble dans la soude, la potasse, l'ammoniaque, l'éther, l'alcool, les acides azotique et chlorhydrique. Les grains de mélanine ne sont pas dissous ni à chaud ni à froid par l'acide sulfurique, comme les grains d'hématosine.

Le seul caractère qui les distingue des poussières de charbon, c'est que l'ébullition dans la solution de potasse concentrée les rend jaunâtres et cohérents, sans pourtant les dissoudre. La même réaction est sans effet sur le charbon.

La couche la plus interne de la choroïde est représentée par ces cellules pigmentaires, régulières, disposées suivant une seule épaisseur et que l'on décrit souvent avec la choroïde.

Ces cellules, en effet, sont généralement peu adhérentes à cette membrane, sur laquelle elles paraissent constituer une couche épithéliale.

Chez certains animaux, elle offre au contraire une union intime avec la rétine et se détache avec elle, grâce à certaines dispositions anatomiques que nous étudierons plus loin.

Les cellules pigmentaires, examinées par leur face rétinienne, se présentent sous la forme d'hexagones réguliers, formant un véritable carrelage à la surface de la choroïde.

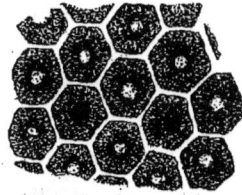

Fig. 249. — Épithélium pigmenté de la choroïde vu de face. Gross. 1/500.

De profil, ces cellules se présentent avec une épaisseur variable suivant les animaux. Peu élevées chez l'homme, elles le sont beaucoup chez certains animaux, le brochet par exemple. Ainsi, chez cet animal, elles ont la forme de véritables colonnes, dont l'extrémité se divise en plusieurs branches qui embrassent les éléments rétiniens.

Chez la grenouille, il en est à peu près de même ; seulement, ici, la partie interne de la cellule se divise comme un pinceau en un grand nombre de filaments remplis de pigment.

Cette disposition se retrouve aussi chez la poule, mais moins accusée. Chez l'homme, on voit souvent entre les éléments rétiniens, des traînées de granules noirs, qui sont très probablement contenus dans des prolongements cellulaires des éléments que nous considérons.

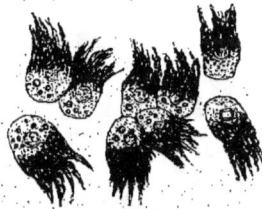

Fig. 250. — Cellules épithéliales pigmentaires isolées de la choroïde de la grenouille.

D'après Frey, les cellules pigmentaires de l'homme se continuent du côté de la rétine, par une infinité de prolongements d'une finesse extrême, mais dépourvus de pigment ; Kölliker figure ces éléments, mais sans leurs prolongements. Il leur assigne comme dimensions $0^{mm},012$ à $0^{mm},02$ de diamètre et $0^{mm},009$ d'épaisseur (1).

Le segment externe, celui qui regarde la choroïde, est transparent et renferme le noyau. Au niveau des procès ciliaires et à partir de l'ora serrata, les cellules sont, sur plusieurs places, plus petites, sphériques et plus chargées de pigment ; aussi ne peut-on voir leur noyau qu'en les écrasant. Sur la face postérieure de l'iris, ces cellules se présentent avec les mêmes caractères. Chez les albinos et dans la région du tapis, chez

---

(1) Ces dispositions des granules pigmentaires autour des cônes et des bâtonnets de la rétine rappellent un peu celle des yeux à facettes des articulés.

les ruminants et les carnassiers, elles ne renferment pas de pigment et elles se présentent sous la forme d'un revêtement épithélial très élégant.

Lorsqu'on examine ces cellules, dans la portion de choroïde qui est en contact avec la rétine, on trouve en les regardant de profil qu'elles sont formées de trois parties :

1° D'une zone transparente en contact avec la seconde couche de la choroïde et renfermant le noyau ;

2° D'une zone opaque, remplie de granulations noires ;

3° D'une zone de prolongements transparents, dans lesquels sont disséminés une quantité variable de granules pigmentaires, prolongements qui pénètrent entre les bâtonnets, ainsi que nous l'avons déjà dit.

La seconde couche de la choroïde est facilement séparable, par dissection, chez les enfants, surtout chez ceux qui sont morts d'une méningite. Elle se présente alors, sous la forme d'une membrane mince, transparente, hyaline et renfermant un réseau capillaire d'une richesse extrême. Dans les préparations faites sans aucun artifice, ce réseau, qui occupe la face supérieure de la membrane, s'enlève avec elle.

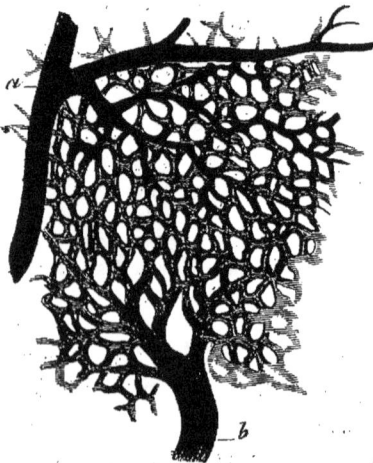

Fig. 251. — Capillaires de la choroïde chez un enfant de quelques mois. — *a*, artère ; *b*, veine.

Aussi doit-on considérer la couche hyaline et le réseau vasculaire, comme formant une seule membrane, que Ruysh d'ailleurs avait décrite et à laquelle il avait attaché son nom. C'est la membrane chorio-capillaire.

Sur les coupes perpendiculaires, on aperçoit, en allant de dedans en dehors, une lame transparente nettement limitée, épaisse de $0^{mm},002$ à $0^{mm},003$. Au-dessus de cette lame, se trouve le réseau capillaire que nous avons figuré (fig. 251), et qui est un des plus riches de l'économie.

Il est formé de capillaires de première variété, alimentés, d'un côté, par les différentes sources artérielles de la choroïde et versant son sang dans les vasa vorticosa.

Ces capillaires sont sur un seul plan très régulier, ce qui fait qu'on a pu les considérer, comme formant une couche spéciale.

Au-dessus du réseau capillaire, on trouve une couche épaisse, dite *couche vasculaire de la choroïde*, ainsi nommée parce qu'elle renferme les gros vaisseaux.

La trame qui compose cette couche est formée en dehors des régions ciliaires, par une trame large de fibres lamineuses qui, chez les animaux doués d'un tapis, se modifie d'une façon très intéressante (voir plus loin). On trouve, en outre, dans cette partie de la choroïde, des corps étoilés ou fibro-plastiques nombreux : les uns transparents, les autres remplis de granules pigmentaires. Ces vaisseaux artériels et veineux sont très abondants et volumineux dans cette couche et, d'après H. Muller, des traînées de fibres musculaires lisses accompagnant les artères dans le segment postérieur de la choroïde, forment là des faisceaux et quelquefois de petits plexus.

La dernière couche de la choroïde est désignée souvent sous le nom de *lamina fusca*. C'est elle qui unit la choroïde proprement dite au tissu de la sclérotique. Elle est plus lâche, plus molle et plus pigmentée que le reste de la choroïde. Elle possède un réseau de fibres élastiques très fines, entre lesquelles se trouvent des cellules fibro-plastiques pigmentaires, donnant la coloration noire à cette portion de la membrane.

Les dispositions de la seconde couche sont très intéressantes, chez les animaux doués d'un tapis, c'est-à-dire chez les ruminants et les carnassiers. Il existe en effet deux sortes de tapis : les uns, ceux des ruminants, sont formés par les fibres lamineuses de la seconde couche. Ces fibres sont larges, rectilignes, exactement parallèles, de façon à déterminer sur la lumière réfléchie des phénomènes d'interférences.

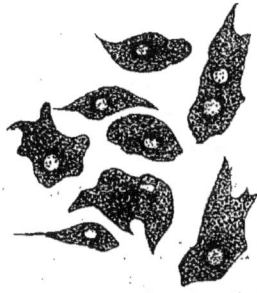

Fig. 252. — Cellules pigmentaires de la lamina fusca.

Comme au niveau du tapis, la couche épithéliale choroïdienne est dépourvue de pigment ; c'est à travers cette couche et la mince membrane chorio-capillaire que se produit la réflexion polarisante. Chez les ruminants, une disposition opposée produit les phénomènes d'irradiation. Dans la choroïde de ces animaux, ce ne sont plus des fibres lamineuses qui produisent les interférences, mais des cellules spéciales appartenant à la même variété d'éléments et qui ont été désignées du nom d'iridocytes. Ce sont des cellules fibro-plastiques, ayant pris la forme de cellules épithéliales, c'est-à-dire de lamelles polygonales, disposées sur plusieurs plans (voy. tome I, p. 198).

Ces cellules sont, comme nous l'avons vu, remplies de petits bâtonnets ressemblant à des cristaux parallèles et disposées dans le protoplasma cellulaire, suivant différentes directions. Ces éléments remplissent encore les conditions voulues pour produire le phénomène des interférences.

La région du tapis, chez ces deux classes d'animaux, est parcourue par des vaisseaux capillaires, qui se rendent à la membrane de Ruysch et qui passent perpendiculairement, soit dans des petits orifices entre les fibres lamineuses parallèles, soit entre les iridocytes.

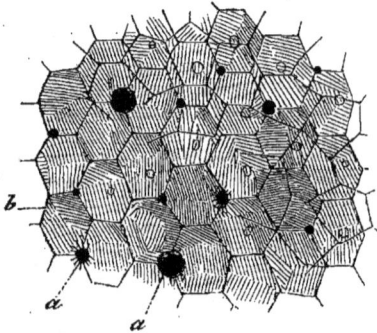

FIG. 253. — Deux couches du tapis d'un carnassier. — *a*, vaisseaux sanguins à l'état de capillaires, traversant perpendiculairement la couche d'iridocytes; *b*, cellules irisantes.

La choroïde présente encore une disposition intéressante à étudier chez les oiseaux. C'est celle du *peigne.* Le peigne consiste dans une saillie formée, par une série de replis de la membrane choroïdienne et traversant obliquement le corps vitré. Le peigne occupe la place de la fente ou coloboma de la vésicule oculaire, chez l'embryon. Souvent il adhère à la capsule du cristallin.

Il est très vasculaire et couvert de pigment. Le nombre des plis de cet organe est variable, de cinq à sept, jusqu'à vingt, vingt-cinq et même trente, suivant les espèces. On n'a pas encore d'indications précises sur les usages de cet organe.

Procès ciliaires. — La choroïde s'épaissit en avant du globe de l'œil pour former les procès ciliaires. Nous renvoyons aux traités d'anatomie descriptive, pour l'étude de ces replis, de leurs formes, de leurs rapports et de leur nombre. Les procès ciliaires, examinés de face, se présentent comme des saillies triangulaires, régulièrement disposées autour du cristallin. La coupe de chacun d'eux paraît très irrégulière, sur les coupes antéro-postérieures de la choroïde. Cette disposition est due à des sortes de bourgeons vasculaires ou à une foule de petits replis qui hérissent la surface des procès ciliaires.

Le tissu de la choroïde se continue avec celui des procès ciliaires, sans ligne de démarcation. Nous avons vu, à propos de l'épithélium choroïdien qu'il n'y avait que de légères modifications, dans les cellules pigmentaires, à partir de l'ora serrata. Au-dessous de ces cellules, on trouve une couche hyaline, comme celle que nous avons déjà décrite. Seulement, ici, elle est plus difficile à apercevoir; parce qu'elle est plissée en tous sens par les saillies des bourgeons vasculaires sous-jacents.

Les vaisseaux des procès ciliaires sont représentés par de véritables pelotons de capillaires veineux enroulés.

Les nerfs de la membrane irido-choroïdienne sont destinés en grande partie au muscle ciliaire et à l'iris. Les nerfs ciliaires, dont on donne le trajet dans les traités d'anatomie descriptive, viennent former, dans l'épaisseur du muscle ciliaire, un plexus annulaire serré, d'où partent un

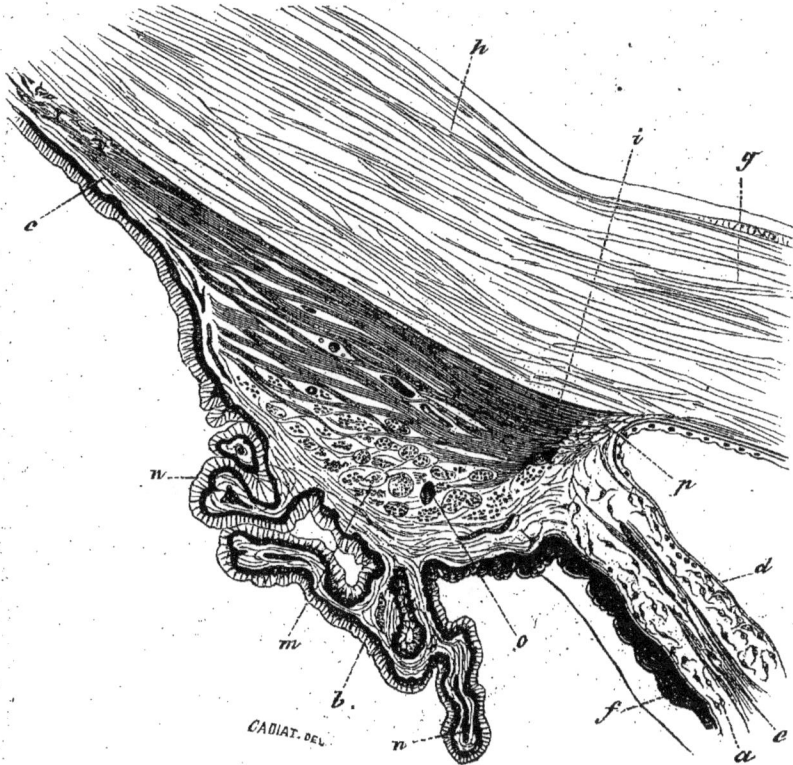

FIG. 254. — Coupe perpendiculaire portant sur les procès ciliaires de l'homme. — *a*, tissu propre de l'iris; *b*, couche épithéliale des procès ciliaires avec la zone de Zinn; *c*, tissu propre de la choroïde; *d*, couche épithéliale antérieure de l'iris; *e*, fibres musculaires longitudinales de l'iris; *f*, couche épithéliale pigmentaire de l'iris; *g*, cornée; *h*, sclérotique; *i*, muscle tenseur de la choroïde à fibres longitudinales; *m*, muscle orbiculaire; *p*, faisceaux fibreux servant à l'insertion du muscle tenseur de la choroïde à l'union de la sclérotique et de la cornée; *o*, artères et veines des procès ciliaires.

grand nombre de branches pour le muscle ciliaire, la cornée et l'iris.

Le trajet de ces filets nerveux est parallèle à celui des vaisseaux sanguins. Ceux de l'iris forment d'abord un plexus de fibres à myéline, ayant, d'après Kölliker, de $0^{mm},04$ à $0^{mm},09$ de diamètre. Ce plexus est parallèle au grand cercle artériel; il renferme des cellules ganglionnaires vues d'abord par H. Muller, et plus tard par Krause. Ces cellules auraient de $0^{mm},015$ à $0^{mm},020$ de diamètre; elle seraient munies de prolongements au nombre de deux ou de trois.

De ce plexus nerveux partent dans toutes les directions des fibres destinées à l'iris et au muscle ciliaire. Les plus gros filets de l'iris n'ont pas plus

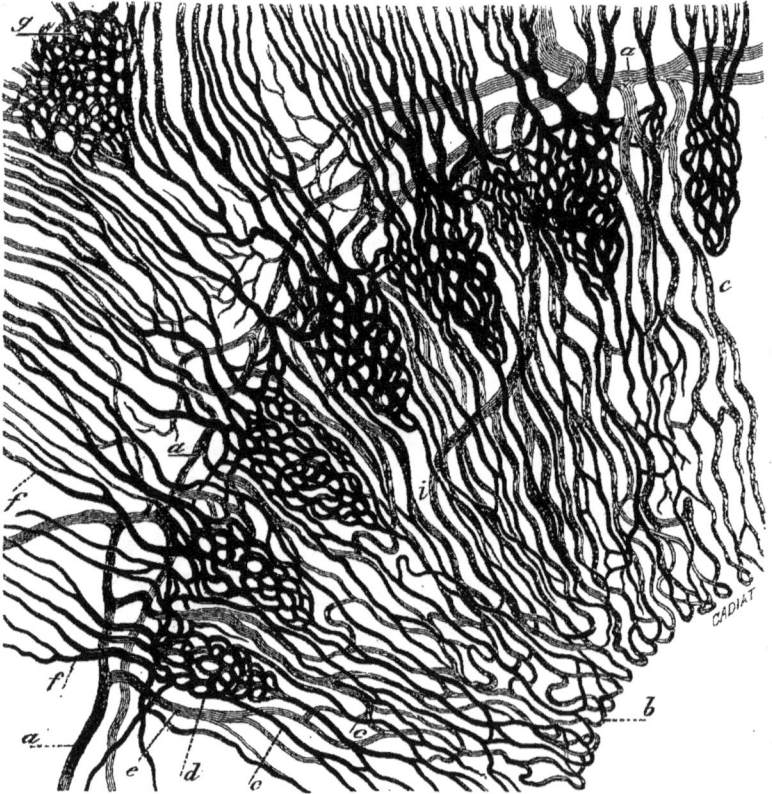

Fig. 255. — Double injection des vaisseaux ciliaires par les artères et les veines faite
sur un enfant d'un mois. Les artères sont en gris et les veines en noir. — *a*, grand
cercle artériel de l'iris;; *b*, anastomoses des anses récurrentes décrites sous le nom
de petit cercle artériel *t*, branches artérielles transversales, représentant les derniers
vaisseaux ayant une véritable tunique musculaire; *e, e*, capillaires artériels; *c*, veines
récurrentes contribuant à former d'une part, les pelotons vasculaires des procès ciliaires
et se jetant d'ailleurs, dans le grand cercle veineux de l'iris parallèle au grand cercle
artériel; *f*, veines efférentes de l'iris et des procès ciliaires allant se joindre aux vasa
vorticosa et communiquant avec *g*, le réseau chorio-capillaire de la choroïde. Dans les
mailles de ce double réseau se trouvent encore des capillaires beaucoup plus fins qu'on
n'a pas figurés, pour ne pas trop compliquer la figure.

de 0mm,03 à 0mm,04 de diamètre. Ils s'anastomosent entre eux et forment
ainsi un plexus de mailles assez larges, qui occupe la zone moyenne de
l'iris. De ce réseau partent des branches nombreuses, très fines, de 0mm,01
de diamètre, formant un réseau plus serré, qui atteint la petite circonfé-

rence de la pupille et qui est destiné en grande partie au muscle orbiculaire. De petits rameaux nombreux émanent du plexus à larges
mailles, sur toute la surface de l'iris, pour se distribuer aux fibres longitudinales.

Les faisceaux qui constituent le réseau à larges mailles sont composés
de cinq ou six ou dix tubes très fins, à myéline, enveloppés d'une gaine
de périnèvre. Les nerfs que l'on trouve au niveau du muscle orbiculaire
de la pupille, sont représentés par des filets isolés, contournés en anses
et possédant encore de la myéline. Les vaisseaux du corps ciliaire
proviennent des artères ciliaires courtes et longues, qui, arrivées au
bord de l'iris, forment le grand cercle artériel de l'iris et, dans l'épaisseur du muscle ciliaire, le cercle artériel du corps ciliaire.

Le grand cercle artériel de l'iris est formé uniquement par les ciliaires
longues.

Ces artères, au nombre de deux, après avoir traversé la sclérotique
près du passage du nerf optique, rampent entre cette membrane et
la choroïde, jusqu'au bord du muscle ciliaire, sans donner un seul rameau à la choroïde. Là, elles se divisent en deux branches qui pénètrent
dans le muscle, se recourbent parallèlement à l'équateur de l'œil et
s'anastomosent avec les branches du côté opposé. Dans les angles formés
par les branches de bifurcation, se trouvent de nombreuses ramifications obliques, complétant le cercle des artères ciliaires longues, cercle
connu sous le nom de grand cercle artériel de l'iris. Le grand cercle
artériel de l'iris reçoit encore des branches des ciliaires antérieures, au
niveau de la grande circonférence de la cornée. Ces artères proviennent,
comme on le sait, des artères musculaires et elles établissent des relations entre la conjonctive et les parties qui entourent le globe oculaire,
d'une part, et, de l'autre, l'iris et la choroïde.

Le grand cercle de l'iris, situé dans l'épaisseur du bord antérieur du
muscle ciliaire, fournit un certain nombre de branches.

1° A la choroïde, par des rameaux récurrents;

2° Les branches du muscle ciliaire;

3° Les branches des procès ciliaires.

Ces dernières sont disposées de telle façon, qu'un seul procès reçoive
en général une artériole. Quelquefois une seule artère se distribue à deux
ou trois de ces saillies. Mais je crois que la circulation des procès ciliaires
est plutôt sous la dépendance du système veineux irien et que ces pelotons
vasculaires seraient plutôt des capillaires volumineux que des veines
véritables. Le sang qui les remplit s'écoule en arrière par des veines
rectilignes, allant rejoindre les vasa vorticosa.

Quant au canal de Schlemm, que la plupart des auteurs décrivent comme un canal annulaire situé entre la sclérotique et la choroïde, ce n'est point canal. D'après Rouget et Heber, il existe à ce niveau un plexus veineux annulaire, composé tantôt de vaisseaux assez fins et tantôt de veines d'un certain volume (Kölliker).

La trame des procès ciliaires est formée, comme celle de la choroïde, de fibres lamineuses fines, de matière amorphe molle et d'éléments

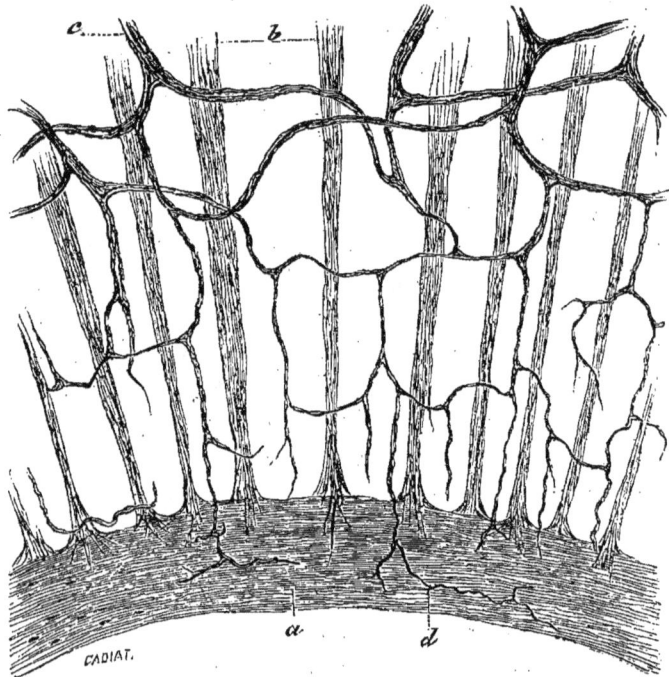

Fig. 256. — Fibres musculaires et nerfs de l'iris. — *a*, sphincter pupillaire; *b*, fibres longitudinales; *c*, faisceaux de tubes nerveux anastomosés en plexus et envoyant de fins rameaux (*d*) de fibres à myéline jusque dans le sphincter pupillaire.

fibro-plastiques étoilés, remplis de pigment noir. Immédiatement au-dessus de la couche vasculaire qui fait suite à la membrane chorio-capillaire, commence le muscle ciliaire. Ce muscle est formé de deux portions : une externe, de fibres rayonnées ; une interne, de fibres circulaires.

La première partie, découverte par Brücke et Bowmann, est connue sous le nom de muscle tenseur de la choroïde.

Ce muscle s'insère sur un épaississement fibreux situé sur la surface d'union de la sclérotique et de la cornée, en avant de l'iris par conséquent. De cette sorte d'anneau, les fibres se dirigent en arrière, comme des méridiens, et se perdent au-delà de l'ora serrata, dans la couche moyenne de la choroïde. Le muscle annulaire de H. Müller et de Rouget passe, par faisceaux séparés, entre ceux du muscle radié. A la partie inférieure, au voisinage des vaisseaux, il forme une couche continue. Le muscle ciliaire est formé de fibres lisses chez les mammifères. Chez les oiseaux, le muscle ciliaire est beaucoup plus développpé que chez les mammifères. Il est exclusivement composé de fibres striées. Il en est de même des muscles de l'iris.

Iris.—La structure de l'iris diffère peu de celle de la choroïde; mais la plus grande partie de cette membrane est occupée par des vaisseaux et des fibres musculaires.

Le tissu propre de l'iris est formé par des fibres lamineuses très fines, une matière amorphe molle, dans laquelle sont disséminées quelques corps fibro-plastiques remplis de pigment mélanique. La couleur de l'iris est due à la plus ou moins grande quantité de ces éléments.

Les fibres musculaires lisses de l'iris sont de deux sortes : les fibres rayonnées et les fibres circulaires. Les premières forment des faisceaux parallèles, dans les espaces étroits que laissent entre elles les artères, qui convergent vers le petit cercle

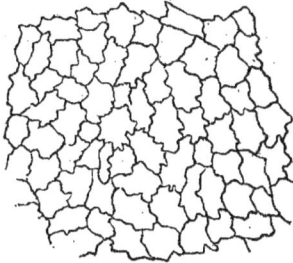

Fig. 257. — Épithélium de la face antérieure de l'iris, mis en évidence par le nitrate d'argent. Gross. 1/350.

artériel. Chez l'homme, ces fibres sont fines, pâles, difficiles à distinguer; mais sur certains animaux, l'Otarie, entre autres, elles forment une couche très épaisse, située à un niveau différent de celui des artères. Chez les oiseaux, le muscle rayonné de l'iris est formé de faisceaux striés, comme le muscle de l'accommodation. A tort, certains auteurs ont prétendu que ces fibres rayonnées appartenaient à la tunique des artères convergentes; car, d'abord, ces artères n'ont pas de tunique musculaire, et ensuite s'il y avait une couche le long des vaisseaux, ce serait une couche de fibres circulaires et non de fibres longitudinales, étant donné leur diamètre. Or, les vaisseaux rayonnants sont tous des capillaires de 1re ou de 2e variété et quelques-uns de 3e variété seulement.

Les fibres circulaires de l'iris constituent un véritable sphincter autour de l'orifice pupillaire. Ce sphincter, formé de plusieurs plans de fibres, est large de 1/2 millimètre environ. Il est facile à voir chez tous les animaux. Il reçoit la terminaison des fibres radiées, qui viennent s'entre-croiser avec les fibres annulaires.

Les artères de l'iris sont très nombreuses. Elles forment un réseau anastomotique sur la grande circonférence de cette membrane, réseau désigné du nom de grand cercle artériel de l'iris. En outre des branches qui partent de ce réseau, pour aller aux procès ciliaires, un grand nombre de capillaires volumineux prennent naissance sur lui et forment des branches convergentes extrêmement nombreuses, qui traversent toute la largeur de l'iris, s'anastomosent entre elles par des fins rameaux au niveau du muscle orbiculaire de la pupille, pour constituer ce qu'on appelle le petit cercle artériel de l'iris.

De ce réseau partent des veines ou plutôt des capillaires veineux, qui suivent un trajet parallèle aux artères et vont se jeter dans les plexus veineux, qui accompagnent le grand cercle artériel de l'iris et que l'on désigne improprement du nom de canal de Schlemm.

Le tissu propre de l'iris, faisant suite à celui de la choroïde, forme une couche épaisse environ de 1 mill, renfermant dans son milieu les éléments musculaires et les vaisseaux dont nous venons de parler.

Il est compris entre deux couches épithéliales. La première couche épithéliale antérieure est représentée par un seul plan de cellules pavimenteuses, aplaties, lamellaires, qu'on ne peut bien voir qu'au moyen du nitrate d'argent. Cette couche épithéliale fait suite, d'une part, à l'épithélium lamellaire qui tapisse la face postérieure de la cornée, et de l'autre il s'unit à l'uvée qui recouvre la face postérieure de l'iris.

L'uvée, ainsi que nous l'avons vu, est formée de plusieurs plans, de petites cellules épithéliales polyédriques et très fortement pigmentées, excepté chez les albinos. Cette couche pigmentaire forme une grande partie de l'épaisseur de l'iris. Elle atteint $0^{mm},01$ à $0^{mm},03$ de hauteur.

SYSTÈME CRISTALLINIEN.

§ 151. — Nous avons à étudier, à propos du cristallin, la lentille elle-même, son enveloppe ou cristalloïde et la zone de Zinn ou ligament suspenseur du cristallin.

Zone de Zinn. — Le cristallin est maintenu dans sa position par une membrane qui vient s'unir à la cristalloïde et qu'il est facile de voir de la façon suivante : on ouvre sous l'eau le globe oculaire, par une section équatoriale. Si l'on vient alors à détacher le corps vitré, on isole le cristallin, enveloppé de sa cristalloïde et entouré de cette membrane. Elle forme autour de lui une espèce de collerette plissée, régulière, avec des lignes noires de pigment. Elle est large de 5 à 6 millimètres, du côté temporal, de 4 à 5 du côté nasal, d'après M. Sappey. Sa résistance, d'après le même anatomiste, est considérable, comparée à celle de la cristalloïde.

La zone de Zinn est le prolongement de la limitante interne de la rétine, considérablement épaissie. Au niveau de l'ora serrata, elle se sépare facilement de la rétine, bien que se continuant avec elle.

Quoi qu'il en soit de sa texture, au niveau des procès ciliaires, on n'aperçoit à l'œil nu qu'une seule membrane, formée par l'accolement de la limitante interne épaissie et de la membrane hyaloïde : c'est la zone de Zinn. Cette membrane est transparente, mince, mais résistante. Elle s'étend de l'ora serrata jusqu'au bord du cristallin. Elle se compose de fibres pâles, rigides et différentes de celles du tissu conjonctif, en ce qu'elles ne sont pas attaquées par l'acide acétique. Ces fibres, d'après Kölliker, naissent un peu en arrière de l'ora serrata, sur la face externe de l'hyaloïde, mais en continuité avec elle.

Au niveau de la circonférence du cristallin, la zone Zinn vient se fixer à la cristalloïde, tangentiellement à la face antérieure ; mais en envoyant des fibres aussi sur la cristalloïde postérieure, comme l'a représenté Ivanoff.

Un peu au-dessous du cristallin, la membrane hyaloïde se sépare de la zone de Zinn, sous forme d'une mince pellicule, recouvrant le corps vitré, et passe en arrière de la cristalloïde postérieure. Il en résulte un petit espace triangulaire, qui est le canal godronné de Petit.

Moyens de fixité de la zone de Zinn. — La zone de Zinn présente une face interne, en rapport avec le corps vitré et une face externe appliquée sur les procès ciliaires de la choroïde. Moulée sur les saillies et les dépressions qui existent à ce niveau, elle offre des plis correspondants. On a donné à tort à ces plis le nom de procès ciliaires de la zone de Zinn.

Au niveau du corps ciliaire, la zone de Zinn et la choroïde adhèrent plus ou moins. Quand on enlève la première, on arrache en même temps la plus grande partie de la couche superficielle de la seconde. Cette adhérence réciproque contribue à maintenir dans sa position la zone que nous pourrions appeler, avec Bowmann, le ligament suspenseur du cristallin,

Mais ce n'est pas seulement par simple adhésion que cette membrane est retenue ; ce qui maintient surtout la zone de Zinn, c'est la pression du corps vitré, qui l'applique sur les procès ciliaires (1). Ce fait est d'une grande importance pour comprendre le phénomène de l'accommodation, ainsi qu'on le verra plus loin.

Capsule du cristallin ou cristalloïde. — La capsule du cristallin est composée d'une substance parfaitement homogène, transparente et d'une assez grande tenacité. Lorsqu'on brise cette capsule, les bords de la déchirure sont nets, à angles réguliers. Elle présente aussi cette particularité

---

1. Voy. O. Cadiat, *Du cristallin,* thèse d'agrégation, Paris 1876.

remarquable de former des plis nets, pour peu qu'on la froisse, lorsqu'on veut en faire l'examen microscopique. Elle résiste, comme le tissu élastique et certaines productions épithéliales, aux différents réactifs, contrairement au tissu propre du cristallin. L'antérieure est du double plus épaisse que la postérieure. Elle a 17 millièmes de millimètre environ d'épaisseur ; la postérieure 30 à 35 millièmes.

A la face postérieure de la cristalloïde antérieure, on trouve des cellules qui ont une grande importance. Elles sont décrites sous le nom d'épithélium de la cristalloïde, cellules de l'humeur de Morgagni.

Le développement du cristallin montrera ce qu'il faut penser de ces éléments.

Ce sont des cellules dont le diamètre varie de $0^{mm},02$ et même moins, à $0^{mm},04$ et $0^{mm},07$, pâles, grisâtres, d'une régularité parfaite. Elles renferment des granulations, un noyau sphérique, un nucléole. Elles sont régulièrement alignées au-dessous de la cristalloïde, où elles forment plusieurs couches.

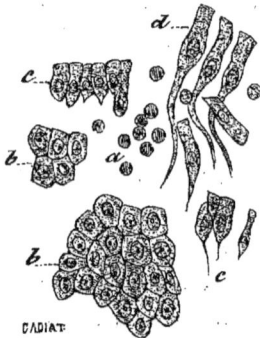

FIG. 258. — Cellules de l'humeur de Morgagni. — *a*, petits noyaux libres; *b*, cellules polyédriques de la partie centrale; *c*, les mêmes, de profil; *d*, cellules commençant à s'allonger pour former des fibres au voisinage de la circonférence.

Les plus externes, celles qui se rapprochent de la circonférence du cristallin, sont allongées ; certaines semblent formées par la réunion de plusieurs d'entre elles. Celles du centre sont plus petites et polyédriques.

Structure du corps du cristallin. — Débarrassé de la cristalloïde, le cristallin se présente sous l'aspect d'une masse de substance molle et très réfringente.

Chez l'enfant et chez l'adulte, il est parfaitement transparent. Avec les progrès de l'âge, il prend une légère teinte ambrée, surtout dans les parties centrales, qui augmentent en même temps de consistance, de façon à former un véritable noyau.

Pour peu qu'il ait subi la moindre altération cadavérique, on trouve, en enlevant la capsule, une couche liquide, qui, ainsi que l'a démontré M. Sappey, n'existe pas sur le vivant.

La surface du cristallin est donc molle, presque liquide ; elle l'est d'autant plus que la mort remonte à une époque plus éloignée.

Le centre est un peu plus résistant, mais sans différences bien tranchées. A part la superficie, on trouve à peu près dans toute la masse le même aspect, la même consistance.

La chaleur, l'alcool, les acides coagulent la substance du cristallin; il devient alors blanc et opaque. Il est facile alors de le décomposer en lamelles. Plongé dans l'eau, il se sépare suivant certaines surfaces que

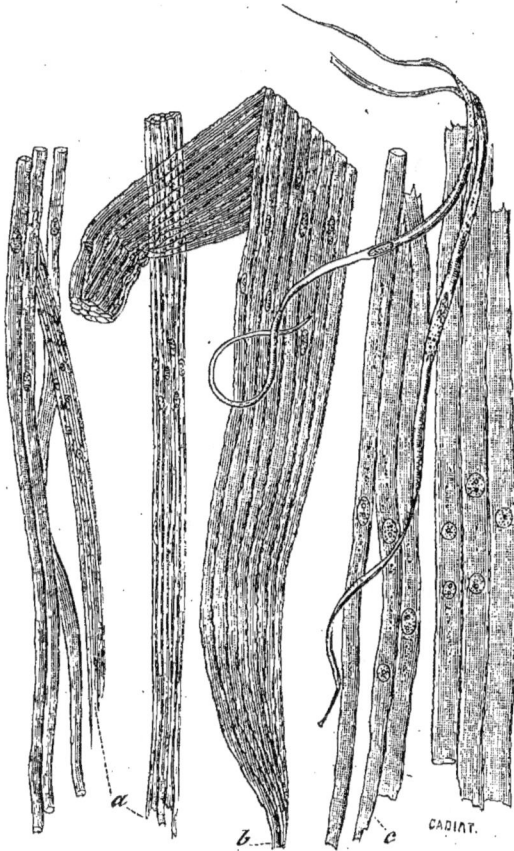

FIG. 259. — Fibres du cristallin. — a, faisceaux de fibres fines nucléées ; b, fibres un peu plus larges dentelées ; c, fibres larges.

nous étudierons tout à l'heure et qui viennent se rencontrer sur l'axe de la lentille.

Sur le corps même du cristallin, débarrassé de la capsule et de sa couche épithéliale, les uns sont tout à fait superficiels : ce sont les tubes ou fibres à noyaux ; les autres forment presque toute la masse : ce sont les fibres dentelées.

Ch. Robin décrivait deux espèces d'éléments. Les uns, superficiels, étaient décrits comme tubes ou fibres à noyaux ; les autres, profonds, formant presque toute la masse, étaient pour cet auteur les fibres dentelées. Mais aujourd'hui on ne saurait accepter cette manière de voir. Il n'y qu'une seule espèce de fibres ou de tubes dans le cristallin ; seulement, les uns sont larges, les autres très fins; mais tous portent des noyaux, et on en verra la raison dans le développement; tous aussi peuvent présenter des dentelures, qui s'exagèrent quand ils s'altèrent cadavériquement. Au lieu de décrire les fibres à noyaux et les fibres dentelées, nous diviserons les fibres en superficielles et profondes.

Fibres superficielles. — Les fibres nucléées forment à la surface de la lentille une couche de 0^{mm},03, tant à la face postérieure qu'à la face antérieure du cristallin. Elles sont disposées parallèlement les unes aux autres et sont juxtaposées, sans qu'il y ait entre elles aucune substance. Ces fibres sont aplaties, leur longueur ne peut être déterminée; leurs bords sont parallèles, leur largeur est de 0^{mm},07 à 0^{mm},09 ; leur épaisseur moitié moindre. Elles sont pâles, transparentes, mais moins que les fibres dentelées.

Il est à noter qu'en diverses circonstances, ces éléments semblent être creux, en sorte que ce seraient des tubes et non des fibres. Il est des conditions de préparation dans lesquelles on peut voir, d'une manière presque indubitable, des séries de gouttelettes placées à la suite les unes des autres au centre des éléments dont il est question, ce qui doit tendre à faire adopter le nom de tubes plutôt que de fibres, qui a d'abord été choisi.

Les fibres dont il est ici question sont importantes à connaître, car dans la production de la cataracte ce sont les premières qui s'altèrent.

Fibres profondes du cristallin. — Ces fibres forment la plus grande partie du cristallin. Elles commencent à 0^{mm},3 au-dessous de la surface.

Elles sont un peu moins larges que les fibres à noyaux ou tubes, plus transparentes, plus pâles.

Ce qu'elles présentent de plus remarquable, ce sont des dentelures régulières sur les bords. Chez l'homme, ces dentelures sont fines; chez certains animaux, les poissons, par exemple, elles sont beaucoup plus accusées. Elles permettent aux fibres de s'engrener réciproquement, de telle sorte que, peu adhérentes par leurs surfaces, elles le sont beaucoup plus par leurs bords. C'est pour cette raison que la substance du cristallin se décompose si facilement en lamelles. A une époque avancée de la vie, elles deviennent granuleuses. Dans la cataracte, on constate une exagération de cet état granuleux.

La largeur de ces fibres est de 0^{mm},006 à 0^{mm},007.

Elles se distinguent des précédentes, d'abord par l'absence de noyaux, par leur dentelures, par leur volume moindre, par l'absence de cavité intérieure et de granulations. Cette description est celle que Ch. Robin a donnée de ces fibres. Nous l'avons reproduite, mais en changeant les dénominations de fibres à noyaux et de fibres dentelées. Il est très probable que les dentelures constituent une altération cadavérique.

Sur les coupes du cristallin perpendiculaires à la direction de ces fibres, elles se présentent sous l'aspect d'hexagones aplatis, de même dimension, exactement accolés les uns aux autres.

Nous verrons dans le développement que, les fibres les plus superficielles étant les dernières formées, il est facile de comprendre que ce soit celles-ci qui aient encore leur noyau, tandis que, sur les autres, celles qui sont plus âgées, le noyau ait souvent disparu par atrophie.

Disposition des fibres cristalliniennes. — Ce qui rend incompréhensibles la plupart des descriptions du cristallin, c'est qu'on représente généralement les fibres comme venant se rencontrer suivant des plans méridiens. Or, ces surfaces d'intersection sont plus compliquées, comme nous le verrons.

Les tubes ou les fibres ont assez de longueur pour parcourir une grande étendue de la surface du cristallin ; unis les uns aux autres, ils forment des couches qui se rencontrent suivant certaines lignes dessinées à la surface et dans la profondeur du cristallin. Leur mode d'arrangement, malgré sa complication, peut être décrit assez simplement. En regardant un cristallin par transparence, on voit sur l'une et l'autre face, des étoiles dont les centres sont sur les pôles de la lentille et dont les branches ne sont pas en nombre égal. M. Sappey a figuré une étoile à trois branches sur la face antérieure et une à quatre branches en arrière, comme étant la disposition la plus habituelle chez l'enfant. Or, on peut constater tout d'abord que les branches des deux faces ne sont pas dans le même plan méridien. L'axe de la lentille et deux branches correspondantes des étoiles opposées déterminent donc une véritable surface gauche méridienne coupant la lentille. On peut se figurer cette surface en supposant d'abord les lignes des deux figures étoilées primitivement dans un même plan méridien ; à supposer ensuite que les deux faces du cristallin tournent légèrement sur l'axe et en sens contraire, on obtiendrait ainsi une surface gauche ayant comme génératrice l'axe du cristallin et des parallèles à cet axe ; puis, comme directrices, les branches des étoiles : en un mot, à peu près le paraboloïde hyperbolique (1).

Ainsi, le cristallin est traversé d'avant en arrière par des surfaces gauches méridiennes, qui se rencontrent sur l'axe de la lentille.

Les lignes d'intersection de ces surfaces gauches, avec chacune des

1. Voy. O. Cadiat, *Du cristallin*, thèse d'agrégation, 1876.

couches du cristallin vont nous donner, pour chacune de ces couches, la direction des fibres qui la constituent.

Revenons, en effet, à la surface même du cristallin formant la première couche des fibres. Divisons les branches correspondantes des étoiles opposées en parties égales, et joignons les points de division entre eux ; nous aurons la direction des fibres passant d'un hémisphère à l'autre. La figure ci-jointe représente ces dispositions.

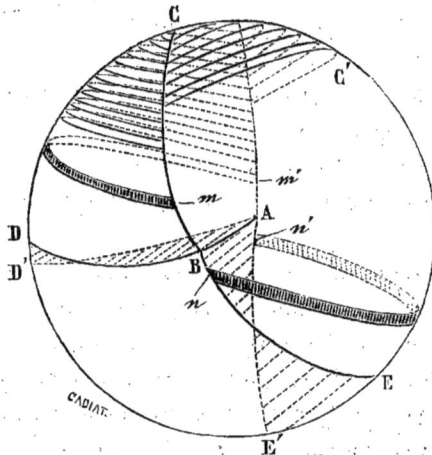

Fig. 260. — Surfaces gauches méridiennes du cristallin. — A, B, axe de la lentille marquant la direction des génératrices des surfaces gauches; A, B, E, E', première surface gauche; n, n', trajet d'une fibre du cristallin ; A, B, C, C', deuxième surface méridienne; A, B, D, D', Troisième surface méridienne. Les directions de ces surfaces sont les arcs B E, B D, B C, représentent les rayons des étoiles.

Pour la deuxième couche et une couche quelconque, cherchons ses intersections avec les surfaces gauches. Nous aurons ainsi deux autres figures étoilées, dont les branches ne seront pas dans un même plan, comme il en était des premières. En divisant encore les branches de ces étoiles en parties égales, en joignant les points de division, nous obtiendrons de même la direction des fibres appartenant à cette seconde couche. Les surfaces gauches d'intersection représentent les surfaces suivant lesquelles s'ouvre le cristallin, lorsqu'on le plonge dans certains liquides. Elles se prolongent jusque dans la partie centrale, dont la déhiscence est plus difficile à obtenir. Outre qu'elles sont déterminées, comme on le voit, par les lignes qui représentent dans chaque couche la série des points de rencontre des fibres cristalliniennes, entre elles se trouve un peu d'une substance amorphe interposée aux éléments.

Ces surfaces marquent aussi la place où se formeront les altérations de la cataracte étoilée.

Rien n'est variable comme la disposition de ces étoiles. Avec les progrès de l'âge, elles se développent et se compliquent.

Ces dispositions des surfaces gauches de séparation nous permettent de comprendre les phénomènes de polyopie monoculaire, la vision d'images doubles avec un seul œil.

Que l'on place, en effet, immédiatement derrière une lentille, comme l'a fait M. Gariel, un écran en forme de croix et que l'on reçoive les rayons convergents sur un écran placé à une certaine distance. Si l'on place l'écran au foyer, tous les rayons passant entre les branches de la croix se réuniront sur l'axe et donneront une seule image ; mais, si on place l'écran en avant du foyer, on aura quatre images séparées par des intervalles obscurs, correspondant aux branches de la croix. Les surfaces gauches du cristallin recevant obliquement les rayons lumineux font l'effet d'un pareil écran. On comprend donc que, si l'œil n'est pas accommodé pour la distance où il regarde, on ait, dans le cas où la lentille perd avec l'âge de son homogénéité, des phénomènes de polyopie, comme l'a montré Giraud-Teulon, et alors, avec un seul œil, on peut avoir des images multiples.

Le cristallin normal est absolument homogène. S'il ne l'était pas, étant formé de fibres parallèles, il donnerait des phénomènes de polarisation. C'est ce que nous avons montré avec M. Gariel. Un cristallin frais de cochon d'Inde ne polarise pas la lumière, mais vient-on à le toucher avec une goutte d'alcool, immédiatement les surfaces de séparation des fibres s'accusent et la lumière est polarisée. Les mêmes phénomènes doivent se produire dans la vieillesse ou certains états pathologiques.

Développement du cristallin. — Le cristallin se développe aux dépens du feuillet épidermique, comme l'ont démontré Huschke (1832), Vogt (1842), Meyer (1851), Remak (1855), Arnold (1873). L'involution cristallinienne commence par un épaississement de la couche épithéliale, qui augmente peu à peu, s'incurve en dedans et refoule devant elle la vésicule qui doit former la rétine.

Le bourgeon épithélial destiné à engendrer le cristallin s'étrangle peu à peu à sa base, et, lorsque le mince pédicule qui le retenait à la couche épidermique s'est rompu, il reste une masse globuleuse, une vésicule à parois épaisses dont les éléments vont se modifier, se transformer peu à peu, pour arriver enfin à l'état de fibres cristalliniennes.

Les cellules qui forment l'involution ont primitivement tous les caractères des éléments de la couche épidermique. Elles sont seulement un peu plus longues.

Un peu plus tard, on voit les cellules de la couche postérieure s'allonger progressivement, pour former des fibres, mais celles dont le développement est le plus rapide occupent toujours le milieu de la paroi postérieure de la vésicule.

Alors que les cellules de la zone équatoriale ont encore, à peu de chose

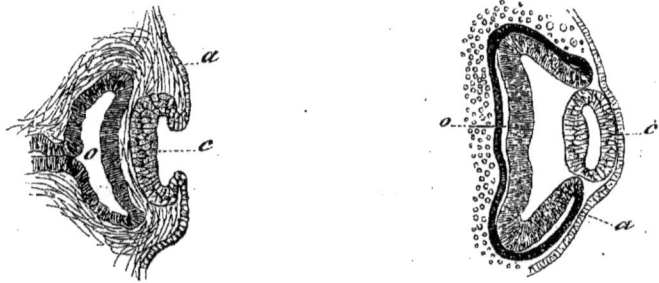

Fig. 261. — Développement du cristallin.

Coupe de l'involution cristallinienne à une époque un peu plus tardive, trois jours. — a, épiderme; c, épaississement cristallinien; o, vésicule oculaire refoulée par le cristallin.

Embryon de quatre jours. Le cristallin est séparé de l'ectoderme; a, ectoderme; c, cristallin; o, vésicule oculaire refoulée avec son feuillet rétinien et son feuillet pigmentaire.

près, l'aspect des cellules épithéliales, celles-ci représent de véritables tubes ou fibres à noyaux.

Le feuillet épithélial antérieur ne subit aucune modification. Il reste

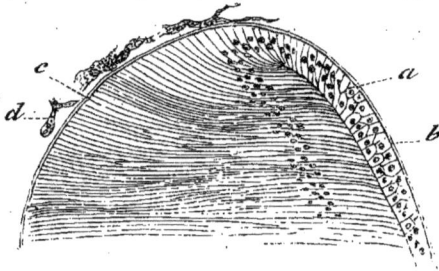

Fig. 262. — Développement des fibres du cristallin. — a, feuillet antérieur de la vésicule cristallinienne; b, cristalloïde antérieure; c, feuillet postérieur de l'involution cristallinienne transformée en une masse de fibres allongées, représentant les fibres du cristallin; d, vaisseaux capsulo-pupillaires.

jusqu'à l'âge adulte ce qu'il était à la période embryonnaire. C'est lui qu'on retrouve sous la cristalloïde antérieure.

Ainsi, des deux feuillets qui formaient la vésicule cristallinienne, l'un ne change donc pas. L'autre, au contraire, se développe, pour former toute la masse du cristallin.

Le cristallin adulte peut donc être considéré comme formé par une double couche de cellules épithéliales accolées.

Ce mode de développement si simple, exposé par Arnold, rend compte de ce fait remarquable, qu'il n'existe jamais de cellules épithéliales sous la cristalloïde postérieure. Ce qui correspond, pour cette partie de la capsule, à la couche épithéliale de la cristalloïde antérieure, c'est tout le corps même du cristallin.

Sur une coupe d'œil de fœtus de poulet monstrueux appartenant à M. G. Pouchet, on voit un cristallin absolument sphérique. Sa forme anormale a eu comme cause le développement simultané des deux couches épithéliales de la vésicule cristallinienne. Ce fait a une grande valeur, car il montre bien que tous les éléments de la vésicule cristallinienne, sont susceptibles de donner naissance à des tubes, suivant les conditions dans lesquelles ils se trouvent.

Il nous explique comment il se fait, qu'après sa destruction, le cristallin peut se régénérer, ainsi qu'on en a rapporté de nombreux exemples, lorsque la cristalloïde antérieure persiste encore. Car il est probable que la couche antérieure qui s'est développée dans cet œil monstrueux, se comporte de la même façon dans les cas de régénération.

Pendant toute la période d'accroissement du cristallin, les nouveaux éléments formés proviennent de la couche antérieure et se superposent aux anciens : c'est ainsi que se produisent les couches concentriques.

Attributs physiologiques du cristallin. — De tous les milieux réfringents, le cristallin est le plus important et possède l'indice de réfraction le plus considérable.

Mais, en outre, sa forme, la disposition de ses couches, en font une lentille convergente très puissante. Pour augmenter encore sa puissance, la densité des couches et leur indice de réfraction vont en augmentant de la surface vers la profondeur. Or, dans une lentille disposée ainsi, on sait que le foyer est encore plus rapproché que si toute la masse était homogène. En l'absence du cristallin, la vision peut s'exercer encore, mais imparfaite. C'est ce que montrent les opérations de cataracte. Les opérés peuvent encore, sans lunettes, distinguer des objets d'un assez petit volume.

Mais si, pour l'homme et les animaux qui vivent dans l'air, l'œil privé du cristallin peut encore donner des images rétiniennes, il est certain que le cristallin est indispensable aux poissons, à l'homme et aux animaux terrestres, lorsqu'ils changent de milieu, parceque l'eau possède un indice de réfraction qui diffère peu de celui des milieux de l'œil. Aussi, chez les animaux aquatiques, le cristallin devient plus volumineux en même temps que ses rayons de courbure diminuent et que ceux de la cornée augmentent.

L'homme, par l'exercice, l'habitude, arrive à distinguer sous l'eau avec une assez grande délicatesse, des objets, qui primitivement, formaient dans son œil, des images confuses et très agrandies.

C'est au cristallin qu'est dû ce phénomène, en vertu d'un mécanisme que nous allons étudier plus loin.

Propriétés optiques de la lentille cristallinienne. — Si le cristallin était remplacé par une lentille de verre de même forme, on verrait autour de chaque point des cercles de diffusion et des couleurs irisées; or, si l'on examine ce qui se passe dans l'œil, on voit que le cristallin est exempt de phénomènes de dispersion et de diffusion.

En effet, si l'iris a été considéré à tort comme destiné à arrêter les rayons marginaux, exactement comme les diaphragmes des opticiens, les observations de de Graaff et de Donders ont constaté la netteté de la vision à toute distance, chez des sujets atteints de mydriase ou d'absence d'iris. Ces faits démontrent d'une façon irrécusable, que l'aberration de sphéricité n'est pas corrigée par le diaphragme irien. Mais, en outre, les expériences faites avec l'optomètre de Scheiner font voir que, dans l'œil, lorsqu'il est accommodé pour une certaine distance, les rayons émanant d'un point lumineux vont, après leur réfraction, concourir en un point rétinien unique.

Enfin, quel que soit le degré de courbure du cristallin et de dilatation de la pupille, l'œil n'a pas d'aberration de sphéricité. On peut en conclure, à plus forte raison, que ce défaut est corrigé dans le cristallin ; cette lentille, en effet, se trouve entre deux milieux presque aussi réfringents que lui. Si, dans ces conditions, la surface caustique formée par les rayons réfractés s'écarte assez peu le long de l'axe optique, pour qu'on puisse considérer que tous les rayons de l'infini convergent en un foyer unique, à plus forte raison doit-il en être ainsi lorsque le cristallin est dans des conditions telles que la convergence de ses rayons soit augmentée, c'est-à-dire quand le corps vitré n'est pas derrière lui (1).

Aberration de réfrangibilité. — Helmholtz a osé dire, qu'il adresserait des reproches sévères à un opticien qui lui livrerait un instrument aussi imparfait que l'œil ; car le cristallin est entaché d'aberration de sphéricité et de réfrangibilité. Or, nous venons de voir que déjà cette lentille est telle que, sans aucun diaphragme, elle corrige son aberration de sphéricité et encore qu'elle modifie ses courbures, pour que cette correction se fasse à toute distance où s'exerce la vision.

_____

(1) Cadiat, *Du cristallin, anatomie et développement.* Thèse de concours. Paris, 1876.

Fraunhofer observa un spectre prismatique à travers une lunette achromatique, à l'oculaire de laquelle, étaient adaptés deux fils croisés très fins et il remarqua que, pour voir distinctement ce réticule, il était obligé d'en rapprocher davantage l'oculaire, lorsque le champ visuel était éclairé par la partie violette du spectre, que lorsqu'il l'était, par la partie rouge.

Il trouva que, si un œil voit nettement à l'infini un objet dont la lumière correspond à la ligne C du spectre, c'est-à-dire à la ligne de séparation du rouge et de l'orangé, il faudrait rapprocher à 18 ou 24 pou-

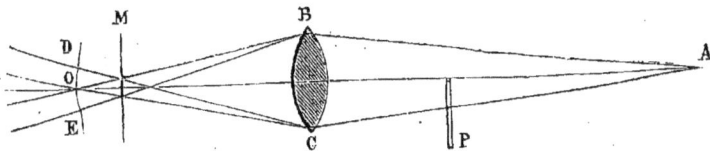

FIG. 263.

ces, pour le voir distinctement, sans faire varier l'accommodation, un objet dont la lumière correspondrait à la couleur de la ligne G, qui se trouve entre l'indigo et le violet. Helmholtz a trouvé des résultats analogues. Ces physiciens arrivent alors à conclure, en s'appuyant sur ces expériences, que l'œil n'est pas achromatique.

Giraud-Teulon s'est élevé avec raison contre cette manière de voir et voici son raisonnement :

« Si, par un moyen optométrique quelconque, on mesure la longueur focale, dans l'œil, des rayons parallèles partant des limites extrêmes et de la région centrale du spectre solaire, on constate que toute nappe conique de rayons blancs tombant sur la cornée donne bien, après sa réfraction, deux nappes différemment réfractées, l'une bleu violet intérieure, l'autre rouge orangée extérieure, d'ailleurs extrêmement voisines.

Ce qui revient à dire que, dans l'œil, le foyer des différents rayons du spectre n'est pas le même. On pouvait le prévoir.

Si nous supposons, par exemple, le point A envoyant un filet lumineux ABC de lumière blanche : dans ce faisceau il y aura, en traversant le milieu de l'œil, décomposition de la lumière blanche ; de telle sorte qu'au lieu d'un rayon unique AB, on aura une nappe conique BOC, formée de rayons diversement réfrangibles : l'orangé en dehors, le violet en dedans.

De même AC donnera une nappe disposée de la même façon. Si donc l'œil n'est pas accommodé pour la distance où il regarde, on aura de D en E deux spectres avec la lumière blanche au milieu.

Mais si, par contre, l'accommodation est effectuée, l'écran rétinien n'est plus en O, mais en M. Là, les deux nappes colorées se superposent et donnent des images blanches.

Vient-on, par exemple, à interposer un écran qui ferme la moitié de l'ouverture pupillaire, les rayons ne se superposent plus et on obtient des images irisées.

On peut donc dire que, si le cristallin n'est pas parfaitement achromatique et parfaitement exempt d'aberration de sphéricité, lorsqu'il fonctionne, il corrige tous ses défauts.

Action du cristallin dans le phénomène de l'accommodation. — Langenbeck (1849), Cramer, Helmholtz ont démontré et mesuré les changements de courbure de la face antérieure du cristallin, lorsque l'œil s'accommodait aux diverses distances.

Deux théories sont en présence pour expliquer ce phénomène :

1° Celle qui consiste à considérer les déformations comme produites par une pression, suivant la circonférence, pouvant s'exercer, soit par la contraction du muscle ciliaire, soit par la distension des vaisseaux ciliaires ;

2° Celle d'Helmholtz, d'après laquelle le cristallin, soumis habituellement à une certaine pression, reprendrait sa forme lors de la contraction du muscle ciliaire.

Lorsqu'on examine, sur la coupe d'un œil, les rapports du muscle ciliaire avec la grande circonférence du cristallin, il est bien difficile d'admettre que ce muscle, en se contractant, puisse exercer directement son action sur la circonférence de la lentille. En effet, cette circonférence se trouve à l'extrême limite des procès ciliaires : c'est à peine si ces deux parties sont en contact.

Helmholtz admet que le cristallin est serré par la zone de Zinn, qui l'aplatit pour ainsi dire sur le corps vitré.

Lorsque le muscle ciliaire se contracte, la zone de Zinn, ramenée en avant, se relâche et le cristallin tend à devenir sphérique en vertu de son élasticité.

Helmholtz a encore observé ce fait, qui paraît tout d'abord en contradiction avec sa théorie : c'est que le cristallin, sur le cadavre, est plus bombé que pendant la vie. Après la mort, il est dans l'état d'accommodation pour une courte distance.

Le relâchement des puissances musculaires lui donnerait donc la même forme que leur contraction. Il semble que ce soit là une objection sérieuse à la théorie d'Helmholtz.

Mais, si l'on réfléchit à ce qui se passe après la mort, il est facile de comprendre que cette objection prouve tout le contraire ; car, alors la zone de Zinn se relâche; puisque, ainsi que je l'ai montré, c'est la tension du corps vitré qui la maintient et elle arrive peu à peu à un état de relâchement extrême, qui dépasse de beaucoup tout ce que l'on constate pendant la vie.

Ce fait de l'accommodation, *post mortem*, pour la vision rapprochée, au lieu d'être une objection à la théorie du savant physicien, en serait donc, on peut le dire, une des meilleures confirmations.

Régénération du cristallin. — Le cristallin peut se régénérer après son ablation, à la condition que les cellules situées sous la face postérieure de la cristalloïde antérieure soient conservées.

Tel est le résultat auquel sont arrivés tous les expérimentateurs, entre autres Leroy d'Etiolles et Cocteau (1825), Löwenhardt (1827), Mayer (1832), Valentin, Milliot (1867). Tous ont constaté, que la régénération se faisait d'autant mieux, que l'animal était plus jeune. La condition indispensable était l'intégrité de la cristalloïde antérieure. Le développement du nouveau tissu débute par la zone équatoriale.

Ces faits de régénération sont faciles à expliquer par ce que nous savons du développement du cristallin. Nous avons vu en effet, que des deux feuillets qui constituent le cristallin au début, le postérieur formait toute la masse des fibres, tandis que l'antérieur restait à l'état de cellules de l'humeur de Morgagni. Mais ces dernières conservent longtemps encore leur propriété de régénération. Ce sont elles qui forment un nouveau cristallin, quand le premier est détruit.

CORPS VITRÉ

§ 152. — Le corps vitré est un tissu, appartenant à cette variété de tissu conjonctif, gélatineux, qui forme la gelée de Wharton et les masses transparentes existant en si grande quantité en différentes régions du corps, chez les plagiostomes. Le corps vitré, seulement, a moins de consistance que cette variété de tissu conjonctif dont nous parlons. Pour peu qu'on le touche ou qu'il soit altéré, il passe à l'état liquide ; aussi Ch. Robin l'avait-il rangé parmi les humeurs. Sous le microscope, il présente un état finement strié qui devient plus apparent lorsque, par le repos, le corps vitré a laissé écouler une certaine proportion de liquide.

Le corps strié est coagulable par certains réactifs et il prend alors un aspect strié fibrillaire. Il est alors décomposable en couches régulières, comme l'albumen de l'œuf encore enfermé sous la coquille, et qui ne peuvent être comparées aux dispositions anatomiques des autres tissus.

La solution d'acétate de plomb, d'après Bowmann, durcit l'humeur vitrée, lui donne l'aspect fibrillaire et l'apparence d'une structure en couches superposées, mais non suivant des surfaces concentriques à la surface limitante du corps vitré.

Le corps vitré est coagulé aussi par certains sels de fer, l'acide chronique et les chromates. Il n'est pas coagulé par la chaleur et par l'alcool.

Le tissu du corps vitré est demi-liquide, transparent, hyalin, d'autant plus dense que les sujets sont plus jeunes.

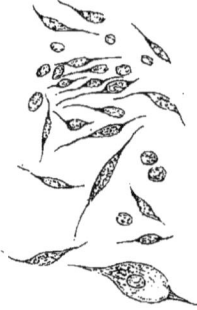

Chez les enfants, il constitue une matière ferme, gélatiniforme et tremblotante (Ch. Robin). L'indice de réfraction de cette substance est moindre que celui du cristallin.

Le corps vitré est entouré d'une membrane (membrane hyaloïde) épaisse de 2 millièmes de millimètres au maximum, très transparente, assez résistante, à déchirure nette, se plissant facilement. Elle est homogène, sans granulations ni noyaux. Cependant Kölliker a trouvé des cellules étoilées anastomosées à la face externe de la membrane hyaloïde.

G. 264.—Éléments fibroplastiques du corps vitré pris sur un embryon de mouton de 30 cent.

Cette membrane ne se réfléchit pas, comme certains auteurs l'ont prétendu, autour de l'artère centrale de la rétine, pour former le canal hyaloïdien; Ch. Robin a constaté, au contraire, sur des yeux d'embryon de 20 à 30 millimètres, qu'elle se prolonge en arrière sur l'artère centrale de la rétine, appliquée contre elle, et qu'elle disparaît insensiblement, quand elle a atteint le niveau de la sclérotique, vers laquelle on la suit très nettement (*Leçons sur les humeurs*, p. 254).

La membrane hyaloïde adhère intimement à la limitante interne de la rétine. Au niveau de l'ora serrata, ces deux membranes, intimement confondues, s'épaississent pour former la zone de Zinn, en affectant là des dispositions que nous avons décrites avec ces membranes. Sur la petite circonférence des procès ciliaires, la membrane hyaloïde se sépare de la limitante interne, pour former ce qu'on a appelé la paroi postérieure du canal de Petit, et elle ne va pas au-delà de la circonférence du cristallin. En effet, sur la cristalloïde postérieure, il est impossible de séparer un feuillet distinct correspondant à la membrane hyaloïde.

Le corps vitré, dans certaines conditions accidentelles, telles que les tumeurs de la choroïde ou de la rétine, peut devenir fluide comme de l'eau. Il renferme alors des corpuscules flottants, formés de flocons, de substances organiques coagulées englobant des leucocytes hypertrophiés et granuleux. Les leucocytes, d'ailleurs, se trouvent à l'état normal, surtout chez les jeunes sujets et surtout vers la surface, dans le voisinage de la membrane hyaloïde..

Le corps vitré renferme encore de petits corps en suspension qui sont

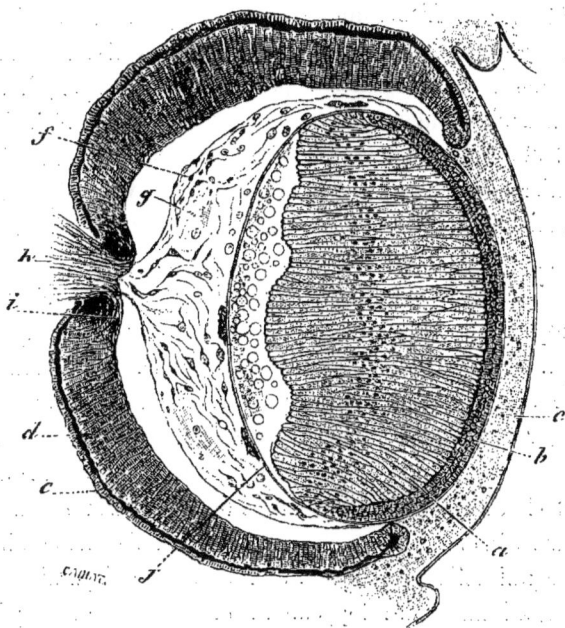

Fig. 265. — Développement du corps vitré. — *a*, cristallin ; *b*, feuillet antérieur du cristallin formant l'humeur de Morgagni ; *c*, cornée ; *d*, feuillet rétinien ; *e*, feuillet choroïdien ; *f*, corps vitré sous forme d'un tissu fibro-plastique très lâche ; *g*, artère hyaloïde ; *h*, nerf optique ; *i*, fibres du nerf optique s'étalant sur le feuillet rétinien ; *j*, cristalloïde couverte par les vaisseaux capsulo-papillaires.

très probablement des leucocytes disposés en séries, ainsi que des filaments des substances organiques coagulées, dont l'ombre projetée sur la rétine produit l'impression de taches dites mouches volantes. On les voit sous forme de filaments ou de traînées, qui vont et viennent dans le champ visuel. On les aperçoit en regardant au travers d'une carte trouée avec une aiguille, ou lorsque, par un moyen quelconque, on détermine de la congestion oculaire. (Voy. *Leçons sur les humeurs*, p. 257. — *Du microscope et des injections*, Ch. Robin. Paris, 1849, p. 195.)

Au début du développement, le cristallin remplit presque toute la cavité oculaire, sa face postérieure est en contact avec la rétine et le corps vitré n'existe pas encore.

C'est à ce moment que l'artère centrale de la rétine passe directement du nerf optique sur la face postérieure du cristallin.

Mais peu à peu le feuillet moyen s'insinue entre la face postérieure du cristallin et la rétine et repousse ce dernier en avant.

Le corps vitré pénètre dans le globe oculaire, par la fente ou coloboma, que nous avons vue à la face inférieure, ainsi que Remak l'a avancé le premier. Kölliker et Lieberkühn avancèrent, que l'introduction des cellules du mésoderme dans l'œil se fait aussi par la partie antérieure. D'après eux, dès le début de l'invagination épidermique, on aperçoit une mince couche de mésoderme interposée entre cet organe et la vésicule oculaire. His, Arnold et dernièrement M. Blanchard sont arrivés au même résultat. Ce dernier figure, dans son travail sur le corps vitré (*Journal de l'anatomie*, mai-juin 1880), un corps vitré en communication avec le mésoderme par la partie antérieure du globe oculaire.

Les premiers éléments qui constituent le corps vitré chez l'embryon sont des noyaux sphériques ou ovoïdes, identiques à ceux qui précèdent la formation du tissu conjonctif. Sur des embryons de mouton de 25 centimètres de long, ces éléments se présentent encore sous cette forme. Plus tard, ces éléments s'écartent les uns des autres par l'interposition d'une matière amorphe translucide qui se développe surtout dans la partie centrale du corps vitré. En même temps, ils s'allongent et des prolongements se forment à leurs extrémités, de telle sorte qu'ils prennent l'aspect de cellules fibro-plastiques. Ceux du centre disparaissent progressivement et, à la fin du développement, on n'en trouve plus qu'un certain nombre adhérents à la membrane hyaloïde. Dans les altérations du corps vitré, quand ce tissu passe à l'état fibreux, qu'il s'y forme un tissu cicatriciel, ce sont ces mêmes éléments du tissu conjonctif embryonnaire qui se reforment en grande quantité.

RÉTINE.

§ 153. — **Rétine.** — La rétine est formée par le prolongement creux de la vésicule cérébrale antérieure, qui vient se mettre en rapport avec le cristallin ; autrement dit, par la vésicule oculaire primitive. Lorsque cette vésicule est refoulée par le cristallin et plus tard par le corps vitré, ses deux feuillets s'accolent l'un à l'autre. L'antérieur prend, relativement à celui qui est en connexion avec la vésicule cérébrale, un développement assez considérable, il formera la rétine. L'autre donnera naissance à la couche des cellules pigmentaires de la choroïde (voyez fig. 242 et fig. 243). Aussi les éléments qui le composent ne tardent-ils pas à prendre chez l'embryon une couleur noire foncée. D'après ce que nous venons de voir, on comprend qu'on puisse décrire la couche épithéliale de la choroïde avec la rétine; en s'appuyant sur le développement, certains faits d'anatomie comparée sont encore en faveur de ce rapprochement.

Mais nous avons vu, en étudiant la choroïde, qu'il n'y a avait pas lieu d'accepter cette division et de ranger, avec Kölliker, la couche pigmentaire dans les couches choroïdiennes.

Nous verrons encore, que la rétine se rapproche par ses dispositions générales, d'une circonvolution cérébrale. Les éléments y sont disposés dans le même ordre. En outre, les tubes nerveux du nerf optique n'ont pas de gaîne de Schwann, comme ceux de la substance blanche des centres nerveux.

Les circonvolutions cérébrales sont, ainsi que nous l'avons vu, formées principalement par trois couches de cellules, entre lesquelles se trouvent trois couches accessoires réunissant les premières. Il en est de même pour la rétine.

Nous retrouverons, en effet, la couche des cônes et des bâtonnets, éléments nerveux modifiés en vue du rôle qu'ils ont à remplir ; 2° une couche profonde de cellules nerveuses ; 3° des myélocytes disposés suivant une ou deux couches et occupant une position intermédiaire aux précédentes. Il n'y a pas identité complète entre les dispositions des circonvolutions cérébrales et rétiniennes, mais des analogies évidentes. Du reste, nous avons vu que rien n'était plus variable, que l'arrangement des cellules dans l'écorce du cerveau.

La rétine est une membrane d'un blanc grisâtre, molle, très fragile, s'altérant très rapidement sur le cadavre. Elle est d'une épaisseur assez considérable ; car elle atteint $0^{mm},3$ à $0^{mm},4$, ce qui est à peu près l'épaisseur de la muqueuse intestinale.

Elle présente une face externe, en rapport avec la choroïde, à laquelle elle adhère faiblement ; une face interne, en rapport avec le corps vitré et sur laquelle s'étalent les branches de l'artère centrale de la rétine.

Au point de vue de la texture, nous devrons étudier dans cette membrane plusieurs régions :

1° Le point où pénètre le nerf optique ; 2° la ligne circulaire où cesse la rétine et où commence la zone de Zinn, qui lui fait suite, et enfin 3° la tache jaune.

Avant de voir les particularités relatives à chacune de ces régions étudions d'une façon générale, la disposition des couches de la rétine en un point quelconque de cette membrane.

Sur une coupe perpendiculaire à sa surface, la rétine se montre comme composée de six couches :

1. Couche des cônes ;
2. Limitante externe ;
3. Couche de myélocytes;
4. Couche de matière amorphe et de filaments nerveux ;
5. Couche de myélocytes;
6. Couche de cellules nerveuses ;
7. Couche de nerfs ;
8. Limitante interne.

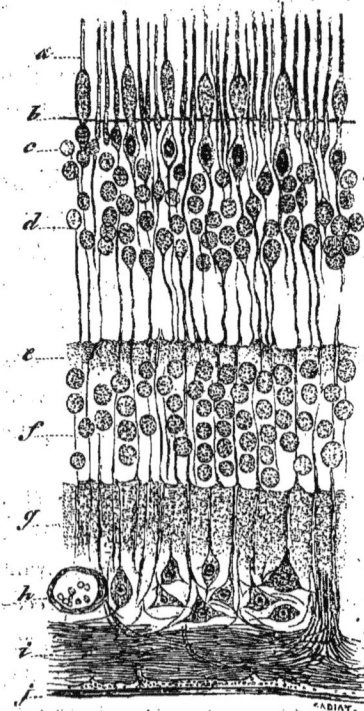

Fig. 266. — Reproduction en fac-simile d'une coupe de la rétine sur un œil atteint de glaucome, préparation de M. Desfossés. La rétine, légèrement œdématiée, se trouve pour ainsi dire dissociée en ses éléments. — *a*, couche des cônes ; *b*, limitante externe ; *c*, couche des noyaux de cônes ; *d*, couche de myélocytes ; *e, f*, deuxième couche de myélocytes ; *g*, couche granuleuse ; *h*, couche des cellules nerveuses avec une artère ; *i*, couche des fibres nerveuses ; *j*, limitante interne.

Couche des cônes et des bâtonnets. — Les bâtonnets sont des éléments ayant la forme de cylindres allongés réguliers, hauts de $0^{mm},04$ à $0^{mm},05$ et épais de $0^{mm},01$.

L'extrémité externe de ces éléments est coupée perpendiculairement. L'extrémité interne, par contre, est séparée du corps de l'élément par une ligne transversale très fine. Elle se termine en pointe ; sur la pointe elle-même, vient aboutir un filament très grêle qui traverse les couches sous-jacentes.

La substance des bâtonnets est homogène, d'aspect cireux ; elle est flexible, mais cependant se casse facilement.

Ces éléments sont très altérables. L'eau les gonfle, les crispe. Ils donnent alors naissance à des gouttes sarcodiques qu'on trouve en grande quantité à la surface de la rétine. Souvent, l'extrémité interne se gonfle sous l'influence de ces altérations cadavériques et devient sphérique.

Il est possible de reconnaître dans les bâtonnets deux segments, ainsi que l'avait fait Müller : un segment externe et un interne. D'après M. Schultze, ces deux segments jouiraient de propriétés optiques différentes ; ils se comporteraient différemment avec la lumière polarisée. Les segments externes se colorent plus facilement que les segments internes, soit avec le carmin, soit avec le rouge d aniline. La rupture des bâtonnets se fait souvent à l'union des deux segments et les deux parties séparées présentent des différences dans la façon dont elles s'altèrent.

L'acide acétique étendu attaque rapidement les bâtonnets, qui se gonflent et finissent par disparaître. L'acide chromique étendu les ratatine.

La macération dans l'iode-sérum ou les acides faibles décompose le segment externe des bâtonnets en petits disques superposés.

Cônes. — Les cônes peuvent, d'après Kölliker, être décrits comme des bâtonnets, dont le segment interne serait renflé en forme de massue. Ce segment interne, qui offre $0^{mm},015$ à $0^{mm},025$ de long sur $0^{mm},004$ à $0^{mm},006$ de large et qui ne dépasse pas, par conséquent, la moitié de la hauteur de la couche des bâtonnets, est formé d'une substance homogène, brillante, qui, sauf un peu plus de transparence, ressemble à celle des bâtonnets. Elle subit les mêmes altérations après la mort et en présence des réactifs.

Les segments externes des cônes sont, de même nature que ceux des bâtonnets, mais un peu plus altérables. Ils se prolongent du côté externe de la rétine aussi loin que les bâtonnets, au moins dans la tache jaune. En dehors de cette région, ils paraissent se terminer plus tôt. Le cône se continue du côté de la limitante externe, avec une cellule nerveuse sphérique ou myélocyte à laquelle Kölliker donne le nom de grain de cône.

Cet élément ou myélocyte est d'ailleurs en connexion avec les parties plus profondes de la rétine, par une fibre nerveuse très fine.

Les cônes et les bâtonnets sont rangés les uns à côté des autres, à la surface de la rétine, d'une façon très régulière. Les cônes sont à des distances égales les uns des autres et entre eux se trouvent des bâtonnets. Au niveau de la tache jaune il n'y a qu'une rangée de bâtonnets autour de chaque cône.

2e *Couche* ou couche granuleuse externe ; 1re couche de myélocytes. — Cette couche est épaisse de $0^{mm},02$ à $0^{mm},06$. Elle est formée de myélocytes et de prolongements nerveux, qui vont des bâtonnets et des cônes aux parties plus profondes.

Les myélocytes de cette couche sont, les uns indépendants, les autres liés aux cônes, dont ils forment les noyaux ou ce que les auteurs allemands appellent les grains de cône. Ces derniers sont immédiatement au dessous de la limitante externe. Ils donnent naissance, par leur côté interne, à une fibre grêle, cylindrique, avec des varicosités de distance en distance. Quelquefois, on peut suivre ces fibres jusqu'à la seconde couche de myélocytes (couche granuleuse interne des auteurs allemands).

De même, les grains des bâtonnets situés au même niveau se présentent sous l'aspect de noyaux libres ou de petites cellules avec un mince corps cellulaire de $0^{mm},004$ à $0^{mm},008$ de diamètre. Ils donnent par chacun de leurs pôles un filament très fin, ce qui les rend comparables à de petites cellules nerveuses bipolaires. L'un de ces filaments se continue avec celui qui prolonge inférieurement le bâtonnet. L'autre se jette dans la couche granuleuse interne, où l'on cesse de le suivre.

Couche de substance grise intermédiaire. — Cette couche a de $0^{mm},01$ à $0^{mm},05$ d'épaisseur. Elle est surtout épaisse au niveau de la tache jaune. Elle est formée de deux zones distinctes : l'une externe, dans laquelle on ne rencontre que les prolongements fibrillaires des bâtonnets et des cônes ; l'autre interne, qui renferme beaucoup de matière amorphe des centres nerveux, substance finement granuleuse et des prolongements horizontaux ou obliques des fibres de cône et de bâtonnet.

2° *Couche de myélocytes.* — Les éléments de cette couche sont un peu plus gros que ceux de la couche externe de myélocytes ou granuleuse externe. Les plus gros ressemblent même à des cellules bipolaires ; d'autres, plus petits, ne sont pas bien faciles à déterminer et l'on peut supposer qu'ils appartiennent à l'appareil de soutènement de la membrane.

L'épaisseur de cette couche est de $0^{mm},16$ à $0^{mm},04$.

Couche des cellules nerveuses. — Au-dessous de la couche de myélocytes on trouve une couche composée de deux parties : 1° une, de matière amorphe finement granuleuse, qui en forme la zone la plus superficielle ; 2° une, de cellules nerveuses multipolaires, disposées sur une ou deux rangées et dans la zone la plus profonde. Il est inutile de séparer ces deux zones l'une de l'autre, comme la plupart des auteurs allemands, car la plus superficielle représente seulement la matière amorphe interposée aux cellules et débordant un peu au-dessus d'elles.

Les cellules multipolaires de la rétine ressemblent à celles des circonvolutions. Elles sont un peu moins granuleuses. Leur diamètre varie de $0^{mm},01$ à $0^{mm},03$; c'est-à-dire qu'il diffère très peu de celui des grosses cellules cérébrales. Elles sont coniques ou sphériques, ou bien elles présentent plusieurs angles, portant des prolongements ramifiés. Ces prolongements se dirigent dans deux sens différents. Les uns marchent verticalement vers la couche profonde de myélocytes ; les autres marchent horizontalement, pour former la couche la plus interne de la rétine, et se continuent avec des fibres variqueuses.

Les noyaux de ces cellules ont le même aspect que ceux des cellules cérébrales. Ils ont de $0^{mm},05$ à $0^{mm},01$ de diamètre et offrent un nucléole petit et brillant.

Cette couche des cellules nerveuses est traversée en outre par des fibres nerveuses marchant dans des directions diverses, puis par les fibres de soutènement de la rétine. Son épaisseur est de 0ᵐᵐ,35 à 0ᵐᵐ,040 dans la plupart des régions. Sur la tache jaune, elle atteint 0ᵐᵐ,10 à 0ᵐᵐ,15.

Couche des fibres nerveuses. — Dans cette couche nous devons étudier la nature des éléments ou fibres, leur direction et leur disposition au niveau de la papille et de la tache jaune.

Les fibres nerveuses de la rétine se présentent avec l'aspect que nous avons figuré page 182, t. I. Elles sont variqueuses, comme les cylindres d'axe de certaines régions. D'après Bowmann et M. Schultze (voy. Kölliker, p. 873), toutes ces fibres ne sont que des cylindres d'axe; sur l'homme, où ces éléments sont relativement minces, on peut hésiter encore à se prononcer; mais en considérant la rétine, chez le cheval, et en prenant des pièces fraîches, on ne peut douter que l'opinion de ces auteurs ne soit exacte. Ces fibres sont transparentes, grisâtres. Leur diamètre est en moyenne de 0ᵐᵐ,01 à 0ᵐᵐ,02. Quelques-unes sont du double plus épaisses.

D'après la structure de ces fibres, on voit quel nerf optique se dépouille successivemement de ses enveloppes. Tout le névrilème se perd dans la sclérotique, au moment où il traverse l'ouverture infundibuliforme que cette membrane lui présente. La myéline s'arrête aussi à la papille. On comprend d'ailleurs, que, s'il fût resté tant soit peu de cette matière grasse, dont l'indice de réfraction diffère considérablement de l'indice des autres éléments rétiniens, la membrane n'aurait pu être traversée par les rayons lumineux, qui doivent impressionner les cônes et les bâtonnets.

A partir de la papille du nerf optique, les fibres s'irradient dans toutes les directions, en formant une couche continue qui s'étend jusqu'à la zone de Zinn. Cette couche n'est interrompue qu'au niveau de la tache jaune. Ces fibres sont, d'après Kölliker, réunies en faisceaux de 0ᵐᵐ,20 à 0ᵐᵐ,26 de long qui s'anastomosent entre eux ou marchent parallèlement. Au niveau de la tache jaune, un certain nombre de ces fibres vont directement rejoindre l'extrémité interne de cette tache. Les auteurs décrivent des arcs de cercle de plus en plus ouverts, pour aller se perdre sur les côtés de la tache. Toutes ces fibres se perdent entre les cellules nerveuses, dans la profondeur de la tache, qui manque par conséquent de fibres superficielles. Sur le côté externe de la tache jaune, les fibres se redressent peu à peu, de telle façon que leurs arcs, convergeant encore dans une certaine étendue, se trouvent séparées à leur extrémité par une raie blanche située sur le prolongement de la tache jaune, jusqu'au point où ces arcs, complètement redressés, sont devenus rectilignes et parallèles.

Ces fibres vont très probablement se continuer avec les prolongements des cellules nerveuses (Kölliker). L'épaisseur de la couche des fibres optiques est de $0^{mm},02$ près de la papille, de $0^{mm},06$ à $0^{mm},08$, plus en avant de $0^{mm},45$, au bord de la tache jaune, de $0^{mm},04$ au voisinage de l'ora serrata.

Limitante interne. — La limitante interne est une membrane mince, hyaline, transparante, ayant $0^{mm},01$ d'épaisseur. Dans les dissociations de rétine, elle se détache souvent par lambeaux et elle se montre alors avec l'aspect d'une paroi glandulaire homogène. Elle présente deux faces, l'une interne, appliquée sur la membrane hyaloïde, avec laquelle elle se confond, au niveau de l'ora serrata, pour former la zone de Zinn. L'autre face est hérissée de prolongements représentant des sortes de colonnettes, d'une substance amorphe de même nature que la membrane elle-même et qui s'étendent, dans toute la hauteur des couches rétiniennes.

C'est cette matière, qui, sur les coupes, prend l'aspect de fibres ou de colonnes, et qui, en réalité, forme des cloisons que l'on décrit sous le nom de fibres de Müller, l'anatomiste qui les a étudiées le premier.

Ces fibres traversent perpendiculairement toute la rétine; on peut les suivre, depuis la granuleuse externe jusqu'à la couche des fibres nerveuses. Elles forment dans les couches profondes, jusqu'à la limite supérieure de la granuleuse interne, des colonnes rectilignes, espacées à des intervalles égaux et parfaitement régulières. La partie inférieure de ces colonnes s'étale sur la limitante interne. Elles reposent sur cette membrane, non par une base continue, mais en formant des faisceaux divergeants qui s'anastomosent entre eux, de telle sorte, que l'ensemble représente un véritable réseau appliqué sur la face supérieure de la limitante et entre les mailles duquel, passent les fibres nerveuses.

Les fibres de Müller, au niveau des couches granuleuses, envoient latéralement de minces prolongements qui contournent les amas de myélocytes; supérieurement, elles se soudent à la limitante externe.

Il est difficile de se faire une idée exacte de la nature de ces fibres. Elles ne sont pas de nature conjonctive; car elles n'ont nullement l'aspect et les propriétés chimiques des éléments du tissu conjonctif. Elles ne sont pas non plus de même nature que la substance de la limitante interne, car, ainsi que le fait remarquer Kölliker, elles se détachent de celles-ci avec une extrême facilité et la limitante existe encore sur la tache jaune et à l'entrée du nerf optique, là où il n'y a pas de fibres radiées; mais, en outre, la limitante interne est résistante à peu près comme les basement-membranes. Elle résiste longtemps aux acides et aux alcalis, tandis que les fibres de Müller sont extrêmement altérables. Celles-ci se détruisent rapidement après la mort et se dissolvent en présence des réactifs dont nous venons de parler. D'après M. Schultze, les fibres de Müller se continueraient, entre les éléments rétiniens, par un réseau extrêmement délicat contenant des noyaux dans son épaisseur. Kölliker n'a pas pu retrouver ce réseau et il ne craint pas d'affirmer, dans tous les cas, que les fibres de Müller ne sont pas formées de fibres de tissu conjonctif, d'après leurs dispositions et leurs réactions chimiques. Cet auteur figure un certain nombre de ces fibres radiées, renfermant encore manifestement un noyau dans leur épaisseur.

S'il en est ainsi, on ne peut admettre qu'elles appartiennent à la catégorie des substances amorphes interposées aux éléments figurés. Mais il est facile de supposer, que ces fibres dérivent des éléments cellulaires embryonnaires qui composent les parois de la vésicule oculaire primitive.

Un certain nombre de ces éléments formeraient les véritables cellules nerveuses ; d'autres, subissant un développement incomplet, resteraient sous la forme de substance intercellulaire et constitueraient une sorte de trame de soutènement pour les premiers.

Il est encore permis d'émettre cette opinion, que cette substance, qui se présente ici sous forme de cloisons, est l'analogue de la matière amorphe des centres nerveux.

Vaisseaux de la rétine. — L'artère naît directement de l'ophthalmique,

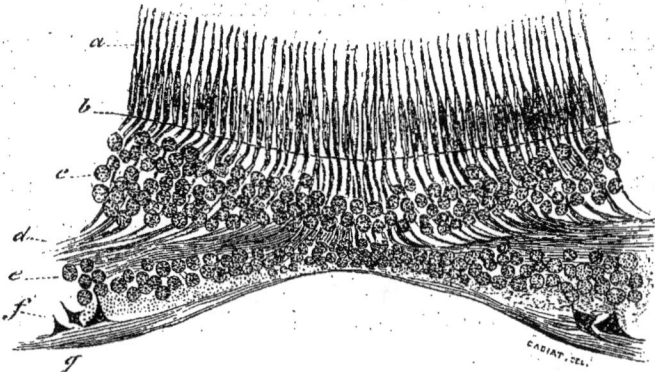

FIG. 267. — Coupe de la rétine au niveau de la fovea. — *a*, cônes ; *b*, limitante externe ; *c*, couche externe de myélocytes ; *d*, couche intermédiaire formée de matière amorphe et de fibres nerveuses très fines ; *e*, couche interne de myélocytes ; *f*, cellules nerveuses multipolaires ; *g*, couche des nerfs et limitante interne.

plonge dans le nerf optique à 1 cent. en arrière du globe de l'œil, se place sur son axe et, arrivée à la papille, se divise en deux branches : l'une ascendante, l'autre descendante, situées d'abord sur la face externe de la limitante interne et qui pénètrent ensuite dans la couche des fibres.

Elles donnent là un réseau qui va jusque dans la couche granuleuse. Aucun vaisseau n'atteint celle des bâtonnets; dans la fovea, il n'y a point de vaisseau. Chaque artère est accompagnée de deux veines parallèles, qui s'engagent comme elles au centre du nerf optique.

Tache jaune. — La tache jaune, située sur l'axe optique de l'œil à $0^{mm},2$ ou $2^{mm},5$ du centre du nerf optique, est elliptique, de couleur jaune plus ou moins foncée.

A sa partie moyenne et plus près de son extrémité interne, se trouve une dépression de $0^{mm},01$ à $0^{mm},02$ de large.

C'est la fossette centrale.

Elle correspond à une partie amincie de la membrane.

Quant au pli central, il n'existe pas sur les yeux absolument frais. La couleur jaune de cette région dépend d'une matière colorante spéciale qui imprègne tous les éléments de la rétine, excepté la couche des bâtonnets. Cette couleur est soluble dans l'eau et dans l'alcool.

Les fibres nerveuses ne forment pas une couche continue au niveau de la tache jaune. Les cellules nerveuses, très nombreuses, serrées et sur plusieurs plans, sont immédiatement en rapport avec la membrane limitante.

Au niveau de la fossette centrale, on trouve une diminution considérable de toutes les couches, excepté celles des bâtonnets et des cônes. Néanmoins, on y retrouve encore des cellules nerveuses.

Entre les cellules, on aperçoit aussi des fibres qui arrivent des régions périphériques, au lieu de pénétrer perpendiculairement, comme dans les autres régions. La couche amorphe, qui passe au-dessus des cellules nerveuses, manque dans la fossette centrale; souvent la granuleuse interne y fait aussi défaut. L'externe, au contraire, et la couche intermédiaire, se retrouvent partout, mais beaucoup plus minces sur la dépression centrale.

Cônes. — Les cônes, dans la région de la tache jaune, sont beaucoup plus minces que partout ailleurs, au point qu'on peut les confondre presque avec des bâtonnets.

Leur diamètre est de $0^{mm},002$ à $0^{mm},003$. Les bâtonnets de cône n'ont guère plus de $0^{mm},001$ à $0^{mm},0015$, au milieu de la tache jaune, d'après Kölliker. D'après M. Schultze, sur les bords de la fovea, il existe une région où les cônes sont rangées suivant des lignes arquées régulières, imitant les dessins guillochés des boîtes de montre. Sur les bords de la fovea, les cônes sont écartés les uns des autres par une seule rangée de bâtonnets; mais au centre de la fovea, il n'y a plus que des cônes. Les fibres qui partent des prolongements des cônes se voient aussi, au niveau de la fovea, jusque dans les couches profondes de la rétine. Seulement, ces fibres suivent un trajet oblique, pour aller se rendre à la couche des cylinder axis des régions voisines.

Portion ciliaire de la rétine. — Les couches externes de la rétine ne cessent pas brusquement, au niveau des procès ciliaires. Elles se continuent à la surface de ses saillies, entre elles et la zone de Zinn, en formant là une membrane mince de $0^{mm},04$ à $0^{mm},05$, qui adhère aux procès ciliaires dont elle se sépare, en enlevant des cellules pigmentées. Cette portion de la rétine est formée de cellules cylindriques, très longues, qui deviennent de moins en moins hautes à mesure qu'on se rapproche des régions antérieures. Elles rappellent les cellules épithéliales par leurs dispositions. Les plus longues sont incurvées et elles s'appliquent par des extrémités bifurquées et élargies sur la limitante interne. Kölliker pense que ces cellules représentent des éléments de même nature que ceux qui donnent naissance aux fibres radiées de la rétine, et il arrive à cette conclusion, que la portion ciliaire de la rétine est composée exclusivement de fibres radiées raccourcies.

En dedans de cette couche se trouve la zone de Zinn, formée par l'union de la limitante interne de la rétine et de la membrane hyaloïde.

Les éléments que nous avons étudiés dans la rétine sont unis les uns aux autres par des fibres nerveuses, dont on connaît à peu près le trajet.

Lorsqu'on examine les cônes et les bâtonnets, on voit manifestement sur des pièces préparées par dissociation, des fibres nerveuses très fines en continuité, par l'intermédiaire des myélocytes de la granuleuse externe, avec les prolongements des segments internes des bâtonnets et des cônes. D'un autre côté, la couche profonde est formée de fibres nerveuses qui traversent perpendiculairement la granuleuse interne et qui vont monter, par petits faisceaux isolés, entre les myélocytes de la granuleuse externe. Un grand nombre viennent aboutir manifestement à ces éléments. Le trajet probable et à peu près démontré des fibrilles nerveuses est donc le suivant. De la couche profonde où elles sont toutes renfermées, elles montent verticalement en se séparant et en marchant isolées les unes des autres. En suivant alors l'une de ces fibres, on la voit en connexion d'abord avec un noyau de la granuleuse interne; plus haut, avec un élément analogue de la granuleuse externe, et enfin aboutir au segment interne d'un bâtonnet ou d'un cône.

Propriétés du tissu rétinien. — La forme la plus simple de l'organe de perception des impressions lumineuses est représentée par une tache pigmentaire noire, dans laquelle vient aboutir un faisceau de tubes nerveux. Tel est l'organe de la vision des gastéropodes.

Il n'est rien moins que démontré que les parties transparentes de l'œil de ces animaux puissent être comparés à un cristallin.

Dans cette masse de substance noire, les vibrations lumineuses s'éteignent entièrement, ou plutôt sont transformées en mouvement vibratoire d'un autre ordre, qui se transmet le long du nerf et constitue dans les centres nerveux la sensation lumineuse.

Ici, il n'y a point analyse de sensations. L'animal ne voit que de la lumière ou de l'obscurité, sans se rendre compte de la forme des objets. Ces animaux se rendent si peu compte de la nature de leurs impressions visuelles que l'on peut, ainsi que je m'en suis assuré bien des fois, menacer leurs tentacules oculaires avec des ciseaux ou un instrument quelconque. Ils ne les rentrent jamais qu'au moment juste où on les coupe. Or, les mollusques de cet ordre sont déjà bien élevés en organisation. Que penser, par conséquent, des auteurs qui ont cherché à voir chez des animaux beaucoup plus éloignés toutes les parties d'un véritable appareil oculaire?

Lorsque l'organe de la vision se perfectionne, c'est toujours suivant la même formule générale que pour tous les autres sens, c'est-à-dire par des dispositions anatomiques telles que l'impression mécanique vague et diffuse puisse être décomposée en impressions élémentaires, aussi simples que possible. Ainsi le tact, l'ouïe, la vue ramènent des impressions diffuses, complexes, à une infinité d'impressions élémentaires. C'est, pour employer une comparaison tirée de la géométrie, le tracé par points de la sensation. La forme d'un corps que nous déterminons par le tact, nous est donnée par une multitude d'excitations mécaniques de nos nerfs sensitifs cutanés; de même des mouvements vibratoires d'amplitudes différentes, reçus par des éléments distincts et transmis par le nerf optique, nous donnent une sensation que nous appelons lumineuse et qui n'est qu'un mode d'activité spéciale des centres nerveux. Il est bien entendu, en effet, que le phénomène lumière est purement subjectif et qu'il n'y a en dehors de nos sens ni lumière ni chaleur, mais des vibrations de la matière se produisant suivant des trajectoires et des vitesses déterminées.

Pour arriver à l'analyse élémentaire des impressions lumineuses, l'appareil de la vision, dès qu'il atteint un degré suffisant de perfection, est disposé de telle façon que chaque rayon lumineux partant d'un objet dans l'espace vienne impressionner une fibre nerveuse du nerf optique. Cette fibre est d'ailleurs en rapport avec une substance capable d'absorber les vibrations lumineuses et se termine par un élément de nature spéciale, cône ou bâtonnet. Chaque élément rétinien ne peut recevoir que des rayons lumineux venant d'une seule direction. Ainsi la sensation visuelle d'un objet résulte des rayons émanant de tous les points qui le composent et venant impressionner, en suivant des directions différentes, une série d'éléments rétiniens.

Or, afin de réaliser des conditions nécessaires pour que chaque point de l'espace ait une seule image rétinienne, tantôt l'appareil oculaire affecte les dispositions des yeux à facettes, telles qu'on les voit chez les articulés; tantôt il renferme un système de lentilles convergentes, disposées de telle sorte, que l'image réelle d'un point mathématique arrive toujours à n'occuper qu'un seul élément rétinien.

La vision serait parfaite si chaque élément sensible de la rétine n'occupait qu'un espace infiniment petit; mais nous n'en sommes pas là; aussi deux rayons écartés seulement de 3° donnent-ils une impression visuelle unique. L'image formée par ces rayons occupe un espace rétinien égal à 0^{mm},003, ce qui est justement la distance entre deux cônes de la fossette centrale, le siège de la vision distincte.

D'après cela, les cônes paraissent être les agents les plus perfectionnés pour recueillir les impressions lumineuses. Mais les bâtonnets ne doivent pas non plus être indifférents ; puisque chez certains animaux, les Raies et les Squales, les Chauves-Souris, le Hérisson, il n'y a que des bâtonnets. Sur cet élément, l'impression est probablement plus vague, moins précise, condition nécessaire à l'accomplissement régulier de l'acte de la vision. Il était nécessaire, en effet, qu'il n'y eût qu'une région limitée, comme siège de la vision distincte, celui où viennent converger les rayons lumineux, lorsque la volonté dirige le globe oculaire sur un point déterminé de l'espace.

Les cônes et les bâtonnets sont en rapport immédiat avec les cellules pigmentaires de la choroïde. Chez les invertébrés, dans les yeux à facettes, l'élément nerveux se trouve dans une véritable gaine de pigment. Une disposion comparable à celle-là se trouve chez les vertébrés. Chez la plupart des animaux en effet, l'élément rétinien est engainé par les prolongements des cellules pigmentaires. La surface formée par ces prolongements est donc absolument impropre à réfléchir la lumière. Nous ne pouvons admettre la théorie de Rouget, d'après laquelle chacune de ces cellules choroïdiennes jouerait le rôle d'un miroir, réfléchissant les rayons lumineux sur le cône. La propriété fondamentale des substances noires est au contraire d'éteindre toute vibration lumineuse. On peut donc considérer cette disposition, comme ayant pour but d'isoler les impressions qui ont porté sur chaque élément rétinien, de faire qu'un rayon lumineux qui a déjà frappé un bâtonnet ne puisse, après l'avoir traversé obliquement, en impressionner un autre, exactement comme dans les yeux à facettes. La gaine pigmentaire a pour action d'empêcher que l'élément nerveux soit frappé par des rayons autres que celui qui est exactement parallèle à son axe.

Peut-être, aussi, que le contact intime de la matière noire et de l'élément a pour effet de réunir sur ce dernier toutes les vibrations lumineuses qui viennent s'y éteindre et se transformer en impression sensible.

Il est bien évident, d'après l'anatomie de la rétine, que c'est la couche externe, celle des cônes et des bâtonnets, qui est sensible à la lumière. Mais on peut le démontrer encore au moyen de l'expérience de Purkinje, décrite dans tous les traités de physiologie. Reste à savoir maintenant si ce n'est pas abuser un peu de la géométrie que de prétendre, d'après cette expérience, calculer à $0^{mm},01$ près le point précis où se produit l'image des vaisseaux rétiniens.

A la naissance, la plus grande partie de la périphérie de la rétine est insensible à la lumière (Guignet, *Annales d'oculistique*, p. 117, t. LXVI). C'est à 5 mois que le champ visuel atteint à peu près ses dimensions normales. A partir de l'adolescence, l'acuité visuelle diminue jusqu'à la vieillesse.

La rétine humaine est insensible, pour les rayons ultra-rouges et ultra-violets. Mais, comme la sensation lumineuse est purement subjective et qu'en dehors de ces rayons, il existe des ondes lumineuses qu'il est facile de mettre en évidence avec les substances fluorescentes, il est bien probable que d'autres animaux perçoivent ces rayons.

Des propriétés intéressantes de la rétine ont été signalées dans ces dernières années par Boll.

Cet anatomiste a montré que la couleur naturelle de la rétine, tenue quelque temps dans l'obscurité, était d'un beau rouge-pourpre uniforme. Cette coloration est due à une matière colorante, renfermée exclusivement dans les bâtonnets et qui se détruit très peu de temps après la mort, en laissant à la rétine sa teinte grise. Elle disparaît aussi pendant la vie et rapidement, quand l'œil est exposé à la lumière, pour reparaître dans l'obscurité. On peut ainsi obtenir des images sur la rétine ; les parties lumineuses des objets venant s'y peindre en blanc, tandis que les parties obscures conservent la coloration rouge. Kühne est arrivé à dissoudre cette matière colorante dans la bile. La solution se décolore à la lumière, exactement comme la rétine.

Déductions pathologiques. — La structure de la rétine, son mode de développement, nous expliquent comment elle participe aux maladies du système nerveux central et en particulier à celles du cerveau.

La rétinite albuminurique est caractérisée par des lésions variables siégeant surtout dans la couche des nerfs. Elles consistent en dépôts de matière amorphe, formant de grands amas qui se moulent sur les fibres de Müller et les fibres nerveuses. On rencontre aussi des dépôts d'une matière graisseuse, qui se colore fortement en noir par l'acide osmique, dans la couche intermédiaire et dans les cellules voisines.

Dans la rétinite pigmentaire, qui a été peu étudiée jusqu'ici, on trouve des dépôts de matière noire, le long des vaisseaux, à partir de l'artère centrale. Le pigment se dépose dans les cellules fibro-plastiques qui accompagnent les vaisseaux. Cette altération commence par l'équateur de l'œil. C'est une inflammation siégeant dans les parois vasculaires, les hypertrophiant et s'étendant consécutivement au tissu conjonctif environnant.

Les tumeurs de la rétine, dites cancer de la rétine, gliomes, sarcomes, etc., tumeurs fréquentes chez l'enfant, sont généralement des tumeurs exclusivement formées de myélocytes.

CHAPITRE XXXII

STRUCTURE DE L'OREILLE INTERNE.

§ 154. — Ce qui rend difficiles les descriptions de l'oreille interne, dans les ouvrages classiques d'anatomie, c'est que les parties accessoires sont décrites généralement après les parties essentielles, et qu'on tient compte plutôt des rapports que de la forme et de la structure des organes les plus importants.

Or, il est très facile d'arriver à une conception très simple des dispositions de l'oreille interne, en procédant dans l'ordre logique, qui est celui du développement embryonnaire et en même temps celui du perfectionnement progressif des espèces. En effet, dans le développement embryonnaire, les parties molles de l'oreille interne se forment avant les parties dures, les conduits membraneux avant les canaux osseux.

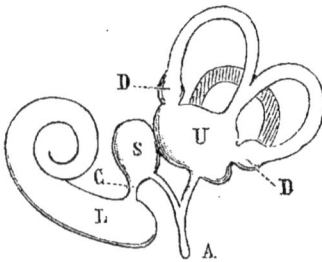

FIG. 268. — Dispositions du labyrinthe membraneux. — a, limaçon; b, saccule; c, canalis réuniens de Hensen; A, aqueduc du vestibule; U, utricule; D, ampoule des canaux demi-circulaires.

Chez les poissons osseux, il n'y a point d'enveloppe osseuse, autour des canaux demi-circulaires qui représentent toute l'oreille interne. Ces canaux sont libres dans la cavité cranienne.

Pour décrire l'oreille interne, nous supposons par conséquent que nous ayons isolé toutes les parties molles. Voyons quelles sont leurs dispositions générales.

Elles se composent de tubes et sacs membraneux, remplis de liquide et divisés en deux appareils : l'appareil des canaux demi-circulaires et l'appareil du limaçon.

L'appareil des canaux demi-circulaires est le premier qui apparaisse chez les animaux. Celui du limaçon, très incomplet chez les reptiles et les oiseaux, ne se rencontre bien développé que chez les mammifères ; c'est un appareil de perfectionnement.

Les canaux demi-circulaires membraneux sont au nombre de trois. Ils viennent tous se réunir sur un renflement, auquel on donne le nom d'*utricule*. Ces trois canaux affectent entre eux des directions réciproquement perpendiculaires.

Deux sont dans des plans verticaux et un dans le plan horizontal ; de sorte qu'on décrit : un canal demi-circulaire supérieur, un postérieur et un externe.

Ils possèdent chacun une petite ampoule, au voisinage d'un de leurs points d'abouchement dans l'utricule : ce qui fait qu'on leur décrit une extrémité ampullaire et une extrémité non ampullaire.

Le canal supérieur se réunit au postérieur par son extrémité non ampullaire, avant de s'ouvrir dans l'utricule.

Lorsqu'on ouvre les ampoules des canaux demi-circulaires, on voit qu'elles présentent à leur partie antérieure un petit sillon et une crête (crête auditive), à laquelle viennent aboutir des filets de la branche vestibulaire du nerf auditif ; nous verrons plus loin la structure de la crête auditive.

Appareil du limaçon. — Ce petit appareil se compose d'un renflement, analogue à l'utricule et d'un tube fermé, très long, enroulé en spirale. Le tube déroulé aurait la forme d'un cône fermé à ses deux extrémités et communiquant seulement avec le saccule par un petit conduit très court et très étroit. Pour compléter la description générale des conduits membraneux, nous dirons encore que l'utricule et le saccule communiquent ensemble, par un petit canal coudé à angle aigu et auquel on donne le nom de canal de l'aqueduc du vestibule. Ce canal a été découvert par Hensen.

Le canal membraneux du limaçon n'est pas enroulé sur lui-même, mais autour d'une large colonne osseuse, qu'on appelle la columelle.

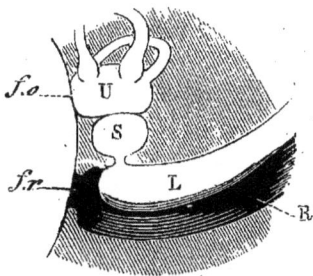

Fig. 269. — Dessin schématique représentant les rapports du labyrinthe membraneux avec le rocher. — *f o*, fenêtre ovale ; *f r*, fenêtre ronde ; R, rampe tympanique ; L, limaçon membraneux ; S, saccule ; U, utricule.

Cette colonne représente l'axe du limaçon osseux et autour d'elle le limaçon membraneux décrit deux tours et demi de spire.

Il est bien facile maintenant de nous reconnaître dans la description de l'oreille interne.

Ces canaux et ces renflements que nous venons de voir, dans leur configuration extérieure, sont enfermés dans des cavités osseuses formées consécutivement autour d'eux et auxquelles on donne le nom de labyrinthe osseux. Le labyrinthe membraneux, surtout le canal du limaçon, ne remplit pas le labyrinthe osseux. Il reste entre les parties molles et les parois osseuses formées par le rocher un intervalle, relativement très large et rempli de liquide auquel on donne le nom de périlymphe.

La disposition des canaux demi-circulaires dans les cavités osseuses qui les contiennent est des plus simples à concevoir.

Ils occupent la partie centrale des canaux demi-circulaires, retenus aux parois par des filaments de tissu conjonctif.

Ils aboutissent à l'utricule, qui, avec le saccule, remplit presque toute la cavité que l'on décrit avec le labyrinthe, sous le nom de vestibule. Le vestibule osseux porte, on le sait, une crête osseuse, dite crête du vestibule, qui va former extérieurement la pyramide. Cette crête sépare la cavité qui reçoit l'utricule de celle qui reçoit le saccule. Enfin, sur les pièces sèches du rocher, on aperçoit deux ouvertures faisant communiquer la cavité du vestibule avec celle de l'oreille moyenne : la fenêtre ronde et la fenêtre ovale.

Le saccule et l'utricule sont disposés de telle façon que l'utricule membraneux bouche entièrement la fenêtre ovale, tandis que l'extrémité en cul-de-sac du limaçon membraneux ne vient pas s'appliquer jusque sur la fenêtre ronde.

Le canal osseux, qui reçoit le limaçon membraneux, s'ouvre donc, d'une part, dans le vestibule; de l'autre, dans l'oreille moyenne, par la fenêtre ronde. C'est ainsi qu'il se présente quand les parties molles de l'oreille ont été enlevées. Mais, à l'état frais, le canal auquel on donne le nom de limaçon membraneux vient s'appliquer sur l'orifice vestibulaire. De là, la division du limaçon en deux rampes : la rampe tympanique ou osseuse, qui aboutit à la fenêtre ronde, et la rampe vestibulaire, qui aboutit au saccule.

Nous avons supposé les deux conduits ou rampes du limaçon déroulés, supposons-les maintenant en position et voyons comment ces parties vont être disposées.

Pour cela, imaginons une coupe longitudinale passant par l'axe de la spirale ou la columelle. En ne considérant que la section d'un tour de spire, on voit que le canal membraneux occupe un très petit espace, relativement à l'espace occupé par le canal osseux.

La columelle, dans l'intervalle qui s'étend entre deux étages superpo-

sés du canal osseux enroulé présente, au milieu de sa hauteur, une saillie
en spirale formée par une lame osseuse très mince. C'est la lame spirale, ou lame des contours, qui donne insertion, par son bord externe,
au limaçon membraneux.

Si l'on considère la moitié du conduit osseux spiral, coupé en travers,
on voit que la lame des contours se continuant jusqu'à la paroi osseuse

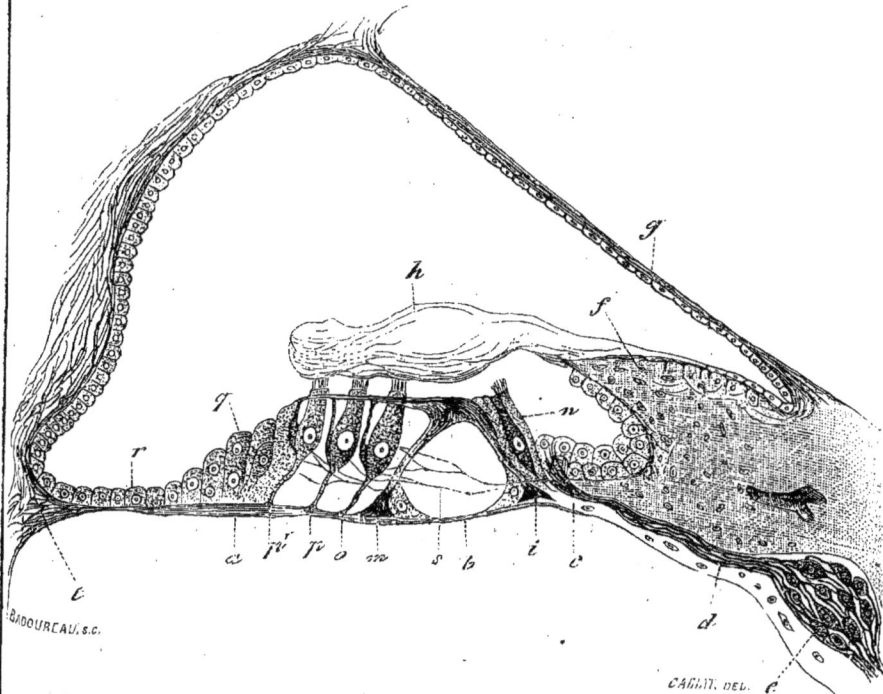

FIG. 270. — Coupe du canal cochléaire, d'après Lavdowsky. — a, membrane basilaire,
zone striée ; b, membrane basilaire, zone pectinée ; c, membrane basilaire, zone perforée ; d, faisceaux des nerfs émanant du ganglion de Rosenthal ; e, ganglion de Rosenthal ; f, crête auditive ; g, membrane de Reissner ; h, membrane de Corti ; i, pilier interne
de Corti ; m, pilier externe ; o, p, p', cellules jumelles recevant des terminaisons nerveuses ; q, cellules épithéliales recouvrant la membrane basilaire ; s, fibres nerveuses ;
t, ligament spiral.

enveloppante, par une membrane fibreuse, décompose le conduit osseux
en deux cavités secondaires. L'une exclusivement osseuse ou rampe tympanique, l'autre membraneuse. C'est le limaçon membraneux, dont nous
allons étudier la texture.

Le limaçon membraneux occupe tout l'espace supérieur (en supposant
le limaçon placé sur un plan horizontal). Mais la partie importante oc-

cupe la partie inférieure et externe du limaçon membraneux. On lui donne le nom de canal cochléaire. Ce canal est limité inférieurement par une membrane qui s'insère en dedans sur le bord de la lame des contours et en dehors sur un épaississement fibreux du périoste, auquel on donne le nom de ligament spiral. Il est limité supérieurement par une autre membrane : la membrane de Reissner.

C'est là la partie la plus importante du limaçon. Étudions les différentes pièces dont elle se compose.

Si l'on procède à cette étude en allant de dedans en dehors, on trouve d'abord sur la face supérieure de la lame spirale la crête auditive. C'est une saillie épaisse appliquée sur la lame spirale et terminée par un bord tranchant tourné vers le canal cochléaire. Au-dessous de ce bord est une gouttière, que les auteurs allemands désignent du nom un peu prétentieux de *sulcus spiralis de Huschke* et qui se continue avec la membrane basilaire. Au-dessus de son bord tranchant, la crête auditive donne insertion, par sa partie la plus reculée, à la membrane de Reisser.

La columelle, sur laquelle repose la lame des contours, renferme un canal spiral dans lequel pénètrent les ramifications du nerf auditif, qui arrivent par la lame criblée.

Ces nerfs, dans l'intérieur du canal, partent des renflements ganglionnaires avec des cellules nerveuses très développées. On décrit l'ensemble de ces faisceaux nerveux sous le nom de ganglion spiral de Rosenthal. Ces fibres sortent dans la gouttière qui prolonge en dessous la crête auditive, par une multitude d'orifices disposés régulièrement en éventail. Ces nerfs forment des faisceaux qui vont se distribuer dans les éléments recouvrant la membrane basilaire. Nous verrons tout à l'heure comment ils se terminent.

En dehors des orifices par lesquels sortent ces filets nerveux, se trouve *l'organe de Corti*, reposant sur la membrane basilaire, puis une série de cellules épithéliales qui se continuent avec tout le revêtement épithélial du canal cochléaire. Nous avons donc à étudier successivement la crête auditive, la membrane basilaire et l'organe de Corti, l'épithélium de recouvrement de la membrane basilaire, les terminaisons des nerfs.

Crête auditive. — La crête auditive se termine en dehors par un bord tranchant, auquel on donne le nom de bandelette sillonnée.

Vue par sa face supérieure, cette bandelette paraît découpée en lames régulières, ayant la forme de dents. Ce sont les dents de la première rangée de Corti. Ces saillies sont constituées par l'épaississement périostique, qui forme la plus grande partie de la crête auditive. Entre les dents, se trouvent des sillons irréguliers, de sorte que ces dents régulièrement alignées et quadrilatères sur le bord de la bandelette sillonnée se continuent, du côté de l'axe du canal cochléaire, par des prolongements inégaux anastomosés entre eux. Les sillons, qui se trouvent limités par ces saillies, sont remplis de cellules épithéliales régulièrement segmentées, qui sur la limite interne de la lèvre vestibulaire de la crête auditive, se réunissent en couche continue et se prolongent sans interruption sur la membrane de Reissner. Celle-ci en est entièrement tapissée. Sur le bord de la bandelette sillonnée, ce même épithélium passe entre les dents de la première rangée et se continue avec une couche de grosses cellules qui remplissent la gouttière du sulcus spiralis. (Voy. *a*, figure page 492.)

La lèvre tympanique de la crête auditive, désignée par Kölliker du nom de bandelette perforée, se continue, après un certain trajet, avec la portion externe et mince de la paroi tympanique du canal cochléaire ou membrane basilaire, au niveau du point où commence l'organe de Corti et où les extrémités du nerf cochléaire pénètrent dans le canal cochléaire. La membrane basilaire elle-même se prolonge avec la même épaisseur jusqu'à la paroi externe du canal osseux, où elle s'insère sur une masse fibreuse ou saillie prismatique en spirale formée par le périoste et qui regarde d'une part la rampe tympanique, de l'autre contribue à former la paroi externe du canal cochléaire, c'est là le ligament spiral.

Membrane basilaire. — La membrane basilaire doit être divisée en trois portions : une première ou zone perforée; une deuxième ou zone lisse, qui correspond aux arcs de Corti, et une portion externe ou zone pectinée de Todd-Bowmann.

La zone perforée représente la portion la plus interne de la membrane basilaire. Elle est percée d'une série de trous placés sur un seul rang et qui donnent passage aux nerfs pénétrant dans le canal cochléaire. Ces trous se trouvent dans la partie la plus épaisse de la lame. Les conduits correspondant à ces orifices ont une direction oblique, de l'axe de la columelle vers la paroi externe du canal osseux. Ces orifices se rapprochent vers le sommet de la coupole, de sorte que chacun d'eux répond à un pilier externe au lieu de répondre en moyenne à deux de ces derniers (Lavdowsky).

La seconde portion de la membrane basilaire, ou zone lisse, commence à partir du point où cesse l'épaississement de la lame basilaire. Elle porte l'organe de Corti, le vaisseau spiral s'applique contre cette région de la lame.

La troisième portion de la membrane basilaire porte le nom de zone striée proprement dite ; elle s'étend des piliers externes de l'organe de Corti au ligament spiral.

Cette zone est formée de deux couches fibrillaires et deux homogènes. L'une de ces dernières correspond à la membrane fondamentale anhiste des auteurs. Elle est peu épaisse et se trouve entre les deux couches fibrillaires qui sont à cause de cela facilement séparables. Ces deux couches se continuent dans le ligament spiral. Dans tout le reste de la membrane, ces deux couches sont confondues en une seule.

La membrane basilaire, envisagée dans son ensemble, est formée, dans toute son étendue, de fibres transparentes, raides, très fines, tendues comme des cordes entre les deux lignes d'insertion de la membrane.

Cette structure n'appartient pas seulement à la zone pectinée proprement dite, mais aux parties accessoires (*habenula tecta et perforata*) où l'aspect fibrillaire est moins net, à cause de la ténuité des fibres, de leur union intime et de leur moindre réfringence.

Les fibres de la zone pectinée sont réunies au nombre de dix cordes environ, dans des faisceaux, dont chacun correspond à une paire d'arcs de Corti. Ces cordes et les piliers sont intimement unis, mais par simple accolement, de telle façon qu'on peut séparer ces parties les unes des autres. Lavdowsky combat l'opinion de Böttcher que les fibres des piliers se continuent avec celles

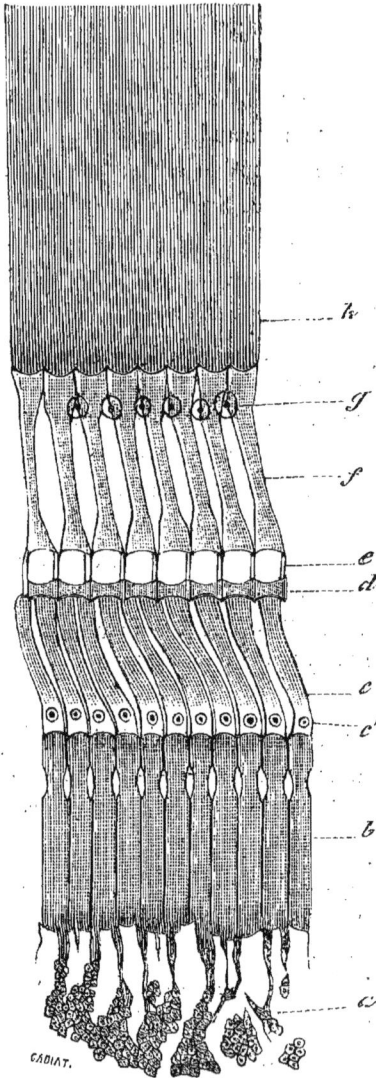

Fig. 271. — Membrane basilaire et organe de Corti, d'après un dessin un peu schématique de Lavdowsky. — *a*, bandelette sillonnée ; *b*, bandelette perforée ; *c*, piliers internes ; *c'*, noyaux des cellules des piliers internes ; *d*, tête des piliers internes ; *e*, tête des piliers externes ; *f*, piliers externes ; *g*, noyaux de cellules des piliers externes ; *h*, fibres radiales.

de la membrane basilaire. Quand on isole ces groupes de fibres, on entraîne en même temps une couche de substance qui les unit entre elles, de façon à former une sorte de cuticule à la face profonde.

La zone pectinée est plus épaisse que les deux autres, elle est formée par deux couches de fibres, entre lesquelles est une couche intermédiaire amorphe. Au niveau des piliers externes, ces trois couches se réunissent en une seule, plus mince et toujours fibreuse.

D'après le nombre des piliers de Corti, on peut calculer qu'il y a environ 13 400 fibres dans la zone radiée de la membrane basilaire.

Organe de Corti. — La partie essentielle de l'organe de Corti est représentée par ce qu'on appelle les piliers de Corti. Ces piliers sont des éléments spéciaux d'origine épithéliale, d'une régularité parfaite et qui, rangés les uns à côté des autres, offrent à l'observateur qui regarde la face supérieure de la membrane basilaire l'aspect d'une sorte de clavier. L'organe de Corti, dans son ensemble, suit à une distance toujours égale une ligne spirale parallèle à la crête auditive.

Sur une coupe perpendiculaire à la membrane basilaire, les piliers forment une sorte d'arcade ou de tunnel.

On divise les piliers en piliers internes et en piliers externes.

Piliers internes. Les piliers internes ont un corps prismatique, une tête de même largeur que le corps et un col; de sorte qu'étant juxtaposés dans l'organe de Corti, il se touchent entièrement par leurs faces latérales.

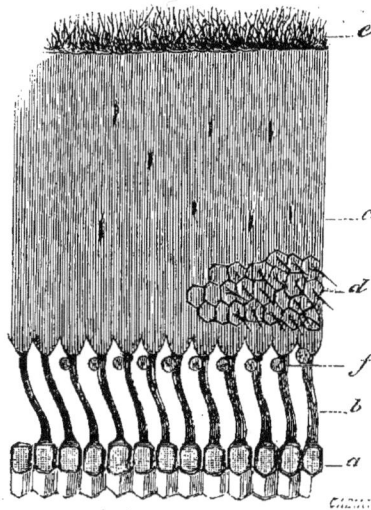

FIG. 272. — Dessin des fibres radiales et leurs rapports avec les piliers externes, d'après le schema de Lavdowsky. — *a*, tête des piliers externes; *b*, piliers; *f*, noyaux des piliers; *d*, cellules de soutien; *c*, fibres radiales; *e*, ligament spiral.

Vue de profil, l'extrémité supérieure des piliers internes présente une dépression concave, pour recevoir la tête du pilier externe. Or, comme les extrémités supérieures des piliers externes sont plus larges que celles des piliers internes; il en résulte que ces dernières sont plus nombreuses dans le rapport de 8/5, d'après Löwenberg. La lèvre supérieure de cette dépression se prolonge en une sorte de lame (plaque des piliers internes) qui passe au-dessus de la tête des cellules ciliées. Cette lame contribue à

fórmer la lame réticulée de l'organe de Corti. Noús verrons plus loin sa
description.

La tige des piliers internes est rectangulaire. Elle s'élargit inférieurement, pour former une base triangulaire qui repose sur la partie la plus
interne de la deuxième zone. Au voisinage des orifices de la zone perforée
et sur la partie externe de ces piliers, se trouve une cellule granuleuse
avec un noyau.

Les piliers externes sont généralement courts et plus tendus que les
précédents. Ils offrent une tête convexe en dedans, concave en dehors, sur
les coupes de profil et une sorte de prolongement lamelleux, qui s'unit à
celui de la tête du pilier interne. Leur corps est cylindrique et il aboutit à
une base élargie qui s'applique sur les extrémités des faisceaux de fibres

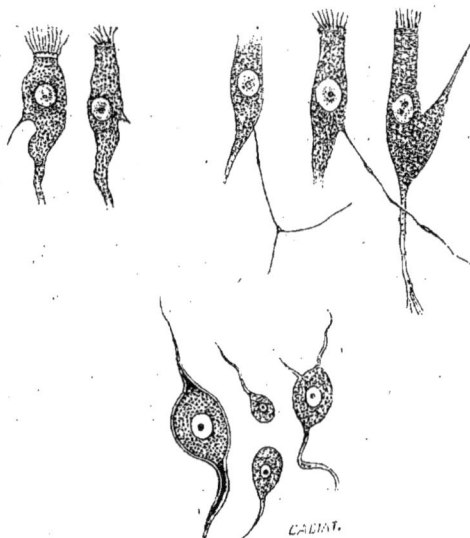

Fig. 273. — Cellules jumelles des piliers internes et des piliers externes avec le filet
nerveux. — Cellules nerveuses du ganglion de Rosenthal, d'après Lavdowsky.

de la zone pectinée. En dedans de la base des piliers externes, se trouve
une cellule avec un noyau comme celle que nous avons vue annexée au
pilier interne.

Le pied du pilier interne est uni bien plus intimement à la membrane
basilaire que celui du pilier externe.

Ces arcs de Corti paraissent être les pièces les plus importantes de
l'appareil cochléaire.

Ils sont formés par une substance homogène, transparente, résistante
et légèrement striée en long.

En dehors et en dedans de ces arcs, se trouvent des cellules, qui ont acquis une grande valeur depuis que les auteurs allemands ont trouvé des filaments nerveux en rapport avec ces éléments.

En dedans des piliers internes, se trouvent de longues cellules ciliées dont le plateau est sur le même plan que la tête des piliers de Corti, avec un noyau volumineux, un prolongement qui se fixe à la membrane basilaire et un autre prolongement qui provient d'une ramification terminale d'une fibrille nerveuse. Ces cellules, sur deux ou trois rangs, forment une couche mince qui double en dedans les arcs de Corti.

En dehors des piliers externes, on trouve des cellules de même forme et aussi hautes, mais plus régulières. Elles paraissent formées de deux cellules accolées ; aussi leur donne-t-on le nom de cellules jumelles. L'un des corps cellulaires est cylindrique, régulier. Il porte un plateau et des cils qui dépassent le niveau de la membrane réticulée. L'autre corps cellulaire, dit cellule de Deiters, a la forme d'un cône oblique et renversé, dont le sommet, terminé par un prolongement, va rejoindre la lame réticulée.

Ces cellules reçoivent, comme les précédentes, des terminaisons nerveuses, variqueuses et très fines. Elles portent au-dessous du point où les deux corps cellulaires se confondent un point légèrement strié qui va s'unir à la membrane basilaire.

Ces cellules sont très régulièrement

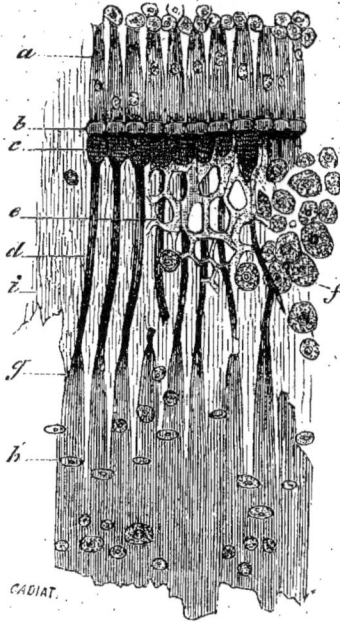

Fig. 274. — Organe de Corti du lapin, d'après une préparation de M. Baratoux. — a, piliers internes ; b, tête des piliers internes ; c, tête des piliers externes ; d, tige des piliers externes ; e, membrane réticulée faisant suite à la tête des piliers ; f, grosses cellules de soutien. On voit que ces éléments n'ont pas la régularité mathématique que leur donnent les auteurs allemands. g, fibres radiales aboutissant aux piliers externes ; h, cellules épithéliales appartenant à la couche de revêtement de la membrane basilaire ; i, couche profonde de la membrane basilaire.

disposées, suivant trois rangées parallèles entre elles et au tunnel des piliers de Corti. Les espaces entre ces rangées sont égaux, à peu près, à l'épaisseur d'une des cellules. Les auteurs allemands figurent ces cellules avec une régularité parfaite. Mais il y a beaucoup d'exagération dans leurs descriptions, ainsi que j'ai pu m'en assurer.

En dehors de ces trois rangées de cellules, se trouvent des cellules dites de Claudius, qui affectent la disposition d'un épithélium prismatique.

Ce sont des cellules allongées avec un noyau transparent.

Elles deviennent de plus en plus courtes, à mesure qu'on se rapproche davantage du ligament spiral. Sur la partie la plus externe de la zone pectinée, on trouve un seul rang de cellules transparentes pavimenteuses, à surface un peu bombée et à noyaux granuleux.

On désigne (Hensen) les cellules les plus rapprochées des lignes de cellules jumelles du nom de cellules de soutien et celles de la zone pectinée du nom de cellules de Claudius. On peut observer toutes les transitions entre ces divers éléments.

Les cellules de Claudius se continuent, avec celles qui recouvrent le ligament spiral, la paroi externe du canal osseux et la face inférieure de la membrane de Reissner.

Tous ces épithéliums sont d'ailleurs des dérivés de la même involution ectodermique.

Membrane réticulée. — Cette membrane est formée par les prolongements de la tête des piliers internes qui passent au-dessus des cellules jumelles.

Les plateaux de ces cellules se trouvent au niveau de la membrane, qui présente des orifices pour les recevoir et laisser passer la couronne de cils.

Entre ces orifices, se trouve une substance amorphe d'origine épithéliale qui les sépare les uns des autres. L'ensemble de ces cloisons de séparation constitue la membrane réticulée.

On a donné différents noms aux dessins que forment ces cloisons ; mais nous n'insisterons pas sur ces détails, qui ne font qu'obscurcir la description.

Membrane de Corti. — La membrane de Corti est une fine membrane transparente, striée, recouvrant tout l'organe de Corti. Elle s'insère en dedans, sur la face supérieure de la crête auditive et elle est libre en dehors. C'est encore une production de nature épithéliale.

Terminaison des nerfs. — Le nerf acoustique, après avoir traversé les trous de la lame criblée, suit le canal spiral de Rosenthal et se met en rapport avec des ganglions formés de cellules nerveuses bipolaires ou tripolaires, comme celles des ganglions rachidiens.

Les tubes nerveux qu'on trouve dans le canal spiral ont de $0^{mm},03$ à $0^{mm},04$. Ils ont des gaînes de myéline qui se retrouvent aussi après le ganglion. D'après Kölliker, il y aurait, dans ces faisceaux de tubes, certains d'entre eux qui atteindraient 0^{mm},14 à 0^{mm},15 de diamètre. Les cellules des ganglions ont environ 0^{mm},23 à 0^{mm},30. Elles ont un noyau transparent, sphérique, un corps cellulaire granuleux et une capsule.

Au-delà du ganglion de Rosenthal, les fibres nerveuses traversent une série d'orifices pour s'engager dans la zone perforée. Là, ces nerfs forment un ensemble de faisceaux qui offre l'aspect d'un véritable éventail. Au moment de quitter les canaux de la zone perforée, les nerfs perdent leur gaîne de myéline, pour s'engager dans la membrane basilaire.

La limite commune qui marque la fin de la myéline se trouve au premier tour du limaçon, sur le bord de la lamelle osseuse. Au second, elle le dépasse un peu. Enfin au troisième, les nerfs se trouvent compris entre la bandelette sillonnée et le périoste de la rampe tympanique. Les tubes nerveux de la membrane perforée n'ont pas la même direction. Kölliker en a décrit, qui montent parallèlement à la spire du limaçon. Ces tubes vont sans doute rejoindre les orifices de la lame basilaire plus haut ou plus bas, à travers les faisceaux de l'éventail.

Les fibres nerveuses, dépouillées de leur myéline, arrivent à la zone perforée et là se divisent en deux groupes : un premier de fibres, pour les cellules internes, un second de fibres qui ne s'arrêtent pas aux cellules ciliées internes, passent sous les piliers et vont se mettre en rapport avec les prolongements des cellules jumelles. Ces fibres sont très fines et elles présentent de distance en distance des épaississements variqueux, comme toutes les fibres nerveuses, au voisinage de leur terminaison.

La membrane de Reissner, qui limite supérieurement le canal cochléaire, est une simple couche périostique formée par conséquent de tissu conjonctif. Elle est doublée inférieuremement, par une couche épithéliale qui se continue avec celle, qui tapisse tout le canal cochléaire et dont les cellules de la membrane basilaire ne sont que des dérivés, ainsi que nous le verrons en étudiant le développement du limaçon.

Les canaux demi-circulaires, présentent en dedans de leur portion ampullaire, une crête, dite crête auditive, qui occupe le tiers de la circonférence du renflement. C'est sur cette crête, que viennent aboutir une partie des rameaux de la branche vestibulaire du nerf acoustique. Dans les vésicules, se trouve aussi une surface assez large, ayant 3 millimètres sur 1 à 2 de largeur, pour le saccule, et 3 millimètres sur 2, pour l'utricule, sur laquelle viennent aboutir

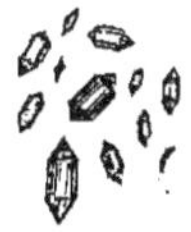

Fig. 275. — Cristaux d'otoconie.

les rameaux des branches sacculaires et utriculaires. Ces taches font saillie dans la cavité des vésicules.

Elles ont une couleur blanche, crayeuse, qui est due à la présence du

sable auditif (otoconie de Breschet, sable auditif). Ce sable est très abondant chez les poissons cartilagineux. Il est formé de prismes allongés,
hexagonaux, terminés en pointe. Les plus long ont $0^{mm},09$ à $0^{mm},04$. Ils
sont uniquement composés de carbonate de chaux. Ce sable est maintenu
en place contre la paroi du saccule et de l'utricule, par une fine membrane transparente.

Structure des canaux demi-circulaires.. — L'utricule, le saccule

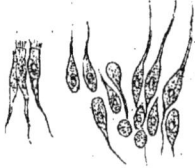

FIG. 276. — Cellules au-
ditives de la crête
acoustique chez la raie.

et les canaux demi-circulaires membraneux ont la
même structure. Leurs parois, qui ont dans les canaux demi-circulaires $0^{mm},25$ à $0^{mm},33$ d'épaisseur,
et $0^{mm},35$ dans les vésicules, d'après Kölliker, sont
formées d'une couche de tissu conjonctif représentant le périoste et renfermant des corps fibro-
plastiques remplis de granules pigmentaires comme
ceux de la lamina fusca, de la choroïde. Au-dessous
de cette couche est une paroi hyaline, épaisse de
$0^{mm},09$ à $0^{mm}01$, et légèrement striée par places,
et renfermant des noyaux dans son épaisseur. Elle supporte une couche
épithéliale régulière de cellules polyédriques épaisses de $0^{mm},015$ à $0^{mm},02$.

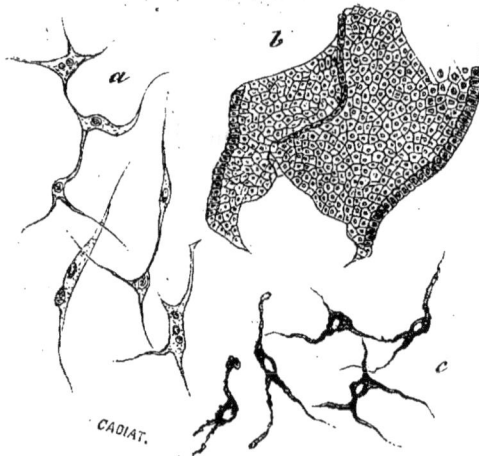

FIG. 277. — *a*, éléments fibroplastiques de l'enveloppe des canaux demi-circulaires (chez
le veau) ; *b*, couche épithéliale des canaux demi-circulaires ; *c*, éléments fibroplastiques
pigmentés de la paroi.

D'après Odenius, les taches acoustiques ont, chez l'homme, $0^{mm},04$ dans
le saccule, et $0^{mm},06$ dans l'utricule. Elles sont formées, en outre de la
couche conjonctive, par des cellules épithéliales, cylindriques, remplies de
granulations jaunâtres et d'éléments fusiformes, garnis à une de leurs

extrémités de cils auditifs, d'après M. Schultze. Ces éléments ont été vus par des anatomistes chez différents animaux, en particulier chez les poissons, Kölliker les a figurés chez l'homme. Ces cils sont très longs; ils dépassent la couche épithéliale et passent à travers les cristaux d'otoconie. Leur longueur est de $0^{mm},02$ à $0^{mm},03$.

Ces cils auditifs sont entourés par les cellules épithéliales prismatiques. Ils recevraient, d'après M. Schultze, de fines ramifications nerveuses aboutissant à l'extrémité tournée vers la paroi du tube, comme les cellules fusiformes de la tache olfactive. Ces fibres proviennent d'un riche réseau sous-jacent qui envoie des branches au travers de la couche hyaline.

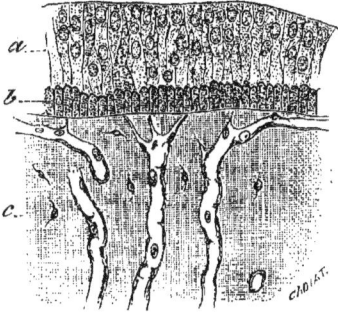

Fig. 278. — Coupe de la crête acoustique de la raie. — a, couche épithéliale superficielle; — b, couche profonde; c, nerfs de la crête auditive.

Développement. — L'oreille interne se forme aux dépens d'une involution de l'épiderme et d'un prolongement creux de la troisième vésicule cérébrale, comme le sens de la vue et de l'olfaction aux dépens des vésicules qui leur correspondent.

L'involution épithéliale se présente d'abord comme une fossette circulaire, située sur les parties latérales de l'extrémité céphalique de l'embryon, entre les deux premières fentes branchiales. Cette fossette s'isole bientôt de l'épiderme; alors, elle se divise en trois parties, pour donner le vestibule, l'ébauche des canaux demi-circulaires et du limaçon.

Cette vésicule est au début constituée par de l'épithélium cylindrique qui donne bientôt des bourgeons épithéliaux tubulaires, marchant dans différentes directions, pour former la paroi propre et l'épithélium des canaux demi-circulaires. Une couche conjonctive se forme peu à peu à la surface de ces cylindres épithéliaux; enfin, dans le tissu conjonctif se développent des éléments cartilagineux, qui précèderont l'ossification définitive du labyrinthe osseux. L'épithélium des crêtes acoustiques est un reste de l'épithélium primitif, qui a servi à la formation des canaux demi-circulaires membraneux.

Le limaçon est formé par un cône épithélial, qui part de l'extrémité inférieure de la vésicule primitive, et qui, plein d'abord, ne tarde pas à présenter une étroite fente linéaire. Au voisinage de ce bourgeon se développe un renflement nerveux ganglionnaire et c'est en se contournant autour de ce ganglion que se forme la spirale du canal cochléaire.

L'épithélium, qui constitue ce cône à l'origine, est prismatique. Entre les cellules qui le composent et celles du ganglion, Bættcher a vu des nerfs très fins, formant une couche intermédiaire, alors que la spirale ne décrivait encore qu'un tour et demi.

Le tissu, qui recouvre le cône épithélial, est d'abord formé de tissu conjonctif embryonnaire, dans lequel se développe plus tard une enveloppe cartilagineuse. Cette enveloppe oblige le cône épithélial, après son premier tour, à continuer sa spirale. Ainsi se forme la spirale du canal cochléaire.

Le tissu conjonctif intermédiaire à la capsule cartilagineuse et au cône épithélial se condense à la surface extérieure, pour donner naissance au périoste, quand l'os se sera formé ; d'un autre côté, il forme la couche

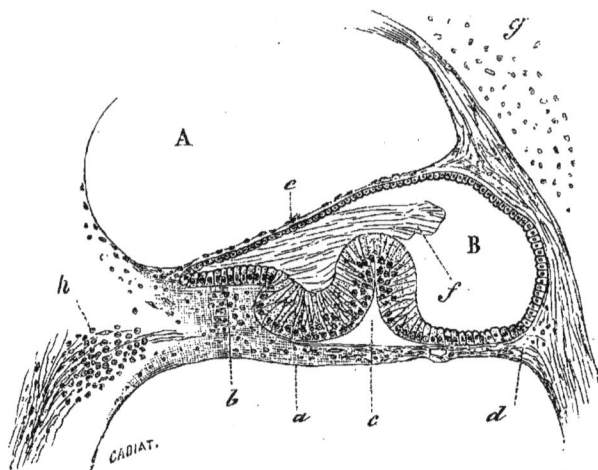

FIG. 279. — Développement du limaçon chez un embryon de mouton à terme. — A, partie supérieure du limaçon membraneux ; B, canal cochléaire ; a, membrane basilaire : b, crête auditive ; c, organe de Corti représenté par une sorte de papille épithéliale ; d, ligament spiral ; e, membrane de Reissner ; f, membrane de Corti ; g, paroi du rocher ; h, ganglions de Rosenthal.

conjonctive de la membrane de Reissner et de la membrane basilaire. Entre ces deux feuillets ainsi constitués, il se résorbe en ne laissant à sa place qu'un liquide, qui est le liquide de la rampe tympanique.

Bandelette sillonnée. — La bandelette sillonnée se forme aux dépens du périoste qui recouvre la lame spirale osseuse. Elle représente une provenance du feuillet moyen pénétrant entre les cellules de l'involution épithéliale cochléaire. Les saillies, qui la composent, s'entrelacent avec les éléments cellulaires, et prennent une consistance très dure.

Les arcades de Corti proviennent d'une seule cellule, ainsi que Hensen, l'a constaté, contrairement à Waldeyer, qui fait provenir les deux arcs d'une seule cellule.

Il est très probable que ces observateurs n'ont pas étudié les phénomènes de développement à la même époque. Il est manifeste, en effet, que l'organe de Corti est représenté primitivement par un petit bourrelet épithélial, composé de cellules à grosses extrémités tournées en bas et à pointes tournées en haut.

Ces cellules sont appuyées les unes sur les autres, de façon que les plus centrales sont verticales et les plus antérieures très inclinées. L'ensemble représente une petite papille faisant saillie au-dessus de la membrane basilaire. Ce sont ces cellules qui se modifient peu à peu, pour donner d'une part les arcs, de l'autre les cellules de soutien.

Le bourrelet épithélial épais, qui comble la gouttière spirale, chez les jeunes embryons, se modifie peu à peu, pour donner les cellules disposées sur plusieurs couches, qui se trouvent en dedans des piliers de Corti et se continuent entre les dents de la bandelette sillonnée.

La membrane réticulée est encore une formation de nature épithéliale produite par une sorte de sécrétion intercellulaire.

ATTRIBUTS PHYSIOLOGIQUES DES DIFFÉRENTES PARTIES DU LIMAÇON

Il n'y a point de bruits dans la nature, pas plus qu'il n'y a de lumière. Tous ces phénomènes se ramènent à des actions mécaniques. C'est notre oreille qui en fait des sons, de même que c'est l'œil qui fait des impressions lumineuses, avec des mouvements vibratoires.

Or, quand la loi d'un mouvement vibratoire est simple, qu'il peut se représenter géométriquement par une sinusoïde, que les oscillations ont la même amplitude, on dit qu'elles se produisent comme le balancement du pendule, qu'elles sont pendulaires. L'oreille n'a aucune peine à saisir la loi d'un pareil mouvement.

Mais, si deux vibrations pendulaires inégales se combinent entre elles, pour donner à l'air un mouvement vibratoire, la loi de ce mouvement transmis est plus complexe; mais l'oreille peut encore la saisir. Un certain nombre de vibrations peuvent ainsi se combiner entre elles, pour donner des vibrations composées, ayant une loi déterminée.

La combinaison de pareils mouvements pendulaires constitue un son musical, c'est-à-dire un ensemble de vibrations transmises à l'oreille, qui se combinent entre elles, de façon à ce que l'organe en saisisse la loi; mais, si les vibrations pendulaires se combinent de façon à ce que la courbe résultante ait tant de points singuliers, que la loi de vibration n'existe plus, alors on a un bruit.

Ainsi se composent les mouvements vibratoires des ondes sonores. On peut en avoir un exemple en regardant les vagues de l'Océan. Si l'on regarde les longues vagues poussées du fond de l'Atlantique par les tempêtes éloignées, elles sont droites, régulières et parallèles. Les oscillations de l'eau sont symétriques; la loi est une sinusoïde.

Mais si, en même temps, un vent de côte souffle en travers, il soulève, sur les hautes ondulations de la pleine mer, d'autres vagues, régulières aussi, mais ayant une loi différente d'oscillation.

Chaque molécule d'eau oscille à chaque instant, mais régulièrement, suivant une loi complexe, toujours la même et facile à saisir.

Mais, sur cette eau déjà agitée, un bateau passe et son sillage détermine de nouvelles ondulations.

La loi de vibration commence à se compliquer.

Enfin, sur le bord, les vagues, renvoyées par les rochers, s'entrecoupent et se choquent dans tous les sens.

L'œil ne peut saisir la loi du mouvement. En certains points, deux vagues, marchant en sens contraire, se brisent l'une sur l'autre et du choc jaillit une colonne d'écume.

Là, les vibrations ne se combinent plus; elles s'éteignent réciproquement.

Il y a interférence. Tyndall, pour donner une idée simple des interférences lumineuses, rappelle ce phénomène, qui se montre dans toute sa grandeur sur les vagues entrecoupées du Niagara, au voisinage de sa chute.

L'état de l'air, agité par les vibrations sonores, est comparable à celui de l'eau soulevée par cent forces différentes.

Mais, de même que, dans l'eau, les mouvements vibratoires d'une loi déterminée se transmettent indéfiniment, à travers d'autres ayant toutes les directions imaginables, de même les vibrations sonores se transmettent toutes, sans se confondre.

Or, de même que des mouvements pendulaires simples, en se composant, peuvent donner des vibrations dont la loi ou le rhythme n'est plus perceptible, inversement, tout bruit, toute vibration peut être décomposée en ses éléments simples ou pendulaires.

Fourrier avait démontré cette loi mathématiquement; Helmholtz et, avant lui, Savart, mais d'une façon moins précise, en ont donné une démonstration expérimentale.

Helmholtz, pour cela, a employé le résonnateur. Cet instrument est simplement formé d'une sphère creuse, ouverte à ses deux pôles avec un petit embout qu'on place dans l'oreille.

Ce résonnateur ne résonne à l'unisson qu'avec un seul son, qui varie avec chaque dimension de l'instrument.

Mais, quand un instrument de musique donne un de ses harmoniques, il rend un son éclatant. Si l'on émet en sa présence un son complexe renfermant un harmoniqne du son fondamental du résonnateur, l'instrument entre encore en vibration. Avec le résonnateur, on peut faire l'analyse de tous les bruits et de tous les sons.

Comme les cordes tendues des harpes et des pianos jouissent des mêmes propriétés que le résonnateur, on peut, avec elles, faire aussi l'analyse des sons complexes.

Tel est le principe sur lequel Helmholtz a fondé la théorie physiologique du limaçon.

Les fibres radiales sont en effet au nombre de 13 400. Elles sont d'inégales longueurs, et, par conséquent, elles peuvent vibrer à l'unisson avec une immense série de sons de hauteurs différentes.

Les relations des fibres radiales avec les éléments cellulaires de l'organe de Corti et les nerfs qui viennent s'y rendre expliquent les impressions diverses produites par l'ébranlement des différentes cordes de la membrane basilaire.

L'expérience a montré qu'une oreille très exercée pouvait apprécier 1/64 de demi-ton ; or, les 7 octaves du piano renferment 84 notes ou 5 376 soixante-quatrièmes de demi-ton. Ces intervalles correspondant à des différences de sons perceptibles, l'échelle des sons, qu'on pourrait distinguer les uns des autres, serait donc donnée par une série de 5 376 cordes pour les sept octaves.

Ce nombre correspond à celui des piliers de Corti, qui est de 6000 environ.

On peut donc comparer la membrane basilaire à une harpe vibrante ayant 13 000 cordes, de différentes longueurs, de façon à donner les harmoniques d'une immense échelle de sons.

On a invoqué contre cette théorie le fait que les oiseaux dits musiciens n'avaient pas de limaçon. Mais les oiseaux ne donnent que quelques notes. Pour apprécier des bruits, il faut une bien plus grande délicatesse d'oreille que pour apprécier des sons musicaux, et les chats, qui ne sont pas musiciens, mais qui distinguent si nettement la valeur des bruits, ont un limaçon parfaitement organisé.

APPENDICE A L'ANATOMIE GÉNÉRALE

Considérations relatives au classement des produits pathologiques déduites des études anatomiques antécédentes. — Essai sur une classification méthodique des tumeurs.

Des systèmes en anatomie et en physiologie. — Séparation des composantes par les maladies. — Propriétés d'analyse attribuées aux maladies. — En commençant l'étude des systèmes anatomiques et à différentes reprises dans le cours de cet ouvrage, nous avons vu ce qu'en réalité on devait entendre par systèmes. La définition que nous en avons donnée était entièrement basée sur la physiologie. Nous avons dit qu'un système anatomique était une association d'un certain nombre d'éléments, dont les propriétés combinées produisent une résultante physiologique, ayant un rôle déterminé et constant dans la vie de l'organisme tout entier. Cette résultante physiologique est simple en général, c'est-à-dire qu'elle agit toujours dans le même sens : ce n'est pas encore une fonction, qui est un acte complexe, c'est une propriété de tissu. Bichat, pour créer l'anatomie générale, était parti de la même idée ; il avait décomposé l'organisme et les organes eux-mêmes en systèmes ou tissus, ayant les mêmes attributs physiologiques.

Les auteurs qui l'ont suivi, Ch. Robin en particulier, ont adopté les mêmes divisions. Certes, lorsqu'il s'agit de systèmes, comme l'épithélial, le nerveux, le musculaire, l'osseux ; il n'est pas difficile de les définir exactement, au point de vue anatomique, et de dire quels sont les attributs physiologiques correspondant à chacun d'eux. Mais lorsqu'on envisage des associations plus complexes d'éléments, formant des systèmes d'un ordre plus élevé et que l'on considère les propriétés physiologiques qui leur correspondent, comme les muqueuses, les parenchymes, etc., il devient plus difficile d'en donner une définition exacte, et les auteurs dont nous parlons n'ont pas cherché à trancher cette question. Cependant, en poursuivant les conséquences légitimes des définitions posées, il était bien facile de voir comment, par une complication toujours croissante, dans le mode de groupement des parties élémentaires, on passait, sans transition aucune, des systèmes aux organes et des attributs physiologiques aux fonctions. C'est pourquoi nous avons fait du rein, du poumon, de la corde dorsale, de l'ovaire, du testicule, du placenta, autant de systèmes particuliers.

Les éléments qui les composent, se retrouvent-ils ailleurs et disposés dans le même ordre, pour se refuser à en faire une classe à part dans les systèmes anatomiques et la résultante physiologique, qui se dégage de l'association de leurs éléments constituants, n'est-elle pas assez bien définie, une et constante, pour que la définition que nous avons donnée au début leur soit de tous points applicable?

Un organe comme la langue, le larynx, l'estomac n'est plus un système; parce que la résultante physiologique est variable, que la langue sert à une foule d'usages, que pour le larynx il en est de même, que l'estomac sert de réservoir aux aliments, qu'il les broie, les triture, les modifie chimiquement, etc. Mais il n'en est pas ainsi du parenchyme pulmonaire, dont les attributs physiologiques sont invariables et qui est absolument passif, dans les actes respiratoires. Or, de ce que les attributs des systèmes que nous avons admis sont d'un ordre élevé et nécessaire, faut-il nous refuser à voir là des systèmes moins nettemement définis. On doit d'ailleurs appeler fonction respiratoire, l'ensemble des actes complexes se produisant, grâce au jeu de tous les organes et systèmes qui y prennent part, au moyen desquels la respiration s'exécute; mais l'hématose en elle-même est localisée sur un système anatomique spécial : l'ensemble des canalicules lobulaires, comme un simple attribut physiologique.

Ainsi, tant qu'il existe pour une association d'éléments une résultante physiologique bien déterminée, toujours identique à elle-même, le système formé par cette association est par cela bien défini. C'est pourquoi nous n'avons dans cet ouvrage que décrit les principaux systèmes. En dehors de ceux-ci, on peut en concevoir d'autres. Toute disposition anatomique spéciale, à laquelle correspond un but physiologique déterminé, constitue un système anatomique nouveau, une subdivision d'un système plus complexe. Mais cette résultante, ici comme dans la composition géométrique des forces, peut être produite par une foule de composantes groupées deux à deux, trois à trois, etc. Ainsi une muqueuse dont le rôle physiologique est bien déterminé, est formée de nerfs dans lesquels entrent déjà plusieurs éléments; de vaisseaux formés de même, de couches épithéliales, avec des éléments variables, etc.

Toutes ces parties concourent à un but unique. Ce but, c'est l'attribut physiologique général, la résultante qui définit le système. Mais, en décomposant toutes les forces qui se combinent dans ces associations complexes et qui correspondent chacune à des éléments spéciaux et à des combinaisons variables de ces éléments, on arrive à décomposer la résultante physiologique en ses composantes et le système anatomique général en autant de combinaisons anatomiques particulières qu'il y a de forces mises en jeu.

Faute de définitions suffisamment précises sur les systèmes, la plupart des anatomistes ont été très embarrassés, pour savoir leurs limites exactes et pour voir où devait commencer ce qu'on appelle organe ou système. Si nous prenons le système nerveux, par exemple, nous voyons qu'il y a un certain nombre de dispositions anatomiques, de propriétés physiologiques, de maladies communes à tout l'ensemble du système ; mais lui-même est fort complexe et il se décompose, à ce triple point de vue déjà, en système nerveux central et système nerveux périphérique. Le sous-système nerveux central est décomposable encore en système de la substance blanche. La substance grise se décompose en système sensitif et système moteur, et ainsi de suite.

En un mot, du moment qu'il existe quelque part dans l'organisme des éléments associés de la même façon et dans un but identique, jouissant des mêmes propriétés, le système est par cela constitué.

Mais en se plaçant, comme nous le voyons, sur le terrain de la physiologie, c'est-à-dire au point de vue dynamique, il est toujours facile de résoudre le problème. Ainsi, quand nous considérons les éléments en eux-mêmes, nous trouvons que l'un agit en vertu de son élasticité, l'autre de sa contractilité, un autre parce qu'il est inextensible. Une partie de l'organisme n'a de raison d'être que par ses propriétés mécaniques, une autre par ses propriétés d'ordre vital. Ces éléments, en s'associant, forment des systèmes comme le musculaire, le conjonctif, le nerveux, doués d'attributs physiologiques à peu près invariables et pour lesquels la réunion de toutes ces forces distinctes est nécessaire. La combinaison de plusieurs systèmes donne un tout plus complexe encore, jouissant de propriétés d'un ordre plus élevé, mais dans lequel chaque système composant conserve toutes ses propriétés. Ainsi, par une complication toujours croissante, nous arrivons aux organes.

Lorsqu'on étudie les phénomènes pathologiques, on voit que le premier effet des maladies est de dissocier pour ainsi dire ces forces combinées. L'organe n'est jamais atteint dans son ensemble, mais dans une de ses composantes organiques, qui est accrue ou diminuée ou détruite. Ainsi, dans les affections cutanées, la lésion primitive est toujours ou épidermique ou glandulaire, etc. C'est là une loi générale qui ne souffre pas d'exception. La combinaison des forces composantes fait la vie de l'ensemble ; leur dissociation, le manque d'équilibre qui se produit, quand l'une d'elles vient à manquer ou s'exalte aux dépens des autres, produit la maladie et la mort.

En suivant, à propos des systèmes, les déductions pathologiques qui s'y rapportent, nous avons vu comment se manifestaient les lésions dans chaque cas particulier.

Au commencement de cet ouvrage, nous avons considéré les maladies générales comme des états particuliers d'ordre moléculaire de la substance vivante, états transmissibles par hérédité, par action de contact, comme les modifications isomériques des composés chimiques. Ces états particuliers de la substance vivante existent dans tous les éléments, sur les liquides et les solides de l'économie. Ils existent longtemps, sans changement de forme, sans aucune modification de structure, sans trouble dynamique et par conséquent sans troubles fonctionnels, jusqu'à ce qu'ils se manifestent par des lésions de l'un ou de l'autre système.

Examinées à une période avancée, les lésions sortent de ces limites précises, qui leur étaient marquées tout d'abord. A côté des éléments et des tissus primitivement affectés, d'autres se prennent par action de contact, par envahissement progressif. Alors, tous les systèmes atteints se confondent dans une même lésion, au milieu de laquelle le médecin, intervenant trop tard, dégage avec difficulté le premier système lésé et la forme de la lésion primitive. Ce n'est que par un examen comparatif et des études anatomiques approfondies qu'il est possible d'arriver, pour chaque genre, à la caractéristique véritable.

Parmi les lésions des systèmes, les unes sont passagères, transitoires : telles sont les maladies aiguës, variole, typhus, rougeole, etc., non transmissibles héréditairement ; les autres sont à évolution lente. Elles se manifestent à des époques variables par des troubles divers ; elles sont héréditaires ; ce sont les maladies constitutionnelles et les diathèses.

L'étude de ces maladies, la détermination précise et anatomique de leurs lésions, des époques auxquelles ces lésions se manifestent, constitue, ainsi que nous l'avons dit, la pathologie générale. Jusqu'ici, cette science est restée dans des formules abstraites ou plutôt dans des considérations générales sur la pathologie. Or, des considérations de ce genre ne font pas plus la pathologie générale, que des considérations générales sur l'anatomie, ne font l'anatomie générale. Quand on lit les traités de pathologie générale, il semble que cette science se borne à des mots, qu'elle n'ait rien de positif, aucune loi déterminée. Tantôt les auteurs la confondent avec la symptomatologie générale, tantôt avec les processus généraux. Or, la pathologie générale doit être, comme je l'ai définie dans

le premier chapitre, l'étude des maladies générales et de leurs lois d'évolution fondée sur l'anatomie.

L'expérience nous montrant que, dans les maladies spontanées, celles
qui ne résultent pas d'un traumatisme, les lésions procèdent toujours par
systèmes anatomiques, il en résulte, que c'est dans l'étude de ces systèmes,
que nous trouverons les caractères véritables devant nous servir de guide.
La pathologie générale se composera donc de deux parties : l'anatomie
pathologique générale, c'est-à-dire les caractères des lésions de systèmes
correspondant aux maladies générales ; et la pathologie générale proprement dite, c'est-à-dire l'étude des lois, suivant lesquelles ces lésions se
manifestent et les conditions de leur développement.

Ainsi l'anatomie pathologique générale décrira, par exemple, toutes les
lésions de la scrofule, sur les muqueuses, sur le tissu cellulaire, les os,
le système nerveux, la peau, etc., sans tenir compte des époques où ces
lésions apparaissent, et la pathologie générale, étudiant les symptômes
et l'étiologie, rassemblera tous les faits qui permettront de dire : à telle
époque de la maladie, les manifestations scrofuleuses atteignent la peau
ou les ganglions; à telle autre, les os. Il résulte ainsi de ces études des
connaissances précises, qui permettent de reconnaître les transformations
successives des manifestations pathologiques à travers les générations,
et de poser, par conséquent, les premières données sur les conditions d'hérédité des maladies générales.

Elle permet de savoir comment ces maladies se transforment en se
perpétuant à travers les âges. Ces maladies générales, qui font une
grande partie de la médecine, pourraient ainsi, grâce à une étude anatomique précise, être étudiées scientifiquement et ne se présenteraient plus,
aux yeux de certains médecins, comme des hypothèses sans fondement
ou de simples prétextes à dissertations.

En étudiant les propriétés de la matière organisée, nous avons fait voir
comment on pouvait imaginer des maladies sans lésions apparentes, sans
aucune modification dans la forme et la texture des organes et des tissus.
Dans les chapitres relatifs à chaque système, nous avons vu quelles étaient
les manifestations tangibles de ces maladies; quelles étaient les formes
d'altérations des séreuses, dans le rhumatisme, dans la tuberculose, le
cancer, etc. Nous avons jeté de même un coup d'œil rapide sur celles des
muqueuses et des parenchymes; nous avons apporté des documents nouveaux sur la pathologie du système artériel. L'étude de ce système, considéré dans son ensemble, au point de vue pathologique, nous permettant
de comparer ses différentes formes de lésions, nous a fait découvrir les
faits suivants, dont personne ne contestera l'importance.

Nous avons démontré l'existence de deux formes d'athérome : l'une de la vieillesse, qui passe presque inaperçue, qui est physiologique; l'autre, de tous les âges et qui peut se manifester chaque fois que l'organisme est soumis à des causes d'épuisement, sous l'influence d'un empoisonnement ou d'une diathèse. C'est ainsi que la tuberculose entraîne souvent l'athérome. Transportant ces faits dans le domaine de la clinique, il m'a été donné de faire voir des malades encore jeunes, atteints d'un athérome généralisé, ayant entraîné de graves désordres cérébraux, et qui devaient ces altérations de leurs artères à l'existence d'une tuberculose latente qu'on ne soupçonnait pas. Dans ces cas, l'existence insolite de l'athérome, sur un sujet encore jeune, m'avait poussé à en chercher la cause. Si j'avais considéré cette lésion comme une *artérite*, j'aurais, comme beaucoup de médecins, laissé passer inaperçus ces résultats si importants. J'insiste sur ces faits, pour bien faire voir comment la pathologie générale n'est pas une science de mots, qu'elle permet d'enchaîner les phénomènes et de remonter aux causes des lésions. Devant un sujet encore jeune, atteint d'athérome, bien des médecins passeront sans aller plus loin; mais la connaissance des propriétés du tissu artériel, de la façon dont il se nourrit et s'altère, nous conduit, en présence d'une lésion de cet ordre, à chercher immédiatement à savoir comment il se fait que la vie cesse progressivement dans ce tissu, et quelles sont les causes d'affaiblissement de la nutrition générale qui peuvent entraîner de pareils désordres. Nous avons signalé la relation entre la tuberculose, l'athérome et les affections cérébrales, de même qu'on avait signalé déjà les relations entre l'alcoolisme, l'athérome et les anévrysmes; mais il est certain que la diathèse cancéreuse peut être la cause première d'une série de manifestations analogues; reste à savoir quelle est, sur ce système et les autres, la forme des lésions chroniques dépendant du rhumatisme, de la scrofule, de la syphilis, etc., et des intoxications.

Pour chaque système anatomique, il y a donc une étude de ce genre à entreprendre. C'est toute la pathologie à refaire sur des bases nouvelles, c'est l'étude de l'organisme malade, en procédant par système, comme on fait celle de l'organisme sain, suivant la même méthode, sans tenir compte des dispositions des appareils, de la forme des organes et de leurs rapports. A cette seconde science, on a donné le nom d'anatomie générale. La première qui en dérive immédiatement, nous l'avons définie la pathologie générale. Mais on comprend de suite que, pour entrer en matière, la première question à résoudre est la définition et la détermination exacte des systèmes anatomiques. Jusqu'ici, aucun anatomiste n'en a donné une définition précise. Alors les pathologistes, ne sachant comment poser leurs divisions, sont restés hésitants, sans aucun guide. Cependant quelques auteurs, Broussais, Bouillaud, Bazin entre autres, ont fait, dans le sens de la pathologie générale, de louables efforts Ils ont cherché à voir s'il y avait des lois réglant les manifestations des maladies constitutionnelles. Ainsi on a reconnu que la syphilis et la scrofule avaient au début des manifestations superficielles, cutanées, et à la fin persistantes et profondes. C'était là une tentative heureuse, mais qui ne pouvait amener que des résultats imparfaits, parce que l'anatomie faisait défaut. Il fallait chercher les lésions, non pas sur les parties superficielles ou profondes, mais sur chacun des systèmes organiques ; voir s'il y en avait qui fussent atteints au début de la maladie, d'autres à la fin. Ainsi, dans la syphilis, le système nerveux n'est pas atteint de la même façon, à la période des accidents secondaires ou à celle des accidents tertiaires.

De la lésion élémentaire. — La notion de la lésion élémentaire est fondamentale en pathologie. Il importe donc de bien comprendre quelle est la valeur de cette expression. Cette notion résulte de ce fait, dont toutes les observations anatomiques et pathologiques démontrent l'exactitude, à savoir : que la lésion primitive et caractéristique d'une maladie spontanée ne porte jamais que sur un seul système, et qu'elle affecte toujours une forme simple. En outre, chaque fois qu'une lésion se produit, c'est l'un ou l'autre des systèmes qui est atteint primitivement et d'une façon spéciale, différant avec chaque espèce de maladie. Tout l'art du diagnostic est fondé sur cette notion. Chaque fois qu'il examine un malade, le médecin, guidé par l'expérience, fait, sans s'en rendre compte, une séparation des organes en leurs systèmes composants, et il exprime son idée par un seul mot désignant le tissu sur lequel a porté la lésion primitive et la nature de l'altération. Devant le poumon malade, il dira : bronchite, pneumonie, pleurésie, etc.; ce qui veut dire pour lui, que l'inflammation primitive porte sur le système bronchique, ou sur le système des canaux respiratoires, ou sur la séreuse enveloppante ; et quand il emploie les expressions de broncho-pneumonie, pleuro-pneumonie, il est bien entendu que la maladie principale, essentielle, fondamentale, celle qui comporte l'ensemble des symptômes est, ou bien la bronchite, ou bien la pneumonie, et que l'inflammation du parenchyme pulmonaire qui accompagne la bronchite, celle de la plèvre qui accompagne la pneumonie, sont consécutives et accessoires. On pourrait en dire autant, pour tous les organes où les lésions séparent les tissus composants, avec une délicatesse que le scalpel le plus habile ne pourrait atteindre. Ainsi, pour le foie, pour le rein, nous voyons des localisations précises, tantôt sur les cellules propres, tantôt sur la trame conjonctive, et aujourd'hui la plupart des médecins cherchent même, devant le malade, à savoir, en étudiant les symptômes, quel est, dans un organe inaccessible à leurs yeux, l'élément sur lequel porte la lésion. Toujours la maladie s'exprime par un mot, quand le diagnostic est exact. Ce mot désigne un système et, en outre, la façon dont le système est lésé.

Telle est la lésion élémentaire. La *lésion élémentaire* est donc, dans dans une affection organique, l'altération d'un des systèmes composant l'organe. Ce qui définit le genre de cette lésion, c'est le système, et ce qui définit son espèce, c'est la façon dont est altéré le système. Ainsi on dira : pneumonie ou inflammation des canalicules du poumon, et pour différencier les espèces, on ajoutera : aiguë ou chronique, tuberculeuse, cancéreuse, albuminurique, ou bien l'on spécifiera, que les altérations portent sur l'intérieur ou l'extérieur des canalicules.

Les découvertes de l'anatomie pathologique tendent de plus en plus à localiser sur un système déterminé, la cause d'un ensemble complexe de symptômes ; nous en voyons des exemples remarquables à propos du système nerveux. Ici, en effet, c'est dans l'altération de quelques groupes de cellules de la moelle, qu'on cherche l'origine de tous les désordres de l'atrophie musculaire ou de la paralysie infantile.

La pathologie cutanée, de son côté, nous fait voir que chaque maladie a sa marque, sa lésion spéciale, sa lésion élémentaire. Une maladie déterminée ne se traduit pas indifféremment, par une exsudation transparente formant les vésicules de l'eczéma, ou les croûtes mielleuses de l'impétigo, ou la pustule purulente de la variole. A chaque genre de lésion correspond une maladie spéciale, au point, qu'à la simple vue d'un bouton, d'une croûte, on peut faire le diagnostic de la maladie générale. Les dermatologistes, au premier aspect d'une lésion cutanée, savent la localiser sur le système correspondant et en déterminer exactement la nature. De même les anatomo-pathologistes devraient, au seul aspect d'une lésion des organes internes et des systèmes, en reconnaître les causes et la nature. On pourrait en dire autant des altérations de tous les systèmes, du poumon, du rein, etc., c'est-à-dire qu'il existe, au même titre, pour chacun d'eux et pour chaque genre de maladie, des lésions élémentaires qui sont encore à déterminer avec précision. Cette lésion élémentaire peut disparaître au milieu de désordres consécutifs, mais c'est elle qui exprime réellement la nature, le caractère de la maladie.

Lorsqu'on analyse ces lésions élémentaires, on voit que, sur les éléments eux-mêmes, elles sont réduites à des phénomènes de nutrition exagérés ou de segmentation, de multiplication ou d'atrophie. Dans les tissus, elles sont caractérisées par la prédominance ou l'exaltation des propriétés physiologiques de certains éléments ; sur d'autres, par leur disparition et leur atrophie. Ainsi, quand du pus se forme dans un tissu, c'est en vertu d'une exagération des propriétés nutritives des leucocytes ; quand la sclérose se produit dans le foie, c'est en vertu de l'exagération des propriétés nutritives des éléments du tissu conjonctif. L'inflammation de tout tissu est due à l'exagération des propriétés physiologiques du système circulatoire sanguin. C'est un acte complexe, dans lequel la plus grande part revient au système nerveux. (Voy. *Système capillaire*).

Les destructions de tissus par productions de tumeurs sont dues à l'atrophie des éléments normaux et à leur résorption, en présence de cellules douées de propriétés nutritives plus énergiques. Le ramollissement et la destruction des éléments sont produits par un ralentissement des phénomènes de nutrition dans ces éléments.

Tous ces procédés, dont on pourrait citer bien des exemples, sont d'une simplicité extrême ; de telle façon que, sous un ensemble de lésions extrêmement complexes, on arrive toujours, en dernière analyse, à une caractéristique pathologique unique. Dans les déterminations anatomiques des affections, il faut toujours avoir présent à l'esprit ces principes, qui constituent la base de toute pathologie. Or, bien souvent, dans la recherche de la caractéristique, on peut rencontrer des difficultés considérables ; mais ce n'est pas une raison pour jamais abandonner la solution du problème. L'obstacle principal résulte de la genèse d'éléments accessoires, à côté de ceux qui sont caractéristiques, et de phénomènes secondaires survenant consécutivement à ceux qui marquent la forme et le début des lésions. Ainsi, autour des masses épithéliales des tumeurs cancéreuses et même tuberculeuses, se forment des agglomérations d'éléments conjonctifs souvent pris pour la véritable lésion. Autour des inflammations, se forment des noyaux et des éléments nouveaux représentant des phénomènes secondaires. Ainsi, dans les produits inflammatoires, ou simplement congestifs, dans le tubercule, les tumeurs, les gommes, les scléroses, etc., on voit se former des éléments nouveaux. Le siège de ces éléments forme un ordre de lésions ; leur nature forme un genre ; mais, pour déterminer l'espèce, il reste un dernier caractère, le plus important de tous ; ce caractère, c'est l'évolution, car c'est lui qui exprime véritablement la maladie.

A propos des éléments du système conjonctif, nous avons vu que, suivant que les cellules primordiales de ce système évoluaient dans un sens ou dans l'autre, qu'elles traçaient des courbes évolutives différentes, qu'elles subissaient un développement complet ou s'altéraient dès leur naissance, il en résultait des produits pathologiques absolument dissemblables, tant au point de vue de la forme que des causes qui leur avaient donné naissance. Ainsi, entre les diverses productions nées du tissu conjonctif, il n'y a de différence que dans les courbes d'évolution des éléments qui les composent. Ces courbes indiquent, dans un produit de formation nouvelle, les caractères qui font ses propriétés envahissantes, ses transformations, sa malignité. Ce sont là les caractères essentiels. Or, il y a une distance infinie entre toutes les tumeurs et les lésions que peut engendrer le même élément, suivant la façon dont cet élément évolue. Pour déterminer un produit dans lequel entrent des éléments nouveaux, il est donc absolument nécessaire de chercher à savoir comment se comportent, se développent et meurent les éléments constituants. Or, la plupart des auteurs de pathologie ne tiennent pas compte de cette donnée essentielle; aussi ils confondent dans les descriptions des produits qui n'ont aucun rapport. A chaque instant, ils confondent, par exemple, les noyaux du tubercule avec ceux de l'inflammation, les éléments épithéliaux avec ceux du tissu conjonctif et les lésions accessoires et consécutives avec la lésion élémentaire primitive. Tous les travaux faits sur le tubercule seraient à revoir à ce point de vue, car les auteurs, ne tenant pas compte suffisamment de l'évolution des éléments, négligent, pour classer les produits, les caractères fondamentaux. Il ne m'est nullement démontré, par exemple, que, dans certains cas, on n'ait pas confondu les noyaux inflammatoires avec ceux du tubercule. Je ne peux admettre qu'un élément qui évolue de façon à former du tissu fibreux soit de nature tuberculeuse. Il doit être accessoire dans la lésion.

Aussi, lorsqu'il s'agit de déterminer la nature d'une espèce morbide, ne doit-on pas s'écarter des principes que nous avons posés. Or, par des recherches anatomiques précises, on arrivera de plus en plus à reconnaître qu'il n'y a point de lésions mixtes et d'espèces hybrides; les maladies ne se mélangent pas dans leurs expressions anatomiques. Quand on consulte les travaux faits sur ces questions, on voit que les descriptions des auteurs s'adressent presque toujours à des états stationnaires, mais on ne trouve nulle part l'indication de l'évolution des éléments composant les produits morbides. Or, c'est là l'idée essentielle, que l'on ne peut séparer d'un produit pathologique constitué par des éléments anatomiques de formation nouvelle.

La rapidité plus ou moins grande avec laquelle naissent et meurent les éléments d'une tumeur, la nature du tissu qu'ils arrivent à former suivant leur mode d'évolution, sont en rapport avec des états généraux variables, et donnent à la lésion locale son véritable caractère. Ce sont les mêmes cellules qui constituent la gomme, le tubercule, les produits inflammatoires, et cependant quelle différence dans les maladies qui leur correspondent !

Classification des tumeurs. — Si, dans la classification des tumeurs, nous appliquons la même méthode, nous sommes conduits à chercher, pour chacune d'elles, exactement comme pour les autres produits pathologiques, le siège et la nature de la lésion élémentaire et sa loi d'évolution.

Or, si l'on examine la plupart des tumeurs, on voit que généralement elles ne sont pas composées d'une seule espèce d'éléments. La formation de cellules nouvelles entraîne comme conséquence des produits accessoires, qu'il est bien important de ne pas confondre avec le tissu pathologique fondamental. Ainsi, les involutions épithéliales déterminent toujours des bourgeonnements de vaisseaux et de tissu conjonctif, qui se mélangent à elles et changent complètement leur aspect. Dans la mamelle, on voit, ainsi que je l'ai montré, des exemples remarquables de ce phénomène. Or, la plupart des auteurs, rencontrant ainsi plusieurs espèces de tissus dans un même produit, admettent l'existence de lésions mixtes, auxquelles ils donnent le nom d'adeno-sarcome, adeno-fibrome, etc. Ces désignations et l'idée qu'elles consacrent sont complètement erronées. Il y a encore moins de lésions mixtes dans les tumeurs que dans les autres affections, et c'est quand on n'a pas pu découvrir le sens du processus pathologique qu'on admet leur existence. L'unité primitive de la lésion est un principe fondamental démontré par toute la clinique et toute l'anatomie pathologique, et sans lequel l'art du diagnostic n'aurait aucune base sérieuse.

Insuffisance des caractères anatomiques. — Les caractères anatomiques, s'ils sont nécessaires, ne sont pas suffisants pour faire une classification naturelle des tumeurs. Ainsi, certaines espèces sont, au point de vue anatomique et embryogénique, très voisines l'une de l'autre, comme l'épithéliome et l'adénome. Néanmoins, le médecin doit les regarder comme absolument différentes au point de vue de la nature intime des maladies qui les engendrent. S'il était possible de pénétrer plus avant que nous ne le faisons, dans l'analyse des phénomènes de la vie cellulaire, on saurait pourquoi, de ces deux tumeurs, l'une est maligne, l'autre au contraire est d'une bénignité relative et ne représente généralement qu'un accident local. Mais nous sommes loin d'un pareil résultat ; aussi sommes-nous réduits à constater des modifications de forme et de texture en rapport avec telles lésions et tels symptômes observés. Ce sont ces modifications qui constituent les caractères anatomiques des lésions. Quelles sont les règles que nous devons suivre quand il s'agit de les choisir ?

Choix du caractère distinctif servant à déterminer la nature anatomique des tumeurs. — Pour faire ce choix, on a comme guides deux lois qui sont liées l'une à l'autre.

La première, c'est que tout tissu nouveau, formé dans l'organisme, suit dans son développement la même marche que le même tissu, pendant le développement embryonnaire. La seconde, c'est que, dans les tumeurs et dans toutes les altérations de tissus aiguës ou chroniques, inflammatoires ou autres, il y a, au milieu de tous les désordres développés, primitivement ou consécutivement, une lésion élémentaire, c'est-à-dire un mode spécial d'altération d'un des systèmes composant l'organe ou le système complexe, qui représente la lésion primitive, qui marque le processus pathologique et qui imprime à la maladie son caractère spécial.

C'est ainsi qu'une inflammation de la muqueuse du pharynx peut être herpétique, catarrhale, diphthéritique. De même, dans une tumeur, la lésion élémentaire est caractérisée par la formation d'une cellule d'espèce déterminée, soit épithéliale, soit musculaire, ou conjonctive, ou cartilagineuse, ou osseuse, etc.

L'idée de Bazin appliquée aux maladies de la peau doit l'être, à plus forte raison, à tous les produits pathologiques et aux tumeurs en particulier. Seulement, au lieu que ces lésions se montrent à nous avec évidence, comme lorsqu'il s'agit de la peau, on ne peut les découvrir que par la nature des symptômes, la marche des maladies et des altérations cadavériques difficiles à mettre en évidence.

Lorsque nous pouvons, au moyen de l'histogénèse, déterminer exactement l'évolution d'un produit pathologique, nous trouvons que les notions acquises de cette façon sont toujours d'accord avec celles que nous fournit l'observation médicale. A l'idée de tumeur, se rattache toujours l'idée de développement, et le développement, même à l'état pathologique, ne peut se faire que suivant des lois constantes. Or, la plupart des auteurs qui décrivent les tumeurs semblent perdre de vue cette idée de développement et d'évolution et ne les considérer que comme des sortes de parasites, de produits surajoutés et indépendants. Ils ne cherchent, en les étudiant, que les caractères morphologiques ; tandis que leur véritable nature, ce qui fait la maladie en réalité, c'est leur loi d'évolution.

Ainsi la plupart des tumeurs sont en rapport avec certains phénomènes physiologiques, avec des phénomènes de formation se produisant dans les conditions normales. Le développement des adénomes du sein est lié à la fonction de l'allaitement. Les tumeurs de la moelle des os, dites à medullocelles, à myéloplaxes, les tumeurs cartilagineuses des os des membres inférieurs, dites ostéosarcomes, tumeurs ossifiantes, productions généralisées quelquefois, sont liées la plupart du temps, ainsi que je l'ai toujours soutenu, au phénomène physiologique du travail épiphysaire.

Les masses molles volumineuses de la cavité utérine, composées d'éléments fibro-plastiques, sont liées certainement d'une façon indirecte aux propriétés de la muqueuse utérine, qui la rendent susceptible d'engendrer la caduque.

Lorsqu'on peut arriver ainsi à rattacher des productions morbides à des phénomènes de développement physiologique, on en a par cela même exactement défini la nature. Tel est le but qu'on doit se proposer.

Il est un autre ordre de considérations qui interviennent toujours lorsqu'il s'agit de classer les tumeurs : c'est la gravité de ces affections. La gravité, en effet, répond à certaines propriétés. On comprend qu'il soit nécessaire, pour le praticien, de savoir si une tumeur doit se généraliser, si elle a des chances de récidiver sur place, si elle est maligne ou bénigne. Quelque important qu'il soit de pouvoir formuler un pronostic d'après l'examen anatomique, il est permis de dire qu'à part certaines tumeurs, dont la gravité est exceptionnelle, ce n'est pas sur ces caractères purement pratiques que l'on doit songer à établir des classifications. En effet, les tumeurs ne sont jamais classées d'après leur gravité : une exostose n'est rien sur le tibia ; elle constitue une lésion mortelle, quand elle siège sur la base du crâne. Il y a des varioles graves et d'autres très légères, des pneumonies qui passent inaperçues et d'autres qui tuent en trois jours. Cependant, il faut bien grouper, dans une même classification naturelle, les exostoses, les varioles, les pneumonies, sans regarder si les unes sont graves, les autres bénignes. L'homme attache une importance extrême à son existence et rapporte tout à ce point de vue ; mais quand on considère les phénomènes dans leur ensemble, ce n'est jamais sur une considération de cet ordre qu'il faut baser une classification. La science doit établir ses classifications et ses lois en dehors de toute considération pratique et quand elle a pris un libre essor, qu'elle a enchaîné les phénomènes les uns aux autres, alors seulement elle possède le don de prévoir et elle peut inspirer la pratique. Pour les affections dont il s'agit en ce moment, il faudrait chercher à établir des relations entre la forme anatomique, l'évolution et les états généraux dont les tumeurs dépendent. C'est un travail de ce genre que j'ai fait pour les tumeurs du sein. Là, j'ai fait voir que tous les adénomes se rapportaient à la fonction génitale, qu'ils se rattachaient, par leur mode de développement, à toute la physiologie de la glande mammaire. D'autres tumeurs, de même, reproduisent le travail d'ossification normal ; d'autres, le travail de formation des vésicules de de Graaf.

Il est certain, qu'en suivant la même méthode, on arriverait à déterminer, pour un grand nombre d'entre elles, les états généraux auxquels elles se rattachent. On pourrait remonter aux causes ou plutôt aux conditions générales, dans lesquelles les organismes peuvent acquérir la diathèse, c'est-à-dire la prédisposition à former un produit pathologique déterminé.

Ces principes généraux sur l'étude des tumeurs nous amènent à conclure que, pour déterminer la nature d'un produit de cet ordre, nous devons chercher plusieurs inconnues :

1° La nature des éléments fondamentaux ;

2° Le mode de développement de ces éléments ;

3° La texture.

La première partie du problème n'est pas simple à résoudre, car au milieu des éléments d'espèces différentes, qui composent une tumeur, il est souvent difficile de reconnaître le principal et l'accessoire. Pour cela, on doit prendre les différentes régions de la tumeur qui représentent toutes les phases du développement et chercher les éléments qui se sont formés les premiers, leur ordre d'apparition, et quels sont ceux qui sont venus ensuite s'ajouter à eux.

Le mode de développement des éléments est indiqué par leur forme, leur structure, la présence de noyaux isolés ou multiples, les signes de segmentation ; par la présence de composés liquides, graisseux ou autres, indiquant une dégénérescence plus ou moins rapide.

En étudiant les éléments d'une tumeur, il faut bien tenir compte de ce fait que, dans les tissus anormaux, un grand nombre d'éléments s'y trouvent à l'état de développement incomplet. Or, sous des influences variables difficiles à analyser, ces éléments à forme embryonnaire se multiplient et s'hypertrophient individuellement ; excepté les cas de génération hétérotopique, qui forment une classe à part, jamais on ne voit ces éléments embryonnaires donner des cellules d'espèce différente de celle à laquelle ils appartiennent. Ainsi les épithéliums ne donnent que de l'épithélium ; les noyaux conjonctifs n'engendrent jamais que des noyaux conjonctifs. Ces lois sont absolument prouvées par l'histogénie.

Comme nous avons eu déjà l'occasion de le dire, un élément ne peut donc pas, dans un produit pathologique, changer de nature. Ainsi des tumeurs formées par des cellules de l'épiderme, quand bien même elles envahiraient les ganglions, resteront toujours épidermiques et conserveront là encore leur tendance à former des lamelles cornées.

Dans les tumeurs, comme dans toutes les formations de tissus, on ne voit jamais les éléments embryonnaires former tantôt des cellules épithéliales, tantôt des cellules du tissu conjonctif, suivant les circonstances. Certains auteurs admettent encore le contraire, mais ce sont là des principes qui ont complètement égaré l'anatomie pathologique.

L'élément, dès qu'il paraît, est toujours parfaitement spécifié dans sa nature intime, si ce n'est dans sa forme. Le premier caractère à invoquer pour faire une classification est donc la nature de l'élément anatomique fondamental. Ce sont les notions d'histogénie et d'anatomie générale que nous avons acquises, l'expérience clinique de chaque jour qui nous le démontrent. C'est donc d'après l'élément que nous ferons nos groupes principaux.

La présence de ces éléments ayant forme embryonnaire dans les tissus à l'état normal, doit faire repousser l'hypothèse qui consiste à dire, que les tumeurs sont engendrées par des cellules incomplètement développées, qui persisteraient exceptionnellement dans les tissus adultes. Les auteurs de cette théorie, fondée sur une observation inexacte, devraient chercher à nous expliquer plutôt, comment il se fait, qu'il n'y a pas de tumeurs chez tous les sujets et dans presque tous les tissus. La simple observation des couches épidermiques et épithéliales en général, dans lesquelles il y a renouvellement incessant des cellules et des éléments à toutes les périodes de la vie, montre combien cette théorie a peu de fondement.

Cette théorie a pu paraître séduisante parce qu'elle était commode ; mais elle ne tenait aucun compte des propriétés nutritives des éléments, propriétés qui les portent à évoluer sans cesse et qui, par le moindre changement dans la loi d'évolution qui leur est imposée, déterminent les troubles les plus considérables au sein des tissus. Il suffit, en effet, que la nutrition des cellules profondes de l'épiderme s'exagère un peu, qu'elles accusent une tendance plus marquée à la segmentation et à l'accroissement, pour qu'il y ait formation de tumeurs, d'ulcères rongeants. Mais ces troubles de l'évolution normale des éléments ne sont pas le fait du hasard ; il n'en faudrait pas d'autres preuves que l'hérédité. De même que la tuberculose, la syphilis, la scrofule a ses tumeurs à évolution rapide, siégeant toujours sur un tissu déterminé ; de même certains états généraux, dits diathèses, prédisposent à l'éclosion de productions épithéliales ou osseuses.

Une classification anatomique, logique et naturelle doit tenir compte de ces prédispositions. Les caractères invoqués pour le classement doivent exprimer non-seulement la forme, mais la nature même de la lésion ; de même qu'en histoire naturelle, les caractères qui servent à classer les espèces, ne sont pas pris au hasard ; l'existence de la vertèbre par exemple, comporte pour les animaux, toute une organisation spéciale. Du moment qu'un animal a des vertèbres ou des mamelles, il est défini dans tout son ensemble. Les auteurs d'anatomie pathologique oublient trop souvent ces principes et font comme les naturalistes, qui chercheraient à classer les animaux d'après la couleur de leurs téguments, la consistance de leurs tissus. Ainsi, on a été jusqu'à voir la pneumonie franche rapprochée de la diphthérie, parce qu'on avait pris l'exsudation fibrineuse, comme caractère, et ce sont les anatomistes de l'Allemagne qui ont pu commettre une pareille bévue ! Dans les cancers épithéliaux, on a pris la trame conjonctive comme caractère ; dans les tumeurs du tissu conjonctif, la matière amorphe, au lieu de l'élément fondamental. On a été jusqu'à supprimer du cadre nosologique les adénomes de la mamelle, sous l'inspiration des auteurs allemands, pour ne plus voir que des fibromes, des sarcomes, des myxomes, etc., et on oublie les travaux des Astley Cooper, Velpeau ! Pour l'ovaire, on fit de même ; on créa de toutes pièces une pathologie de convention, sans voir les liens intimes qui rattachent les productions accidentelles de cet organe, aux phénomènes physiologiques. Chaque fois qu'une tumeur se présentait, il fallait lui donner un nom. Plutôt que d'attendre, de suivre sur des séries de pièces analogues, la loi de son développement, en se rapportant aux phénomènes embryogéniques, d'en déterminer la nature par l'ensemble des caractères et d'imposer une dénomination vraiment scientifique, on adopta une étrange méthode, consistant à rassembler pêle-mêle les noms des éléments d'une tumeur, sans aucun choix. Enfin on fit des lympho-sarcomes, des adéno-sarcomes, des fibro-myxomes, des ostéo-sarcomes, etc. Quelles classifications déplorables, et souvent aussi quels tristes résultats une pareille méthode, transportée sur le terrain de la clinique, ne devait-elle pas amener ! Si les anatomistes français, qui ont tant fait pour la médecine, depuis Bichat, Laennec, Cruveilhier, pouvaient revivre et voir ce qu'on a fait de leurs œuvres et de leur saine philosophie !

Nous avons vu que l'élément anatomique était le caractère essentiel pour la classification des produits pathologiques, et en particulier des tumeurs. Or, au point de vue où nous nous plaçons, il y a, si l'on peut dire ainsi, deux espèces d'éléments à distinguer. L'un est l'élément anatomique tel que nous l'avons défini : c'est la cellule. L'autre est une sorte de petit organe premier ou de système, comme la papille, l'utricule glandulaire, le vaisseau capillaire, la vésicule de de Graaf, le capillaire lymphatique, etc.

Certaines tumeurs n'auront comme caractéristiques que des élément cellulaires, entassés sans aucun ordre déterminé. Tout en elles dérive des propriétés de la cellule. D'autres, au contraire, seront plus perfectionnées comme constitution anatomique. La partie élémentaire à laquelle on peut ramener leur texture et leurs propriétés, est un petit organe ; de là résulte pour les tumeurs une division en deux groupes :

1° Les tumeurs, dont la partie élémentaire est la cellule ;

2° Les tumeurs, dont la constitution peut se ramener à un organe premier.

La première division renferme autant de genres distincts qu'il y a d'espèces d'éléments. Nous avons donc :

1° Les tumeurs épithéliales ;

2° Les tumeurs lamineuses ou dérivant du tissu lamineux embryoplastique, fibro-plastique, gomme, tubercules, etc. ;

3° Les tumeurs cartilagineuses ;

4° Les tumeurs d'éléments médullaires, médullocelles, myéloplaxes ;

5° Les tumeurs osseuses ;

6° Les tumeurs de cellules nerveuses, tumeurs à myélocytes de Ch. Robin ;

7° Les tumeurs musculaires.

Toutes ces tumeurs, sauf les dernières, sont locales ou généralisées, séparables des tissus environnants ou infiltrées. Elles expriment presque toutes, l'exagération d'un phénomène physiologique de la période embryonnaire ou de l'accroissement après la naissance. Quand elles sont infiltrées dans les tissus périphériques, elles sont en même temps généralisées et malignes. Dans chaque genre, il y en a de localisées et de généralisées, ce qui fait qu'on pourrait dire : chaque tissu a *son cancer*, si l'on n'avait pas tant abusé de cette expression.

Tumeurs épithéliales. — Nous avons divisé les épithéliums en un certain nombre d'espèces ; à ces espèces correspondent autant de variétés de tumeurs épithéliales, d'où la division suivante :

Tumeurs des épithéliums tégumentaires. — Internes ou endodermiques, externes ou ectodermiques.

Tumeurs des épithéliums glandulaires. — Des glandes à conduits excréteurs, des glandes vasculaires sanguines.

Tumeurs des épithéliums lamellaires. — Des séreuses, des vaisseaux.

Les tumeurs épithéliales sont les plus communes ; elles sont, ou circonscrites, ce qui est le cas le plus rare, ou infiltrées dans les tissus par des prolongements, des racines multipliées.

Celles qui naissent des téguments internes ou externes et des glandes annexées à ces téguments, suivent identiquement les lois des involutions épithéliales, qui, pendant la vie embryonnaire, forment les glandes, les canaux excréteurs, etc.

Les éléments épithéliaux qui les composent, doués de propriétés nutritives très énergiques, évoluent avec une grande rapidité, se forment vite et subissent aussi bientôt la dégénérescence graisseuse ; d'où l'envahissement rapide et l'ulcération rapide aussi.

Parmi les tumeurs dérivant des glandes vasculaires sanguines, il faut ranger celles qui proviennent des ganglions lymphatiques et communément désignées sous le nom 'de lymphadénomes ; les véritables lymphadénomes ou tumeurs envahissantes, formées par l'épithélium des ganglions. Celles-ci sont infiltrées dans les tissus, 'généralisées, d'un développement très rapide, et elles ont, comme éléments caractéristiques, les éléments épithéliaux des ganglions quelquefois supportés par un réticulum.

C'est à tort, que beaucoup d'auteurs, considèrent ce réticulum comme caractéristique ; il ne représente qu'un caractère accessoire. Si l'on s'en tenait à ce seul caractère, on rangerait les hypertrophies ganglionnaires dans les lymphadénomes (ou cancers) primitifs des ganglions.

Les tumeurs épithéliales sont quelquefois circonscrites, enveloppées même dans des coques fibreuses. Nous en avons vu un exemple à la voûte palatine, un autre dans les ganglions du cou. Dans le second cas, les éléments épithéliaux avaient pris un accroissement considérable, ils formaient de grosses cellules à plusieurs noyaux, et la tumeur était nettement circonscrite, enveloppée même d'une coque fibreuse. Ces caractères dépendent des propriétés de la cellule, de son mode de génération et de développement. Les tumeurs épithéliales ont plus que toutes les autres des tendances à s'infiltrer. Rien ne peut faire prévoir les cas où elles seront circonscrites.

Les séreuses fournissent aussi des tumeurs épithéliales qui donnent :

1° Les cancers de la plèvre, du péritoine ;

2° Les fongus de la dure-mère, appelés à tort sarcomes de la dure-mère ; nous nous sommes déjà expliqué sur cette dénomination, qui est mauvaise, et ici elle l'est d'autant plus, qu'elle tend à assimiler des productions épithéliales à des productions du tissu cellulaire,

Tumeurs osseuses. — Sur la plupart des tumeurs osseuses, on peut voir, manifestement que leur formation reproduit tous les phénomènes du travail d'ossification normal.

Dans le travail d'ossification, en effet, nous suivons bien des phases différentes, et nous voyons se produire des éléments de diverses natures. En certains points, c'est la naissance du cartillage ; ailleurs, la formation d'éléments spéciaux dits ostéoblastes ; la formation des éléments de la moelle, médullocelles, myéloplaxes, enfin l'ossification.

Tous ces phénomènes peuvent se reproduire à un âge quelconque de la vie, mais surtout à celui où ils se passent normalement, et engendrer des tumeurs, dont la forme correspond à chacun des stades de l'ossification. Les unes sont généralisées, les autres locales, avec les mêmes éléments. En général, on peut dire qu'elles ont d'autant plus de tendance à se montrer dans différents points de l'organisme, qu'on retrouve sur elles plus d'éléments correspondant à des phases diverses du travail d'ossification ; ainsi au premier rang se trouvent :

Les enchondromes à marche ossifiante, la tumeur ostéoïde de Wirchow, puis les tumeurs à ostéoblastes, décrites par Bouveret (1).

Ces enchondrômes se forment souvent sur les épiphyses des sujets de dix-huit ans, pendant le travail d'ossification ; elles renferment tous les éléments qui travaillent à la formation de l'os, et elles finissent par constituer des masses osseuses énormes et généralisées quelquefois, ou bien les exostoses épiphysaires.

Puis celles qui sont en général localisées, bénignes, dans lesquelles on ne trouve qu'un seul des éléments entrant dans la constitution de l'os ou du cartilage,

Telles sont : les exostoses,

Les tumeurs à médulocelles,

Les tumeurs à myéloplaxes,

La tumeur formée seulement de cartilage.

Ces tumeurs à ostéoblastes sont quelquefois généralisées, elles forment de l'os partout. Elles reproduisent seulement le travail d'ossification dans le tissu conjonctif.

Tumeurs du tissu conjonctif. — Ce sont les tumeurs formées par les éléments qui entrent dans la composition de ce tissu, et que nous avons décrites à l'article lamineux.

Le même noyau, nous l'avons vu, évoluant d'une foule de façons différentes, peut engendrer des productions diverses, telles que la gomme, le tubercule, la tumeur embryoplastique. (Voy. tome I, page 292.)

Ce sont de ces tumeurs qui ont été appelées sarcomes par Wirchow, dénomination mauvaise, car elle ne spécifie rien et comprend dans le même groupe, une foule de produits différents.

Nous avons longuement insisté sur ces tumeurs à l'article lamineux ; on retrouvera dans ce chapitre leur description.

---

(1) Voyez, Thèse de doctorat *sur une nouvelle espèce de tumeurs dite tumeur à Ostroblastes,* Bouveret, 1877.

Tumeurs à éléments nerveux. — Ce sont des tumeurs formées par des myélocytes ou noyaux des cellules nerveuses.

Les unes ont une marche rapide, forment ce que Wirchow appelle les gliomes de la rétine ; d'autres, le cancer de la rétine, tumeurs à myélocytes de Robin. Les autres ont une évolution lente. Elles forment des noyaux, gros comme une noisette ou davantage, dans le cervelet, à la base de l'encéphale. On les décrit généralement sous le nom de tubercules des centres nerveux. Elles montrent un exemple de ce fait que le même élément, évoluant différemment, peut engendrer des productions très différentes à tous les points de vue.

Tumeurs musculaires. — Myomes utérins ou corps fibreux de l'utérus développés aussi dans la prostate.

Leur fréquence dans l'utérus trouve probablement son explication dans ce fait que le tissu utérin est apte à se développer physiologiquement, dans le cas de grossesse.

Les tumeurs musculaires ne se généralisent pas. L'utérus est en réalité le seul point où elles se développent, pour la raison que nous venons d'énoncer.

Considérations générales sur les tumeurs ci-dessus ou tumeurs ayant comme caractéristique l'élément. — Les tumeurs rangées dans ce groupe appartiennent, nous le voyons, à tous les tissus. Elles forment manifestement, à cause de cela même, des espèces distinctes. Elles doivent correspondre à des états pathologiques généraux ou locaux séparés ; c'est au médecin à déterminer ces états, à faire l'histoire de tous ces produits, comme on a fait celle du tubercule et de la gomme. Mais dans la pratique ce n'est pas ainsi que la question est posée. Le chirurgien veut savoir si la tumeur est maligne ou bénigne, si elle récidivera oui ou non.

Toutes celles appartenant aux genres que nous venons d'énumérer peuvent être généralisées et envahissantes.

Ainsi la tumeur osseuse, cartilagineuse, celle d'éléments conjonctifs, sont généralisées et envahissantes, comme la tumeur épithéliale.

Seulement, de toutes celles qui donnent des désordres graves, c'est la tumeur épithéliale qui en engendre le plus souvent.

Toutes ces tumeurs, dans lesquelles se révèlent les propriétés nutritives énergiques d'un élément fondamental, sont des maladies de système ; partant, maladies générales à manifestations isolées ou multiples, au même titre que toute altération spontanée d'un tissu localisé dans un système représente la manifestation d'un état morbide général. Il n'y a point en effet de maladies spontanées, pas plus qu'il n'y a d'effet sans cause. Mais en médecine, quand la cause est cachée, difficile à découvrir, on dit que la maladie est spontanée. Il serait plus scientifique et surtout plus utile pour la pratique de chercher à déterminer d'une façon précise les états généraux de l'organisme qui engendrent à un âge ou à l'autre les maladies des organes.

Pour en revenir aux tumeurs dont nous avons donné une énumération rapide, si le mot de cancer n'était pas une expression vicieuse, en ce sens qu'elle a été donnée par les anciens chirurgiens à des produits très variables et seulement d'après les caractères extérieurs, on pourrait leur donner cette désignation, et on arriverait ainsi à conclure que chaque tissu a son cancer, c'est-à-dire sa tumeur généralisée et envahissante. Les épithéliums nous fournissent les types de ce genre de produits. Mais, de même, nous voyons le tissu lamineux fournir des cancers ; on peut en dire autant des systèmes osseux, cartilagineux.

Il est bien certain que deux tumeurs fibro-plastiques, l'une circonscrite localisée, l'autre infiltrée, généralisée, appartiennent au même genre, de même que deux abcès, dont l'un se sera formé sous une cause quelconque et l'autre sous l'influence de l'infection purulente, appartiendront au même genre de produits. C'est dans l'un et dans l'autre la même lésion anatomique. L'anatomiste ne peut en dire plus. C'est au médecin à diviser ces genres en espèces, d'après les états généraux auxquels ces altérations correspondent. Trouver dans les caractères de quelques cellules l'explication des maladies est une entreprise impossible ; mais on arriverait vite à connaître les conditions, dans lesquelles ces maladies apparaissent, si les médecins s'appliquaient à faire pour ainsi dire l'histoire naturelle des différentes classes de lésions, scientifiquement étudiées et divisées méthodiquement. Au lieu de cela on demande une réponse immédiate à l'histologie et cette réponse, si utile pour la pratique, c'est la médecine qui devrait la donner.

2ᵉ CLASSE. **Tumeurs d'organes premiers.** — Ces tumeurs reproduisent dans leur structure des séries d'organes premiers. Telles sont celles qui sont composées par des :

Utricules glandulaires,
Des papilles sanguines,
Des vaisseaux lymphatiques,
Des tubes de Pflüger et vésicules de de Graaf,
Des villosités placentaires ou môles hydatiformes,
Des tubes de développement du foie,

Des odontomes ou tumeurs des follicules dentaires.

Ces tumeurs ne sont que l'exagération d'un travail de formation physiolosique, se faisant en dehors de l'époque normale.

Exemple : Les adénomes du sein, dont les plus communs reproduisent le travail de génération qui se fait dans le sein lors de chaque grossesse ; l'adénome du sein, appelé à tort par Wirchow tantôt myxome, tantôt sarcome, tantôt cystosarcome, suivant la forme extérieure et en ne tenant compte que des parties accessoires, n'est, au point de vue pathologique, qu'une fonction troublée, la fonction de génération de la mamelle (Voy. glandes, seins).

Tumeurs papillaires. — Les papilles du derme peuvent s'hypertrophier, se multiplier même sous l'influence d'une excitation locale. Exemple : les végétations du gland de la vulve. De là aux grosses tumeurs papillaires en choux-fleurs naissant sur un point quelconque du tégument, il y a une série d'états intermédiaires.

Certains cancroïdes ne sont que des papillomes. Ils ne se développent que là où il y a normalement des papilles, c'est-à-dire sur les muqueuses dermo-papillaires ; tels sont polypes du larynx, les polypes du trigone vésical.

Tumeurs érectiles. — Elles se forment chez l'enfant, à l'époque où le système capillaire se développe activement. Les unes représentent simplement un état stationnaire. Elles passent à l'état de vice de conformation.

Les autres sont engendrées par un bourgeonnement épithélial vasculaire progressif, reproduisant avec activité le travail de développement des vaisseaux capillaires. Ces bourgeons épithéliaux ne donnent pas des épithéliomas, mais seulement des capillaires. Mais, comme ils se développent rapidement, la lésion est très grave et envahissante, comme on le voit chez les enfants pendant les premières années.

Kystes multiloculaires de l'ovaire. — Considérés depuis longtemps par Robin comme engendrés par les tubes de Pflüger. C'est le travail de formation des vésicules de de Graaf exagéré (Voy. ovaire).

Odontomes. — Tumeurs des follicules dentaires ne se développant qu'à l'âge où se forment les follicules.

Villosités placentaires ou môles hydatiformes. — Appelés myxomes par Wirchow, qui ne tient compte que de la forme extérieure, de la matière amorphe et pas du tout de la villosité choriale (Voy. placenta).

Adénomes du foie. — Beaucoup plus graves, vu le siège, et parce que le foie a achevé depuis longtemps son développement.

Toutes les tumeurs de cette classe sont locales, on en comprend la raison : elles se rapportent seulement au travail de formation d'un organe. Aussi sont-elles d'autant plus communes que ce travail est plus souvent répété. On pourrait citer comme exemple la tumeur du sein, le kyste ovarien, etc.

Elles ne se généralisent pas et n'envahissent pas les ganglions.

Elles ont toutes des époques de développement, en dehors desquelles on ne les *voit jamais se produire*.

Ces caractères font que, d'une façon générale, elles apportent moins de désordres que celles de la première classe. En un mot, elles sont d'une bénignité relative.

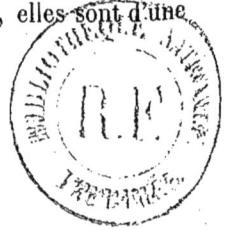

FIN DU TOME SECOND

TABLE DES MATIÈRES

DU TOME SECOND

TABLE DES MATIÈRES

CONTENUES DANS LES DEUX VOLUMES

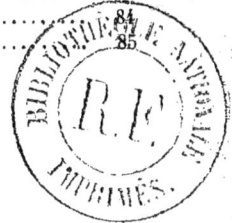

FIN DE LA TABLE DES MATIÈRES, TOMES I ET II.

PARIS. — IMPRIMERIE ÉMILE MARTINET, RUE MIGNON, 2.

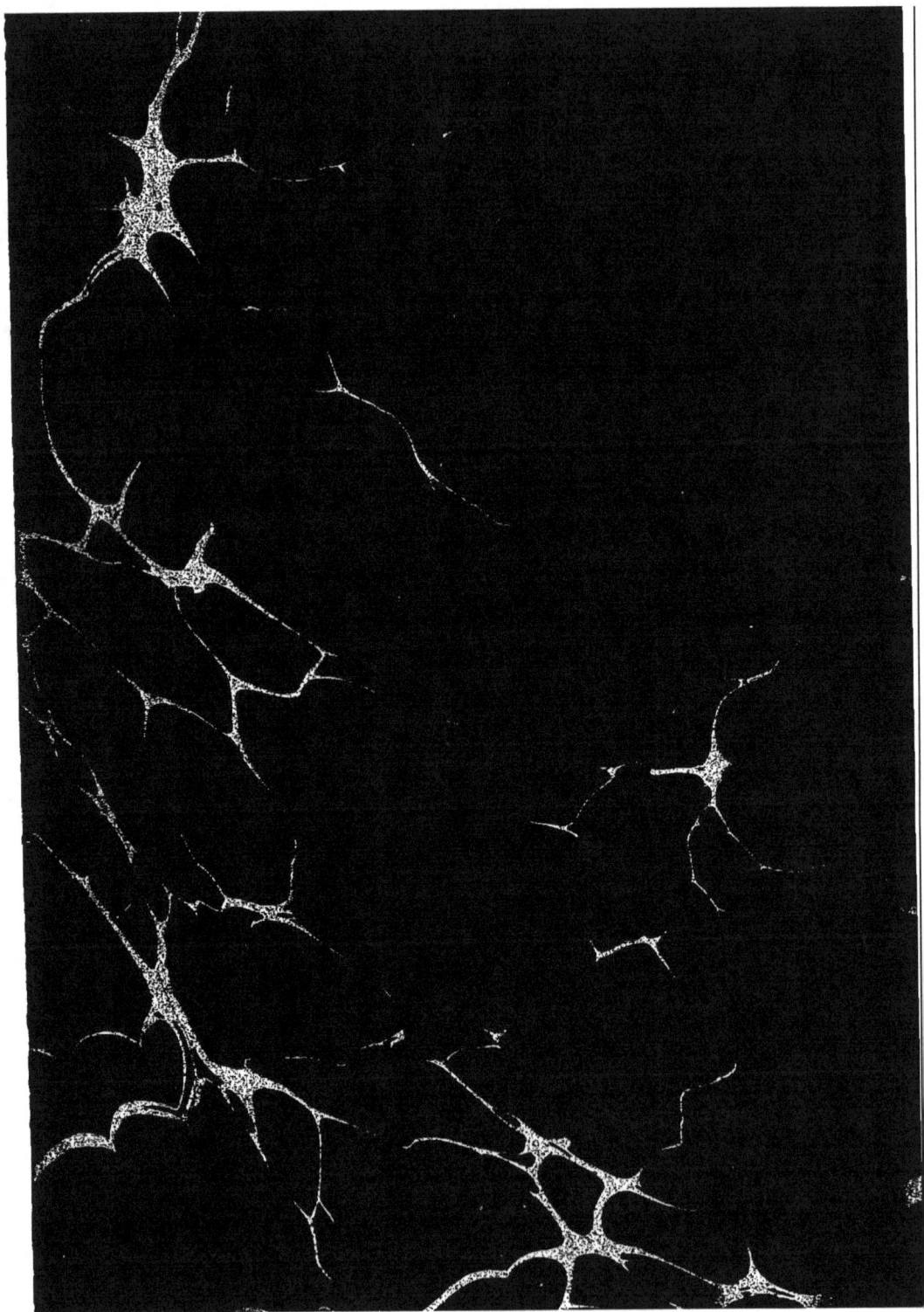

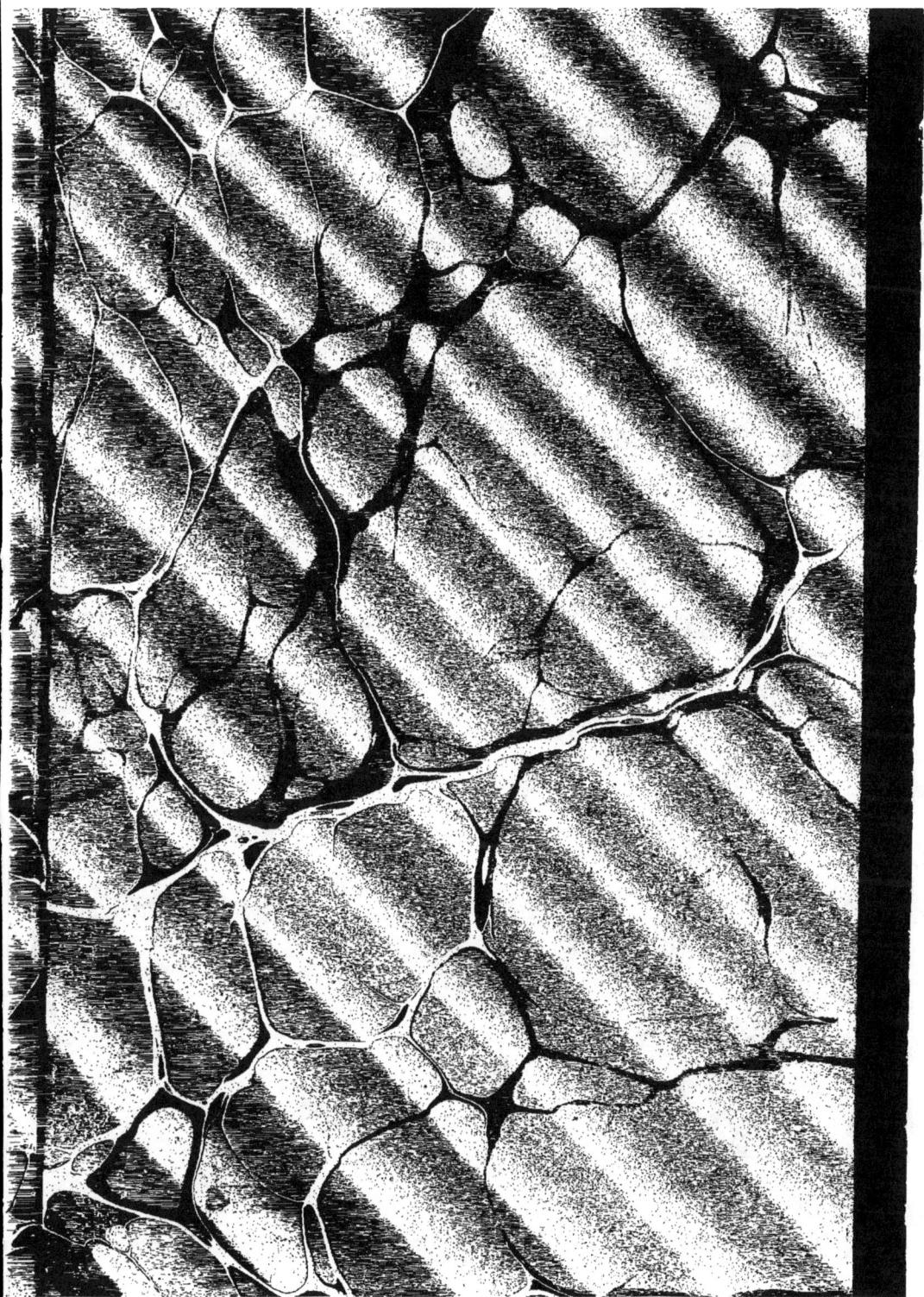

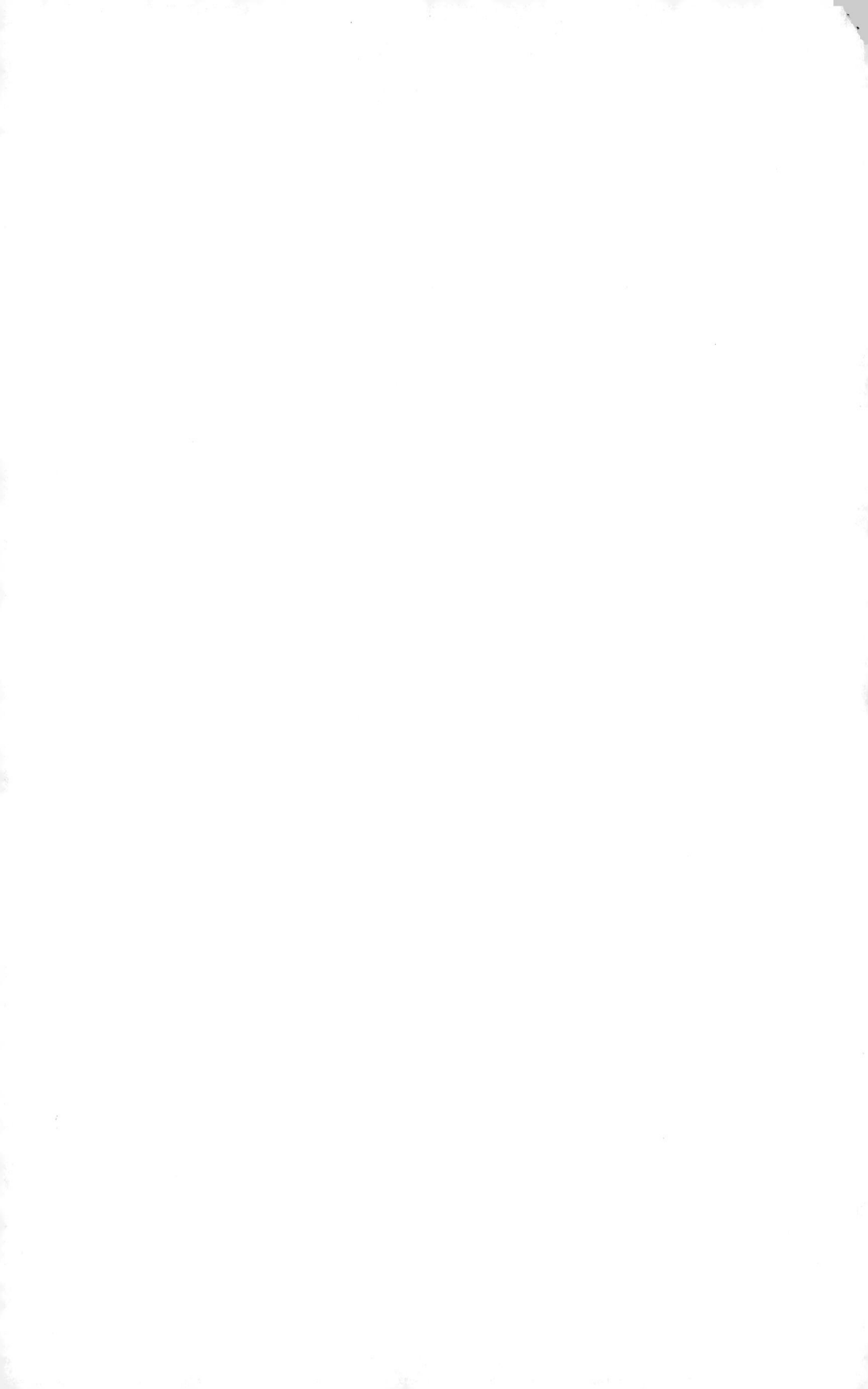